의료경영 혁신

김영배 · 정규호 저

보무각

의료경영
혁신 2판

2판발행 2019년 6월 20일
초판발행 2014년 5월 26일

지은이 김영배 · 정규호
펴낸이 이호동
발행처 보문각
블로그 http://bomungak.blog.me/
e-mail bomungak@naver.com
주소 서울시 서초구 우면동 바우뫼로 7길 8
등록번호 302-2003-00085
전화 02)468-0457
팩스 02)468-0458

값 20,000원

ISBN 978-89-6220-379-0 93510

머리말

2014년 초판을 발행한지 벌써 5년이 지났다. 그간 강의 현장이나 병원 경영관계자로부터 애정 어린 감사와 격려를 보내 주심에 감사를 드린다. 작은 조직으로부터 정부에 이르기 까지 공.사 기관을 막론하고 모든 조직. 단체의 화두는 변화와 개혁을 통한 지속적인 혁신을 최우선 과제로 강조하고 있으나, 막상 실행단계에서는 주저하거나 회피하는, 모두 다 어려운 과제로 고민하고 있다.

의료기관도 무한 경쟁시대를 맞아 어느 조직 못지않게 이러한 혁신을 필요로 하며 강력하게 추진하려 애쓰고 있지만, 다른 조직보다 앞서가지 못함이 현실인 것 같다. 본 교재의 초판 이후에 많은 유사 교재가 출간되어 본 교재의 미흡함을 보완해 주길 바랬지만 뚜렷한 교재 출간이 없었던 것도 사실이다. 따라서 여러 미비점을 보완하여 수정 발간이 필요하던 차에, 본 교재를 출간 때 부터 지금까지 대학에서 강의 교재로 직접 사용해 오신 청주대학교 정 규호 교수님이 수정판을 제의 해온바, 쾌히 승낙하여 5년 만에 다시 재출간하게 되었다. 정 규호 교수님은 대학병원에서 병원경영에 관한 현장경험이 풍부하고 관련분야에 관한 연구업적이 탁월하여 누구보다 이 분야에 관한 많은 경험을 공유해온 분으로 오랫동안 혁신에 대하여 강의해온 경험과 현실측면의 보완사항을 정확히 알고 계신분이라 생각된다.

이번 개정판에 담길 내용은 다음과 같이 전면 수정하여 보완하였다.

첫째, 의료경영혁신 방안에 초점을 맞춰 대폭 수정하였는데, 최근 의료산업발전동향, 병원 프로세스 혁신을 통한 진정한 의료경영 혁신방안을 제시하고자 노력하였으며,

둘째, 경영혁신 기법에 있어 기 수록된 기법 외에 최근 주요 화두가 되고 있는 환경경영과 조직문화 혁신기법을 추가하여 혁신업무 추진에 도움을 주고자 하였다.

셋째, 의료경영혁신은 의료의 특성상 타 기관의 혁신사례가 중요시 되는바, 기존 6개 병원 외에 강북삼성병원과 일본 미츠기공립종합병원을 추가하여 다양한 의료기관의 벤치마킹 자료로 활용하도록 하였다.

넷째, 기존 교재에 이해나 비교를 용이하게 하기 위하여 국내외 병원과 국내 대학병원의 각종 사례를 가급적 빠짐없이 제시한바 있으나, 이 부분을 대폭 축소하여 몇몇 주요 병원에 국한하고, 대신 기 서술한바 있는 강조 부분을 삽입하여 교재 전체적으로는 양적인 측면에서 비슷하게 편집하였다.

변화와 혁신은 누구나 말할 수 있으며, 또 어느 기관이나 부르짖고 있으나, 현실은 미미하게 추진 중에 있거나 공허한 메아리로 남아있는 많은 사례들을 본다. 그럼에도 불구하고, 개혁은 어느 조직이나 피할 수 없는 대안이며, 극복해야 하는 최우선 과제임은 틀림없는 일이다. 따라서 이러한 개혁은 어느 의료기관에서나 과감하게 시도하여 지속적으로 추진해야 생존할 수 있으며, 대학에서도 교육과정에 의료혁신이 졸업후 취업현장에서 업무 중에 녹아 날 수 있도록 가르쳐야 한다.

끝으로, 이 책이 출간되도록 노력해 주신 정 규호 교수님께 다시한번 감사드리며, 도와주신 청주대학교 강유경, 이다인 학생에게도 고마움을 표한다.

대표저자 김 영 배

그림 목차

표 목차

제1장 경영혁신의 이해

제2장 경영혁신으로 가는 길

제3장 의료경영 혁신방안

제4장 경영혁신 기법의 활용

제5장 의료경영혁신 성공사례

제 1 장 경영혁신의 이해 [1)]

1. 경영혁신의 의미

우리는 변화를 통해서 새롭고 또 다른 것을 할 수 있는 기회를 잡을 수 있다. 그러므로 체계적 혁신(systematic innovation)은 변화를 목표 지향적 · 조직적으로 탐색하고, 그런 변화가 불러올 수 있는 경제적 · 사회적 혁신 기회를 체계적으로 분석하는 활동이다. 대개 이런 변화는 이미 시작된 것이거나 아니면 현재 진행되고 있는 것들이다. 성공적인 혁신의 절대다수가 이런 변화를 활용한 경우다. (Peter F.Drucker, 위대한 혁신, 2006)

변화와 혁신 개념 차이에 대해 별생각을 하지 않고 변화관리를 곧 혁신으로 생각하는 사람들이 많다. '어떻게 회사 전체의 변화를 이룰 것이냐'를 혁신의 과제로 여기는 사람이 대부분이라는 얘기다. 그러나 변화와 혁신은 전혀 다르다. 변화가 무엇인가를 새롭게 바꾸는 활동 전반을 뜻한다면 혁신은 여기에 플러스알파가 있다. 그것은 바로 가치(value)다. 새로운 가치나 그런 가치를 창출하는 방법을 찾는 것이 경영에서 얘기되는 혁신이다. 가치는 누가 결정하는가? 제조업자나 판매자가 아니라 그것을 사려는 사람, 즉 고객이요 소비자다. 그러니까 혁신이란 개념은 소비자들이 가치 있다고 생각하는 상품이나 서비스를 찾아내는 가치 창출 활동으로 정의할 수 있다. (정동문, 2007)

'경영혁신'이라는 단어는 경영과 혁신이라는 두 단어의 합성어이다. 우선 각각의 낱말이 지니는 본래의 의미를 살펴보기로 한다(조동성, 2006).

경영을 어떻게 전개하는가 하는 '경영방식'은 학자에 따라 다른 몇 가지의 요소로 나누어 설명되어 왔다. 일반적으로 경영방식은 계획(planning), 조직(organizing), 지휘(commanding), 동기부여(motivating), 통제(controling), 조정(coordinating), 충원(staffing), 기타(others)활동으로 구성되어 있다.

이런 학자들의 견해를 종합하여 그 공통점을 찾아보면 크게 P-D-S, 즉 사전적 활동(plan)-현장 활동(do)-사후적 활동(see)의 과정으로 정리할 수 있다.

또한 사후적 활동은 다음 경영의 사전적 활동에 대한 기초가 된다는 점에서 연결고리를 이룬다. 이러한 의미에서 경영이란 여러 가지 경영요소가 수평적으로 분화된 활동이 아니라 동태적으로 결합된 과정이라고 볼 수 있다. 한편 혁신(innovation)이란 쉽게 말해서 '새로운 것들'을 의미한다.

슘페터(Schumpeter, 1934)의 말을 빌려 교과서적으로 정의하면 '이용 가능한 여러 가지 사물이나 힘의 결합방식을 변경하여 새로운 상품의 발명, 새로운 생산방법의 도입, 시장개척, 새로운 자원개발 및 조직개혁 등을 가져오게 하는 것'으로서 흔히 신 결합(新 結合, new combination)이라고 한다.

그런데 슘페터는 기존방식에서 출발하여 점진적인 변화를 통해 새로운 방식에 도달하는 지속적인 개선에는 큰 가치를 두지 않았다. 신 결합은 비연속적으로만 나타날 수 있는 것으로서 발전을 위한 독특한 조건을 만들어 낸다고 하면서 신 결합이야말로 창조적 파괴(creative destruction)를 통한 경제발전의 원동력이 된다고 하였다. 전통적인 대량생산체제의 목표는 생산성 향상이었다. 표준화를 통한 생산성 증대로 인하여 기업들은 시장 점유율을 키울 수 있었으며, 가격경쟁으로 이윤을 향유할 수 있었다. 이러한 체제는 혁신을 창출하는 경영풍토로는 적합하지 않았다. 왜냐하면 혁신을 위해서는 당사자들에 대한 시간적 · 수량적인 제약을 완화해야 하고 기존의 가치관이 지니는 구속으로부터 해방시켜줄 필요가 있기 때문이다. 이러한 의미에서 혁신적 경영풍토의 조성을 위해서는 새로운 아이디어를 이끌어낼 수 있는 창조성, 참가자가 다양하게 행동할 수 있는 자율성, 정형화된 관성을 파괴할 수 있는 유연성이 필요하다. 이상을 종합해볼 때, 경영혁신은 "조직의 목적을 달성하기 위하여 새로운 생각(idea)이나 방법(method)으로 기존업무를 다시 계획(plan)하고 실천(do)하고 평가(see)하는 것이다. 좀 더 구체적으로 표현하면, 경영혁신이란 새로운 제품이나 서비스, 새로운 생산 공정기술, 새로운 구조나 관리시스템, 조직 구성원을 변화시키는 새로운 계획이나 프로그램을 의도적으로 실행함으로써 기업의 중요한 부분을 본질적으로 변화시키는 것"을 의미한다.

2. 경영혁신의 유형

'혁신'의 라틴어원을 살펴보면 그 뜻은 노바(nova), 즉 새롭다는 의미이다. 혁신은 일반적으로 새로운 물건이나 방법을 도입한다는 뜻이다. MIT 대학의 에드 로버츠(Ed Roberts) 교수는 혁신을 발명에 개발(exploitation)을 더한 것이라고 정의했다. 혁신을 보다 자세하고 정확하게 정의하면 다음과 같다. 혁신은 독창적이고 의미 있으며 귀중하고 새로운 제품이나 프로세스 또는 서비스에 지식을 구현하거나 결합하여 합성하는 행동이다. 정의하는 방법에 따라 혁신은 여러 가지 형태를 지닌다.

3. 점진적 혁신과 급진적 혁신

학자들은 혁신을 논할 때, 점진적 혁신과 급진적 혁신 두 가지를 설명한다. 점진적 혁신(incremental innovation)은 일반적으로 기존의 형태나 기술을 이용한다는 의미이다. 다시 말해, 기존의 것을 개선하거나, 또는 기존의 형태나 기술을 변형해서 다른 목적에 사용하는 것을 의미한다. 이런 의미에서 점진적 혁신은 한계를 가진 혁신이다. 이와는 달리 급진적 혁신(radical innovation)은 기존 기술이나 방법과는 전혀 다른 새로운 것을 세상에 내놓는 것을 말한다. 종종 신기술 혁신(breakthrough innovation)이나 불연속적 혁신(discontinuous innovation)과 같은 의미로 사용된다. 최근에는 하버드 대학의 클레이튼 크리스텐슨(Clayton Christensen) 교수가 파괴적 기술(disruptive technology)이라는 용어를 사용해서 조직이나 산업의 기존 비즈니스 모델을 교란시킬 잠재력을 가진 기술적 혁신을 설명하였다. 이런 경우의 혁신은 대부분 급진적 혁신이다. 파괴적 기술은 기존 기술을 추방하며 기존 기술 위주의 비즈니스 모델을 가지고 있는 기업의 쇠퇴를 재촉한다. 많은 경우, 파괴적 기술은 새로운 시장을 낳는다. 이 시장은 처음에는 작지만, 때로는 크게 성장하기도 한다.

벨연구소가 개발한 트랜지스터 기술을 급진적 혁신의 대표적인 예로 들 수 있다. 이 기술은 당시 진공관 기술에 크게 의존하며 전자 산업을 지배하던 회사들을 몰락시켰다. 같은 예로 1940년대에 제트 추진 장치가 개발되었을 때, 당시 항공 산업을 지배하던 회사들을 몰락시켰다. 또한 1990년대 후반 IBM이 실리콘 게르마늄(SigGe) 칩 기술을 선보인 것도 급진적 혁신에 속한다. 실리콘게르마늄 칩은 스위칭 파워가 기존의 실리콘칩의 네 배였고 전력 소모는 훨씬 적었기 때문에 휴대전화나 노트북, 휴대용 디지털 장비 및 기타 소형 포터블 장치에 장착할 수 있는 이상적인 칩이었다. 또한 현재 일반 소비자용 카메라나 전문가용 카메라에 사용되는 디지털 영상 기술 역시 급진적 혁신에 속한다. 디지털 영상 기술은 1세기 전 조지 이스트맨(George Eastman)이 이스트맨 코닥 코퍼레이션(Eastman Kodak Corporation)을 세우면서 사용했던 화학코팅필름 기술과는 전혀 다른 기술을 사용한다.

렌슬리어 공대(Rensselear Polytechnic Institute)의 한 연구진은 급진적 혁신을 좀 더 자세히 정의하면서, 급진적 혁신은 다음 특징들 가운데 하나 이상의 특징을 가지고 있다고 말한다.

- 완전히 새로운 성능 특징을 가지고 있다.
- 기존의 것에 비해 다섯 배 이상의 성능 개선을 이루었다.
- 원가 절감이 30퍼센트 이상이다.

위의 특징에 리 A. 세이지(Lee A. Sage)와 페이스 어워즈(PACE Awards) 프로그램이 자동차 산업의 혁신에 대해 인용한 특징 중 하나를 추가할 수 있다.

- 경쟁의 기본을 바꾼다.

산업 내에서 점진적 혁신과 급진적 혁신은 병행해서 발생한다. 일반적으로 오랜 기간 동안 점진적 혁신 기간을 거치다가 세상을 놀라게 할 급진적 혁신으로 마감한다. 예를 들어, 전자 산업에서 처음에는 진공관이 소개되고, 트랜지스터가 그 뒤를 이었으며, 그러다가 반도체로 인해 전자 산업이 대대적으로 재편성되었다. 대규모 변천은 각각 큰 도약을 이뤄 냈지만, 그 앞에는 성능 향상, 원가 절감, 크기 축소 등 점진적인 혁신 기간이 오랫동안 존재했다. [그림 1-1]은 급진적 혁신과 점진적 혁신이 발생하는 이론적 타임라인을 보여준다. 단순하게 표현했지만 이 그림은 소규모의 점진적 혁신을 통해 전진을 이루다가 마침내 급진적 혁신이 등장하는 과정을 보여준다. 전진하다 크게 도약하며 그런 다음 다시 점진적 혁신이 이어진다.

급진적 아이디어는 직장 내 어디에나 항상 존재한다. 연구개발실일 수도 있고 과학자나 기업가의 머릿속에 담겨 있을 수도 있다. 일반적으로 아이디어가 싹트고 자라려면 오랜 시간이 걸린다. 아이디어의 시장 출현은 (하지만 대부분의 아이디어는 시장 근처에 가지도 못한다) 흔한 일이 아니며 대부분 예측도 불가능하다. 점진적 혁신은 급진적 혁신의 특성을 답습하며, 대개 마이클 투시맨(Michael Tushman)과 찰스 오레일리(Charles O' Reily)가 말한 '기술적 소동의 기간(a period of technological ferment)'을 거친 뒤 발생한다.

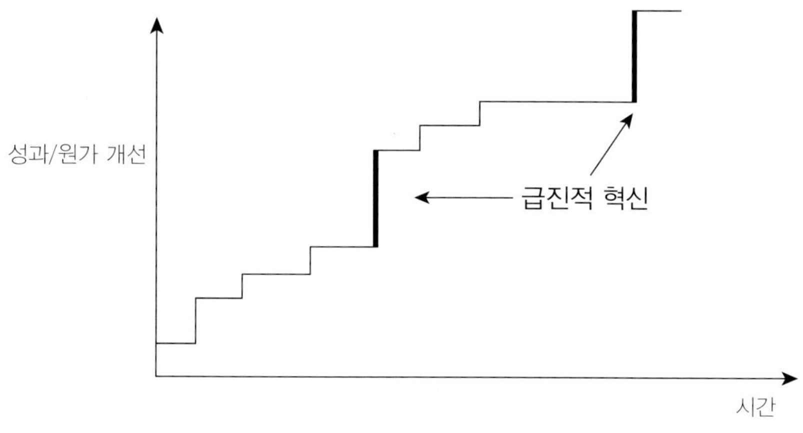

그림 1-1 급진적 혁신과 점진적 혁신에 대한 산업 타임라인

급진적 혁신은 혁신자에게 유리하도록 경쟁의 기본을 바꿀 잠재력을 지니고 있다. 급진적 혁신은 장점을 가지고 있지만 회사에 여러 가지 심각한 문제를 제기하기도 한다. 급진적 혁신을 위한 프로젝트는 리스크가 높고, 비용이 많이 들며, 일반적으로 몇 년이 지나야 눈에 보이는 결실을 맺을 수 있다. 결실을 보기만 해도 다행이다. 리처드 레이퍼(Richard Leifer)와 그의 동료들이 열한 가지 혁신적 연구개발(R&D)에 대해 조사한 논문에 따르면, 눈에 보이는 결실을 맺으려면 최소 10년의 기간이 필요하다. 기업은 급진적 혁신을 성공시키기 위해 인내심을 가지고 오랜 시간 동안 예산을 지원해 주어야 한다. 급진적 혁신이 가진 리스크와 비용, 긴 타임라인과 관련된 문제 때문에, 시장을 지배하는 대부분의 기업들은 점진적 혁신을 추구하는 쪽을 선호한다. 그 편이 더 안전하고, 비용도 적게 들며, 합리적인 시간 내에 결실을 맺을 가능성도 높다.

기업은 점진적 혁신을 체계적으로 다룸으로써 신제품과 제품 개선 및 제품 다변화를 지속적으로 이루어서 성장을 일구고 경쟁력을 유지할 수 있다. 그러나 점진적 혁신자들은 두 가지 사항을 주의해야 한다. 첫째, "더 많이 발표하고 출시해야 한다."는 생각을 버려야 한다. 마케터들은 2,3년마다 한 번씩 지속적으로 새로운 버전을 출시해야 된다는 중압감을 가지게 된다. 그러다 보면 제품 개발자들은 원하는 고객이 거의 없는데도 기존 제품에 몇 가지 특성만 추가해서 시장에 내놓는다. 이러한 관행은 이용자들을 짜증나게 만들어, 진정한 혁신자가 사용이 간편하고 품질도 우수한 제품을 출시하게 하는 여지를 제공해 준다. 예를 들어, 오늘날의 컴퓨터 응용 소프트웨어는 기존 제품보다 용량이 크고, 가격도 비싸며, 사용 방법도 복잡하지만, 이용자가 실감할 수 있는 편익은 거의 없다. 고객들은 불평하면서도 어쩔 수 없이 사용한다. 어느 날 혁신자가 메모리 소모가 적고, 성능도 우수하며, 가격이 싸고, 사용 방법도 쉽게 익힐 수 있는 대안 제품을 시장에 내놓을지도 모른다. 둘째, 점진적 혁신에 모든 것을 걸지 말아야 한다. 물론 점진적 혁신에 투자하는 것이 급진적 혁신보다 위험 부담도 적고 결과도 빨리 나온다. 그러나 점진적 혁신에 투자한다고 현재의 기술과 차세대 기술이 연결되는 것은 아니다. 또한 회사에 유리하도록 경쟁 형태를 바꿔 주지도 않는다. 급진적 혁신만이 그렇게 할 수 있다. 따라서 점진적 혁신과 급진적 혁신을 균형 있게 추구해야 한다. 경쟁 판도를 바꿀 혁신이 마침내 등장하면, 자신의 제품도 그 안에 포함되기를 원할 것이다.

4. 공정 및 제품혁신

4.1 공정 혁신

사람들은 혁신하면 으레 컴퓨터 칩이나 평면 디스플레이, 연료 전지와 같은 물리적 제품에 대한 혁신만을 생각한다. 하지만, 기업 경쟁과 산업 경쟁에서는 공정 혁신과 서비스 혁신도 똑같이 중요하다. 공정 혁신은 유리 제조, 정유, 화학제품, 양조 등 여러 산업에서 경쟁을 변화시키는 역할을 담당했다. 철강 산업의 예와 마찬가지로 대부분 산업에서 공정 혁신은 생산 원가 절감을 목표로 삼는다. 불연속적인 공정 단계의 수를 줄이면, 원가를 절감하는 경우가 많다.

4.2 제품혁신

제품혁신은 새로운 제품(what)을 만드는 능력이다. 최근 우리는 시장에서 새로운 제품들을 많이 볼 수 있다. 스마트폰, 3D TV, 화상 전화기, 무인 자동차, 비아그라, 로봇청소기, GPS 등 수없이 많은 새로운 제품들이 시장에 나와 있다. 이런 제품들은 전부 제품혁신의 결과이다. Low와 Kalafut (2004)는 제품혁신을 "정기적으로 새로운 제품을 시장에 내놓을 수 있는 혁신 능력"이라고 정의하였다.

획기적인 제품혁신은 새로운 시장을 창출하며, 기업에게 엄청난 수익을 가져다준다. 그래서 많은 최고경영자들은 불확실성이 높지만 엄청난 수익성을 창출하기 위하여 새로운 제품에 투자를 한다. 신생 기업이 기존의 대규모 기업을 이길 수 있는 한 가지 주요한 방법은 제품혁신에 의해 나온 신제품이다. 그리고 이 신제품을 장기간 동안 기업의 성장 동력이 될 수 있다.

제품혁신의 대표적 기업들로 Apple, Google, Toyota 자동차, 3M, Intel, Dupont, Harley Davidson, Sony 등을 들 수 있다. Apple과 Harley Davidson이 제품혁신에 월등한 능력을 지닌 이유로 Cruikshank(2005)는 다음처럼 두 가지를 들고 있다. 첫 번째는 소비자들이 다른 어떤 제품들보다 월등하다고 느끼는 제품에 무한히 헌신하기 때문이다. 두 번째는 사람들이 월등한 제품을 사용하는 것이 부분적으로 자신의 정체성을 찾아내고 있기 때문이다. '나는 Harley Davidson을 타고 다닌다. 그러므로 나는 존재한다.' '나는 Apple cinema display가 연결된 Power Book G4를 사용한다. 그러므로 나는 존재한다.' 그렇지만 그것은 또한 작은 회사, Apple이 시장점유율을 높이고 전통적으로 부족했던 마케팅과 유통채널을 보강하려고 사용자 기반을 신중히 구축해왔기 때문이다. '컬트(cult) 구축'은 훌륭한 제품의 부산물이었다. 그것은 또한 매우 계획적이고 성공적인 기업 전략의 결과였다. 그리고 그것이 오늘날 Apple이 여전히 사업을 계속할 수 있는 중요한 이유이다.

제품혁신은 획기적인 혁신뿐만 아니라, 기존의 제품에 새로운 기능을 첨부하는 것도 포함한다. 예를 들어, Procter & Gamble은 기존의 제품에 새로운 기능을 추가하여 경쟁력을 크게 강화하였다. Apple은 2011년 인공지능(Artificial Intelligence) 기술인 시리(Siri)를 추가한 iPone 4S를 소개하였다. 시리는 질문을 받고 대답을 해주는 소프트웨어이며, 인간 삶의 질을 향상시키는 획기적인 기술이다. 그러나 제품혁신이 성공하기가 그리 쉽지 않다. Microsoft는 2010년 'kin'이라 하는 전화기를 출시하였으나 6개월 만에 2억 4천만 달러의 손해를 보고 시장에서 완전히 철수하였다. 이렇게 지금처럼 경쟁이 심한 환경에서 기업이 장기적으로 성공하는 제품혁신을 달성하기가 점점 어려워지고 있다. (안영진, 변화와 혁신, 2018)

4.3 공정 – 제품 연결

혁신적인 신제품을 만드는 것과 목표 시장이 수용할 수 있는 가격으로 신제품을 생산할 수 있는 공정을 만드는 것은 다르다. 따라서 양쪽의 혁신을 연결해야 한다. 혁신적 제품은 공정 혁신의 과정을 거친 뒤에야 시장에서 영향력을 발휘할 수 있다. 제품-공정 연결은 현재 세계 어디서나 사용되는 일회용 기저귀에서 좋은 예를 찾아볼 수 있다. 이 제품은 전후 베이비붐 시대인 1950년대 북미에서 처음 출시되었기 때문에 거대한 제품 시장이 존재했다. 하지만 이 제품의 시장점유율은 1퍼센트에도 미치지 못했다. 결국 조사를 벌인 결과, 이유는 두 가지로 밝혀졌다. 즉, 제품 성능과 가격이 문제였다.

신시내티에 본사를 둔 프록터 앤 갬블(P&G)이 현장 조사를 벌인 뒤, 연구개발팀은 알맞은 재료와 새로운 디자인으로 성능상의 문제를 매우 신속하게 해결하였다. 그것은 쉬운 편이었다. 새로운 기저귀 제조를 위한 원가 절감형 공정의 개발이 훨씬 어려운 문제였으며, 이로 인해 시장 출시가 예상보다 많이 늦어졌다. 원가 절감형 기저귀 생산 공정을 개발하려는 P&G의 노력은 회사가 부딪힌 가장 복잡한 문제였다고 한 엔지니어는 설명했다.

이 회사는 몇 년 뒤 대용품인 포테이토칩, 프링글스(Pringles)를 개발할 때에도 같은 문제에 직면했다. 이때에도 제품 아이디어는 비교적 간단하고 손쉬운 문제였지만, 제조공정 개발은 커다란 난제였다.

5. 서비스 혁신

혁신이 중요한 역할을 담당하는 분야가 서비스이다. 직원들이 고객에게 최고의 서비스를 제공할 방법을 생각할 때 위대한 변화가 발생한다. 서비스 혁신은 때때로 성공적인 비즈니스 모델을 낳는다.

• 메이요 클리닉(Mayo Clinic)

메이요 클리닉이 제공하는 진료 속에서 각각의 환자들은 '환자의 필요를 최우선으로(The needs of the patient come first)' 라는 가치를 그 무엇보다도 먼저 체험할 수 있도록 해준다. 의료진은 진지한 마음으로 환자들의 의학적 병력에 귀를 기울여야 한다. 각각의 환자들이 받는 검사는 철저하고 정중하게 시행해야 한다.

메이요 클리닉이 그 브랜드의 명성을 일궈낸 비밀은 바로 환자들의 특별한 필요를 알아챈 직원들이 제공하는 놀라운 서비스들이다. 그들은 환자들의 트럭을 관리하고, 개를 보살피며, 생일을 축하해주는 등 환자들이 기대하지 못했던 서비스를 제공한다. 100년 전통의 메이요 클리닉이 오늘날까지도 성공적으로 운영되는 이유는 수천 명의 환자와 그 가족들에게 놀라울 정도로 세심한 서비스를 제공하는 과정에서 '환자의 필요를 최우선으로' 라는 가치가 날마다 새로워 지고 있기 때문이다.

• 데이코쿠(帝國)호텔

일본 도쿄의 데이코쿠(帝國)호텔 현관엔 여느 호텔과 마찬가지로 도어맨이 있다. 호텔에 도착한 승용차 문을 열어주며 손님을 맞는 직원이다. 이들은 주요 손님을 맞을 때 이름과 직함을 함께 부르며 맞이한다. 이 호텔엔 손님 1만 명의 얼굴을 기억하는 도어맨도 있다. 호텔에 도착해 처음 만나는 호텔직원이 자신의 이름과 직함까지 기억해준다는 것은 손님에겐 최고의 서비스다. 일본의 대표적 명문 호텔인 데이코쿠호텔이 개관 120년을 맞았다. 메이지(明治)유신 이후 외국귀빈을 맞기 위해 1890년 준공된 이 호텔은 지금도 외국 VIP들이 도쿄를 방문하면 주로 묵는 곳이다. 이 호텔이 한 세기 이상 일본을 대표하는 '내셔널 호텔'로 명성을 유지할 수 있었던 비결은 오랜 역사도 좋은 시설도 아니다. 직원 한사람, 한사람이 발휘하는 최고의 서비스다. 이 호텔서비스엔 정말 특별함이 있다. 이 호텔은 손님이 체크아웃한 뒤에도 객실에서 나온 쓰레기를 하루 이상 보관한다. 혹시라도 손님이 깜박하고 잘못 버린 메모지라도 다시 찾을 경우에 대비해서다. 호텔 바에서 일하는 바텐더는 술잔을 리필할 때 고객이 원래 놓았던 글라스의 위치를 정확히 기억해 똑같은 자리에 놓을 정도로 고객을 배려한다.

물리적 제품을 생산하는 기업만이 혁신자가 아니다. 서비스 위주의 기업들도 오랫동안 감탄할 만한 혁신의 역사를 많이 일궈냈다. 그러나 서비스 혁신자가 모두 성공하는 것은 아니다. 고객에게 가치를 전달하는 프로세스를 개발하지 못했거나, 비용이 너무 많이 들면 실패한다.

따라서 혁신적 서비스를 개발한다고 해서 일이 끝난 것은 아니다. 이를 도와 줄 프로세스 개발에 더욱 많은 관심을 기울여야 한다. 생산에 들어가고 서비스를 전달할 때마다 각 단계를 신중하게 고려해야 한다. 그런 다음 각 단계를 (점진적으로) 개선하거나, 결합하거나, 더 우수하고 빠르며 비용이 적게 드는 방법으로 완전히, 그리고 급진적으로 대체할 수 있는 방법을 생각해야 한다.

6. S-곡선의 개념과 교훈

점진적 혁신이나 급진적 혁신 중 어떤 방법을 추구하든 결국 진척을 가로막거나 엄청난 비용을 발생시키는 제한사항에 부딪히게 된다.

6.1 S-곡선의 개념

성공적인 기술적 혁신의 과정을 [그림 1-2]에 나온 두 곡선과 같은 S-곡선을 사용해서 설명할 수 있다. 2차원 그래프 상에 그려진 S-곡선은 기술이 가진 성능이나 비용 특징이 시간 경과와 지속적인 투자에 따라 어떻게 변하는지 보여준다. 수평축은 기술적 혁신의 전개 상황을 나타내며(시간과 투자), 수직축은 특정 차원의 제품 성능과 원가 경쟁력을 나타낸다.

시장 입지를 확보한 기술의 S-곡선은 왼쪽에 위치하며, 새로운 경쟁 기술의 S-곡선은 오른쪽에 위치한다. 기존 기술의 성능이 시간 경과에 따라 어떻게 변해왔는지 주목해야 한다. 이 곡선은 처음에는 가파르게 상승하다가 시간이 흐를수록 완만하게 상승한다.

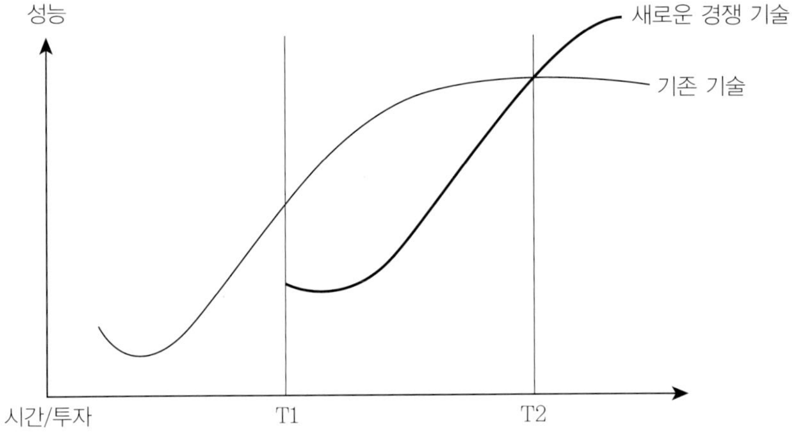

그림 1-2 S-곡선 : 기존 기술과 새로운 경쟁 기술

경쟁 기술의 S-곡선이 처음 그림에 등장했을 때(T1)에는 기존 기술은 많은 발전을 이룬 상태이며 성숙기에 다다른 상태이다. 성숙기에 이르면 개선 속도가 둔화된다. 몇 년 동안 실험과 점진적 개선을 반복하면서 원가절감과 성능 개선의 기회를 대부분 사용했다. 다시 말해서, 손닿는 데 있는 열매는 모두 수확했다. 이제는 점진적 개선에 필요한 비용도 점점 올라간다.

신기술은 기존 기술과 비교했을 때 일반적으로 조악한 편이며, 미해결 문제도 아직 많이 남아있다. 그림에서 T1 지점을 보면 알 수 있다. 이런 약점 때문에 기존 기술을 영위하는 기업들은 신기술을 위협적이지 않은 존재로 간주한다. 고객들 역시 대부분 신기술의 성능이 빈약하고 가격도 높기 때문에 당분간은 이를 무시한다. 역사를 살펴보면, 최초의 타자기는 최초의 워드프로세서에 비해 훨씬 열악한 성능을 가지고 있었다. 마크 트웨인이라는 필명으로 더 잘 알려져 있는 사무엘 클레멘스(Samuel Clemens)는 최초로 타자기를 소유했던 사람 가운데 한 명으로, 타자기의 단점에 대해 자주 불평을 토로했다. 그가 매사추세츠의 캠브리지에 사는 친구인 W.D. 하웰즈(W.D. Howells)에게 보낸 편지를 보자.

"이 타자기를 계속 써야 할지 모르겠네."

그러나 신기술의 초기 문제 중 대다수는 시간이 흐르면서 조금씩 해결된다. 제조 공정을 개선하고 대량 생산체제를 갖추면 원가도 떨어진다. 즉, 신기술의 성능 · 원가 특징은 시간과 투자를 지속하면서 개선된다. 처음에는 개선 속도가 느리지만, 점점 가속도가 붙는다. 특정 시점(T2)에 이르면 신기술이 기존 기술의 성능과 원가를 모두 따라잡는다. 그러나 기존 기술과 달리, 신기술은 계속해서 개선할 수 있는 기회가 많이 남아있다. 이변이 없는 한 신기술은 계속해서 개선되고, 결국에는 주요 시장에서 기존 기술을 밀어내고 주역을 차지한다.

신기술은 처음에는 기존 기술과 직접 대적할 수 없다. 대신 신기술은 틈새시장과 한두 가지 이유에서 신기술의 가치를 인정하는 선도 사용자(lead user)를 파고든다. 예를 들어 혼다(Honda)와 도요타(Toyota)가 처음 소개한 하이브리드 자동차는 혁신적인 개념을 가지고 있었으며, 한 세기 동안 기존의 자동차시장을 지배한 내연기관 기술과는 전혀 달랐다. 2000년 하이브리드 자동차가 처음 소개되었을 때에는 대부분의 드라이버들이 가장 좋아하는 몇 가지 성능 특징(엑셀과 고속주행)이 없었다. 그러나 연비와 생태계 파괴에 관심이 많은 일부 운전자들은 전통적인 성능특징을 문제 삼지 않았다. 이 고객들은 신기술에 기꺼이 위험을 걸었으며, 심지어는 비싼 자동차 값도 꺼려하지 않았다. 그 결과, 하이브리드 자동차는 틈새시장을 발견했다. 기술이 개선되고 이 새로운 자동차에 익숙해지는 운전자들이 늘어나면, 매출액이 증가하고 좀 더 큰 시장에서 높은 시장 점유율을 차지하게 될지도 모른다. 실제로 이런 일이 발생한다면, 성공적인 혁신이 어떤 방법으로 기존의 기술을 몰아냈는지를 보여주는 전형적인 사례가 될 것이다. 또한 성공적인 혁신은 다음과 같은 확산 과정을 거쳐 시장을 획득할 수 있다.

- 군대에서 민간인에게로 이용 확산(예 : GPS 기술)
- 전문가 · 과학자에게서 소비자에게로 이용 확산(예 : 디지털 영상기술)
- 얼리어답터(early-adopter), 즉 '테키 족(techies)'에서 전문가가 아니며 비전문적인 방법으로 혁신을 이용하는 레깅어답터(legging adopter)로의 이용 확산(예 : 개인용 컴퓨터)

6.2 S-곡선에서 얻을 수 있는 교훈

[그림 1-2]에 나오는 두 개의 곡선을 들어 설명한 시나리오는 경영자들에게 중요한 교훈을 지적해 준다. 리처드 포스터(Richard Foster)는 기존 기술을 위주로 사업을 운영하는 기업을 '방어자'라고, 신기술을 옹호하는 기업을 '공격자'라고 불렀다.

✚ 교훈 1 : 방어자는 어려운 선택에 직면한다.

기존 기술로 사업을 운영하는 기업은 어려운 선택에 직면한다.

1. 기존의 사업과 여기에서 나오는 현금흐름과 확실성을 모두 포기하고 새로운 경쟁 기술을 받아들인다.
2. 기존 기술을 그대로 고수하며 이를 개선하거나 고객에 대한 유용성을 높이기 위해 노력한다.
3. 기존 사업을 그대로 유지하는 동시에 미래에 대한 방패로 신기술에도 투자하기 시작한다.

위의 세 가지 선택 중 1번이 가장 어렵고 현실성도 떨어진다. 현재의 투자로 일궈 낸 기술과 물리적 자산을 여유만만하게 포기할 기업이 어디 있겠는가? 신기술을 취하려면, 회사는 새로운 능력과 제조시설이 필요하다. 고객층도 완전히 달라질 수 있다. 모든 것을 버리고 새로운 S-곡선을 향해 뛰어가는 것은 대부분의 경우 재정적인 자살행위나 다름없다. 또한 새로운 S-곡선에 전념하려면, 신기술이 가장 위험할 때, 즉 기술 수준이 아직 상대적으로 조악할 때 뛰어들어야 한다. 2번(현재의 기술 고수)은 의사 결정자들이 가장 쉽게 결정할 수 있는 선택이다. 단기적으로 심각한 혼란을 전혀 낳지 않으며, 현재의 기술을 개선해서 몇 년 동안 경쟁을 유지할 수 있는 가능성도 다분히 남아있기 때문이다. 그러나 장기적으로 볼 때, 노후되고 있는 기술을 고수하면 기업 수익이 감소할 것은 거의 분명하다.

3번의 선택(기존의 사업을 그대로 유지하면서 동시에 신기술에도 투자)이 종종 가장 미래성이 있는 행동이다. 기업은 기존의 사업을 계속 운영하고 현재의 고객에게 제품과 서비스를 제공하면서 새로운 사업을 개발할 수 있다.

✚ 교훈 2 : 한 세대의 기술 리더가 차세대 기술 리더가 되는 경우는 드물다.

앞서 설명했던 세 가지 선택이 지닌 문제점을 살펴보면, 한 세대의 기술 리더가 차세대 기술 리더가 되는 경우가 드물다는 사실을 쉽게 파악할 수 있다.

- 공격자의 기술을 뛰어넘어라.
  S-곡선의 초기 단계에는 신기술과 시장개발이 저조하다. 공격자가 작은 기업이고 자금도 제한적이라면, 기술과 시장의 완전한 개발은 느려진다. 이럴 경우, 방어자인 대기업은 막대한 자금력을 이용해서 S-곡선을 뛰어넘어 경쟁사를 앞지를 수 있는 기회를 얻을 수 있다.

- 공격자를 인수하라.
  공격자의 신기술이 여러분의 사업을 잠식할 가능성이 있다면, 공격자에 대한 인수를 고려하라. 그러나 이런 경우에도 인수 대상 회사에서 성공에 필요한 자율성을 보장해 주어야 한다. 다른 방법으로 공격자의 기술을 라이센스하는 방법도 고려해 볼 수 있다.

✚ 교훈 3 : 공격자는 중요한 이점을 누린다.

종종 소규모의 혁신적 기업이 신기술과 혁신적 비즈니스 모델을 소개한다. 사실 이런 회사들은 신기술이나 새로운 비즈니스 모델을 위주로 한다. 휴렛팩커드, DEC, 인텔, 애플, 마이크로소프트, 암젠(Amgen), 사우스웨스트 에어라인, 델, 썬, 이베이(eBay)도 모두 소규모의 혁신적 기업으로 시작했다.

혁신적 기업은 대개 초기 단계에는 브랜드 인지도, 제조, 자금 조달상의 약점을 가지고 있지만, 상당한 장점을 가지고 있는 경우도 많다. 가장 중요한 장점들은 다음과 같다.

- 관심 집중
  신생 기업의 경영진은 내부 경영이나 직원 문제에는 거의 관심을 기울이지 않는다. 사실 많은 관심을 기울일 만큼 회사가 큰 것도 아니다. 대신 그들은 신기술이나 새로운 비즈니스 모델 개발에 역점을 둔다.

- 인재 유치 능력

  기술적 능력과 경영 능력을 갖춘 인재들은 전도유망한 새로운 아이디어에 끌리는 경우가 많다. 특히 스톡옵션을 보상 방법으로 사용할 경우 인재를 끌어들일 수 있다.

- 혁신적인 소기업들은 강력한 고객에 연연하지 않는다.

  기존 기업들은 신기술에서 많은 수확은 거두지 못한다. 강력한 고객들이 원래 기술과 비즈니스 모델을 유지하라고 강요하기 때문이다.

- 관료주의가 거의 없다.

  경쟁사인 대기업들에게 관료주의는 많은 부담이 되지만, 당연히 혁신적 소기업은 관료주의의 방해를 받지 않는다. 이로 인해 일을 빠르고 융통성 있게 진행할 수 있다.

✚ S-곡선에서 여러분의 위치는 어디인가?

[그림 1-2]를 잠깐 다시 살펴보자. 여러분의 병원은 S-곡선에서 어디에 위치해 있는가? 제품이나 서비스, 기술에 대한 점진적 개선을 행할 때마다 비용은 더 많이 들고 고객에 대한 효과는 점점 줄어드는 위치에 있는가? 그렇다면 게임 종료 상황에 가까이 있다는 것을 의미한다.

새롭게 등장한 S-곡선을 살펴보자. 여러분의 병원은 신기술의 도전을 받고 있는가? 그렇다 해도 여전히 성능이나 원가상의 장점을 가지고 있는가? 경쟁 기술이 완벽해져도 그런 장점이 지속될 것 같은가? 마지막 질문에 대해 “아니오”라는 대답이 나오면 변화를 취해야 한다. 그렇지 않으면 쇠퇴한다. 여기 몇 가지 선택사항이 있다.

1.신기술에 합류한다. 혁신자 기업을 인수하는 것도 한 방편이 될 수 있다.

2.더 좋은 기술로 경쟁 기술을 뛰어넘는다.

3.여러분의 기술에 새 생명을 불어넣을 수 있는 돌파구를 찾아본다.

4.현재의 기술을 고수하되, 다른 시장으로 영역을 넓힌다.

6.3 교훈의 한계

S-곡선은 경영자가 유용하게 사용할 수 있는 수단이다. 신제품과 기존 제품 그리고 신기술과 기존 기술의 발전 경로를 일반화해서 보여 준다. 그러나 S-곡선을 사용할 때 반드시 주의해야 할 사항이 있다. S-곡선의 경로는 정해져 있는 것이 아니며, 모든 혁신이 기존 기술을 뛰어 넘을 수 있는 것은 아니다.

제2장 경영혁신으로 가는 길

1. 경영혁신의 본질 및 과정

GE의 CEO인 제프리 이멜트는 "혁신은 성공을 이루는 핵심이며, 미래투자의 단 한 가지 이유"라고 말했다. GE는 '산업연구개발원'을 처음 만들어 과학적인 발명의 과정을 체계화했다. 듀폰은 1903년 처음 투자대비수익률(ROI)이라는 평가 기준을 마련해 제품별 성과를 비교할 수 있는 틀을 마련했다. 많은 기업이 새로운 경영혁신의 틀을 만들었던 기업을 본받고, 혁신의 성공으로 경쟁우위를 가지려 노력한다. 고민스러운 사실은 경영혁신이 경쟁우위를 보장해주지 않는다는 것이다. 성공한 기업들은 △참신한 경영원칙 △다양하고 구체적인 실천방식 △시간이 지남에 따라 진보가 축적되는 프로그램 등 세 가지 조건을 지니고 있어야 경쟁우위를 확보할 수 있다는 것이다. 참신한 경영원칙의 대표적 사례는 도요타이다. 전문가들은 도요타 약진에 엔저 현상, 일 중독증, 일본의 전통문화 등을 꼽았지만 핵심은 '근로자의 지적능력 배양'이었다. 도요타는 근로자를 쥐어짜야 한다고 생각해 온 미국기업을 효율성 측면에서 20년 이상 앞섰다. 다양하고 구체적인 실천방식 사례인 홀푸드(Whole Foods)마켓은 끈끈한 조직으로 성공한 기업이다. 홀푸드마켓은 조직의 기본단위를 유기농식품, 가공식품, 해산물 등 판매 분야별 작은 팀으로 구성하고 재고수준이나 진열은 물론 고용에 이르기까지 자율성을 부여했다. 성과급은 팀 단위로 지급하고 스톡옵션의 경우 94%는 일반직원들에게 돌렸다. GE는 최초로 교육훈련센터와 360도 다면평가 등을 도입했다. 그 결과 GE 인재들은 타의 추종을 불허하는 경쟁력을 갖추게 되었다. 경영진의 일은 바꾸는 일이며, 바꾸는 게 바로 경영혁신이다. 하버드 비즈니스 리뷰(HBR)는 경영혁신으로 가는 길(The Way What and How of Management Innovation · 게리 하멜 · 2006년 2월호)에서 △큰 문제에 도전 △새로운 경영원칙 마련 △정설의 폐기 △다른 곳에서 배우기 등 경영혁신의 네 가지 방안을 제시했다. HBR은 우선 큰 문제가 항상 혁신을 만든다는 보장은 없지만 작은 문제는 절대 혁신을 만들지 못한다는 사실을 알아야 한다고 강조하고 있다. 기업이 '큰 문제'를 찾으려면 세 가지 질문을 던져봐야 한다. 첫째, 기업 내에서 한 번도 해결 할 수 없었던 모순(trade-off)을 찾아야 한다. 둘째, 대기업은 벤처기업에 비해 시장변화에 잘 대처하지 못한다는 지적을 받는다. 이런 기업은 할 수 없는 것을 떠올리고 그것을 할 수 있도록 조직을 변화시켜야 한다. 셋째, 기업은 '미래의 문제' 즉, 초저가 경쟁업체의 등장, 냉소적이고 저항적인 소비자집단의 부상, 따라갈 수 없는 기술의 등장 등 지금 당장 대비해야할 문제를 발견해야 한다. 새로운 문제들을 해결하려면 새로운 경영원칙이 필요하다. 예컨대 1968년 당시 미국 신용카드 산업은 은행별로 모두 시스템이 달랐다. 은행가 디 호크(Dee Hock · 당시38세)는 은행들이 일원화된 브랜드와 청구시스템에 협력하게 만드는 문제에 도전했다. 그가 세운 새 시스템의 원칙은 △권력과 기능은 최대한 넓게 분배되어야 하고 △어디에도 의존하지 않고 스스로 운영되어야 하며 △협력과 경쟁이 고르게 섞여야 하고 △매우 융통성 있게 돌아가는 동시에 튼튼해야 하며 △소유방식은 공정하면서 협력적이어야 한다는 것, 이렇게 만들어진 '비상장 영리목적의 금융협회'가 바로 세계 최대 신용카드 법인인 비자(VISA)카드이다. 오래된 경영원칙이 통하지 않는 사례도 많다. 분업은 조직 간 경계를 넘는 혁신적인 아이디어를 막는다. 표준화된 새로운 것을 시도하려는 움직임을 부적합한 것으로 만든다. 계획과 통제는 불투명한 미래를 예측할 수 있다는 착각을 불러온다. 관료제 속에서 경영진은 자신의 권력과 자원을 지키기에 급급하다. 기업이 변하려면 이러한 원칙보다는 다양성, 경쟁기반, 유연한 자원분배, 행동주의 등을 추구해야 한다. 정설도 폐기할 필요가 있다. GE의 6시그마나 Canon의 디지털화 전략은 최고경영자를 중심에 둔다. '변화는 위에서부터 시작 된다'는 게 주요 시각이다. 하지만 Google은 특이한 전략수립체계를 가지고 있다. 특이한 사람을 뽑고, 작은 프로젝트팀으로 나누며, 관리는 최소화한다. 1명의 관리자가 160개의 팀을 담당할 정도이다. 구글렛(Googlettes)이라는 제도를 통해 직원들이 스스로 만든 프로젝트를 공개하고 내부투표를 거쳐 기업 전체의 프로젝트로 발전시킨다. 전략수립의 책임은 CEO와 최고경영진에서 일반직원에게로 옮겨가게 된 셈이다. 경영혁신을 위해 다른 곳에서 배울 필요가 있다. 본부인력 100명에 총 200만 명의 회원을 보유한 알콜중독자치료협회는 '술 마시지 않기'와 '다른 사람을 돕기'라는 임무만 갖고도 훌륭하게 운영되고 있다. 네 가지 방법으로 경영혁신의 아이디어를 얻은 후에는 위험부담을 줄인 시험을 먼저 해야 한다. 새로운 프로세스와 기존 프로세스를 한동안 같이 운영할 수도 있다(이계평, 2007). 또한 기업이 전력을 다해 혁신을 추구하다가 자칫 치명적인 위험에 빠질 수 있다. 따라서 기업은 큰 혁신과 함께 점진적인 '작은 변화'도 고려해야 한다. 비즈니스 인사이트는 이와 관련해 '작은 것부터 생각하라(think small)'에서 제품의 점진적인 변화를 통해 '혁신으로 가는 제단'을 쌓을 수 있다고 강조했다. P&G는 플라스틱 용기에 샴푸를 넣어 팔았으나 저개발 국가에서 잘 팔리지 않았다. 샴푸 한 병당 가격이 소득 수준에 비해 너무 비쌌기 때문이다. P&G는 적은 양의 샴푸를 일회용 포장에 담는 '사소한 변형'을 시도했다. P&G는 현재 인도에서 20%, 브라질에서 15%의 시장점유율을 기록하고 있다. 존슨앤존슨은 두통약 타이레놀로 10여개에 이르는 제품군을 생산한다. 성인 · 어린이 · 유아로 차별화되어 있으며 각종 알레르기 환자나 특정 통증치료를 위한 제품도 있기 때문이다. 포장 형태와 규격도 모두 다르게 해 '넓은 매장'을 확보, 경쟁사가 설 자리를 찾지 못하게 하고 있다. 에너자이저가 내놓은 '퀵 스위치 손전등'은 AA형, C형, D형 건전지가 모두 들어간다. '편리함'을 강조함으로써 한 종류의 건전지만 들어가는 제품에 비해 2달러 이상 비싸도 잘 팔린다. 기업이 이처럼 작은 변화나 변형을 시도할 때는 시장의 성숙도, 정부규제, 관련 산업의 발달 정도 등을 고려해야 한다. 치약, 비누, 세제 같은 산업에서는 나올만한 혁신 제품이 모두 나왔으므로 제품의 작은 변화가 큰 의미를 갖게 된다. 작은 변화를 소홀히 한 기업은 큰 실패를 겪을 수 있다. 그렇다고 오로지 작은 변화에만 매달리고 다음 단계를 준비하지 않으면 시장에서 밀려나게 된다. 결국 '큰 혁신을 준비해 꾸준히 변화를 도모하는 기업'이 가장 살아남을 확률이 높다. MIT의 슬로언 매니지먼트 리뷰는 '기업혁신의 12가지 방법(모한비어 소니 · 로버트 월콧 · 이니고 애로니즈,

2006년 봄호)'에서 혁신에 대한 좁은 시야는 기업의 눈을 멀게 한다며 넓은 혁신 사고를 강조했다. 예컨대 스타벅스는 직장과 가정 사이에 '제3의 공간'을 창출해 커피 한 잔을 5,000원에 팔 수 있었다. 델은 경쟁사가 기술개발에 치중한 것과는 달리 직접 판매방식을 도입했다. 구글이 큰 수익을 올린 것은 뛰어난 검색엔진 외에 '검색광고'라는 새로운 수익원을 개척했기 때문이다. 기업혁신은 크게 세 가지 특징을 지녀야 한다. 첫째, 기업혁신은 고객을 위해 '새로운 가치'를 창출할 때 의미가 있다. 둘째, 기업의 혁신방법은 다양하다. 홈디포는 'DIY(Do It Yourself)족'이라는 고객을 만들어 냈다. 시스코는 이틀마다 결산을 하는 실시간 결산시스템으로 비용의 효율성을 극대화했다. 셋째, 기업의 혁신은 체계적이므로 모든 측면을 세심하게 들여다 볼 필요가 있다. 예컨대 아무리 제품이 좋아도 유통채널이 빈약하면 실패한다. 슬로언 매니지먼트 리뷰는 성공기업을 조사한 결과 '혁신레이더'라는 도구를 만들 수 있었다고 소개했다. 혁신레이더는 네 가지 핵심 분야인 제품, 고객, 프로세스, 판매장소의 축을 중심으로 각 축의 사이마다 2개씩의 분야를 더해 총 12개 분야로 이루어진다.

12개 부문을 꼽으면 △제품 △플랫폼('공통성의 힘'을 이용해 다양한 제품이나 서비스의 기반이 되는 공정법이나 기술을 혁신) △솔루션(제품 서비스 정보를 조합해 고객문제를 해결) △고객 혁신(새로운 고객층을 찾아내거나 밝혀지지 않은 욕구의 발견) △고객 경험(기업과 고객 사이의 접점에 대해 다시 생각) △가치 포착(눈에 잘 보이지 않는 가치 포착)을 들 수 있다. 또 △프로세스(기업운영의 구성과 배치혁신) △조직(역할이나 책임, 인센티브 등을 재정의) △공급망(정보의 흐름을 능률적으로 변경하거나 구조를 변경하고 협력을 강화) △판매장소(새로운 곳을 만들거나 기존장소를 창의적으로 활용) △네트워킹(제품과 서비스를 고객과 연결) △브랜드(창의적으로 브랜드를 이용하거나 확장)등도 해당한다. 전통적으로 기업의 혁신전략은 대부분 관성적이거나 전통에 얽매여 있었다. 기업은 지금까지 소외됐던 요소에 관심을 돌려 새로운 경쟁력 기반을 창출할 수 있다. 앞에서 언급한 12개 부문에서 각각 혁신을 추구해도 좋지만 혼합하면 더 큰 가치가 창출된다.

1.1 전략 수립 및 실행과 경영혁신의 관계

경영혁신은 크게 두 가지 동인에서 촉발된다. 첫째, 현재의 기업 역량과 목표한 전략의 갭(gap)이 발생하는 경우이다. 기업이 원하는 전략적 목적을 달성하지 못하고 있는 경우 경영혁신이 필요하다. 예컨대, 시장점유율 1위를 목표로 하는 회사가 만년 2~3위 수준에 머문다면 지금까지 사용해오던 경영방식을 버리고 혁신적인 방식을 도입할 필요가 있다. 둘째, 급속한 환경의 변화이다. 시장은 기업이 생각하는 것처럼 연속성을 갖고 있지 않다. 특히 정보화가 급속하게 진행되면서 정보의 비대칭성이 사라지게 되고 이는 결국 시장이 불연속적인 성향을 갖게 되었다. 이는 기업이 항상 파괴적인 혁신을 추구하지 않는 이상 대응하기 어려운 환경을 형성하였다. 이 두 동인은 기업의 장기적인 경쟁우위를 위한 내부 역량 확보와 외부 환경적응을 다루고 있다는 점에서 전략과 경영혁신이 매우 밀접한 관계를 갖고 있음을 알 수 있다. 이 두 동인에 의해 경영혁신의 필요성을 인식하게 되면 실제로 경영혁신을 실행하기 위한 혁신 프로세스를 진행하기에 바람직한 혁신 프로세스가 나타날 수 있다.

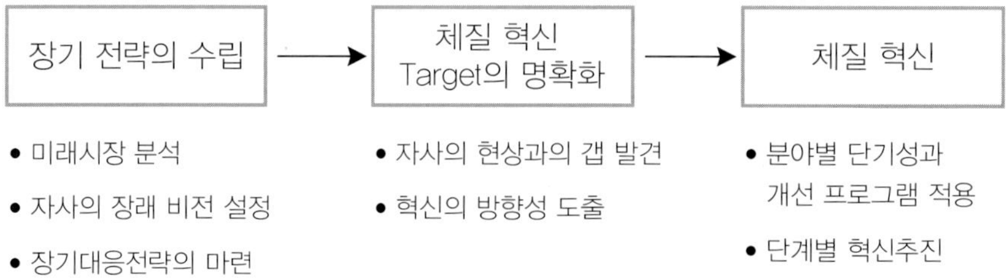

그림 2-1 바람직한 혁신 프로세스

먼저, 기업의 장기 전략을 수립한 후 혁신의 방향을 도출하여 체질혁신 타겟(target)을 명확히 한다. 그리고 이러한 혁신 목표에 맞는 적절한 혁신 기법을 선택하여 단계적으로 추진해 나가야만 한다.

1.2 경영혁신기법 유형과 공통적 특징

기업의 경영혁신은 기업의 유형이 존재하기 시작하면서부터 끊임없는 경영의 이슈로 볼 수 있다. 그러나 이 개념이 본격적으로 다루어지기 시작한 것은 고도산업화 사회로 변화하기 시작한 20세기 초로 볼 수 있다.

테일러(Frederick W. Taylor, 1856~1915)가 도입한 과학적 관리기법이 최초의 경영혁신의 기초개념으로 수립되고 이를 실현하기 위한 다양한 기법이 개발되었다. 실천적 수단으로서 기업이 선택할 수 있는 경영혁신 기법에는 경험곡선(experience curve), 품질관리(quality control), 전략사업단위(strategic business unit), 기업문화(corporate culture) 등 오래 전부터 소개되어 널리 보급된 것도 있고, 리스트럭처링(restructuring), 다운사이징(downsizing), 벤치마킹(benchmarking), 리엔지니어링(reengineering)등과 같이 근래에 도입되어 원어 그대로 사용되는 것도 있다. 이들 여러 가지 경영혁신 기법은 제각기 다른 목적과 효과를 추구하지만 다음과 같은 세 가지 면에서 공통점을 갖는다. 첫째, 시대에 따라 유행하는 경영혁신 기법이 달라진다. 경영자는 유행에 민감해서 다른 회사들이 새로운 경영혁신 기법을 사용하는 것을 보면 이를 자기 회사에도 적용하고 싶어 하는 경향이 있다. 둘째, 경영혁신 기법이 비록 유행을 타면서 나타났다 사라지지만 각 기법은 그 당시 경영환경을 반영한다. 셋째, 이 세상에 만병통치약과 같은 경영혁신 기법은 없다. 따라서 한 기업에서 성공적으로 사용된 경영혁신 기법이 목적과 당면과제, 그리고 내부능력이 다른 기업에서도 같은 효과를 내리라는 보장은 없다. 그러므로 경영자는 어떤 기법을 선택할 것인가를 신중하게 판단해야 한다.

1.3 경영혁신의 성공조건

1994년 LG경제연구원에서 실시한 경영혁신 실태조사에 따르면, 국내 기업들은 혁신대상 분야에서 사업전략(23.6%)과 마케팅 · 영업부문(23.3%)을 주로 선정하고 있으며, 그 다음으로 관리시스템(18%)을 언급하고 있다. 이것이 의미하는 바는 기업을 어떻게 이끌어 가야겠다는 구도(전략)하에서 대외적으로는 수익 제공자인 고객의 만족을 위해 그들과 직접 접촉하는 마케팅/영업부문을 재편하고, 대내적으로는 기업 활동의 기본 틀이라고 할 수 있는 운영구조와 관리시스템을 정비하겠다는 것이다. 이 밖에 R&D와 물류가 향후 주요 혁신대상으로 부각되고 사무개선과 같은 일반관리 부문은 점차 중요도가 떨어질 것임을 시사하고 있다. 이러한 결과는 바람직한 현상으로 이해할 수 있다. 그러나 혁신 초기 단계에 있는 국내 기업들의 혁신활동에 심각한 문제점이 있다. 그것은 조사대상 기업 모두가 혁신활동에 100% 동참하고 있다는 응답에도 불구하고 혁신활동의 성과에 대해서 만족스럽다고 평가한 기업은 1/3수준에 불과하기 때문이다. 이처럼 혁신활동의 성과가 낮은 것은 혁신에 사용하는 기법들에 대한 인식의 문제와 혁신활동을 추진시켜 성과를 얻어내는 행위상의 문제가 상호 악순환의 고리를 형성하고 있기 때문이다.

1.4 경영혁신 활동의 성패

경영혁신활동이 실패하는 이유는 경영 기법을 기법 그 자체로서 인식하기보다는 기법대로 따라서 하기만 하면 원하는 성과를 얻을 수 있다는 잘못된 사고 때문이다. 즉 그 기법의 생성 배경, 근본 사상에 대한 깊은 통찰력 없이, 그리고 자기 기업이 처한 상황에 대한 정확한 문제의식 없이 단지 책 몇 권 보고서 그 기법의 실시절차, 사용양식 따위를 인용하여 따라해 보는 식으로 시도하고 있기 때문이다. 이러한 기업들은 대체로 새로운 기법은 남들보다 먼저 실시해야 한다는 유행선도형, 또는 남들도 했다니까 우리도 따라 해야 한다는 유행추종형 등 모두 뿌리가 허약한 기업들이다. 이런 기업들이 보수적인 기업들보다 성과가 더 나빴다는 베인(Bain)사의 조사결과는 경영혁신기법활용의 의미를 다시 한 번 생각하게 해준다.

1.5 경영혁신의 장애요인

경영혁신을 지연시키는 요인은 대개의 경우 혁신의 방향이나 내용에 조직이 적응해 가는 과정에서 발견되는 것이 보통이다. 어떤 이유에서건 조직의 내부에는 변화를 거부하는 요소들이 존재하기 마련이며 이들을 효과적으로 제거해주는 것이 경영자가 해야 할 일인 것이다.

이하에서는 조직 내부의 실행과정에서 변혁을 지연시키는 상황들을 규명해 보기로 하자. 우선 변혁의 지연이라는 것도 혁신의 추진과정에서 나타나는 것이므로 혁신의 각 차원과 연계해서 검토해보는 것이 필요하다. 좀 더 구체적으로 설명하면 경영혁신이란 대체로 전사적인 비전이나 가치체계의 변화에서부터 출발, 전략의 변화를 거쳐 최종적으로는 조직의 구조나 운영시스템의 변화에 이르는 흐름을 갖고 있는데, 이 프로세스상의 특정 단계마다 요구되는 변혁의 범위나 속성도 상이하다고 볼 수 있다. 이때 요구되는 혁신의 내용이 제대로 실행되지 못할 경우 '혁신의 지연' 상황이 나타날 수 있다.

한편 코터(Kotter)는 변화의 노력이 실패하는 여덟 가지 이유를 다음과 같이 들고 있다.

- 긴박감을 충분히 조성하지 못하는 경우
- 충분한 능력의 지도 연립체를 수립하지 못하는 경우
- 비전이 결여되어 있는 경우
- 비전 전달에 턱없이 모자라는 시간과 노력을 할애하는 경우
- 새로운 비전에의 장애물 제거에 실패하는 경우
- 단계적 승리를 위한 체계적인 계획과 그 실현이 결여되어 있는 경우
- 너무 빨리 승리를 자축하는 경우
- 변화를 기업문화 속에 뿌리내리지 못하게 하는 경우 등이 그것이다.

2. 창의성 증진방법 2)

지난 여러 해 동안 창의성에 대해 상당한 조사가 이루어졌으나 우리는 여러 가지 창의성에 대한 잘못된 개념을 가지고 있다. 창의성에 대한 잘못된 통념은 다음과 같다.

첫째, 똑똑할수록 창의성도 높다고 하는데 실제는 지능과 창의성은 단 한가지의 상관관계만을 가진다. 업무수행에 필요한 수준의 지능만 가지고 있으면 더 이상의 상관관계는 존재하지 않는다.

둘째, 신세대가 구세대보다 창의성이 높다고 하는데 실제로 나이는 창의적 잠재력을 가지고 있는지 판단해주는 분명한 잣대가 되지 못한다. 연구조사결과, 특정분야에 대한 깊은 전문지식을 갖추려면 7년에서 10년 정도의 기간이 걸린다는 사실이 밝혀졌다. 전문지식을 가지고 있으면 초보자는 보지 못하는 의미를 파악할 수 있다. 따라서 비즈니스 세계에서 필요한 창의성은 나이와 상관 없이 누구든 가질 수 있다. 그러나 이와 동시에 전문지식은 창의성을 방해하는 요인이 되기도 한다. 전문가들은 때로는 전형적인 패턴 외의 것을 발견하거나 고찰하기 힘들기 때문이다.

셋째, 극소수의 요란한 위험선호자들만 창의성을 가진다고 하는데 다른 사람들에 비해 튀는 행동을 취할 필요는 없다. 창의성은 고 위험선호자들만의 전유물은 아니다.

넷째, 창의성은 관리가 불가능하다고 하는데 실제로 누가 창의적 행동을 할 것인지, 어떤 창의적 행동이 발생할 것인지, 그리고 언제 어떻게 창의적 행동이 나올 것인지 미리 짐작하기란 불가능하다. 하지만 경영자는 근무환경을 개선해서 창의성이 좀 더 자주 발휘될 수 있도록 만들 수는 있다. 경영이 달라지면 결과도 달라진다. 따라서 창의성에 대한 잘못된 통념을 버리고 창의성이 무엇인지, 그리고 창의성을 가능케 해주는 구성요소는 무엇인지 생각해보아야 한다. 창의성은 정적인 마음가짐도 정형적인 개인적 배선(wiring)도 아니다. 창의성은 참신한 아이디어를 개발하고 표현해서 문제를 해결하고 니즈를 만족시키는 프로세스이다. 따라서 창의성은 재능이 아니라 혁신을 창조하기 위한 목표 지향적 프로세스이다. 테레사 에머빌(Teresa Amabile)의 설명에 따르면 창의적 행동을 유발시키는 요소는 3가지로 전문 지식, 창의적인 사고능력, 동기를 들고 있다[그림 2-2].

> 각 개인의 창의성은 전문지식, 창의적 사고능력, 동기라는 세 가지 구성 요소의 함수이다. 경영자가 이러한 구성 요소에 영향을 끼칠 수 있는가? 당연히 "예스"이다. 좋은 쪽으로든, 나쁜 쪽으로든, 업무 관행의 근무 조건의 변화를 통해 구성 요소에 영향을 끼칠 수 있다.

전문지식은 기술이나 절차, 지적인 지식을 의미한다.

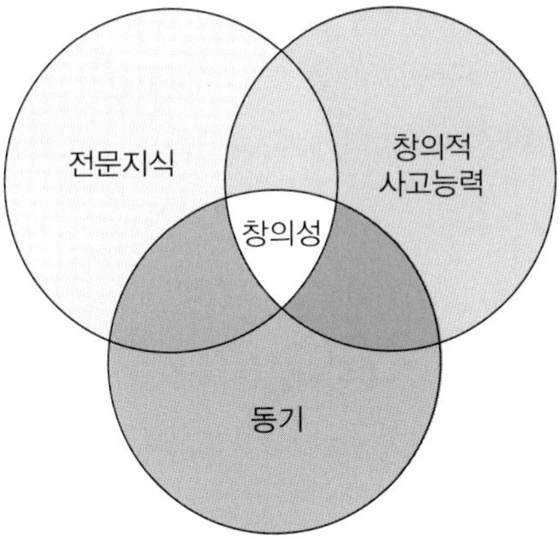

창의적 사고능력은 직원들이 얼마나 융통성과 상상력을 발휘해서 문제에 접근할 수 있는지를 나타낸다. 그들이 구한 해답이 현상태를 완전히 뒤바꿀 것인가? 그들은 비생산적인 기간을 견뎌낼 것인가?

동기들이 모두 동일하게 발생하는 것은 아니다. 문제 해결을 위한 내적인 열정이 금전과 같은 외적 보상보다 훨씬 많은 창의성을 발생시킨다. 이러한 내적 동기는 근무환경 변화에 가장 민감하게 영향을 받을 수 있다.

주 : Teresa M. Amabile, "How to kill Creativity", Harvard Business Review, September~October 1998, pp77~pp87

그림 2-2 창의성의 세 가지 구성 요소

전문 지식(expertise)은 기술이나 절차, 지적인 지식을 의미한다. 창의적 사고능력(creative thinking skill)은 문제에 접근하는 방식을 의미한다.

동기(motivation)는 내적인 것이 될 수도 있고 외적인 것이 될 수도 있다. 외적 동기(extrinsic motivation)는 보너스나 승진 같은 외부요인으로 얻어지며, 내적 동기(intrinsic motivation)는 내부의 열정이나 흥미로 출발한 동기가 창의성에 더 큰 영향력을 발휘한다. 경영자는 업무관행이나 근무조건 개선으로 위에서 설명한 창의성의 세 가지 구성요소에 영향을 끼칠 수 있다. 이때 가장 중요한 사항은 다음과 같다.

- 직원과 업무의 적절한 조화

  적절한 직원에게 적절한 업무를 할당해주는 것이 개인의 창의성을 향상시킬 수 있는 가장 단순하고 효과적인 방법이다. 효과적인 조화가 이루어지려면 경영자는 직원들이 전문지식과 창의적 사고능력, 내적 동기를 최대한 발휘할 수 있는 업무를 할당해 주어야 한다.

- 자유 제공

  경영자는 목표는 자세히 정해 주지만, 목표추구 방법은 직원들에게 일임해야 한다. 이렇게 함으로써 직원들의 창의성이 증가한다. "이거 해라, 저거 해라"라고 명령하는 대신에 "우리의 목표는 이것이다. 따라서 목표를 이룰 수 있는 최선의 방법을 생각해 봅시다."라고 말해야 한다. (구글의 예, 3M의 예)

- 충분한 시간과 자원제공

  직원들은 경영자가 데드라인을 독단적으로 정하거나, 기한을 맞출 수 없는 경우 창의성을 최대한 발휘할 수 없다. 또한 업무수행에 필요한 자원이 부족하다고 느낄 때에도 창의성을 재대로 발휘하지 못한다.

창의성은 종종 개인적 행동으로 이루어지기도 하지만, 혁신은 대부분 창의적 집단의 산물이다. 벨연구소의 과학자들이 개발한 트랜지스터가 그렇고, 에디슨과 이스트먼이 달성한 신기술 역시 이 두 저명한 발명가와 여러 기술자, 엔지니어들이 함께 이룬 결과였다. 창의적 그룹은 대부분 개인적 연구보다 더 위대한 창의적 결과를 이룰 수 있다. 집단의 구성원들이 능력과 통찰력, 에너지를 한데 모아 연구를 행하기 때문이다. 그러나 이처럼 위대한 수확을 얻으려면 집단 구성원들의 사고방식이나 전문 기술이 적절히 배합되어야 한다. '적절한 배합' 이란 대부분 사고방식과 전문기술의 다양성을 의미한다. 이러한 다양성은 여러 가지 장점을 제공해 준다.

- 개인적 차이는 창의성의 마찰을 발생시키고, 이러한 창의적 마찰은 새로운 아이디어의 불을 지핀다.
- 다양한 사고와 견해는 집단사고(group think)를 방지할 수 있는 보호막 역할을 한다. 집단사고는 집단 내에 속한 개인의 사고가 사회적 이유로 인해 특정 관점으로 수렴되는 경향을 의미한다.
- 다양한 사고와 기술은 훌륭한 아이디어의 개발 기회를 높여 준다.

다양한 사고방식과 능력은 귀중한 가치를 지니고 있지만, 언제나 위험이 뒤따른다. 다양한 사고방식은 흔들림 없는 하모니를 창조하지 못한다(그러기를 원치도 않을 것이다). 따라서 당연히 불화와 충돌이 발생한다. 경영자는 이러한 충돌을 창의적으로 바꿔야 한다. 창의적인 충돌을 막으려면 팀의 구성원들은 다른 사람의 말에 귀를 기울이고, 다양한 견해를 기꺼이 이해하려 노력하며, 서로의 가설에 질문을 던져야 한다. 이와 동시에 경영자는 개인적인 충돌이 발생하지 않도록, 그리고 구성원들의 마음에 분노가 스며들지 않도록 주의를 기울여야 한다. 파괴적 충돌을 방지할 수 있는 가장 좋은 방법은 충돌에 대처할 수 있는 일련의 집단 규범을 설정하는 것이다.

집단의 운영규범은 어떤 내용을 가지고 있어야 하는가? 그것은 집단의 목표와 구성원들의 인격에 따라 달라진다. 중요한 것은 규범의 내용이 간략하고 분명해야 한다는 점이다. 다음은 집단 규범의 몇 가지 예이다.

- 집단구성원들은 서로를 존중해야 한다.
- 구성원들은 서로의 말을 적극적으로 귀 기울여 들어야 한다.
- 누구든 이의를 제기할 권리가 있으며, 다른 사람의 가설에 의문을 던질 책임이 있다.

- 구성원들은 모두 발언 기회를 가진다.
- 충돌적인 견해는 중요한 학습원이다.
- 아이디어와 가설을 공격하되, 개인적인 공격은 삼가야 한다.
- 계산된 위험을 감수하는 것이 좋다.
- 실패를 인정하고 어떤 교훈을 얻을 수 있는지 검토해야 한다.
- 재미를 추구하는 태도를 환영한다.
- 성공은 집단 모두가 같이 축하한다.

어떤 규범을 적용하든, 규범을 작성할 때에는 구성원 모두가 참여해야 한다. 그리고 구성원들이 기꺼이 규범을 준수해야 한다. 만장일치로 행동규범을 정한다 해도 집단 내에서는 언제나 충돌이 발생한다. 다음의 세 가지 단계를 적용해서 충돌을 창의적 자산으로 바꿀 수 있을 것이다.

1. 직원들이 어려운 문제에 대해 기꺼이 토론할 수 있는 풍토를 조성한다

팀의 구성원들이 뜨거운 감자로 떠오른 문제를 이해하도록 도와 준다. 힘든 문제이지만 공개적으로 토론해서 누구든 명확히 이해하기를 바란다는 점을 팀원들에게 분명히 전달해라.

2. 토론을 활성화 시켜라

뜨거운 감자로 떠오른 문제를 인식한 다음에는 이 문제를 어떻게 처리해야 하는가? 다음은 몇 가지 안내 지침이다.

- 단 한사람이라도 그 문제를 이해하지 못하면 하던 일을 모두 중단하고 문제를 인정해라.
- 직원들이 서로를 어떻게 대하기로 합의했는지 집단 규범을 보고 확인해라.
- 뜨거운 감자를 도마 위에 올린 직원을 격려해 주어라.
- 토론의 객관성을 유지해라. 비난의 화살을 던지지 말아야 한다. 그 문제를 입에 올린 사람이 아니라, 방해가 되는 것이 무엇인지 논하라.

✚ 3. 무엇을 할 수 있는지 토론해서 종점을 향해 나아가라

문제의 해결책을 찾지 못했다면 확실한 개선방안 몇 가지를 그대로 진행해라.

창의성이 높은 직원들로 팀을 구성했을지라도, 조직이 새로운 아이디어를 수용하지 않고 창의적인 개인이나 팀에게 조직 내의 범위에서 활동하라고 강요한다면 성공적인 결과를 이끌어낼 수 없다. 제록스 기업 산하 팔로알토연구소(Palo Alto Research Center, PARC)의 연구진들이 1970년대 후반에서 80년대 초까지 겪은 일들을 단적인 예로 들 수 있다. 이 연구소의 유수한 과학자들과 엔지니어들은 궁극적으로 데스크탑 컴퓨터 부문의 새로운 시대를 이끌어갈 수 있는 기술을 여러 가지 생각해 냈다. 즉 마우스, 사용자 친화적인 운영시스템 등이 그것이다. 그러나 제록스의 경영진은 그들의 혁신을 받아주지 않았다. 회사가 요구한 기간 내에 재무적 수익을 창출할 수 없었기 때문이다. PARC연구진들은 많은 혁신을 생각해 냈지만 결국 애플사가 개발한 퍼스널 컴퓨터에 그 자리를 빼앗기고 말았다.

HP의 혁신자들도 1990년대 쯤 내용은 다르지만 마찬가지로 좌절을 겪었다. 창업자인 윌리암 휴렛(William Hewlett)과 데이비드 패커드(David Packard)가 세운 개방적이고 분산적인 조직문화는 혁신자들에게 많은 힘이 되었고, 이 회사는 다양한 신제품 카테고리에서 최전방을 차지하게 되었다. 그러나 창업자들이 은퇴하고 새로운 경영진이 들어서고 사업이 거대한 규모로 성장하면서 중앙 집중적이고 관료주의적인 조직문화로 바뀌었다. 혁신적 아이디어를 가진 직원들은 여러 단계의 결제 라인을 거친 다음에야 아이디어를 추진할 수 있었다. 그 결과 신제품 출시가 급격히 줄어들었고 이익도 곤두박질 쳤다. 다행히도 노령의 창업자들이 중간에 개입해서 관료주의적인 문화에 태클을 걸었고 HP를 원래의 아이디어 친화적인 기업으로 되돌려 놓았다. 이후 신제품 출시가 급격히 증가했고 당연히 이익도 상승곡선을 그렸다.

제록스와 HP는 조직관행이 창의성이나 혁신 창출에 끼치는 영향을 단적으로 보여준다. [표 2-1]에 열거된 내용은 창의성과 혁신을 장려하고 지원하는 특성들이다.

표 2-1 창의성과 혁신을 지원하는 조직특성 체크리스트

특 성	우리 병원의 점수 강 약
• 경영진이 위험 감수를 수용한다.	
• 새로운 아이디어와 새로운 일 처리 방식을 환영한다.	
• 정보의 자유로운 흐름이 존재하며, 경영진이 통제하지 않는다.	
• 직원들은 고객, 벤치마킹 파트너, 과학 집단 등 여러 종류의 원천에서 지식을 얻을 수 있다.	
• 경영진이 훌륭한 아이디어를 적극 후원한다.	
• 혁신자에게 보상을 제공해 준다.	

여기에 반대되는 특성들은 창의성과 혁신을 줄이는 결과를 가져온다. 이러한 특성들을 자세히 본 뒤, 여러분의 병원이나 운영단위가 이 특성들을 어느 정도 갖추고 있는지 생각해보라. 강(强)의 위치인가? 약(弱)의 위치인가? 약(弱)의 위치라면 상황을 바꾸기 위해 할 수 있는 일은 무엇일까? 각각의 특성들을 살펴보자.

2.1 경영진이 위험을 감수한다.

일반적으로 위험회피가 당연한 수순이다. 그러나 발전과 위험은 불가분의 관계이다. 어느 한쪽만 취할 수가 없다. 에스더 다이슨(Esther Dyson)은 『하버드 비즈니스 리뷰』의 "영감을 주는 혁신(Inspiring Innovation)"에서 이렇게 말했다. "'위험감수를 적극 권장해야 한다. 실험에 대해 개방적인 태도를 취하고, 잘못된 일에 대해서는 곰곰이 생각해라', '항상 새로운 실수를 저질러라'가 나의 모토이다. 실수한다고 부끄러워해서는 안 된다. 그러나 실수에서 배우고 똑같은 실수를 반복하지 않도록 해야 한다. 내가 아는 모든 것들을 실수에서 나는 배웠다."

경영진은 위험과 보상의 관계를 인정하고, 이 관계를 다룰 수 있는 조직적인 메커니즘을 찾아야 한다. 그리고 직원들에게 합리적인 위험은 적극 수용할 것임을 분명히 알려야 한다. 합리적 위험은 발전을 위한 준비단계이기 때문이다.

2.2 새로운 아이디어와 새로운 일처리 방식을 환영한다.

창의성을 가로막는 최악의 환경은 새로운 아이디어를 환영하지 않는 분위기이다. 직원들은 이렇게 반문한다. "경영진이 다 거절하는데 무엇 때문에 새로운 아이디어를 생각해야 하는가?" 어떤 경영자는 현상유지에 집착하면서 색다른 아이디어에는 아무런 열정도 품지 않는다. "지난 몇 년간 이렇게 해서 사업을 성공적으로 꾸려왔다. 그런데 변화를 추진할 이유가 있겠는가?"이런 태도를 가진 조직은 문제를 향해 직진하는 것이나 다름없다.

공정하게 말하면 경영자는 다음과 같은 상황일 때 훌륭한 아이디어를 거절해야 한다. 첫째는 아이디어가 비즈니스의 전략적 구도에 들어맞지 않는 경우이고, 둘째는 조직이 그 아이디어를 추진할 자원이 없는 경우이다. 그러나 이런 경우에도 경영진은 직원들에게 아이디어를 거절하는 합리적인 이유를 알려줄 책임이 있다. 새로운 아이디어를 환영하는 분위기 외에도 조직은 혁신을 사업의 정상적인 일환으로 바라봐야 한다. 혁신을 소수의 직원만이 펼치는 특별한 활동으로만 여기는 것은 금물이다. P&G의 미래성장추진본부장인 크레이그 와이네트(Craig Wyn-ett)도 같은 충고를 했다.

그는 이렇게 말한다. 혁신 장려를 위해 우리 회사가 한일은 혁신을 일상사로 만든 것이었다. 다시 말해서 혁신과 사업의 다른 부분을 구분하지 않는다는 의미이다. 혁신을 무언가 특별한 것으로 다루다보면 항상 역효과를 가져오며, 일상적인 것과 혁신 사이에 괴리가 생긴다. 혁신은 창의성을 가진 소수의 인재들만이 가지는 신비한 재능이 아니라 눈에 보이지 않는 연결고리를 가진 일상의 업무로 바라본다. 상식적으로는 어울리지 않는 것들을 결합하는 것이다. 혁신과 주류사업을 구분하면 위험천만한 문화적 부작용을 낳을 수 있고, 창의성과 리더십이 서로 적대관계에 있다는 잘못된 인식을 갖게 된다. 둘을 억지로 구분하면 혁신자는 종종 비전을 갖지 못한 채 바보가 된다.

2.3 정보의 자유로운 흐름이 존재한다.

정보는 사고를 자극하고, 사고의 자극은 아이디어 창출을 이끈다. 그 이유는 무엇일까? 많은 창조적 아이디어들은 사고선과 기술선이 교차할 때 발생한다. 예를 들어 헤럴드는 차량조향시스템을 연구 중이고, 모드는 전기기계장치의 전문가이다. 이 두 사람이 커뮤니케이션을 통해 정보를 공유하면 아무도 생각하지 못했던 전자조향시스템에 대한 아이디어를 얻을 수 있다.

위계질서를 중시하는 회사에서는 정보를 경영진의 고유재산으로 여기는 경우가 많다. 그들은 정보 흐름을 통제하고, 명령을 통해서만 정보를 나눠준다. 직원들은 '알아야 하는' 합당한 이유를 대야만 특정정보에 접근할 수 있다. 그렇게 되면 커뮤니케이션의 기능이 상당히 위축되기 때문에 다양한 정보가 서로 교차해서 직원들의 생각이 결합될 수 있는 기회가 감소한다. 예를 든 헤럴드와 모드가 직접적인 의사소통을 나눌 수 없었다면 새로운 아이디어도 나오지 못했을 것이다. 경영자들은 정보의 자유로운 흐름을 여러 가지 방법으로 권장할 수 있다. 이메일이나 그룹웨어, 또는 정기적인 간담회 등을 예로 들 수 있다.

2.4 직원들이 지식의 원천을 가지고 있다.

직원들이 다른 직원들과의 자유로운 의사소통을 보장받아야 하는 것과 마찬가지로 지식의 원천에도 접근할 수 있어야 한다. 이러한 지식의 원천은 조직의 내부일 수도 있고 외부일 수도 있다. 이러한 지식은 종종 창의적 사고의 밑거름이 되기도 한다. 일부 기업들은 정교한 지식관리시스템을 개발해서 지식을 파악하고 저장한 다음, 꺼내서 재사용한다. 지식관리시스템을 통해 정보를 공유하고 새로운 아이디어를 찾을 수 있다.

직원들이 내부에서 지식을 얻도록 도와주는 또 다른 방법은 공동 관심집단(community of interest)을 만드는 것이다. 공동 관심집단은 공동의 관심을 가진 사람들이 기술이나 응용법의 공유를 도모하는 비공식 집단이다. 공통의 관심이 무엇이든 공동 관심집단은 뉴스레터나 정기적인 회의를 통해 지식을 공유하고 상상력을 활짝 펼 수 있는 기회를 제공받을 수 있다.

외부의 지식원천 역시 혁신을 불러일으키는 중요한 자극제 역할을 한다. 외부의 지식은 조직에 활기를 불어넣어 주고 생명력을 더해 준다. 직원들은 학술대회에 참석할 때, 고객이나 벤치마킹 기관을 방문했을 때, 퇴근 후 자기 개발을 위해 대학원에서 업무와 관련된 새로운 공부를 할 때, 외부 전문가를 초빙하여 강연회나 워크숍을 열어서 노하우를 나눠 가질 때 지식을 얻을 수 있다. 여러분의 직원들이 현재 사용하고 있는 외부 지식 원천은 무엇인가? 관련 지식에 대한 탐구를 적극 장려해줄 자원이나 관리체계를 갖추고 있는가?

2.5 경영진이 좋은 아이디어를 적극 후원한다.

조직에서는 높은 직위에 있는 임원이 좋은 아이디어를 파악해서 그것이 상업화를 향한 험난한 여행을 지속할 때 사기를 북돋아주고 방패역할을 해줘야 한다. 레이퍼와 그의 동료들은 연구를 통해 급진적 혁신 뒤에는 이를 적극 후원해주는 중역들이 있다는 사실을 관찰했다.

예를 들어 IBM의 실리콘게르마늄 컴퓨터칩 프로젝트는 IBM내부의 중역 두 명의 암묵적인 보호가 없었다면 살아남지 못했을 것이다. 그들은 몇 년 동안 물밑으로 자금을 대주면서 프로젝트가 성사되도록 도와주었다. 또한 GE의 성공적인 디지털 엑스레이 기술의 경우도 두 명의 고위임원이 도와주지 않았다면 흔적도 없이 사라지고 말았을 것이며, 그 임원 중 한명이 바로 잭 웰치(Jack Welch)였다.

위대한 아이디어를 가지고 있다고 가정해 보자. 여러분의 아이디어에 관심을 가지고 후원자 역할을 맡아서 용기를 북돋아 줄 임원이 있는가? 그 임원이 보호막이 되어서 자원을 제공해 줄 수 있는가?

임원진의 후원은 급진적 혁신의 성공에 필요하긴 하지만 그들도 때로는 잘못된 배팅을 하기도 한다. 모토롤라의 빌 겔빈은 이리듐 프로젝트에 막대한 비용을 쏟아 부었지만 실패로 끝났으며, 폴라로이드의 에드윈 랜드는 폴라비전에 막대한 투자를 했지만 즉석영화를 만드는 데는 실패했다. 스티브 잡스도 넥스트를 후원하면서 쓰라린 패배를 맛봐야 했다. 그러나 연구조사 결과는 중역들의 후원이 급진적 혁신의 성사에 중요한 역할을 하고 있음을 지적한다.

2.6 혁신자에게 보상을 제공해준다.

창의성은 보상시스템이 없으면 번성하지 못한다. 보상시스템은 직원들에게 일상적인 업무의 틀을 넘어설 수 있는 용기를 부여해 준다. 창의적 에너지는 빨리 고갈되기 때문에 어떤 식으로든 재충전해주어야 한다. 이런 목적을 위해 보상이 존재한다. 몇몇 기업들은 조직의 관행과 정책을 세심하게 정해놓고 직원들의 창의성과 혁신을 지지해주고 있다. 미네소타 세인트폴(St. Paul)에 있는 3M이 그 중 하나로 미국에서 그 어느 기업보다 오랫동안 보상계획을 실행하고 있다. 3M의 창의성과 혁신을 장려하는 기업문화를 보면 3M은 사금채굴업에서 시작하여 사포제조사로 하여 접착테이프와 필름, 광섬유 등 수 백가지 다양한 제품을 생산하는 기업으로 발전했다. 거의 1세기 동안 3M은 5,000여개가 넘는 제품을 상업화했다. 혁신자로서 이 회사가 성공을 거둔 가장 큰 비결은 기업문화이다. 3M은 창의성 조성을 적극 권장하는 기업문화를 가지고 있으며, 직원들은 위험을 감수하고 새로운 아이디어를 실험할 수 있는 자유재량권을 제공받는다. 이러한 문화는 윌리엄 맥나이트(1887~1978)가 물려준 기업유산이다. 맥나이트는 1907년 3M에 회계보조원으로 입사했지만 고속 승진을 거듭한 결과 1929년에는 사장, 1949년에는 이사회 의장에 올랐다. 그는 재직기간 동안 직원들이 고객의 문제에 직접 대면하고 독창성과 혁신을 권장하는 기업문화를 만들기 위해 노력했다. 그는 독창적인 아이디어를 제시한 사람의 말을 귀 기울여 듣고 아이디어를 제시한 사람에게 '실험적인 바보짓'을 하면서 아이디어를 연구하게 해준다는 철학을 가지고 있었다. 1948년 그는 다음과 같은 글을 썼다.

> "사업이 성장할수록 책임분담을 통해 직원들에게 독창성 실행을 장려해줄 필요성도 증가했다. 그러기 위해선 상당한 인내심이 필요하다. 권한과 책임을 분담 받은 직원들이 훌륭한 직원들이라면 그들은 나름의 업무처리방식을 원할 것이기 때문이다. 많은 실수가 발생할 것이다. 그러나 그 직원이 전적으로 옳다면 그가 행한 실수는 장기적으로 볼 때, 경영진이 모든 권한을 장악해서 그들에게 이렇게 해라, 저렇게 해라 강요해서 발생하게 될 실수보다 미미한 수준일 것이다. 직원들이 실수를 저질렀을 때 경영진이 파괴적인 권한을 행사한다면 독창성은 죽고 만다. 그리고 사업이 계속 성장하길 원한다면 반드시 독창적인 직원들을 많이 거느리고 있어야 한다."

3M은 지금도 맥나이트의 경영철학을 그대로 따르면서 여러 가지 창의성 지원 프랙티스를 실천에 옮기고 있다. 아래는 그런 프랙티스 중 몇 가지를 적어 놓은 것이다.

- 맥나이트의 '실험적인 바보짓'에 대한 생각은 3M의 비공식적인 15퍼센트 룰(15 Percent Rule)로 제도화 되었다. 이 룰은 기술자나 과학자들이 근무시간 중 일부를 할애해서 업무와는 상관없는 작업을 행하는 것을 허락하는 제도이다. 15퍼센트룰 덕분에 여러 해 동안 많은 신제품이 출시되어 상업적 성공을 거둘 수 있었다.
- 우수한 업적을 쌓은 기술자는 명망 높은 칼튼 소사이어티(Carlton Society)에 입회할 수 있는 자격을 부여받는다. 이 협회는 매년 뛰어난 혁신자 몇 명에게만 문을 개방한다. 신기술과 3M의 제품에 뛰어난 공헌을 했다고 동료들이 인정하는 사람에게 회원 자격을 부여한다.
- 직원들은 경영진이 될 것인가, 기술 부문의 핵심 연구원이 될 것인가를 선택할 수 있다. 모두가 경영자가 될 수 있는 것도 아니고, 경영자로서 자격을 가진 사람들이 모두 연구소를 떠나기를 원하는 것도 아니다.

위의 조직적 특징들은 혁신을 중시하는 3M문화의 일부이며, 3M이 수십 년 동안 유용한 신제품을 계속 출시할 수 있었던 가장 큰 비결이기도 하다. 새로운 경영진이 등장하고 경쟁 환경이 바뀌면서 3M의 문화도 바뀌고 있다. 따라서 혁신과 아이디어의 문화가 계속 유지될지는 아무도 장담할 수 없다.

제3장 의료경영 혁신방안

1. 보건의료산업 발전 동향

1.1 4차 산업혁명

1.1.1 4차 산업혁명의 의의

1차 산업혁명은 18세기 후반 증기기관의 발명을 바탕으로 한 기계적 생산, 2차 산업혁명은 20세기 초 노동 분업과 전력을 사용한 대량 생산, 3차 산업혁명은 전자 기술과 IT를 이용한 자동생산을 말한다. 현시점에 이르러서는 사이버(cyber)와 물리(physics)가 융합된 사이버-물리 시스템(CPS, Cyber-Physics System)을 이용한 4차 산업혁명이 대두되고 있다. (정현학 외, 4차 산업혁명과 보건산업 패러다임의 변화, 2016)

1.1.2 4차 산업혁명과 혁신의 관계

4차 산업혁명은 현시대의 자동화, 데이터 교류 및 제조 기술을 포함하는 용어로, 사이버-물리 시스템, 사물인터넷, 인터넷 서비스들을 함께 포괄하는 '기술과 가치 사슬(Value-Chain) 개념에 대한 총칭'으로 정의된다.(정현학 외, 2016) 2016 다보스 세계경제포럼에서 클라우드 슈밥(K. schwab)이 언급한 4차 산업혁명의 주요 기술에는 인공지능, 사물인터넷, 로봇기술, 빅데이터, 3D 프린팅 기술 등이 포함된다.

이러한 기술은 지금까지 우리가 경험하지 못한 경험 환경을 만들어 낼 것이고,

그 변화의 속도와 양이 3차 산업혁명 시대와는 많이 다를 것으로 예측된다. 디지털 혁명이라는 3차 산업혁명의 기반 위에서 다양한 기술의 융합이 이루어지게 되는 4차 산업혁명의 결과를 정확히 예측할 수는 없지만, 대변혁을 예고하고 있음은 분명하다. 4차 산업혁명이라는 말에는 핵심적 기술과 분야를 나타내는 내용적인 것도 있지만, 변화와 혁신이 초래된다는 결과론적인 것도 있다. 그리고 이 변화와 혁신은 시장과 고객의 기대수준에 크게 영향을 받아 나타나게 될 것이다. 병원 조직도 예외일 수 없다. 오히려 4차 산업혁명의 핵심적 기술변화로 인해 가장 영향을 많이 받는 조직이 될 수도 있다. 그 영향은 기존의 모습을 기준으로 할 때 어떤 형태로든 혁신을 요구하게 될 것이다. 4차 산업혁명의 기술변화가 클수록, 시장과 고객의 요구도가 클수록 혁명적인 수준의 혁신을 요구받게 될 가능성이 크다.

이런 측면에서 우리 병원 관리자가 생각해 보아야 할 두 가지 관점이 있다.

- 4차 산업혁명의 기술변화와 시장 · 고객의 기대를 어디까지 수용할 수 있겠는가?
- 반드시 수용해야만 생존할 수 있는 것인가? 혹시 수용하지 않는다면 생존이 불가능해지는 것인가?

성급히 판단할 수 없는 문제이다. 다음의 그림에서 보는 바와 같이 두 축의 변수에 따라 우리의 미래가 어느 위치에 놓이게 될 것인지, 어떻게 변화하고 혁신해야 하는지가 결정될 것이라는 생각이다. 변화와 혁신을 강요받게 되는 것은 당연해 보인다. (김영훈, 전략적 병원 경영모델, 2018)

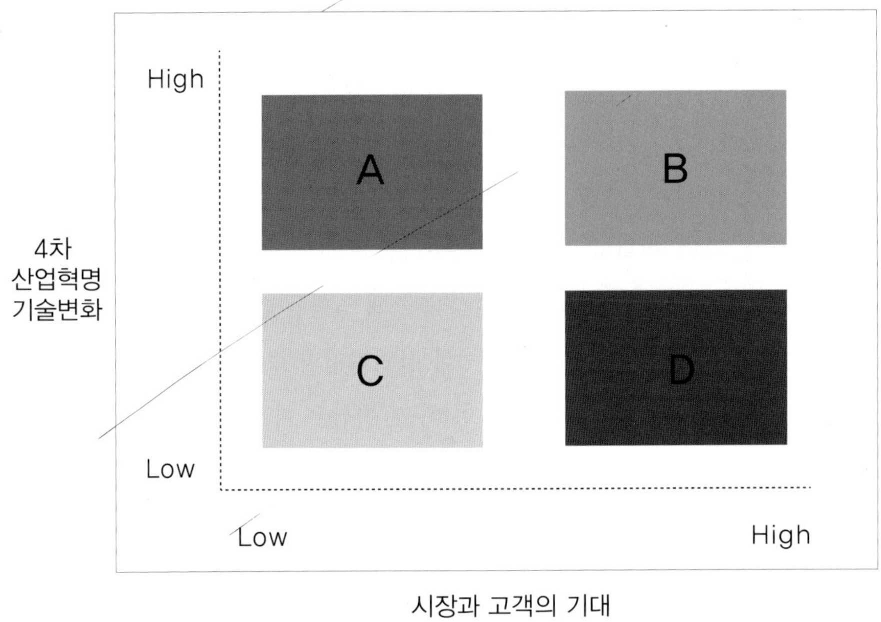

(출처 : 김영훈, 전략적 병원경영모델 100+, 2018)

그림 3-1 4차 산업혁명 기술변화와 시장 및 고객의 기대 간 관계

C의 경우라면 현재의 수준에서 무변화 혹은 일상적인 변화를 이루어 가는 수준일 것이고 A의 경우에는 선택적 사항이 될 것이다. 그러나 B의 경우라면 생존을 위한 혁명적 혁신의 기로에서 의사결정을 해야만 할 수도 있고, D의 경우라면 굉장한 혼란이 야기될 수도 있다. 더욱이 A, B, C, D라는 동일한 환경하에서도 병원의 수준과 특성에 따라 전략적 의사결정은 달라질 수 있을 것이다. 기존의 체계를 파괴하고 새로운 시장과 고객에 접근하는 공격적인 방법을 선택할 것인지, 혹은 본질적인 의료의 특성을 살려 기존의 체계 속에 시장과 고객의 관계를 강화하는 보수적인 방법을 선택할 것인지, 병원계의 변화 동향에 따라 중립적인 방법을 선택할 것인지, 아니면 흔히 말하는 틈새시장과 틈새 고객을 대상으로 하는 니치 마케팅적 방법을 선택할 것인지 등으로 나뉘게 될 것이다. 우리 병원관리자의 지혜와 역량에 따라 미래에 다가올 변화에 대한 결과적 양상은 분명 다른 모습일 것이다. (김영훈, 전략적 병원 경영모델, 2018)

1.1.3 각 국가의 4차 산업혁명

미국은 2011년에 제조혁신 네트워크, 네트워킹 정보기술 연구개발 등의 스마트 제조 정책을 추진했고, 다음 해인 2012년에는 '산업 인터넷'이라는 용어를 쓰며 4차 산업혁명을 강조하였다. 일본은 2013년 아베노믹스 경제정책의 일환으로 '재흥(再興) 전략'을 수립했다. '재흥'은 '다시 흥하게 하다'이다. 4차 산업혁명의 중요성을 강조하기 위하여 일본은 2016년 '재흥 전략'의 부제로 '4차 산업혁명을 향해'를 추가하였다. 그리고 중요한 기술로 IT, 빅데이터, 인공지능, 로봇 센서 등의 기술을 언급하였다. 그리고 2020년을 목표로 자율주행차의 현실화와 IT · 빅데이터 · 인공지능 · 로봇 산업에서 3조 엔의 부가가치 창출을 들었다(이다비, 2017). 중국은 4차 산업혁명을 강조하기 위하여 2015년 9월 '중국 제조 2025'라는 정책을 수립하였다. 그리고 다음과 같은 분야에 집중적으로 투자한다고 발표하였다. IT, 신소재, 바이오, 고정밀 수치 제어기, 로봇, 항공 우주, 해양자원 개발 및 첨단기술 선박, 선진형 철도, 에너지 절감 및 신에너지 활용 자동차, 전력, 농업장비, 고성능 의료장비 등이다. (안영진, 변화와 혁신, 2018)

1.1.4 4차 산업혁명에 대비

4차 산업혁명에 대비하기 위해서는 첫째, 과거 변화 사례들을 명확히 짚는 것이 필요하다. 일례로 인터넷과 모바일 혁명이 일어났을 때 신규 제품과 서비스 시장이 무수히 창출됐고 여기서 플랫폼 생태계 경영의 중요성이 부각됐다. 또 소프트웨어 역량과 혁신의 필요성도 강조됐다. 둘째, 급변하는 경영 환경에서 혁신 노력을 일관되게 기울이기 위해서는 복잡할수록 목표를 단순히 할 필요가 있다. 4차 산업혁명은 각종 새로운 기술을 활용해 고객 가치를 높이는 것이다. 이를 가장 효율적으로 달성하는 기업이 선도자가 된다. 어떻게 하면 고객 가치를 높일 수 있을지를 중심으로, 할 수 있는 것부터 빠르게 해나가야 한다. 셋째, 이런 목표를 달성하기 위해 기업문화를 하나로 엮어야 한다. 4차 산업혁명에서는 데이터를 중심으로 하는, 즉 근거에 기반한 경영문화를 정착시키는 것이 필요하다.

4차 산업혁명을 구성하는 많은 요소의 공통점은 데이터다. 크게 보면 4차 산업혁명은 데이터가 제품에 접목돼 가치를 높이는 것과 데이터가 기업 업무에 접목돼 생산성을 높이는 것, 두 가지로 요약할 수 있다. 여기서 기업 업무는 단순히 생산과정만을 뜻하는 것이 아니라 인사, 조직, 전략, 마케팅, 생산관리, 재무, 회계와 같은 경영의 모든 분야에서 데이터를 근거로 한 의사결정을 하는 것을 의미한다. IT와 AI는 예전에는 구할 수 없던 데이터를 저비용으로 확보해 이를 매우 빠르고 정확하게 분석해 낼 수 있다. 작은 업무 영역부터 시작해 모든 경영의 의사결정을 이런 데이터에 근거한 방향으로 바꾸면서 경영성과 향상을 측정하는 기업문화로 일관되게 변화하는 것이 필요하다. (김수욱 외, CEO, 혁신으로 진화하라, 2018)

1.2 인공지능(AI)

1.2.1 인공지능의 의의

2016년 3월 이세돌과 알파고(AlphaGo)의 역사적인 바둑 대결로 인공지능(AI; Artificial Intelligence)에 대한 관심이 크게 증폭되었다. 간단히 말하면, AI는 생각하는 기계(thinking machines)이다. 기계는 1700년대 말 산업혁명이 시작되면서 나왔으며, 그 후 계속 진화하고 있다. 기계의 출현은 인간 노동을 대체하여 생산성을 크게 향상시켰다. 그리고 생산성의 향상은 인간의 삶의 질을 엄청나게 높였다. 인간은 이제 인간 본연의 역할인 생각하는 업무에 몰두하게 되었다. 그런데 21세기에 들어와 이제 기계가 인간의 생각하는 영역에까지 침투하게 되었다. 인간의 육체에서 인간의 뇌까지 침범하게 된 것이다.

그러면 지능(intelligence)이란 무엇인가? 이것은 단순히 배운 것들을 완전하게 이해하는 것을 벗어나 새로운 것들을 스스로 창조하는 그리고 문제를 해결하는 능력까지 포함한다. 정말로 인간의 뇌와 같거나 그 이상의 창조적인 역할을 수행하는 것이다.

인공지능은 우리 생활의 패턴을 바꾸는 중요한 개념이며 기술이다. 인공지능으로 인하여 인간 삶의 형태가 변하게 된다. IT, 자율주행차, 로봇, 스마트홈(smart home) 등은 전부 인공지능이 핵심적인 역할을 한다. (안영진, 변화와 혁신, 2018)

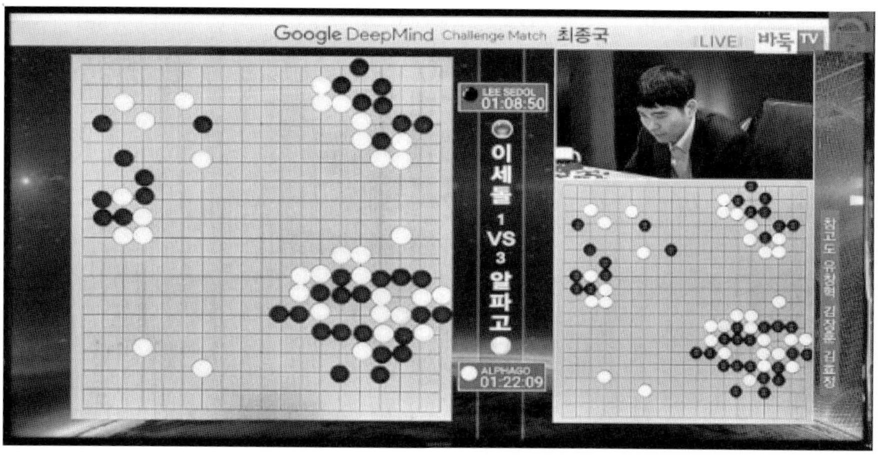

(출처 : 헤드럴경제, [이세돌vs알파고 5국] 이세돌, 깨끗한 승복..아름다운 승부 펼쳤다, 2016)

그림 3-2 알파고와 이세돌의 대결 모습

1.2.2 의료분야에서 AI

의료분야에서의 인공지능은 이미 암을 진단하는 데에 있어서 의사보다 우수하며, 이제 정신의 세계로 진화하고 있다. 또 심장병 수술 진단에 있어서도 컴퓨터는 인간보다 훨씬 일관성이 있고 정확하다. IBM의 자체 platform Watson은 AI 기술을 이용하여 백혈병과 암 진단 및 치료에 큰 성과를 거두고 있다. IBM은 모든 병을 진단하고 치료하기 위해 2015년 Watson Health를 설립하였다. 기존의 시스템으로는 5~10개월 걸리는 암 진단 및 치료 기간을 수 분으로 감소하였다. Deep Genomics는 지금까지 전혀 손 놓고 있었던 희귀 또는 변동 유전자 분야를 연구하는 회사이다. 그러면 왜 의료분야에서 AI가 효과적일까? 이것은 의료분야의 영상 자료가 일반적인 자료에 비해 각도, 조도, 대상, 색상 등이 훨씬 정형화되어 있기 때문이다. (안영진, 변화와 혁신, 2018)

1.2.3 AI의 예시 : 길병원의 왓슨

왓슨 포 온콜로지(Watson for Oncology)는 암 환자에게 최적의 치료법을 권고하기 위해 글로벌 대기업 IBM에서 개발한 의료 인공지능 시스템이다. 최근까지 왓슨은 자연어 처리 기술을 통해 60만 개 이상의 의학적 근거, 42개 의학 저널에서 2백만 쪽 이상의 문헌자료, 6만 개 이상의 임상시험 자료, 1,500건 이상의 폐암 케이스를 학습했고, 14,700시간 이상의 현장실습훈련을 받았다고 한다. 2012년부터 뉴욕의 세계적인 암센터인 '메모리얼 슬론 케터링 암센터(Memorial Sloan Kettering Cancer Center)' 의사들이 함께 왓슨 개발에 참여했다.

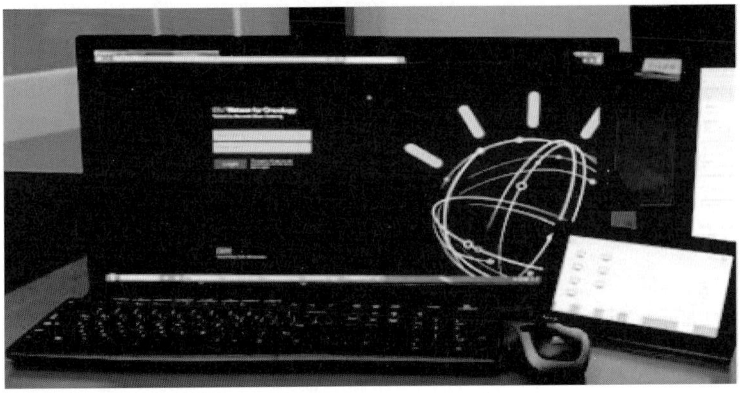

자료: 길병원 웹사이트, http://www.gilhospital.com/(2017.6.18. 접속)

그림 3-3 IBM의 왓슨 포 온콜로지(Watson for Oncology)

길병원은 2016년 9월 국내 최초로 왓슨 도입을 발표하여, 같은 해 12월에 첫 왓슨 암 진료를 시작했다. 길병원의 왓슨 도입을 주도한 이언 인공지능기반정밀의료추진단장에 따르면 실제 도입은 2016년 9월에서야 이루어졌지만, 일찍이 2014년부터 도입 준비에 착수했다고 한다. 길병원의 왓슨 도입은 우리나라의 보건의료제도 및 문화적 특징과도 관련이 있다. 우리나라에는 소위 '빅 5' 병원이라 불리는 서울 소재의 다섯 개 대형병원에 많은 암 환자들이 몰려있는 '환자 쏠림' 현상이 심각하다. 주치의 개념이 없고, 의료전달체계가 명확지 않은 우리나라에서는 환자들이 비교적 자유로이 병원을 선택할 수 있는 편이다. 여기에 지방보다 서울 대형병원의 의료서비스를 선호하는 의료소비자들의 '의료쇼핑(doctor shopping)' 문화가 더해져 환자 쏠림 현상은 우리나라 의료의 심각한 문제로 지적되어왔다. 더욱이 우리나라 병원들은 환자를 진료하는 '행위의 량'에 따라 수익을 얻는 행위별수가제를 따르기 때문에 더 많은 환자를 유치하기 위해 의료기관 간 경쟁이 벌어진다고 한다. 인공지능의 의료적 활용과 관련된 국내 여러 포럼 및 컨퍼런스에서 이언 교수는 길병원의 왓슨 도입을 환자로부터의 '신뢰'를 얻기 위함이라고 밝혔다. 이 교수는 환자 쏠림 현상과 의료쇼핑의 원인이 의료진과 병원에 대한 환자의 신뢰 부족이라고 보았다. '3시간 대기, 3분 진료'라는 표현이 있을 만큼 진료시간이 짧은 것으로 유명한 우리나라에서, 의료소비자는 '3분'이라는 짧은 진료시간 동안 의사가 과연 자신의 기록을 꼼꼼하게 살펴보았을지 의심할 수밖에 없다는 것이다. 이 교수는 길병원이 왓슨을 도입함으로써, 인천 지역 암 환자들이 서울이 아닌 길병원으로 발걸음을 옮겨주길 기대했다. 그에게 왓슨은 환자 쏠림 현상을 완화할 뿐만 아니라, 암 환자들에게는 의료쇼핑을 다니느라 암 치료의 적기를 놓치지 않고 치료받을 수 있는 기회를 제공하는 해결책이었다. 이러한 길병원의 기대는 국내 병원의 왓슨 도입 양상에서도 엿볼 수 있다. 왓슨을 도입한 병원들의 공통점은 환자 수가 많은 서울의 대형병원이 아니라, 주로 지역 소재 병원이라는 점이다. 환자가 많은 빅 5병원들은 왓슨 도입에 시큰둥한 반면, 지역 소재의 병원들은 왓슨 도입에 적극적인 태도를 취하고 있다. 2016년 길병원이 처음 왓슨을 도입한 이후, 2017년 1월부터는 부산, 대전, 대구 소재 병원들이 잇따라 왓슨을 도입하여 진료 현장에 이미 활용하고 있다. 그러나 왓슨 도입을 단순히 환자 유치를 위한 마케팅 전략만으로 설명하기는 어렵다. 인공지능 기술의 개발과 적용에는 필연적으로 '의료 빅데이터의 축적'이 전제되어야 한다. 병원 내에 엄청난 의료 빅데이터를 축적한 빅 5 병원들은 IBM의 왓슨을 도입할 필요 없이, 자체 의료 빅데이터를 활용한 인공지능 시스템 개발에 주력하고 있다. 예컨대 '뷰노', '루닛'과 같이 세계적으로 기술력을 인정받은 국내 인공지능 스타트업들은 빅 5 대형병원들에 축적된 의료 빅데이터를 활용하여 인공지능 기반 폐렴, 유방암 진단 소프트웨어를 개발하고 있다. 또한, 서울아산병원은 지난 6월 9일 '헬스 이노베이션 빅데이터 센터'를 개소하여, 병원 내 축적된 의료 빅데이터의 문을 열었다.

1.2.4 왓슨의 한계점

앞으로 왓슨이 더 많은 지식을 습득해서 의료진조차 몰랐던 새로운 암 치료법을 제시할지도 모른다. 왓슨은 하나의 완성된 제품이 아니라 계속해서 진화하고 있는 '진행형'의 서비스이기 때문이다. 더욱이 인공지능의 의료분야 활용 가능성은 무궁무진하다. 왓슨의 암 치료 처방 외에도 질병 예측, 의료 영상 판독을 통한 질병 진단 등 이미 여러 의료영역에 적용될 수 있는 인공지능이 개발되고 있다고 한다. 인공지능이 나날이 발전해서 언젠가 처방, 진단, 치료와 같은 의료 행위를 인간 의사만큼, 혹은 의사의 능력을 뛰어넘을 날이 올지도 모를 일이다. 그럼에도 불구하고 인간 의사만이 제공할 수 있는 가치가 있다면 그것은 무엇일까? 왓슨 진료 현장에서 그 단초를 찾을 수 있었다. 20여분 동안 진행되었던 진료 내내 의료진, 환자, 환자 보호자의 시선은 전면에 걸린 모니터를 향해 있었다. 그러나, 진료를 마치는 마지막 3분 동안 그들은 모니터를 바라보지 않았다. 환자와 보호자의 걱정 어린 눈빛은 의료진을 향했다. 보호자는 환자가 식사량이 계속 줄어드는 것을 걱정하며, 어떤 음식을 먹으면 호전에 도움이 될지, 어떤 음식은 피해야 할지 눈치를 보며 불안한 목소리로 물어보았다. 의사는 "제일 좋은 보약은 골고루 밥 잘 먹는 거예요. 너무 걱정하지 마세요."라는 짧은 말을 던졌다. 환자와 보호자는 그제서야 웃어 보였다. 분명한 것은 인공지능이 아닌 의사만이 제공할 수 있는 가치가 있다는 것이다. 현재 시점에서 인공지능이 의사의 모든 것을 대체할 것이라는 불필요한 우려나 완전히 새로운 것을 가능케 할 것이라는 과장된 기대를 할 필요는 없다. 그러나 인공지능 도입이 아직 초기인 점을 미루어 볼 때 앞으로 인공지능이 진료 현장에서 어떤 모습으로 자리 잡게 될지 더 지켜보아야 할 것이다. 그것이 어떤 모습이 되었든 인공지능 도입이 그 자체로서 주목받기보다 국내 의료계의 문제 해결에 기여할 수 있다는 것이 확인되었을 때 비로소 그 가치를 입증할 수 있을 것이다. (이다은, 과학기술정책, 2017)

1.3 빅데이터

1.3.1 빅데이터의 정의

빅데이터(Big Data)는 대용량의 비정형, 정형 데이터를 수집, 저장, 관리, 분석하여, 가치 있는 데이터를 생성하고 그 결과에 대한 분석을 하는 기술로 규정하고 있으며, 국가 정보화 전략위원회(2011)에서는 대용량 자료를 수집, 생성, 분석하여 가치 있는 정보를 생성하고, 생성된 자료를 바탕으로 변화를 예측하여 능동적으로 대응하기 위한 정보기술'이라고 정의하고 있다.

빅데이터란 거대한 크기의 다양한 비정형 데이터 및 정형 데이터를 포함하고 있으며, 기존의 데이터 관리 및 분석으로는 감당할 수 없는 거대한 자료의 집합으로 대규모 자료와 관련된 인력, 조직, 기술 및 도구를 이용하여 자료를 수집하고, 저장하여, 검색, 공유, 분석을 통해 시각화하는 것까지 모두 포함하는 개념으로 삼성경제연구소에서는 정의하고 있다. 빅데이터는 양적으로 수많은 자료의 의미를 넘어 데이터 분석과 활용을 포함하는 개념으로 사용된다.

최근 10년 사이 인터넷이 일상화된 인류는 디지털 데이터가 급속하게 증가하는 데이터 홍수(Data Deluge)(IDC, 2011) 현상을 맞이하여 전 세계에서 생성될 디지털 정보량이 2011년에는 1.8ZB 제타바이트에 도달하는 제타바이트 시대로 진입(IDC, 2011)하면서 빅데이터의 개념이 등장하기 시작하였다(정지선, 2011). 빅데이터의 주요 특성은 일반적으로 크기(Volume), 속도(Velocity), 다양성(Variety)을 기본으로 가치(Value), 복잡성(Complexity), 변동성(Variability)의 특성이 추가되어 설명하고 있다. 빅데이터의 4가지 구성은 〈표 3-1〉과 같다.

표 3-1 빅데이터의 4가지 구성요소

구 분	주요내용
규모(Volume)증가	정보통신 기술적인 발전과 IT 생활화가 진행되면서 매년 디지털 정보량이 천문학적으로 증가하여 제타바이트(ZB)시대로 돌입하고 있다.
다양성(Variety)증가	결함(불량률)감소
복잡성(Compleity)증가	저장방식의 차이, 데이터의 종류 확대, 구조화되지 않은 데이터, 데이터 관리 및 처리의 복잡성, 중복성 문제가 심화되었다.
속도(Velocity)증가	센서와 모니터링을 이용한 사물정보, 스트리밍 정보 등 온라인, 실시간 정보의 증가로 데이터의 생성과 이동속도가 증가하고, 대규모 데이터 처리와 정보의 활용에 필요한 데이터 처리속도와 분석 속도가 매우 중요해졌다.

* 자료 : 정지선(2011), '신 가치창출 엔진, 빅 데이터의 새로운 가능성과 대응 전략'

1.3.2 클라우딩 기술

빅데이터는 특히 클라우딩(clouding) 기술의 발전으로 확대되고 있다. 클라우드 트래픽(cloud traffic)은 계속 증가하고 있다. 인터넷을 통하여 쉽게 빅데이터에 접근하여 저장하고 활용할 수 있는 클라우드(cloud)는 점차로 확대될 것이다. 최은정(2013)은 미래에 클라우드가 가져올 변화로 다음처럼 5가지를 꼽았다.

- 과거에 서비스가 불가능하였던 서비스 등장
- 다양한 형태의 기기 등장
- 개인화된 정보 소비
- 획기적으로 경영의 효율성 제고
- 새로운 비즈니스 기회 창출 등

이렇게 기업은 클라우드를 활용함으로써 빅데이터를 실시간으로 저렴하게 이용할 수 있다. 클라우드는 또 새로운 서비스 시장을 창출한다. iPhone의 Siri, 구글 안경 등은 몇 개의 예이다. 지금은 빅데이터 시장에서 구글, 아마존, 페이스북 그리고 마이크로소프트가 강자이지만, SAP, IBM, DELL, BT, HP 등 많은 기업들이 클라우드 시장에 도전하고 있다. 그러나 우리나라는 IT 강국이긴 하지만 클라우드 분야에서는 아직 갈 길이 멀다. (안영진, 변화와 혁신, 2018)

1.3.3 해외 사례

미국의 파트너스 헬스케어는 매사추세츠병원, 하버드 의대 등 미국 동부 보스턴 인근 다수의 의료기관이 연계된 비영리 단체로 소속 의료기관들의 금융, 운영, 임상분석 시스템을 통합한 시스템을 개발 · 운영한다. 파트너스 헬스케어는 환자 추론 문서(QPID)라는 전자의무기록(EHR)용 지식시스템을 개발했는데 5000명이 넘는 의료진에 의해 활용되고 있으며 전자의무기록의 활용 수준을 획기적으로 높인 사례로 꼽힌다. 익스프레스 스크립츠는 보험약제 관리기법(PBM)으로 연간 15억 건이 넘는 조제 정보를 관리한다. 이 과정에서 발생하는 10페타 바이트(petabytes)라는 엄청난 양의 데이터를 분석 · 활용해 소비자 행동양식 변화를 이끌어 낸다.

예를 들어 처방을 받아 구입한 약을 제대로 복용하지 않은 사례를 줄이기 위해 스크린 RX(ScreenRX)라는 시스템을 개발해 의료기록, 처방전, 기존 데이터 등을 함께 분석한다. 이를 통해 소비자가 제대로 약을 복용할 것인지 예측하고 문자 메시지를 보내 복용을 상기시키거나 저렴하게 약을 보충하는 방법을 안내하는 등의 관리를 해 약제 낭비를 줄이고 소비자 건강을 증진하는 편익을 제공하고 있다. (김옥수 외, CEO 혁신으로 진화하라, 2018)

1.3.4 의료 빅데이터 활용을 통한 경영합리화 개선 방안

의료 정보와 보건의료 공공데이터 등이 지속적으로 축적되고 있으며, 의료 빅데이터의 활용도 및 활용 분야도 더 확대될 것이다. 의료 빅데이터를 활용하여 의사결정 지원, 전략적인 사업접근, 서비스 개선 등 외에도 다음과 같은 효과와 개선방안을 기대할 수 있다.

1.3.4.1 의료 빅데이터 활용 효과

1) 정밀 진단을 위한 의사결정 지원

보건의료 공공데이터를 이용한 분류별 정보를 통해 환자의 상태를 정확히 진단하고, 명확한 진료에 관한 의사 지원 정보를 통해 정밀 진단을 이룰 수 있다. 기초자료를 이용한 환자의 유형 분석, 유형별 재원 일수, 처방, 완치율, 사망률 등을 통해 진료 기간 및 처방에 관한 의사 결정을 지원할 수 있다.

2) 새로운 사업에 대한 전략적 접근 방법 제공

급변하는 의료시장에서 소셜 네트워크 및 공공자료를 이용하여 지역적 분포 및 질병 유형의 분석을 통해 내원하는 환자와 잠재 고객까지 파악할 수 있다. 각종 유행성 질병의 예측을 통해 선 대응이 가능하다.

3) 유형 분석을 통한 서비스 개선

의료기관에는 다양한 유형의 환자가 존재한다. 환자의 입장에서는 정확한 진단, 치료와 신속한 서비스 혜택을 원한다. 다양한 니즈에 대응하기 위해서는 환자들의 유형 분석과, 소셜 네트워크 자료(건강, 의료 등 관련 용어) 분석을 통한 활성화되지 않는 니즈를 발굴하여 서비스 개선의 방향을 제시할 수 있다.

4) 미래전략의 과학적인 근거 자료로 활용 가능

의료기관은 의료 빅데이터 수집과 분석을 통해 해당 기관의 강점과 단점을 파악할 수 있으며, 진료과목별 진료현황, 의료수요 정보, 의약품 사용 통계, 진료행위별 통계 등을 통해 수요를 예측하고 진료의 방향을 제시하여 병원 경영 개선을 위한 근거 자료로 활용할 수 있다.

1.3.4.2 경영개선 방안

최근 많은 병원들이 의료수익 창출을 통한 경영합리화를 위해 의료 빅데이터를 도입하고 있으며, 의료 빅데이터를 이용한 의료환경, 자원, 환자들의 니즈 분석 등을 활용하여 병원경영 합리화를 위한 방안을 다음의 측면으로 구분하여 제시하고자 한다.

1) 정보 수집의 다양화 측면

의료서비스 질의 향상을 위해서는 다양한 정보입력방식(각종 센서 등)을 통한 정보 수집이 꼭 필요하며, 수집한 정보를 다양한 형태로 가공, 분석을 통해 의사나 간호사에게 전달되어 활용할 수 있다. 정밀 진료를 위한 의료와 빅데이터의 융합은 필수적이라고 하겠다. 각각의 의료 정보만 가지고 분석하기에는 환경적인 요인을 미리 파악하고 사회 전반적인 흐름을 알고 선 대처하여 의료시장 선점을 통한 경영 합리화를 위해서는 의료 빅데이터의 결합은 반드시 필요할 것이다.

2) 맞춤형 정밀진단 측면

만성질환 관리, 평생 질병예측 및 건강관리를 위해 발병 가능성을 미리 예측하고, 사전 예방을 하며, 질병 발생 시 맞춤형 정밀 진단을 위해 의료 빅데이터는 필요하다. 병원경영 합리화를 위해서는 의료 빅데이터를 활용하여 환자 편의성 및 안정성을 확보하고 정밀 진단을 통한 병원의 이미지 제고를 통한 수익 개선을 할 수 있으며, 인적자원의 적절한 배치를 통해 비용 절감에도 크게 기여할 수 있다.

3) 정보의 적절한 활용 측면

세계적인 수준의 의료 빅데이터를 가지고 있는 우리나라에서는 정보의 정확성과 다양성, 인구, 기간 등의 측면에서도 매우 우수한 의료 정보를 보유하고 있다. 보건의료 빅데이터는 보건의료시스템의 불합리한 점을 개선하는데 활용될 수 있으며, 적절한 활용은 다양한 분야에서 획기적인 성과를 이룰 수 있을 것이다. 전국민 코호트(National Cohort) 자료를 생성하여 건강 문제들의 원인, 과정, 결과를 한꺼번에 하는 새로운 근거들을 마련할 수 있다. 또한 기존의 역학 연구 방식을 탈피해 비용, 시간 한계를 극복하고, 과거에는 불가능했던 연구들도 가능하다. 이러한 정보는 병원 경영개선을 위한 전략적인 도구로 충분히 활용할 수 있으며, 도입과 활용이 필수적이다. 앞으로 많은 병원들이 의료 빅데이터를 적극적으로 활용해야 할 것이다.

의료 빅데이터의 활용은 비단 진료에만 국한되지 않는다. 과학적 근거를 둔 진단을 통한 의료 신뢰 향상은 경영개선의 긍정적인 신호를 가져올 것이며, 환자의 동선을 분석하여 진료 대기 시간 및 입원 대기 시간 단축으로 인해 환자 만족도 및 병상가동률 상승으로 이어지고 공간의 재배치를 통한 각종 수익 창출에 기여할 수 있다. 지역 내 유병률, 사망률 등을 통해 전략적 접근이 가능하다. 또한 의료 빅데이터 분석을 통한 장비 도입 및 인력 채용에 있어서도 합리적인 의사결정이 가능하다. (김영현, 의료 빅데이터의 이용 사례를 통한 병원 개선방안, 2018)

1.4 사물인터넷 (IT)

1.4.1 정의

사물인터넷(Internet of Things: IT)은 1999년 MIT 대학교의 Auto-ID Lab의 소장인 케빈 애시턴이 제안한 개념으로, 사물에 인터넷을 연결하여 사람과 사물 또는 사물과 사물 간에 정보를 전달하고 상호 소통하는 지능형 인프라 및 서비스 기술을 의미한다. IT는 2010년 셀룰러 이동통신 표준화 기구인 3GPP(3rd Generation Partnership Project)에서 정의한 기존의 사물통신(Machine-to-machine: M2M) 개념을 포괄한 의미로 IT에 연결되는 사물은 인터넷에서 자기 자신을 식별할 수 있는 고유의 IP를 소유하고, 인간의 개입 없이 사물 간 의사결정을 수행할 수 있다. 사물인터넷을 실현하기 위한 주요 기술은 센서와 네트워크 및 서비스로 구성되는데, 센서는 현실 세계의 정보를 수집하는 아날로그 또는 디지털 방식의 센서를 의미하며, 네트워크는 사물인터넷의 네트워크를 구성하는 장치로 Wi-Fi(Wireless Fidelity), 블루투스(Bluetooth), 이더넷(Ethernet), 지그비(Zigbee), 저전력 광역통신망(LPWAN) 등 유·무선으로 정보를 주고받는 매체를 의미한다. 그리고 서비스는 센서 및 네트워크를 통해 수집한 정보를 저장, 처리하여 사용자에게 유용한 정보를 제공함을 말한다. 사물인터넷의 전체적인 개념 및 응용분야는 〈그림 3-4〉와 같다. (김승호, IT 기반의 대기 환경 모니터링 및 건설현장 안전 관리 시스템 개발, 2018)

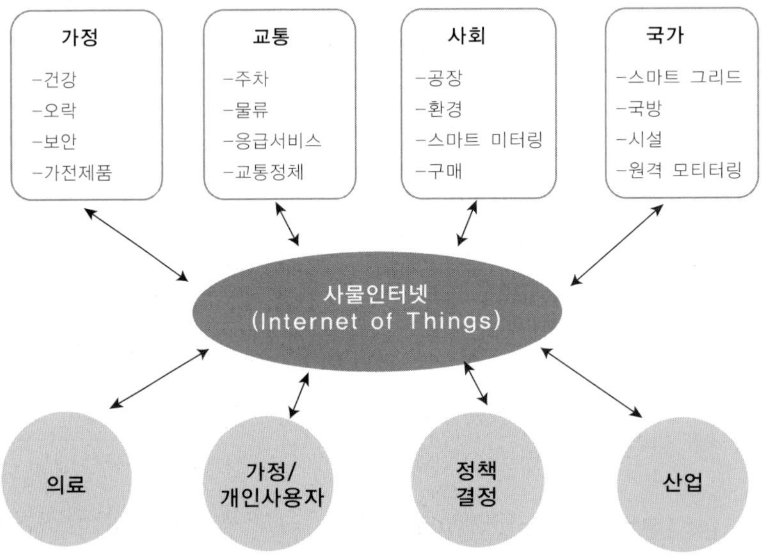

그림 3-4 사물인터넷의 개념 및 응용분야

1.4.2 IT 시대의 도래와 의료서비스 혁신

1.4.2.1 의료서비스 시장의 확장

2010년대는 병원정보화에 대한 인식이 변화한 시대로 평가된다. 이전까지는 국내에서는 기업 생존을 위한 정보화를 필수조건으로 인식하고 있지만, 의료계에서는 병원 운영의 '보조적 역할 자' 인식 수준에 머물러 왔다. 그러나 2010년대 이후부터 병원 경영 환경이 인터넷화, 디지털화되면서 병원 경영층에서 병원정보화에 대한 인식을 '병원의 생존'과 직결된 필수조건으로 인식하기 시작하였다. 즉, 타 의료기관과 경쟁 관계에서 경쟁의 우위'을 위해서는 정보가 필수적이며, 병원 경영 및 환자 정보를 실시간으로 생산하고 의사결정을 지원할 수 있는 정보시스템이 절대적으로 필요하다는 인식을 하면서 Total Hospital Information System(THIS)화를 확대하기 시작하였다. THIS 경향은 더욱 확대되어 의료기관뿐만 아니라 건강관리업체와 정보통신업체가 의료기관과 제휴를 통해 의료서비스 시장에 진입하고 있다. 이는 의료소비자가 기존 치료 중심의 의료서비스에서 건강관리서비스로 인식이 변화됨에 따른 결과로 의료서비스의 확대와 함께 의료서비스에 대한 타 산업의 관심과 참여로 나타나는 현상이다.

정보기술의 활용과 다른 산업과의 전략적 제휴는 병원 중심의 치료 서비스는 지속적인 경쟁자 유입으로 포화상태에 이름에 따라 폐쇄된 생태계에서 동일 서비스를 이용한 경쟁이 한계에 달하면서 새로운 의료서비스 개발과 신규 시장을 개척하려는 노력의 일환이다. 병원의 해외 진출, 해외 환자 유치 등으로 새로운 시장 개척의 효과를 보고 있지만 아직까지 만족할 만한 수준은 아니며, 경쟁 환경에서 생존하기 위해 새로운 서비스의 개발과 함께 의료 생태계의 개방이나 확장을 고려할 수 있다.

이에 의료기관이 선택할 수 있는 두 가지 선택인 생태계 개방과 신규 서비스 창출을 두 축으로 설정하여 X축은 기존 서비스의 개량/새로운 서비스 창출로 Y축은 생태계의 폐쇄/개방으로 구분하여 작성한 매트릭스에 따르면, 의료시장은 레드오션, 블루오션, 커뮤니티 시장, 그리고 미개척 시장으로 유형화할 수 있다. 〈그림 3-5〉

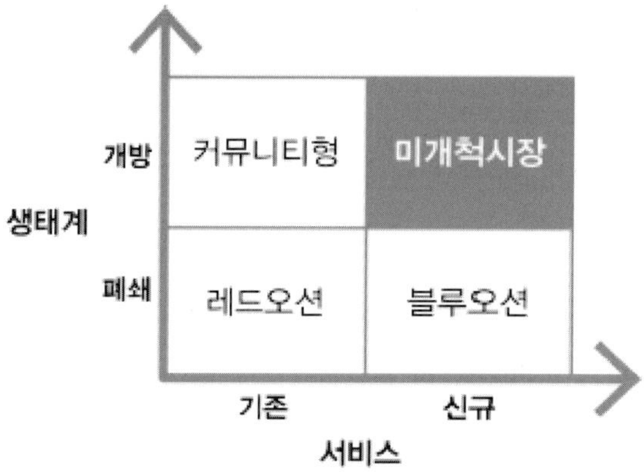

그림 3-5 서비스 시장 유형

- 레드오션 : 병원에서 치료 중심의 의료서비스가 제공되고 있는 시장
- 블루오션 : 새로운 의료서비스의 개발로 신규 고객을 창출하는 시장
- 커뮤니티 : 생태계를 개방하여 다른 산업군이 참여하여 기존 서비스를 수정하여 다양한 채널로 제공하는 시장
- 미개척 : 신규 서비스 창출과 생태계 개방이 함께 충족되는 시장

바람직한 의료기관의 시장 개척 전략은 레드오션에서 새로운 서비스 개발과 함께 생태계의 개방을 통한 다른 산업과 협력이 요구되는 미개척 시장으로 이동하는 것이다. 하지만 미개척 시장은 아직 성숙되지 않은 시장으로 장기간의 투자와 성공을 확신하지 못하는 위험을 내포하고 있다. 또한 미개척 시장으로 진입하려면 신규 서비스의 개발과 생태계의 개방이라는 두 가지 요건을 충족시켜야 하는 부담이 있다. 특히 신규 서비스의 개발은 조직혁신이나 관리 혁신의 방법으로 개발하는 데에는 한계가 있고 의료의 특성상 오랜 기간 동안 막대한 투자를 요구하게 됨에 따라 장기적인 접근이 요구되는 시장이다.

의료기관이 선택할 수 있는 다른 영역이 커뮤니티 시장이다. 커뮤니티 시장으로의 전환은 생태계의 개방을 수반하며, 이는 다른 산업과 시장의 분할, 수익 분배의 위험이 발생하는 우려가 있지만, 최근의 개방형 전략으로 인한 성공사례와 개방을 통한 시장의 확대 등을 고려하면 의료기관이 선택할 수 있는 하나의 대안이다.

1.4.2.2 가상 플랫폼 기반의 의료서비스 혁신

생태계의 개방은 다른 산업 군과의 협업을 수반함에 따라 기존서비스를 사용하면서 생태계 개방하는 커뮤니티 시장 또는 미개척 시장으로 이동은 협업을 위한 플랫폼이 요구된다. 생태계 개방이 요구되는 커뮤니티와 미개척 시장에 필요한 플랫폼은 생태계에 참여하는 협업 기관 간에 프로세스 연동과 정보의 공유가 원활하게 이루어질 수 있는 상호 운용성을 확보한 정보시스템이어야 한다. 즉 생태계 참여자 간 정보 유통, 정보 자원의 공유, 의료서비스 소비자가 다양한 개인 단말기를 이용하여 의료서비스에 접근하고 서비스를 받을 수 있는 기술 환경, 그리고 의료서비스 플랫폼 하에 발생하는 데이터 분석이 가능하여야 한다. 즉 개별 산업의 특이성으로 인한 상호작용과 의료서비스 전달 체계의 단절을 극복하고 참여기관 간에 사이버 협업 환경을 제공하면서 의료서비스 플랫폼 요건을 충족하기 위해서는 최근에 등장하는 혁신적인 정보통신 기술인 클라우드 컴퓨팅, IT, 빅데이터 분석, 그리고 하나의 소스를 다양한 디바이스로 제공하는 OSMU(One Source Multi Use) 등의 기술 융합이 필요하다. 유비쿼터스 컴퓨팅이라고도 불리는 IT 이외에 클라우드 컴퓨팅, 다양한 단말기 지원, 빅데이터 등의 정보통신 기술이 융합된 '개방형 플랫폼'이 있다. 〈그림 3-6〉

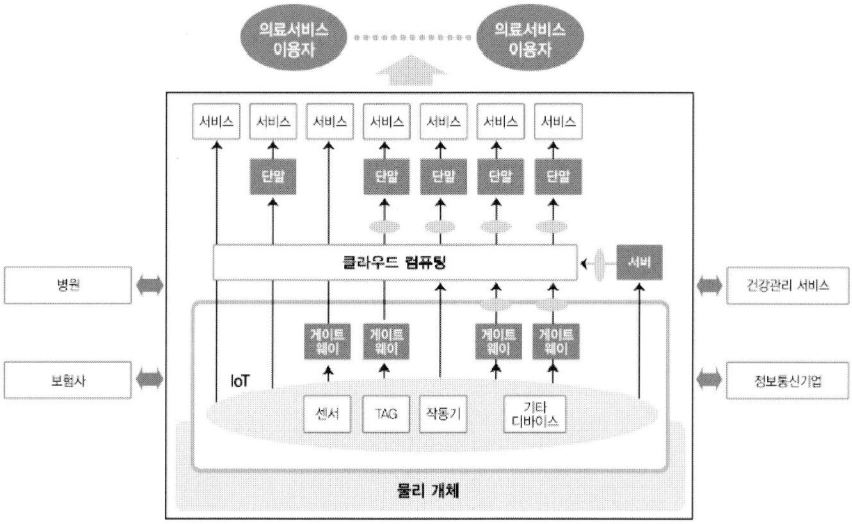

그림 3-6 정보통신기술을 활용한 의료서비스 플랫폼

의료서비스 플랫폼은 가상공간에서 협업을 촉진하기 위한 매개체로 클라우드 컴퓨팅과 전 세계에 존재하는 모든 사물의 정보를 수집하고 통제할 수 있는 센서 네트워크를 포함한 IT, 다양한 개인용 디바이스가 사용되는 사용 환경의 변화를 수용할 수 있는 새로운 정보기술 플랫폼으로 언제 어디서나 동일한 환경에서 정보서비스를 제공할 수 있어 플랫폼에 접근 및 활용이 용이해진다. 의료서비스 플랫폼의 기반은 정보 자원의 효율성을 확보하면서 신규 정보 서비스 요구에 실시간으로 대응할 수 있는 클라우드 컴퓨팅으로 서버와 솔루션, 스토리지 등 컴퓨팅 자원을 필요한 만큼 쓰고 사용량에 따라 돈을 지불하는 형태의 컴퓨팅 서비스이다. 또한 개방된 의료서비스 플랫폼에서는 플랫폼 사용자의 다양성과 접속자의 증가, 연결된 노드의 확장으로 대량의 데이터가 발생한다. 커뮤니티 시장의 성공요건 중의 하나는 커뮤니티 시장에 오는 고객에게 맞춤형 서비스를 제공하는 것이고, 이는 플랫폼에서 발생하는 데이터에 대한 분석을 통해서 가능해진다. 의료 정보의 민감성으로 인하여 의료기관에서 클라우드 컴퓨팅 채택이 활발하게 이루어지고 있지는 않지만, 확장된 네트워크에서 발생하는 막대한 정보를 비용 효율적으로 처리할 수 있어 고객의 요구에 맞는 서비스를 제공하기에 적합한 플랫폼이다.

클라우드 컴퓨팅은 누구나 접근할 수 있는 퍼블릭 클라우드와 특정 기업에서 클라우드의 가상화 기법을 활용하여 구축한 프라이빗 클라우드로 구분할 수 있다. 하지만 두 유형의 클라우드는 민감 정보를 취급하는 의료기관에서 협업을 위한 공통의 의료서비스 플랫폼을 사용하기에는 제약이 있다. 따라서 협업에 참여하는 기관이 공유할 수 있는 커뮤니티 클라우드 형태로 구축되는 것이 바람직하며, 의료서비스에 초점을 맞춘 커뮤니티 클라우드는 병원을 포함한 의료기관, 보험사 등의 기존 의료서비스 이해 당사자 이외에 정보통신기업과 건강관리 서비스업체가 협업을 통해 최적화된 서비스를 제공할 수 있는 정보기술 플랫폼이다. 이는 의료서비스 참여기관 간 새로운 서비스의 개발과 개별 서비스의 연동을 통한 의료서비스의 차별화를 쉽게 할 수 있다. 특히 의료서비스 채널이 정보통신기술 기반의 사이버 공간으로 변화하면서 전통적인 치료 서비스 이외의 만성질환 모니터링 및 건강관리와 보험처리 등이 가상의 의료서비스 플랫폼을 매개로 일어날 것으로 예상된다.

1.4.2.3 의료서비스플랫폼을 활용한 시장 확장 전략

의료기관의 의료시장 개척 확장 전략은 세 가지로 유형화할 수 있다.

〈그림 3-7〉에서와 같이 첫 번째로 의료기관은 현재의 레드오션에서 새로운 의료서비스를 개발하여 블루오션으로 이동하는 전략이다. 두 번째 전략은 레드오션에서 생태계를 개방하고 타 산업군의 노하우와 강점을 활용하는 협력을 통해 시장을 확장하는 전략이다. 마지막은 레드오션에서 신규 서비스 개발과 함께 생태계를 개방하여 미개척 시장으로 진입하는 전략이다. 레드오션에서 미개척 시장으로 이동하는 세 번째 전략은 수익을 최대화할 수 있는 매력적인 전략이지만 단기적인 실현 가능성이 낮은 장기 전략이다. 따라서 의료기관은 현재의 레드오션에서 블루오션으로 이동하거나 커뮤니티 사장으로 진입하는 것이 단기 전략으로 실현 가능성이 있다.

의료기관은 의료시장의 확장 시 장단기적인 전략을 함께 고려할 필요가 있으며, 정보통신기술을 기반으로 구축된 의료서비스 플랫폼을 활용한 생태계 개방과 다른 산업군과의 협업 전략이 단기적으로 채택 가능한 가장 현실적인 전략이다. 따라서 의료기관은 단기적으로 커뮤니티 시장으로 진입 후, 다른 산업군의 혁신기술 또는 의료연구를 통해 신규 서비스를 개발하고 이를 개방형 시장에 적용하여 미개척 시장을 개발하는 점진적 접근이 바람직하다.

(이용균 외, ICT 기술의 발전과 의료서비스의 혁신, 한국병원 경영학회지 20권 특별호)

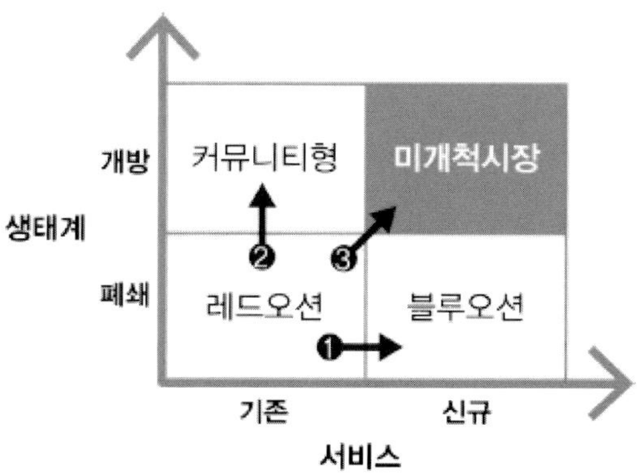

그림 3-7 의료시장 확장 전략

1.4.3 IT 사례

1.4.3.1 부정맥 측정을 위한 IT 기반 스마트 패치 개발

✚ 부정맥 측정

심장질환 중 부정맥 환자는 부정맥 신호를 감지하는 것이 무엇보다 중요한 문제이다. 일반적으로 환자는 병원 방문 시 심전도 검사를 시행한다. 심전도는 안정된 상태로 약 1-2분간 심전도를 12채널에 의해 심전도를 측정하므로 정확한 측정 방법이다. 그러나 부정맥 환자의 경우, 부정맥을 측정하기 위하여 1개의 접지와 6채널의 홀터를 부착하여 부정맥을 감지하고자 한다. 홀터는 약 24시간에 서 48시간 동안 환자의 심전도를 측정하기 위한 의료기기이다. 그러나 이 방법도 부정맥을 감지하는 데 한계를 가지고 있다. 부정맥이 검사시간 동안 나타나지 않을 수 있으며 부정맥을 감지하였다 하더라도 간헐적으로 나타나는 현상을 대처하기엔 미흡하다.

이에 따라 일상생활에서 부정맥을 감지할 수 있는 스마트 패치를 개발하고자 하며 홀터의 기능 외 센서를 포함하고 의료진과 환자에게 서비스를 제공해줄 수 있어야 한다.

✚ 스마트 패치의 기능

부정맥을 측정하는 스마트 패치는 부정맥 신호 외에 활동량, 체온 센서를 추가한다. 그리고 부정맥 환자 외 울혈성 심부전 환자를 위해 fluid assessment의 추이를 측정하는 센서(인피던스에 의한 측정)도 추가한다. 스마트 패치는 왼쪽 가슴 부위에 부착할 수 있는 삼각형 형태로 개발하고자 한다. 스마트 패치는 3채널로 개발하고 심전도 신호를 측정하고 특정 이벤트 발생 시 스마트폰으로 전송한다. 심전도 신호의 분석은 기존 심전도 신호 12채널, 홀터 신호 7 채널에 의하지 않기 때문에 스마트 패치의 성능 테스트 시 입력된 신호를 이용하여 전문가에 의해 분석하고자 한다. 신호의 분석은 부착 위치, 잡음 상태, 신호의 측정과 전송에 의해 제한받을 수 있다. 〈그림 3-8〉은 심전도 신호에 대한 상황별 모델이다.

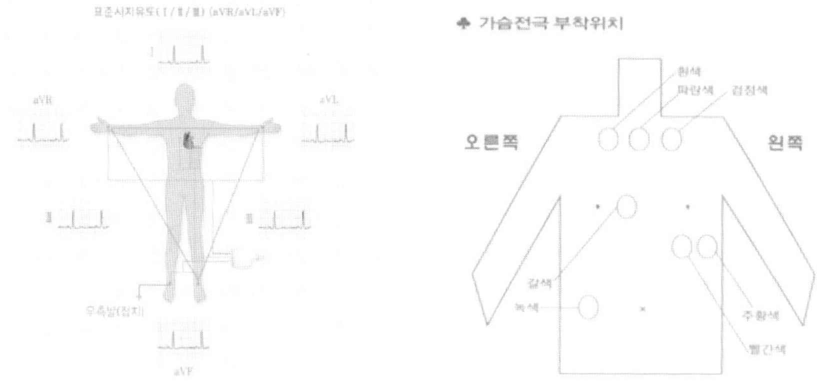

(a) Standard (b) Holter

그림 3-8 심전도 측정 (ECG measurements)

〈그림 3-8〉의 (a)는 왼쪽은 편안히 누운 상태로 5분 이내로 12채널 신호를 측정하는 표준 방식이며 (b)는 24시간 내지 48시간 측정하는 홀터 모형이다. 짧은 시간 내 부정맥을 측정하기 어려워 홀터 기기를 이용하여 긴 시간 동안 심전도를 측정하여 부정맥 신호를 검출하는 방식이다. (황인정, IT 관점의 병원 혁신사례, 병원경영학회지, 2016)

1.5 3D 프린팅

3D 프린터는 3차원 설계도를 바탕으로 프린터 종류에 따라 다양한 소재를 이용하여 입체적인 물체를 만들어 낼 수 있는 기기이다. 3D 프린터의 등장은 설계 비용, 제작 시간, 노력 등을 대폭 줄이며 대형 제조설비 없이 창의적인 제품 제작이 가능하여 제품 생산의 민주화라 불리기도 한다. 현재 국내 · 외에서 3D 프린터 제작기술을 이용하여, 무인 항공기, 주택, 자동차, 음식, 화장품 등 다양한 분야에서 제품 생산이 시도되고, 판매되고 있다. 또한 제조업 분야를 넘어 치과 치료, 피부 이식, 맞춤형 보청기 등 의료분야에서 이미 적용되고 있다. 국내에서 대표적인 치료 사례로 코가 없는 몽골 어린이의 인공 콧구멍과 기도를 만드는 수술에 3D 프린터를 이용하여 실리콘으로 제작된 인공기관을 이식한 성공사례도 있다. (임수연, 의료분야에서 3D 프린팅 기술의 융합, 2015)

1.5.1 3D 프린팅의 특징

전통적인 제조 방법과 비교할 때 3D 프린팅의 특징은 다음과 같다.

- 다품종소량생산과 mass customization 생산에 적합하다.
- 생산량이 감소해도 원가는 증가하지 않는다.
- 부품 없이 직접 제품을 생산하기 때문에 부품에 대한 재고가 존재하지 않는다.
- 제품의 구성이 복잡하여도 비용이 증가하지 않는다.
- 전통적 제조공정에서는 제품별로 생산라인이 필요하지만, 그렇지 않다. (안영진, 변화와 혁신, 2018)

표 3-2 전통적 제조공정과 3D 프린팅 공정 비교

금형을 활용한 전통 제조공정	구분	3D 프린팅을 활용한 공정
대량 생산 분야에서 강점 (생산량 감소 → 제품 원가 증가)	강점 분야	맞춤형 생산 분야에서 강점 (생산량 감소 → 제품 원가 동일)
부품 생산 후 조립하여 제품 완성 부품과 완제품 적정 재고 운영	제조 방식	재고 없이 조립된 형태의 제품생산 가능
제품 구조가 복잡할수록 생산비용 증가	생산비용	제품의 복잡도와 생산비용 무관
공장에서 제품을 생산해 직접 수송	유통	제품 대신 디지털 도면을 유통하고 원하는 장소에서 출력
제품별 서로 다른 생산라인이 필요	공장 유형	하나의 3D 프린터가 여러 종류의 제품을 생산

* 출처 : 삼성경제연구소, 세계가 3D 프린팅에 주목한다, 인포그래픽 자료존(전자신문작성),2014.

1.5.2 생산 프로세스

3D 프린팅을 이용한 생산 프로세스는 모델링, 프린팅, 그리고 피니싱 등 3가지 단계로 이루어진다. 먼저 모델링(modeling)은 3D 모델링 소프트웨어나 CAD(Computer Aided Design)를 이용하여 나온 설계도 또는 3D 스캐너에 의한 물체 인식 등을 이용하여 입체적인 물체를 설계하는 과정이다. 프린팅(printing)은 위의 3D 데이터를 이용해 물체를 직접 생산하는 과정이다. 피니싱(finishing)은 만든 결과물에 대해 조립, 색칠, 연마 등과 같은 마무리 작업을 하여 완성하는 것이다.(안영진, 변화와 혁신, 2018)

1.5.3 현황과 미래

3D 프린팅의 미래는 상당히 밝다. 미국 조사기관인 Wholers Associate는 3D 프린팅의 2019년 세계시장규모를 2012년의 약 5배인 133억 달러로 예측하였다. 이것은 3D 프린팅이 처음에는 산업용으로 출발하였으나, 점차로 개인용 시장으로 확대되기 때문이다. 그리고 계속 나노, 우주항공, 금형, 스포츠, 패션, 의료보조기, 가공 등 다양한 부문에서 인간의 삶에 큰 변화를 가져오고 있다. (안영진, 변화와 혁신, 2018)

1.5.4 3D 프린팅의 사례

〈오픈 바이오닉스(Open Bionics)-가격이 저렴하고, 무게가 가벼운 'Ada 의수'〉

3D 프린팅 의수는 손의 움직임을 신호로 전환하는 첨단 전자 시스템으로 구성되어 있고, 폴리락타이드(PLA, polylactide)와 ABS(Acrylonitrile-Butadiene-Styrene), 닌자 플렉스(Ninja flex)와 같은 재료들을 사용해 프린팅을 한다. 사용자 스스로 의수를 프린팅 할 수 있는 선택권을 제공한다.

3D 프린팅 의수는 덮개, 손바닥, 손의 윗부분과 아랫부분에 있는 PCB(Printed Circuit Board) Tray, 이렇게 4가지 구성 부품으로 이뤄져 있고, 기타 구성 부품들은 오픈 바이오닉스의 온라인 포털 시스템을 통해 구입할 수 있다. 구성 부품들을 프린팅 하는 데 28시간이 걸린다. 사용자는 제조사로부터 제공되는 정확한 정보를 바탕으로 각각의 구성 부품들을 납땜해야 한다. 하지만 무게가 300 그램 이하로 가볍고, 가격이 저렴하고, 사용자들은 'Ada 의수 키트'를 주문할 수 있고, 'Makerbots Thingverse' 또는 'YouMagine'의 웹페이지를 통해 부품

들을 직접 프린팅 할 수도 있다. 손에 장착되어 있는 전자 부품들은 경쟁 제품들과 비교했을 때 의수 기능을 개선한다. 또한 현재 시장에서 구매 가능하며 48시간 이내에 만들어질 수 있고, 가격이 저렴하며 다른 경쟁 제품들에 비해 효율성이 높다. (최재호 외, 헬스케어 산업에서의 3D 프린팅 혁신사례, 2016)

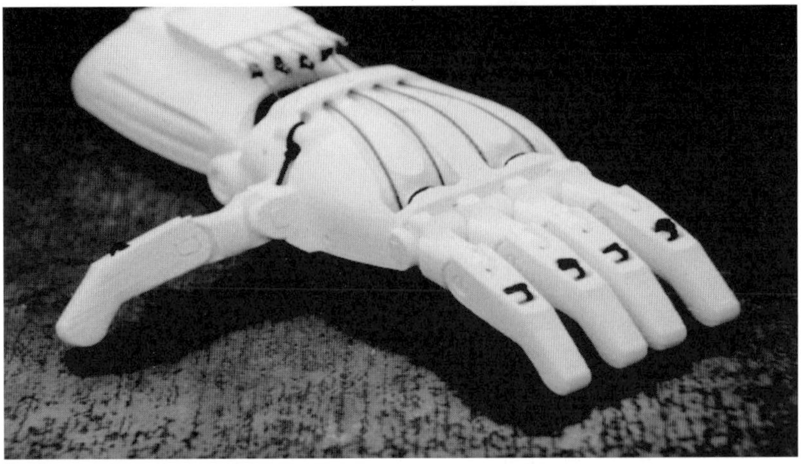

※ 자료 : funmove, 3D프린팅 의수제작 비영리단체'이네이블(e-NABLE)', 2015

그림 3-9 3D 프린팅 의수

〈톰스크 폴리테크닉 대학(Tomsk Polytechnic University) - 생체 적합한 생분해성 인공뼈 기술 소개〉

3D 프린팅 인공뼈는 융합 적층 모델링(FDM, Fused Deposition Modelling)을 활용해 인공뼈조직이 프린트되며, 인산칼슘 복합 생체 적합물질(calcium phosphate compound biomaterial)로 구성되어 있다. 또한 인체 골밀도 및 강도와 비슷하며, 다공성 구조로 골 이식술에도 활용될 수 있다. 기존의 인공뼈 생산 방식과 비교해보면, 적층 가공기술(재료를 층층이 쌓아서 만드는 방식)을 이용해 인공뼈를 생산하는 과정이 매우 간편하고 가격도 합리적이라, 소요 시간과 비용을 크게 절감할 수 있다. 3D 프린팅으로 만든 인공뼈는 생체에 적합하며 생분해성이어서 천연 뼈와 함께 재생될 수 있는 골 유착이 가능하다. 그리고 어떠한 흔적을 남기거나 부작용 없이 환자의 몸속에서 분해되는 경향이 있다. 장점은 생체 적합한 재료들로 인공뼈를 프린팅하기 때문에 인체에서 인공뼈에 대한 거부반응이 일어나지 않는다.

3D 프린팅 인공뼈의 혁신기술은 위의 시장 기회에서 언급된 산업 분야에서 다양하게 응용할 수 있다. 의료산업에 적층 가공기술을 도입한 것 자체가 이미 막대한 이점들을 가져왔고, 여기에 의료산업 개선을 위한 다양하고 새로운 혁신들은 물론, 효율적이고 새로운 방식들과 기술들을 구현할 수 있는 기반이 갖춰져 있다.

(최재호 외, 헬스케어 산업에서의 3D 프린팅 혁신사례, 2016)

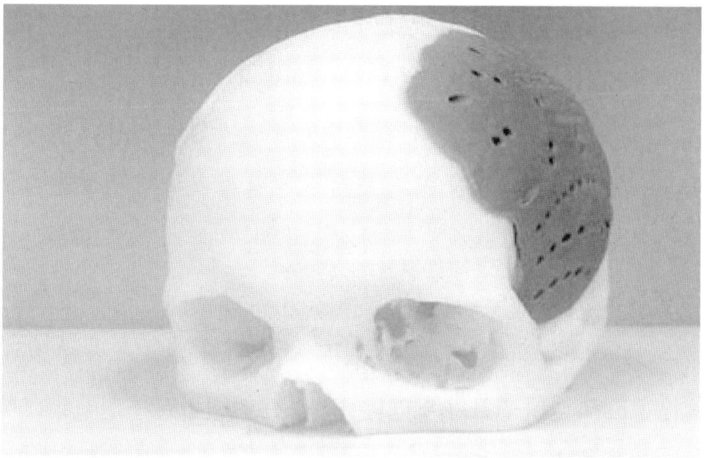

※ 자료 : 미디어잇, 3D 프린터로 머리뼈를 만들어 사람에게 이식, 2013

그림 3-10 3D 프린터로 만든 머리뼈

1.6 보건의료산업에서 티핑포인트(Tipping Point)가 발생할 기술

1.6.1 모바일 앱

1.6.1.1 서울성모병원

서울성모병원에 방문한 환자는 병원 예약 확인부터 진료비, 처방전까지 일사천리로 처리가 가능하다. 예를 들어 한 환자의 하루를 소개하면 오랫동안 앓은 당뇨로 1년 전 신장이식 수술을 받은 환자는 정기적으로 건강 상태를 확인하기 위해 핸드폰에 다운로드한 서울성모병원 앱에 로그인해 진료 일정을 확인하고 충청북도 예산에서 아침 일찍 차를 몰고 출발했다.

서울성모병원 주차장에 들어오자, "내원해주셔서 감사합니다'라는 환영 메시지와 함께 "금일 예약된 진료과 접수가 완료되었습니다"라는 진료 안내 문구가 자동으로 앱 화면에 표시됐다. 병원에 설치된 무선센서 비콘이 환자의 핸드폰에 설치된 환자 앱을 인식한 것이다. 주차 후 앱 메뉴인 '나의 일정'을 클릭하면, 예약된 2개의 일정이 표시된다. 3층 장기이식센터에서 외래가 끝나고 앱을 확인하니 내분비내과가 다음 진료로 안내되었다. 진료실에 들어가자 의사가 모바일 기기에서 혈액검사 결과 등을 보여주며 현재 상태를 설명하였다. 평상시 지켜야 할 당뇨 수칙, 집에서 할 수 있는 건강관리 등을 의사가 설명하며 기기에서 쓰고 그림으로 설명하였다. 환자가 진료실에서 나와 앱을 확인해보니 방금 의사가 설명한 녹음 파일과 직접 설명한 미디어, 그림 등 정보가 저장된 헬스북이 생성되었다. 앱에 탑재된 '스마트 결제'를 클릭하자 오늘 결제해야 할 진료 건수와 내역이 보인다. 미리 앱에 등록해둔 신용카드로 진료비를 수납하고 근처 약국에 처방전을 보냈다. 오후에 회사에 중요한 회의가 있어 서둘러 병원을 나왔다. 모바일 앱과 주차 관제 시스템 연동으로 외래 진료가 확인되어 자동으로 주차비가 면제됐기 때문이다. 또한 서울성모병원에서는 모바일 EMR(electronic medical record:전자의무기록)과 ENR(electronic nursing record:전자간호기록)도 오픈해 진료 효율성과 안정성을 높였다.

모바일 EMR은 환자 리스트, 검사 결과, 임상관찰기록 등을 스마트폰으로 확인할 수 있어 입원 환자 회진 시 유용하고 장소에 구애 없이 수시로 환자의 의료 정보를 확인할 수 있다. 기존의 수기식 간호기록 대신 스마트폰으로 환자의 간호기록을 실시간 입력하고 간호에 필요한 모든 정보를 검색하고 공유한다. (병원신문, 서울성모병원 Smart Hospital 개원)

1.6.1.2 성빈센트병원

가톨릭대 성빈센트병원은 내원객들의 보다 쉽고 편리한 병원 이용을 위해 환자용 모바일 앱을 오픈했다. 모바일 앱은 병원 안내, 건강 지식 등 단순 정보 제공 차원을 넘어 진료 예약 및 이력 조회, 진료 대기 순서 알림, 모바일 진료카드, 스마트 결제(간편 결제 서비스) 등을 제공한다. 환자는 모바일 앱을 이용하면 접수창구에서 대기할 필요 없이 진료 접수를 하고, 외래진료실에 대기하는 사람이 얼마나 되는지 확인할 수 있다. 해당 외래진료실에 도착하면 근거리 무선통신기기인 비콘을 통해 자동으로 접수되며, 진료 순서에 따른 맞춤형 메시지가 발송돼 간편하게 병원 내 진료실이나 검사실 위치를 안내받을 수 있다.

(후생신보, 성빈센트병원, 외래환자용 모바일 앱 오픈, 2018)

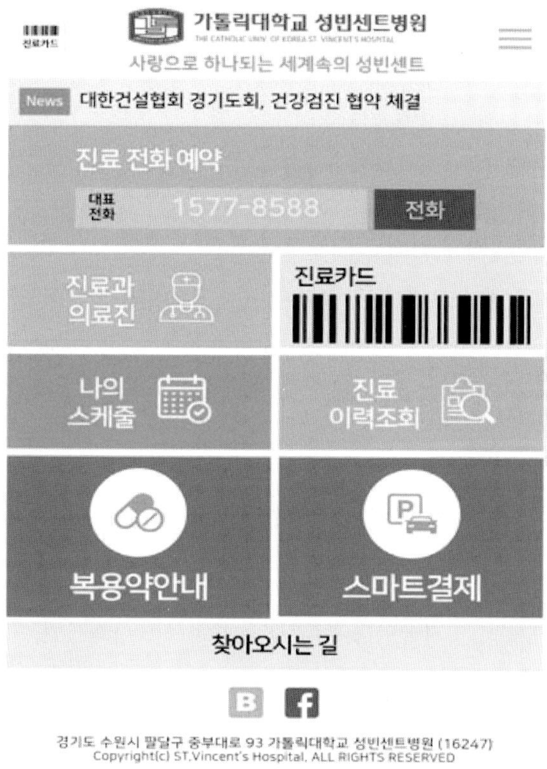

그림 3-11 성빈센트병원의 모바일 앱

1.6.2 실시간 환자 정보 확인 시스템

부산대병원은 스마트 기기를 활용한 환자안전 관리 시스템을 구축해 2018년 1월부터 운영하고 있다. 환자안전 관리 시스템은 바코드 인식이 가능한 PDA(personal digital assistant) 기기를 이용해 환자의 처방정보(투약 · 검사 · 수혈)와 환자 인식 정보를 이중 확인함으로써 의료과오를 방지할 수 있는 시스템이다. 이 시스템은 구두로 환자와 처방을 대조하는 과정에서 발생될 수 있는 환자 확인(Patient Identification) 오류를 최소화할 수 있으며 처방정보를 실시간 확인할 수 있도록 설계돼 있다. 입원환자를 대상으로 적용하며 입원 시 환자 손목에 부착하는 바코드를 PDA로 인식한다. 투약 바코드, 검체 바코드 또는 수혈용 혈액 백에 부착된 바코드를 인식하면 환자 정보 또는 실시 정보가 바르지 않은 경우 오류임을 경

고하도록 되어 있다. (메디컬 타임즈, 부산대병원, 실시간 환자 정보 확인 시스템 구축, 2018)

1.6.3 VR

가상현실(VR)이 디지털 의료 시스템 한 축으로 성장한다. 트라우마 치료에 제한적으로 활용했던 것에서 벗어나 수술, 치료, 재활 등 의료 전 영역으로 적용 범위가 확대된다. 국가 차세대 먹거리로 VR 산업을 육성하는 상황에서 의료분야 콘텐츠 확보에 관심을 기울여야 한다는 지적이다. 분당서울대병원, 삼성서울병원, 인천성모병원, 분당차병원 등 대형병원은 VR 기술을 접목, 환자 치료와 지원 서비스를 제공한다. 한글과컴퓨터 등 소프트웨어(SW) 기업도 생태계 구축에 뛰어들면서 의료분야 'VR 판'이 커진다. VR는 유사 지각 자극을 생성해 실제와 다른 곳에 존재하는 것처럼 느끼게 하는 기술이다. 미국과 유럽에서는 사회불안, 비행공포증, 대화 공포증 등을 가진 환자인지행동요법에 VR를 이용한 치료법이 적용된다. 4차 산업혁명 바람이 불면서 의료계 VR 접목은 속도를 낸다. 교육과 치료, 고객 서비스가 대표 적용 분야다. VR를 이용하면 가상 환자나 장기를 구현해 수련의 교육이 가능하다. 의료진이 수술 전 적합한 계획을 세우고 사전에 테스트한다.

분당서울대병원은 수술 현장을 360도 카메라로 촬영해 외과, 정형외과 관련 VR 콘텐츠 3개를 만들었다. 수술 장면을 상세하게 구현, 모든 수술실에 참가하지 못하는 수련의를 교육한다. 실제 수술 현장에서도 VR은 활용된다. 컴퓨터단층촬영(CT), 자기공명 영상(MRI) 등 각종 의료 영상 정보를 모아 환자 장기를 가상환경에 구현한다. 의료진은 3D 그래픽으로 구현된 가상 장기를 보며 수술 계획, 현재 수술 도구 위치 등을 확인한다. 분당 차병원은 한컴 그룹과 손잡고 VR을 이용한 재활 치료 프로그램 개발에 나섰다. 올해 초 한컴 지엠 디는 융합콘텐츠센터를 신설, 분당 차병원 의료진과 상지마비 환자를 위한 VR 재활 프로그램, AI와 VR를 이용한 인지훈련 프로그램을 개발한다. 이 밖에 삼성서울병원 등 대형병원은 자체 모바일 애플리케이션(앱)을 통해 병원 지리를 알려주는 VR 서비스를 제공한다. 환자가 병원을 방문해 접수, 진료, 검사 등 전 과정을 안내하는 서비스를 VR로 구현했다. 정부도 VR 산업을 신성장 산업으로 선정, 관련 투자를 확대한다. 의료, 국방, 제조 등 3개 분야는 접목 우선순위로 선정했다. 식품의약품안전처는 VR를 적용한 의료기기 개발 지원을 목적으로 전문가 협의체까지 구성했다. 허가 대상 범위와 기준을 정립하고 지원 방안을 강구한다.

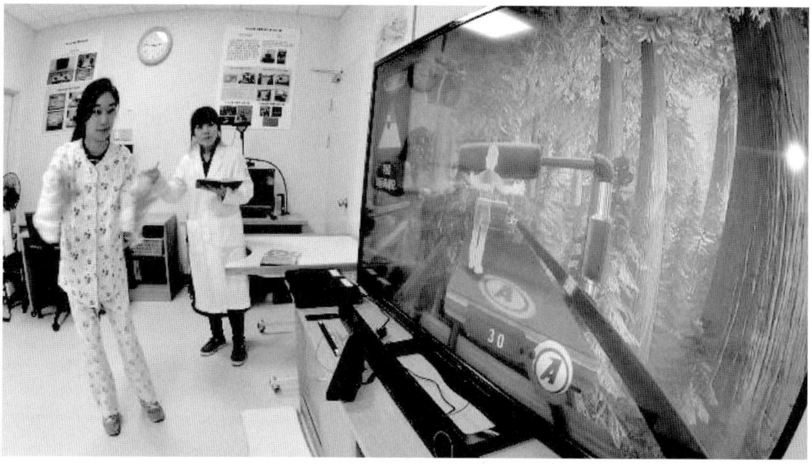

※ 자료 : CIOBIZ, 수술부터 재활까지, VR로 의료시스템 혁신 가속, 2017

그림 3-12 분당서울대병원 가상현실 치료실

1.6.4 차세대 협업시스템

소프트웨어(SW) 기업 핸디소프트(대표 장인수)는 원주세브란스기독병원 내부 프로세스 혁신(PI)과 병원 행정서비스의 질적 향상을 위한 차세대 협업시스템 구축을 완료했다. 핸디소프트는 원주세브란스기독병원의 업무 프로세스 정형화를 위한 컨설팅부터 그룹웨어, 전자결재 시스템 도입 및 전공의 스케줄 관리 시스템, 물품구매관리 시스템 등 특화된 시스템 개발로 병원 내 행정서비스의 경쟁력을 한 단계 높이는 데 기여했다. 원주세브란스기독병원은 휴가, 출장, 품의 등 인사 관련 업무 및 재무, 회계, 구매 등 병원 내 다양한 업무를 핸디 그룹웨어로 일원화시키고, 전자결재, 모바일 그룹웨어 등 최신 기능들을 활용해 실시간 의사결정과 업무처리 단축을 위한 업그레이드된 시스템 체계를 구현했다.

또한, 핸디소프트는 컨설팅을 통해 병원에 특화된 시스템을 개발하고 의료정보시스템(OCS/ EMR) 과의 유연한 연동을 통해 업무 프로세스 혁신이 가능하도록 지원했다. 병원 내 물품 구매 관리 프로세스를 하나의 시스템으로 통합 구축하여 생산성을 극대화했으며, 최근 시행되고 있는 전공의 법 준수를 위한 스케줄 관리 시스템 개발로 효율적인 일정 관리, 통계, 분석 등을 지원, 발 빠르게 제도 변화에 대응하며 선진화된 병원 프로세스 구축을 가능하게 했다. 이번 프로젝트를 통해 원주세브란스기독병원은 행정서비스의 질적 향상과 경영의 효율성 및 투명성을 제고했으며, 의사, 간호사, 직원 등 2천여 사용자가 IT 시스템 기반의 스마트하고 효율적인 업무처리가 가능해졌다. (ZDNet Korea, 핸디-원주세브란스기독병원 차세대 협업시스템 구현)

2. 병원 프로세스 혁신

병원은 국민의 높은 의료수준 요구와 의료 질 향상을 위한 정책 변화로 매우 어려운 상황에 처해 있다. 선택 진료 폐지, 비급여 병실 축소, 간호간병통합서비스, 환자안전보고 학습시스템, 포괄수가제 등 비용 절감과 의료 질 향상을 위한 많은 어려운 도전과제들이 눈앞에 펼쳐 있다. 따라서 병원은 재무건전성 확보를 위해 신환율, 수술 건수, 병상 가동률 등 재무건전성에 영향을 미치는 양적 지표를 불가피하게 관리하며 의료진과 직원들에게 항상 더 많은 업무를 요구함과 동시에, 수익 높은 진료과 및 질환을 중심으로 선택과 집중을 하고 있다. 이렇게 병원이 수익을 고려해야 하는 현실에, 환자 접점에서 노력하는 의료진과 직원들의 불만은 쌓여만 가고 있다. 병원은 오랫동안 이러한 현실 속에서 비용을 줄이기 위한 노력을 하고 있으며, 향후 미치는 영향에 대한 이해 없이 계속해서 비용 덩어리를 조금씩 제거하면서 생산성 향상을 추구하고 있다. 이러한 생산성 증대만을 목표로 하는 경우, 직원들과의 갈등이 고조되면서 오히려 결과적으로 더 많은 부작용이 발생할 수 있다. 병원은 비용을 줄이는 게 아니라 새로운 방식의 사고와 리더십으로 비용을 최적화하여 근본적인 문제 해결을 위한 본연의 프로세스 혁신이 필요하다.

2.1 프로세스 혁신 목적 및 기대효과

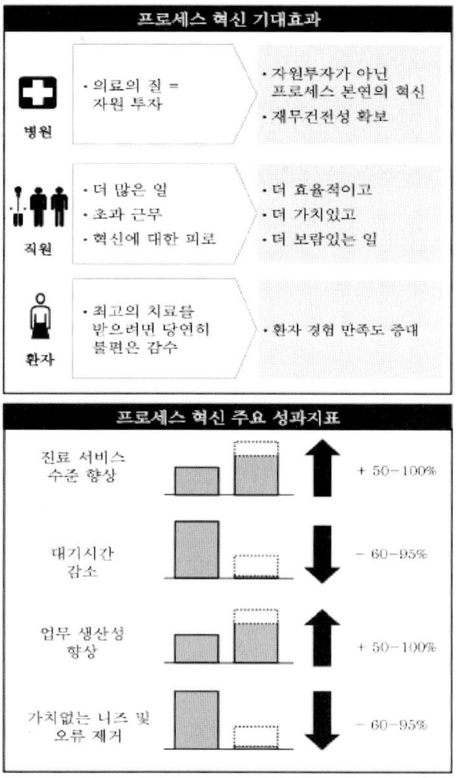

그림 3-13 프로세스 혁신 기대효과 및 성과 지표

내부 자원의 최적화 없이 무분별한 투자를 통한 양적 확대는 오히려 또 다른 경영위기가 찾아올 수 있다. 그동안 병원은 의료서비스 수준을 높이기 위하여 추가 인력, 신규 의료장비, 정보시스템 등 자원투자로 문제 해결을 하였으나, 병원에서 발생하는 많은 문제들이 단순하게 투자로 해결될 수는 없다는 것은 병원 관계자들이 잘 알고 있다. 그동안 투자한 정보시스템, 공간, 장비의 활용도를 조사해보면 얼마나 많은 낭비가 발생하고 있는지 쉽게 파악할 수 있다. 병원에서 크고 작게 발생하는 대부분의 이슈들은 단순 투자로 해결되는 문제가 아닌 조직 간 개인 간 복잡한 이해관계로 얽혀 있으며, 이를 슬기롭게 헤쳐나가는 역량만이 어려운 환경에서 생존할 수 있는 병원의 핵심 경쟁력이 될 것이다. 내부적으로 프로세스 혁신을 시도해 본 병원은 작은 변화가 얼마나 힘든 일인지 경험해보았을 것이다. 처음에는 가시화된 문제들을 중심으로 팀을 구성하여 의욕적으로 추진해보지만, 많은 장벽에 부딪히면서 결국 투자와 조직문화로 문제를 귀결하여 과제를 중단하거나 아주 미미한 개선으로 마무리되는 경우가 종종 발생한다. 〈그림 3-13〉

힘든 노력 대비 성과가 미비하다 보니 프로세스 혁신 활동이 활성화되기는 어렵고, 성과를 지속적으로 유지하기란 더욱 어렵다. 문제가 되는 이슈가 가시화되어 병원에 보고되기까지는 상당히 오랜 시간이 걸린다. 이렇게 오랜 기간 쌓여왔던 문제들을 반드시 해결해야 하는 상황에 직면하게 되면, 상호 책임에 대한 방어로 더욱더 해결하기 어려운 상황이 반복된다. 경영층까지 보고되는 이슈는 실제 발생하는 문제들의 상당히 작은 부분들에 불과하다. 문제가 발생했지만, 내부적으로 회피하거나 소극적으로 대응하면서 경영층까지 보고되지 않는 이슈들, 아직까지 문제로 나타나지 않는 이슈들, 발생 가능한 모든 문제들을 포함하여 프로세스 혁신에서 다루어야 할 범위는 상당하다. 따라서, 프로세스 혁신조직은 일회성 문제 해결 방식이 아닌 변화에 능동적인 혁신조직 문화를 장착시키고, 조직 간 중재를 담당하는 역할을 수행해야 한다.

병원에서 프로세스 혁신역량을 내재화하기 위해서는 나무를 보지 말고 숲을 바라보는 지혜가 필요하다. 프로세스 혁신 전담조직 및 전문 인력양성이 시급하고, 병원 차원의 체계적인 운영과 지원이 필요하다. 프로세스 혁신의 궁극적인 목적은 제한된 자원으로 환자 중심 프로세스를 구현하고 업무 프로세스를 지속적으로 효율화할 수 있는 실행중심의 혁신역량 강화에 있다.

의료진과 직원들은 프로세스 혁신을 통해 더 효율적이고 더 가치 있고 더 보람 있는 일에 집중할 수 있다. 직원들은 변화한다는 자체가 상당한 스트레스이고 업무 가중에 대한 우려가 앞선다. 하지만 프로세스 혁신은 직원들에게 의미 있고 가치 있는 일을 찾아주고 현재 하고 있는 일을 다시 돌이켜볼 수 있는 좋은 기회를 제공한다.

환자는 프로세스 혁신을 통하여 치료기간, 내원 횟수, 대기시간 등 질 높은 치료를 받으려면 당연히 감수해야 했던 진료 대기 개선과 수준 높은 서비스를 경험할 수 있다. 그동안 대부분의 병원들은 환자 편의 중심의 더 좋은 서비스와 공간

투자를 통해 당일 현장 프로세스에 노력해왔다. 그러나 진정한 프로세스 혁신은 환자 흐름의 End to-End 관점에서 주요 병목 대기를 개선한다.

2.2 원활한 환자 흐름의 중요성

양과 질, 두 마리 토끼를 잡기 위해서는 환자의 원활한 흐름이 중요하다. 이상적인 환자 흐름은 IOM(Institute of Medicine)에서 정의한 의료 질 향상 6대 목표인 안전, 적시성, 환자 중심, 효과성, 효율성, 접근성을 달성할 수 있다. 우리는 흔히 환자가 병원에 체류하고 있는 단편적인 시점의 불편함에 대하여 공간, 인력, IT에 많은 투자와 노력을 하고 있지만, 프로세스 혁신은 환자가 처음 병원에 내원했을 때부터 치료를 마칠 때까지의 전체 관점에서 바라보는 것이 더욱 중요하다.

이에 프로세스 혁신 추진 방법론은 환자의 전 치료 여정을 이해하고 환자가 진정으로 원하는 가치 제공을 목적으로, 다음과 같은 절차로 진행된다. 〈그림 3-14〉

1) 전 치료 과정에서 환자가 정말 필요로 하는 핵심가치를 도출. 이 핵심가치는 프로세스 혁신의 목표이고 주요 성과 지표로 측정이 가능해야 함.
2) 환자의 전 치료 흐름을 이해하고 프로세스 맵(process map)과 같은 형태로 환자의 pathway를 정의함.
3) 현재 발생하는 수요의 양과 빈도에 대하여 상세히 분석함.
4) 현재 수요에 대응하고 있는 내부 조직의 공급력(capacity)을 파악하고 수요와 공급의 차이에 대하여 이해함.
5) 수요와 공급의 동기화, 질 개선, 낭비적인 요소 제거 등 개선 기회를 도출함.
6) 연속적인 환자의 흐름 확보를 위해 개선 기회를 시범적으로 실행하여 검증하고 신속하게 확대함.
7) 지속적으로 성과를 유지하고 향상시키기 위하여 거버넌스와 조직문화 차원의 노력 또한 중요함.

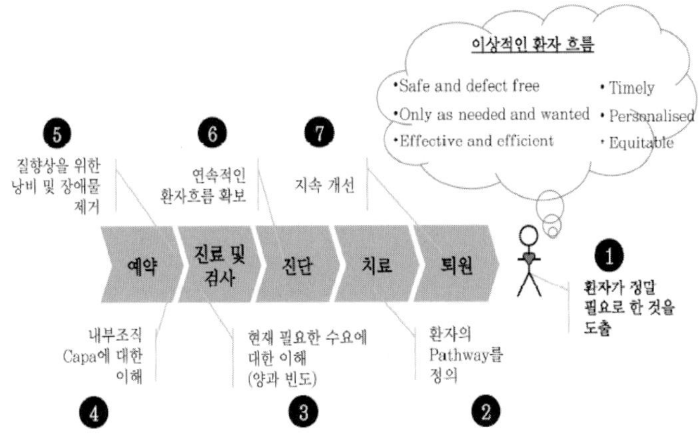

그림 3-14 프로세스 혁신 절차

환자 흐름 효율화는 비용, 생산성 관점의 전통적인 자원 효율화 방식과는 큰 차이가 있다. 병원은 자원 가동률과 업무 생산성을 높여 더 많은 환자를 진료하기 원한다. 따라서 병원은 더 많은 환자를 효율적으로 진료하기 위하여 조직을 전문화된 기능별로 세분화하게 되는데 이때 오히려 더 많은 인수인계가 생기면서 긴 대기시간이 발생하여 환자의 불편을 초래하게 된다.

환자 중심 프로세스 혁신은 공급 중심의 자원 효율화 관점이 아닌 환자 흐름 효율화 관점에서 불필요한 낭비 영역을 제거하고 필요한 영역에 적극적인 대응 방안을 마련해야 한다. 환자 흐름 효율화를 위해서는 개인/단위 조직별 업무 수행 방식이 아닌 팀 차원의 협업 역량이 중요하다. 때문에 상호 이해관계가 다른 조직 간의 이슈가 가장 큰 장벽이고 어려운 도전이 될 것이다.

2.3 낭비요소 제거

병원은 항상 매력적인 새로운 서비스를 만드는 데 많은 노력을 기울인다. 그러나 환자의 흐름을 원활히 하기 위해서 우선적으로 해야 할 일은 환자에게 가치 없는 일들을 제거해야 한다.

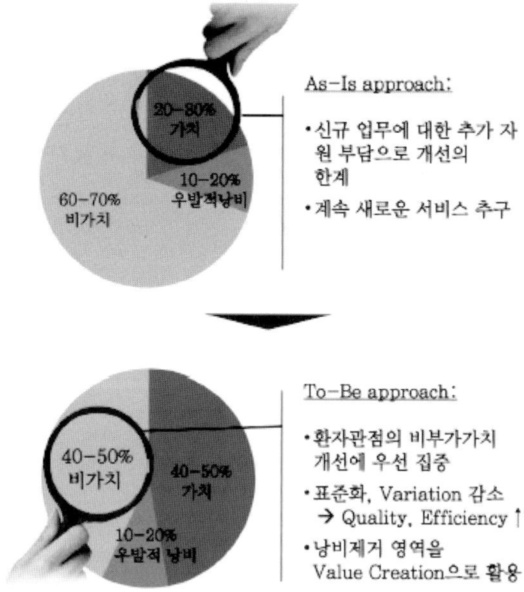

그림 3-15 프로세스 개선영역 : 낭비

병원 혁신 전문가들은 데이터 분석, 현장 모니터링 등 엄청난 노력으로 문제점 분석을 하며 의료진/직원들의 공감대를 형성한다. 그러나 현업은 개선 기회 실행 단계에서 신규 업무에 대한 추가 자원 부담으로 결국 개선의 한계에 부딪히게 되는 것을 종종 경험한다. 직원들은 항상 매우 바쁘다고 느끼고 있고, 이러한 상황에 새로운 신규 업무를 맡게 되는 것은 매우 부담이 가는 일이다.

때문에 우선적으로 새로운 신규 업무를 만드는 것보다는 환자 가치 관점에서 불필요한 업무를 우선적으로 제거하여 직원들의 업무 가중을 감소시키는 게 중요하다. 병원은 오랜 기간 동안 현장에서 각자의 맡은 바 일을 수행하면서 눈에 보이지 않는 불필요한 기준과 프로세스가 남아있다. 예약센터의 경우, 오래전에 발생했던 진료과/진료의 불만 사항, 복잡한 의사별 예약 제한 사항 등 현행화 되어 있지 않은 암묵지 정보를 기반으로 예약 가이드라인이 작성되어 있기도하다. 이런 경우, 예약 상담 업무는 매우 복잡하고 오히려 잘못된 예약으로 인해 환자의 불필요한 추가 진료가 발생하기도 한다. 또한 예약 상담 정보 부족으로 진료과, 검사실 등으로 전화가 연결되면서 서로 불필요한 중복업무가 반복되기도 한다. 예약센터는 외래환자를 원활히 흐르게 하기 위해 많은 중요한 신규 업무들이 필요하지만, 현재의 불필요한 업무를 제거하지 않으면 업무 비효율과 함께 계속하여 인력 충원만 고려될 것이다.

병원 프로세스는 전형적으로 많은 단계와 인수인계가 발생하면서 환자를 힘들게 한다. 외래에서 환자에게 가치를 주는 업무는 처방을 위한 진료 상담 시간, 검사시간, 치료 계획 상담 시간 정도로 나머지 시간들은 환자 눈에 보이지 않는 불필요한 과정으로 여겨진다. 이러한 낭비 영역을 찾기 위해서는 환자 관점의 가치 정도와 필요 정도 관점으로 구분해서 파악한다. 가치가 없고 불필요한 낭비 영역은 완전히 제거하고, 가치는 별로 없지만 필요한 영역에 대해서는 감소, 단순화, 통합, 제거를 위한 업무 표준화 노력이 필요하다.

2.4 편차 최소화

병원 프로세스의 문제점을 보는 가장 쉬운 방법은 모든 프로세스 결과에 대하여 편차를 보는 것이다. 의료 질을 높이려면 우리가 의도한 표준대로 항상 일을 하는 것이 중요하다. 병원은 생산성을 높이기 위해 제조업과 같은 대량생산(mass production) 체계를 갖추면서 편차 이슈보다는 평균을 주요 지표로 보게 되었다. 그러나 대량생산체계 속에서는 묶음 처리(batch)로 인한 환자 대기와 인수인계로 인한 오류 발생에 더 많은 관리 노력을 필요로 한다. 병원 프로세스의 효율화는 mass production 체계에서 mass customization 체계로 바뀌어야 하고 편차를 줄이면서 환자 경험을 높여야 한다. 〈그림 3-16〉

동일한 질환에 같은 치료를 받은 환자들의 수술 대기기간, 내원 횟수, 치료기간, 치료 성과가 매번 다르다면 환자의 경험은 어떠할까? 우리는 일반적으로 평균을 기준으로 사용하지만, 환자의 체감을 고려한다면 편차를 최소화하는 방안을 찾아야 한다. 병원은 생산성을 높이기 위하여 직원 중심인 기능별로 창구가 마련되어 있다. 환자는 제 증명 발급, 영상 복사, 수납, 차기 예약 등 여러 창구를 거치면서 반복되는 대기에 환자들은 불만이 쏟아지게 된다. 최근 트렌드는 이 모든 기능들

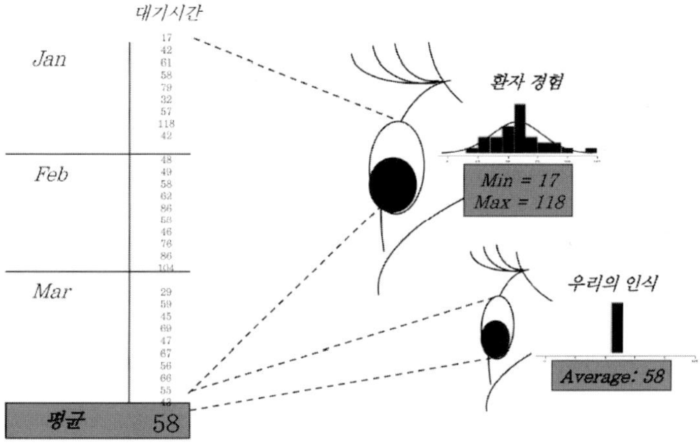

그림 3-16 평균 VS 편차

을 한 번에 해결할 수 있도록 통합서비스 창구가 마련되기도 한다. 하지만 환자 중심으로 생각한다면 동선을 고려하여 가까운 여러 곳에서 일관된 프로세스로 동일한 업무를 제공하는 것이 더 바람직하다.

이렇게 편차를 줄이기 위한 개선 방식은 과거 지향적인(retrospective) 방식에서 보다 미래 지향적인(proactive) 방식으로 의료 질 개선에 접근한다. 과거 지향적인 전통적 품질관리 방식은 발생하는 문제에 대하여 질지표관리위원회, 내부감사, 운영 절차 등을 강화해 왔지만, 항상 충분하지는 않았다. 보다 미래지향적인 방식은 의료 질을 내재화해야 하며, 어떻게 실수가 나타났는지, 어떻게 제대로 하기 쉽게 만들 것인가? 어떻게 실수를 없게 만들 것인지에 대한 새로운 방식의 의료 질 개선에 접근해야 한다.

2.5 수요와 공급의 동기화

병원은 보유하고 있는 자원의 공급능력을 정확히 알기는 어렵다. 대부분의 병원은 어느 정도의 환자 수, MRI 건수, CT 건수, 수술 건수가 적정한지 내부의 자원 공급력에 대하여 정확히 파악하지 못하고 있다. 매년 증감 실적 추이만을 모니터링하면서 자원의 이슈가 불거질 때마다 추가적으로 자원을 확보한다. 수요와 자원의 공급력을 이해하고 분석하게 되면 3가지 현상으로 이슈가 나타난다. 〈그림 3-17〉

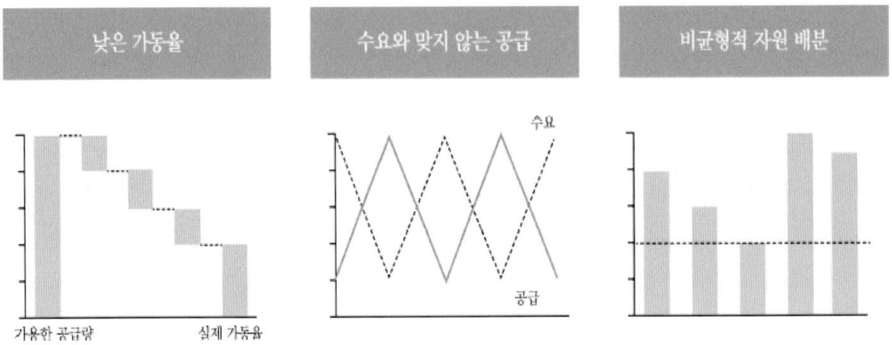

그림 3-17 수요 VS 공급능력 이슈

✚ 낮은 가동률

일반적으로 장비가 바쁘게 돌아가고 있는 것 같이 느껴지지만, 실제 가동률만을 보면 30~40% 수준으로 낮은 경우가 있다. 환자가 부족하여 사용률이 낮을 수도 있지만, 환자 준비 시간, 직원 교대시간, 직원 휴가, 환자 예약 부도, 고장 수리, 점검 등 여러 운영상의 사유들로 인해 실제 가용한 공급량보다 훨씬 낮게 사용될 수 있다. 이런 경우 낮은 가동률의 원인을 분석하면 어느 정도 개선이 가능하다. 그러나 자원 공급량에 대한 실체를 파악하기란 말처럼 쉽지 않다. 때문에 많은 병원들이 자원가동률을 파악하지 못하고 작년 대비 실적 건수로 비교하면서 낮은 가동률임에도 불구하고 새로운 자원이 투자되는 일이 종종 발생한다.

✚ 수요와 맞지 않는 공급

발생하는 수요와 공급력을 항상 일치하게 만들기는 어렵다. 공급력이 떨어지는 현상은 수요 증가보다는 중식, 휴식, 미팅과 같은 조직의 필요에 의해 대부분 결정된다. 수요 변동도 자연적인 현상이 아닌 내부의 프로세스로 인해 인위적으로 발생하는 경우가 많다. 직원들은 항상 피크 타임 수요를 기준으로 대응 가능한 공급인력을 확보하기 원하는데 시간대별로 수요 대비 공급 패턴을 이해하면서 비대칭 되는 구간에 직원 근무 스케줄을 변경하면 일부 개선될 수 있다. 검사, 입원 병상 등 한번 지나간 자원은 다시 되찾을 수 없기 때문에 수요에 탄력적인 공급력 대응이 매우 중요하다.

✚ 자원의 비균형적 배분

병원은 수술실, 병실 등 주요 자원에 대해 어느 진료과가 충분한지, 부족한지 대략적으로 파악은 하고 있지만, 정확히 어디가 얼마만큼 필요한지를 산정하여 조정하기는 어려운 일이다. 그뿐만 아니라 자원 배분 문제는 오랫동안 진료과 간 이해관계가 얽혀 있어 민감한 사안으로 볼 수 있기 때문에 탄력적으로 자원을 배분하기가 어렵다. 자원의 균형적 배분을 위해 진료과가 공감할 수 있는 합리적인 자원 배분 산정 방식과 병원 차원의 운영기준이 필요하다.

2.6 지속적인 혁신 및 조직문화

최근 병원은 생존을 위하여 경영의 중요성을 깨닫고, 기업의 경영체계, 조직, 혁신사례 등 많은 부분들을 벤치마킹하며 성장하고 있다. 그러나 병원은 조직문화, 성과목표 등 여러 특성으로 인하여 일반 기업처럼 빅뱅 방식의 대규모 프로세스 혁신은 이루어지기 어렵다. 탁월한 성과와 지속적인 프로세스 개선을 위해서는 직원들의 자발적이고 적극적인 참여와 학습 조직으로의 변화가 필요하다. 개선결과에만 급급한 일회성 과제해결이 아닌 구조화된 문제 해결 접근 방식으로 조직문화와 행동 양식의 변화를 유도해야 한다. 기업의 전통적인 비용 절감 및 경영 혁신과 다르게, 병원은 문화와 직원들의 행동 변화에 집중하여 지속적인 성과향상을 이루어야 한다. 이를 위해서 프로세스 혁신에 참여할 조직원들이 지켜야 할 중요한 원칙이 있다.

- 프로세스 중심엔 환자가 최우선이고, 의료진에게 가장 큰 동기부여 요소이다.
- 진료과, 개별 조직 특성을 고려하여야 한다.
- 근거 중심의 데이터를 기반으로 커뮤니케이션하여야 한다.
- 팀원/현업 간 상호 존중하여야 하며 특정 조직/개인 비난형 이슈는 지양해야 한다.

• 단순 자원투자, 구조조정을 목표로 하는 과제는 지양해야 한다.

• 주요 이해관계자들을 반드시 참여시키고 협의 주도 방식으로 진행해야 한다.

• 큰 그림을 생각하지만, 실행은 세부 단위로 작고 신속하게 진행해야 한다.

대부분의 병원들은 프로세스 문제 해결보다는 신기술, 정보시스템, 자원, 공간 등에 대한 추가 투자로 문제를 해결하려 한다. 이러한 추가 자원들은 활용도가 떨어지면서 결국 또 다른 낭비 요소를 낳게 된다. 대부분의 병원들은 프로세스 본연의 개선으로 주요 이슈를 해결하기 위해 전담팀도 만들어보고 초기에는 집중적인 관심을 보이지만 지속적인 성과를 가져오지는 못하고 있는 실정이다. 프로세스 개선 성과가 나오기까지 진행 과정이 너무 어렵고 한순간의 실패는 결국 모든 것을 무용지물로 만들면서 조직문화까지 침체되게 된다. 때문에 지속적인 혁신 추진을 위해서는 병원 차원의 체계적인 운영 및 지원이 필요하다.

프로세스 혁신팀 자체 내에서 계획적으로 매년 영향력 높고 중요한 과제들을 도출하기란 어렵다. 현장에서 수시로 들어오는 미미한 과제들은 목적이 불분명하여 결국 시작도 못하거나 취소되는 일이 빈번하다. 무엇을 개선하면 어떻게 좋아지는지에 대해 명확한 목적 없이 일을 진행하면서 일부 부서의 업무 편의성을 위한 과제로 전락되는 경우도 발생한다.

또한 경영진들이 요구하는 과제들은 병원 수익성과 결부되면서 현장에 더 많은 일을 요구하는 성과 중심의 과제들로 현업들을 참여시키기조차 어려워 시도되지 못하는 경우도 있다. 결국 과제 선정조차 어려운 과정으로 프로세스 혁신 전담조직이 활성화되기는 매우 어렵다.

프로세스 혁신 담당자는 개선과제의 목적을 명확히 정의해야 한다. 경영층, 진료과, 현장 등 본인의 입장에서 요구하는 다양한 이슈들을 수렴해서 함께 참여할 수 있는 명확한 목적으로 재정의 할 수 있어야 한다. (김용식, 병원의 프로세스 혁신, 2016)

표 3-3 일반산업 프로세스 혁신 VS 병원 프로세스 혁신

	전통적 접근방법	헬스케어 프로세스 개선
집중 분야	비용과 효율	환자 가치, 역할과 책임, 의료질, 낭비, 유연성과 리드타임
중심 주제	경영진/전문가 주도	전 직원
기간	최선의 노력, 프로젝트(일회성)	지속적
전형적 활동	구조적, 기술적 활동	업무 방식, 리더십 활동, 경영 체계, 프로세스와 경쟁
성공 기준	경영진의 실행 의지	문화와 행동 방식의 변화
시작	"철회할 수 없는" 결정	시행착오, 실험적 시도
평가 기준	결과적 이익	결과적 이익과 학습

3. 의료경영 혁신방안

3.1 기업경영과 병원경영의 상호관계

3.1.1 기업경영과 병원경영의 공통점

병원경영과 기업경영은 "경영조직"으로서 영리를 추구하여 지속적으로 이윤을 내야 존재할 수 있다는 면에서 같다고 볼 수 있다. 또한 병원경영과 기업경영은 3가지 측면에서 같다고 볼 수 있다.

1. 사람(human resource)이 필요하다. 경영을 하는 사람도, 생산을 하는 사람도, 아이디어를 내는 사람도 모두가 인적자원이다. 이들을 잘 관리하지 못한다면 모든 일이 실패로 돌아가고 말 것이다. 현대 경영에 있어서는 인적자원의 중요성이 갈수록 강조되고 있다. 노동력에 주로 의존하는 유형인 병원은 물론이고 초 현대화된 자동화 제조설비를 갖춘 조직이라 하더라도 그 시설을 관리하고 운영하는 것은 사람이다. 기업의 미래 경쟁력이 원천이 되는 연구개발의 성과도 연구개발 인력에 의해 좌우된다. 그래서 우수한 인재를 채용하기 위해 많은 노력이 이루어지고 있고 채용 후에도 지속적인 교육훈

련을 실시하고 있다.

2. 경영에는 자본(capital)이 필요하다. 원재료, 생산설비, 기술, 정보, 통신장비, 컴퓨터 등이 없이는 생산이 불가능한데 이러한 것들은 그냥 생기는 것이 아니라 돈을 지불해야 하므로 돈은 필수적인 생산요소이다. 자본은 자체적으로 마련할 수도 있으며 주식을 발행하든지 차입해서 이용할 수 있다. 이렇게 마련한 자본으로 생산설비를 갖추거나 사무실을 확보하거나 직원을 채용하게 된다. 경영자는 이러한 자본을 기초로 하여 이윤이 창출되도록 경영활동을 하여야만 지속적으로 기업이 존재할 수 있다.
3. 경영에는 전략(strategy)과 정보(information)가 필요하다. 인력과 자본이 확보되면 이를 토대로 경영 목적을 달성하기 위한 전략이 필요하다. 전략은 조직이 목표를 달성하기 위하여 미래에 수행해야 할 방향을 정하는 것을 말한다. 즉 조직이 어떤 방향으로 나아가야 할지 또 그것을 실현시키기 위한 방법이 무엇인지 결정하는 것을 전략이라고 한다. 따라서 전략이 없는 조직은 나침반 없이 항해하는 배와 같다고 할 수 있다. 한편 전략적인 의사결정을 지원하기 위해서는 정보가 필요하다. 정보의 중요성을 새삼 말할 필요는 없을 것이다. 정확하고 충분한 정보 없이는 정확한 의사결정을 내릴 수 없다. 경쟁력을 갖춘 조직 중에는 정보전쟁에서 앞서 나가는 경우가 많다.

3.1.2 기업경영과 병원경영의 차이점

경영 측면에서 두 조직의 차이를 보면 병원경영은 기업경영에 비해 각종 제약이 많고, 수익성이 낮고, 설립부터가 용이하지 않고 진입장벽이 높으며 공공성이 높아 정부의 규제가 많고, 생산자와 소비자 양자 관계가 아니라 정부가 개입된 3자 관계라는 특수성이 있다. 반면, 기업경영은 병원에 비해 훨씬 자유롭다. 설립이 자유롭고 정부가 지원을 하지 않는 한 규제는 적으며 자유로운 영업활동이 보장되며 소비자에 대한 제품 구매 제한은 없다. 국제화 정도가 높아 국내는 물론 해외까지도 자유롭게 진출하고 제휴를 맺고 자본시장을 통한 대규모 자금조달이 용이하여 능력만 있으면 세계 굴지의 규모로 성장할 수도 있다. 또 경영 성과에

따라 스톡옵션이 주어지기도 하여 경영자들의 성취욕구가 높은 편이다. (유승흠, 병원경영, 2005)

다음은 병원경영이 기업 경영과 구별되는 구체적인 내용이다.

✚ 1. 경영 기능의 활성화를 제한하는 구조적 · 환경적 요인

- 생산과정이 가변적이고 조직구조가 복잡하다.
- 구성원의 대부분은 다양한 분야의 전문가로 조직보다는 전문분야에 충성도가 높다.
- 전문 기술의 급진적 변화가 지속되는 상황에서 첨단 수준의 기술을 유지해야 한다.
- 정책 차원에서 통제가 강화되어 경영 환경이 지속적으로 악화되고 있다.
- 추구하는 전략과 목표는 공익성과 윤리성을 기반으로 수립되어 한다.

✚ 2. 상충되는 경영목표를 성취한 성공적인 경영모델의 부재

- 의료서비스에 관한 환자, 직원, 경영자의 이해관계가 상반되어 나타난다.
- 양질의 진료를 저렴한 가격으로 제공해야 하는 사회적 책임이 강조된다.
- 감독 기능의 중복과 업무분장의 모호성 때문에 협력과 책임과 관련한 스트레스가 많지만, 업무를 친절하게 수행해야 한다.

✚ 3. 정확한 측정, 평가가 어려운 성과 수준과 현안의 중요성

- 의료의 특성 때문에 실적이나 성과의 실체를 규정하거나 측정하기 어렵다.
- 다양한 전문가가 상호의존적으로 업무를 수행하므로 개별적 성과를 구분하여 평가하기 어렵다.
- 전문성이 강조되는 기술 관료제 폐해가 나타날 수 있고 성과 창출에 가장 큰 영향력을 지닌 의사집단에 대한 통제 기능을 확보하기 어렵다.
- 대부분의 업무가 급박하게 처리되어야 하므로 연기할 수 없을 뿐 아니라, 업무를 수행하는 과정에 실수나 모호한 처리가 인정되지 않는다.

4. 자본 회수율 향상을 제한하는 경영 현안

- 경영 수지에 직접적인 영향을 미치는 의료 수가가 지속적으로 통제되고 있다.
- 제공되는 서비스 종목을 다양화해도 성과로 이어지는 기전이 불확실하다.
- 의료산업은 규모의 경제나 대량생산 체제를 추구하기가 불가능한 생산구조이다.
- 인간의 생명을 대상으로 하기 때문에 이윤의 극대화를 추구하는데 제한을 받는다. (문상식 외, 병원 경영학, 2017)

3.2 혁신적 아이디어

혁신적 아이디어는 많은 원천을 가지고 있다. 어떤 아이디어는 번뜩이는 영감에서 생기기도 하고, 어떤 것은 우연히 생기기도 한다. 그러나 20년 전쯤 피터 드러커(Peter Drucker)가 하버드 비즈니스 리뷰(HBR)에 기고한 이노베이션의 원칙(The Discipline of Innovation)에서 말했듯이 대부분의 아이디어는 문제해결이나 고객만족의 기회를 얻기 위한 의식적이고 의도적인 연구의 산물이다. 드러커의 관찰은 토머스 에디슨의 명언 즉, 발명은 99%의 노력과 1%의 영감에서 나온다는 말과도 일맥상통한다. 사업을 위한 혁신적 아이디어를 얻기 위해서는 번뜩이는 영감이나 우연한 것에서 얻을 수도 있으나 다음과 같은 것들로부터도 혁신적인 아이디어를 얻을 수 있다.

- 신기술과 고객 니즈의 교차점

  GPS(위성항법장치)는 군대 항법용으로 개발되었다. GPS 기술과 목적지까지 가는 가장 빠른 길을 찾아내려는 자동차 운전자의 니즈가 합쳐져 고급 자동차 장착용의 새로운 옵션을 낳았고 지금은 대부분의 자동차에 장착하는 대중적인 자동차 용품이 되었다.

- 인구통계학적 변화

  인구의 고령화로 인해 요양병원, 노인주거 타운, 노인장기요양보험, 노인전용의료기, 요양보호사 등 노인들을 위한 새로운 실버산업이 번창하고 있다.

• 시장변화

찰스슈왑이 불필요한 서비스를 완전히 제외한 중개 서비스를 창안했을 때, 월스트리트의 대형 증권사들은 이를 비웃었다. 슈왑은 성공을 거둔 베이비붐 세대 중 수입을 벌어들일 때마다 적절한 투자방법을 찾는 사람들이 늘고 있음을 정확히 인지했다. Do it yourself 방식의 중개서비스는 대다수의 베이비붐 세대에게 매력적으로 작용했다.

• 예기치 못한 사건

조지 이스트만은 사진사들이 그의 최초 발명품인 셀루로이드 롤필름을 무시하자 낙담했다. 이 필름은 사진사들의 기준에 맞지 않았던 것이다. 이러한 거절은 이스트만의 두 번째 위대한 발명품인 일반 대중용 사진을 낳는 계기가 되었다. 이스트만은 자신의 롤필름과 박스 카메라를 사용해서 미국인들을 포함한 전 세계인을 사진사로 만들었다.

3.3 아이디어 창출을 장려하는 경영방법

혁신이 병원에서 가장 중요한 부분이라면, 경영진은 혁신적 아이디어를 창출할 수 있도록 장려할 책임을 지니고 있다. 전통적 방법과 비전통적 방법을 모두 사용해서 업무를 수행할 수 있다. 이러한 방법에는 보상, 혁신풍토조성, 혁신적인 직원채용, 아이디어의 교차배양 장려, 혁신자를 위한 지원제공 등이 포함된다. 각각의 방식을 살펴보면 다음과 같다.

3.3.1 보상

아이디어를 창출하는 사람들에게 승진이나 급여인상 등의 방식으로 보상을 제공한다. 보상은 훌륭한 아이디어가 중요하다는 명확한 신호가 된다. 성과위주의 보상을 해주거나 직원들에게 이익의 일부를 제공해 줄때 금전적 보상의 효력이 더욱 높아진다. 그러나 혁신자를 위한 보상은 급여나 승진 이상의 것을 가지고 있어야 한다. 금전적 보상과 승진은 혹사당한다는 생각, 즉 이용당한다는 생각을 갖지 않게 해주긴 하지만 혁신에 필요한 자유로운 사고를 이끌어 내주지는 못한다. 다시 말해 정보탐색의 자유, 호기심 추구의 자유, 기술적 추구를 위한 여행의 자유, 고객과 선도 이용자와의 자유로운 만남 등을 강조한다. 혁신이 병원 목표일 경우 보다 많은 자원을 제공하는 것도 효과적인 보상 방법이 된다.

✚ 보상보다 더 직원들을 춤추게 만드는 것은?

사람이 무언가 행동을 하려면 동기가 필요하다. 동기에는 크게 보상과 처벌을 강조하는 '외적 동기'와 흥미와 만족을 중시하는 '내적 동기'가 있다. 내적 동기의 위력을 보여주는 단적인 예가 '톰 소여 효과'다. 마크 트웨인이 소설을 통해 창조해 낸 가공의 인물인 톰 소여와 관련된 에피소드에서 나온 말이다.

톰 소여가 어느 날 말썽을 피워 어머니로부터 집밖의 울타리에 페인트를 칠하라는 벌을 받았다. 마침 친구들이 지나갔다. 톰 소여는 친구들에게 페인트칠하는 벌을 넘기려고 한 가지 꾀를 부렸다. 페인트칠하는 일이 너무나 재미있다고 한 것. 이 말을 들은 친구들은 자신들이 갖고 있던 과일까지 넘겨주면서 서로 페인트칠을 하겠다고 나섰다. 톰 소여 효과란 이처럼 스스로 재미있다고 생각하면 벌 받는 일마저 더없이 재미있게 느껴지는 현상을 가리킨다.

동기부여와 관련해 미국 스탠퍼드대 심리학과 교수인 마크 레퍼가 1970년대에 한 가지 실험을 진행했다. 그는 유치원생을 A와 B 두 그룹으로 나누고 이들에게 그림을 그리도록 했다. A그룹에는 그림 과제를 잘 완성하면 상을 줄 것이라고 한 반면, B그룹에는 아무런 보상을 얘기하지 않다가 나중에 작은 선물을 제공했다. 2주일 후 다시 학생들을 불러 모은 뒤 크레파스와 도화지를 주고 놀게 했다. 흥미롭게도 A그룹은 B그룹 어린이들에 비해 그림에 대한 호기심이 줄어들었고 실제 그림을 그리는 시간도 짧게 나타났다. 외적동기(사전에 보상을 약속받은 A그룹)가 발현되면 시간이 지나면서 일 자체를 재미없게 인식하는 현상이 발생했기 때문이다.

외적동기는 단기적으론 효과가 있지만 장기적으로는 부정적 결과를 낳는다. 병원의 직원들도 아이들과 크게 다르지 않다. 직원들의 열정을 올리는 가장 좋은 방법 중 하나는 내적동기를 활용하는 것임을 명심해야 한다.

3.3.2 혁신풍토 조성

경영자는 조직의 풍토를 결정한다. 혁신적 조직은 다음과 같은 특징을 갖는다.

- 경영자는 병원과 직원의 복지가 지속적인 혁신에 달려있다는 메시지를 뚜렷하게 전달한다.
- 직원들이 거리낌 없이 새로운 사안을 시도하거나 제안한다.
- 연구를 흠잡기 위해 직위를 앞세우는 직원이 없다.
- 현재의 성공을 노골적으로 불편해하며, 오래가지 못할 것이라고 초조해 한다.
- 직원들의 장점이나 공헌에 따라 승진이나 좌천이 결정된다.
- 직원들이 조직 외부를 관찰한다. 전문가들과의 교분이나 타업종에 대한 관찰을 통해 경쟁업체 사이에서 이루어지고 있는 아이디어와 베스트 프렉티스를 추구한다.

병원의 풍토에서 이런 특징이 결여되어 있다면 풍토를 바꿔라.

3.3.3 혁신적인 직원채용

어떤 직원들은 다른 직원들 보다 좀더 혁신적이다. 에드로버츠와 앨런퍼스, 펠트는 아이디어 창출자의 개인적 특징을 다음과 같이 식별하였다.

- 한 두 분야 이상의 전문가이다.
- 혁신적 연구를 즐긴다.
- 대개 개인적인 공헌자이다.
- 훌륭한 문제 해결자이다.
- 사물을 바라보는 색다른 시각을 찾아낸다.

위의 특징 중 대부분은 일반적인 채용과정, 즉 이력서나 면접, 추천서 등에서 식별할 수 있다. 따라서 그들을 신중히 관찰해야 한다. 특히 기술적 훈련의 경계선을 연결해줄 수 있는 폭 넓은 흥미를 가진 엔지니어, 고객의 니즈를 충족시키고 문제해결을 위해 고심하기를 좋아하는 전문 인력, 지속적으로 학습하는 사람들을 유심히 관찰해야 한다.

일반적으로 지나치게 전문적으로 흐르는 사람은 피해야 한다. 그들은 계속 학습하기는 하지만 그 범위가 점점 좁아지기 때문이다. 또한 고객의 흥미나 문제에 관심을 갖지 않는 사람도 채용하지 말아야 한다.

3.3.4 아이디어의 교차배양 장려

아이디어와 지식은 조직이라는 주머니 속에 고립되어 있으면 거의 아무것도 만들어내지 못하지만 주머니를 열면 마법과도 같은 일이 생긴다. 고립되어 있던 아이디어들이 합쳐져서 진정한 기회를 만든다. 아이디어의 교차 배양을 장려하는 방법은 다음과 같은 것들이 있다.

- 기술적 전문가를 정기적으로 다른 팀에 배치한다.
- 직원들을 전문가 회의에 참석시킨다.
- 전사적 지식관리시스템을 만든다. 이렇게 하면 한 분야에서 파악한 지식과 경험을 모든 직원이 공유하고 사용할 수 있다.
- 외부 전문가를 초빙하여 강의나 워크숍을 열게 한다. 외부 전문가들이 나눠주는 지식이 기업 내부의 아이디어를 촉진시키는 촉매가 된다.
- 고객을 자주 방문한다.
- 필드 트립(field trip)을 통해 다른 업종의 베스트 프렉티스를 관찰한다.
- 동종업종의 경영자들을 만난다.
- 다양한 시각을 가진 컨설턴트를 알아본다.
- 그 분야의 대학교수를 찾아 직원들과 토론하게 하거나 브레인스토밍 회의에 참석하게 한다.

3.3.5 혁신자를 위한 지원

경영진은 혁신자가 비공식적인 단계에 있는 아이디어를 '은밀히 배양하는 데' 필요한 자원을 제공해 줄 수 있다. 실험을 위한 공간이나 장비를 제공해주거나 시간제 직원을 고용해주거나 원래 업무에서 잠시나마 벗어나서 휴식을 취할 수 있는 시간적인 융통성을 할애해주는 경우 등을 들 수 있다.

많은 조직들은 심지어 깨닫지도 못하는 새로운 창의를 가로막는 정신적 장애를 만들어 놓고 있다. 다음의 표에 나열된 내용을 살펴보고 병원에서 창의적 노력을 가로막고 있는 장애가 있는지, 아니면 병원이 바라는 창의성을 길러주는 요소가 있는지 생각해볼 수 있다.

표 3-4 창의성의 정신적 블록

창의성을 가로막는 정신적 블록	창의성을 길러 주는 정신적 블록
• 자원에 대한 근시안적 태도	• 풍부한 자원
• 규칙을 너무 세세하게 자주 따짐	• 규칙이외의 것을 생각할 수 있는 능력
• 재미를 사소한 것으로 치부함	• 재미 추구
• 정답 추구에 포커스를 맞춤	• 가능성 탐구에 포커스를 맞춤
• 비판적 태도를 지님	• 수용적 태도를 지님
• 실패에 대한 두려움	• 실패를 받아들이고 배울 수 있는 능력
• 위험 감수를 불편해함	• 위험 감수를 현명하게 행함
• 다른 의견이나 견해를 듣는데 익숙하지 않음	• 차이점을 경청하고 받아들임
• 아이디어에 대한 개방성 부족	• 아이디어를 적극 수용
• 정치적 문제와 영역 다툼	• 협동과 상호 이익에 포커스를 맞춤
• 불분명한 사안 기피	• 불분명한 사안에 대해 인내심 가짐
• 인내심 부족	• 인내심 발휘
• 융통성 부족	• 융통성 발휘
• 너무 빨리 포기	• 견뎌냄
• 직원들이 어떻게 생각할지 너무 염려함	• 내적인 집중력을 가지고 있음
• 자신이 창의적이지 않다고 생각함	• 자신의 창의적 잠재력을 인식하고 있음

주 : HMM Managing for Creativity and Innovation

3.4 의료경영 혁신방안

의료경영의 혁신을 위해서는 먼저 의료기관의 경영에 관한 고찰이 필요하다. 의료기관은 고도의 전문가들과 다양한 종류의 직종이 어우러져 환자 진료를 수행하는 노동집약적 산업인 것이다. 따라서 다른 기업 경영과는 쉽게 비교가 되지 않는 측면이 많아 특별한 리더쉽이 요구되며 이에 따른 다양한 분야에서의 혁신이 요구된다.

먼저 의료기관의 기술, 조직, 제도 측면의 경영혁신(Hardware)을 살펴보고, 환자 중심의 서비스 경영 혁신(Software)으로 나누어 방안을 제시하고자 한다.

3.4.1 Hardware 측면의 경영혁신방안

✚ 기술혁신 시스템

한 국가 간에서 과학 지식과 기술 지식의 생성, 확산, 활용을 목적으로 특정 국가 안에서 활동하는 일련의 조직, 제도, 연결 관계의 전체가 잘 연계되어 작동하여야 혁신이 활발하게 이루어질 수 있다. 어떤 국가의 혁신 시스템은 국가의 생산 시스템의 구조와 일반적인 제도의 틀을 반영하게 된다. 특히 기업의 내부 조직, 조직 간 관계, 공공 부문의 역할, 금융 부문의 형태에서의 차이가 국가별 특성을 만들어낸다. 혁신 활동과 그 성패에 영향을 미치는 요소에는 공식적인 제도뿐 아니라 비공식적 제도도 있다. 공식적인 규제나 법령과 달리 문화적 전통이나 관행이 조직 사이의 상호작용을 규정할 수도 있다는 뜻이다. 그리고 한 국가 안에서도 산업이나 섹터에 따라서 공식적 및 비공식적 제도는 서로 다를 수 있다.

한 국가 안에서 혁신은 다양한 행위 주체들이 지식을 생산하고 교환하고, 상업화하는 과정에서 체계적으로 상호작용을 하는 과정을 통해서 드러나고 확산된다. 그 상호작용은 시장 거래를 통해서도 이루어지지만, 기술 및 지식의 라이선싱, 조직 간 협력 관계 형성 등 시장 이외의 방식을 통해서도 이루어진다. 혁신 주체들의 인식과 행동, 상호작용은 제도적 틀의 영향 속에서 이루어진다. 대부분의 제도는 한 국가 안에서 공통적으로 적용되지만, 경우에 따라서는 특정 섹터에만 한정되어 적용되기도 한다. 섹터 혁신 시스템에서는 공통의 지식 기반을 활용하여 특정 수요를 충족시키기 위한 제품이나 서비스를 제공하는 조직들로 구성되는 섹터(sector)를 중심으로, 해당 영역의 지식과 기술, 섹터 내부의 조직들과 그들 사이의 상호작용, 그리고 그것에 영향을 미치는 관련 제도를 중심으로 혁신 시스템을 분석한다. 섹터는 특정한 지식 기반과 기술을 바탕으로 경계가 구분된다. 시간의 흐름에 따라서 지식 기반과 기술이 변화하면 섹터의 경계도 변화한다.

섹터 안에 존재하는 혁신 주체들의 학습과 행동, 역량은 기술과 지식 기반 및 제도적 환경에 의하여 제약을 받는다. 때로는 이질적인 기업이라도 유사한 기술에 직면하고, 유사한 지식 기반을 탐색하며, 유사한 생산 활동을 수행하고, 동일한 제도적 환경에 처해 있게 되면, 시간의 흐름에 따라서 다른 조직과 유사한 행동 및 조직적 특성을 공유하게 되고, 유사한 형태의 학습 패턴, 행동 및 조직 형태를 개발하게 되기도 한다. 혁신 시스템의 작동 메커니즘에 대한 시스템적 접근의 공통적인 특징은 혁신의 역사적 상황을 중요하게 여기는 것이다. 특정한 형태의 혁신 시스템은 그 시점을 특징짓는 사회적 경제적 세력들의 총합으로 구성되며, 그렇기에 다른 시기 및 다른 장소에 있는 시스템과는 다른 특성을 지닐 수밖에 없다고 보기 때문이다. 그렇다고 보면 어떤 혁신 시스템을 구성하는 주체와 상호작용, 제도들의 집합은 서로 영향을 주고받으면서 공진화하는 것으로 볼 수 있을 것이다.

특정한 종류의 혁신이 발생하는 이유는 그 시기, 그 현장에 존재하는 구체적인 문제를 해결하기 위해서이다. 이와 같이 특정한 문제를 기반으로 해서 혁신이 이루어진다는 관점을 따르게 되면, 어느 시기의 의료서비스 공급을 위한 시스템의 혁신은 그 시점, 그 현장에서 새롭게 요구되는 문제의 해결을 위해서 지식의 재분배와 새로운 결합이 이루어지는 과정으로 이루어지는 것이다. 즉 새로운 지식의 창출과 적용, 즉 혁신은 당면 문제의 해결을 위하여 혁신 주체 사이에 새로운 연결이 이루어지는 동태적인 과정으로서 이해되어야 하는 것이다. 그렇기 때문에 문제 기반 혁신 시스템 관점은 다음과 같은 네 가지 요소를 중요하게 여길 것을 제안한다.

- 상황 : 특정한 역사적 패턴에 의해서 규정되는 제도적 관행의 집합 또는 제도적 구조
- 문제 : 새로운 문제의 출현 또는 기존 시스템이 지니고 있는 특정 유형의 한계, 제약
- 해결책 : 기초 과학에서 물리적 실체의 가공에까지 걸쳐 있는 새로운 지식들
- 해결책의 실행 : 해결책의 실행을 위해서 요구되는 시스템 구성 요소들과 다양한 형태의 지식 사이의 조정

✚ 의료조직의 혁신과 보건의료제도

보건의료 기술혁신은 국가의 보건의료시스템과 분리되어 있지 않다. 혁신의 대상인 '문제'의 설정은 보건의료시스템이 안고 있는 이슈와 분리되어 있지 않다. 혁신의 목표가 될 문제는 '의학적으로 중요한 대상'이 되겠지만, 그것이 혁신의 대

상으로 채택되어 실제로 혁신활동이 이루어지기 위해서는 그 문제의 해결이 가져다줄 '경제적 보상'에 대한 고려가 동반되는 의사결정을 통과해야 할 것이다. 그리고 그러한 의사결정에 중요한 고려 사항인 '혁신으로 인하여 창출된 수요'는 의료기술의 소비자라고 할 수 있는 의사들의 시각과 기술, 관련 기술의 수준, 보험자의 지불 가능성 등이 모두 영향을 미친다. 그렇기 때문에 보건의료연구개발은 보건의료시스템의 변화 방향에 대응하여 이루어지지 않으면 안 된다.

결국 보건의료 분야의 혁신에는 다음 세 가지 영역이 모두 포함된다. 첫째, 소비자들이 의료서비스를 구매하고 사용하는 방식의 변화 즉, 정보 비대칭 상황에서 의료서비스 구매의 대리인 역할을 수행하는 의사들에 대한 보상체계의 혁신, 둘째 더 나은 진단과 치료를 가능하게 하는 진단 및 치료기술의 개발, 셋째 새로운 의료 사업 모델. 다른 산업 영역과 달리 수직적으로, 수평적으로 통합되지 못하고 독립된 개체들에 의해서 서비스가 제공되고 있는 구조의 변화이다.

의료산업에서 이들 혁신의 성공과 실패는 다음 여섯 요소에 의해서 결정된다. 첫째는 활동 주체들이다. 보건의료시스템 안에서 활동하는 주체들이 혁신에 대해서 지지자가 되느냐 반대자가 되느냐에 따라서 혁신의 성공과 실패가 결정된다. 핵심적인 주체는 의사들이다. 둘째는 자금의 조달이다. 의료산업에서는 수익을 발생시키고, 자본을 확보하는 방식이 다른 산업의 영역과 차이를 보인다. 제3자 지불 제도가 존재하고, 상업적 성공의 불확실성이 높아서 의료기술의 혁신에 필요한 자금이 동원되는 규모와 방식이 다른 산업 영역과 다르다. 셋째는 정책이다. 보건의료산업에는 규제가 많다. 사람의 생명과 건강에 치명적인 위협이 생길 수 있는 위험을 방지하기 위해서이다. 혁신적인 약과 기술의 임상적 적용을 위해서는 관련된 심의를 통과해야 하며, 건강보험의 적용 여부는 관련 기술과의 비용효과성 검토를 통하여 결정된다. 넷째는 기술이다. 진단과 치료 기술의 발전은 보건 의료서비스의 공급을 더 효율적이고 편리하게 만들 수 있다. 그러나 의료 분야의 기술은 비용 절감보다는 성능의 향상을 목표로 하는 경우가 많다. 다섯째는 소비자이다. 의료서비스의 소비에 적극적으로 참여하는 고객들이 있다. 마지막은 책임성(accountability)이다. 까다로운 요구를 지닌 소비자들과 비용 압박을 받는 보험자들의 요구를 충족시키기 위해서는 의료서비스가 안전하고 효과적일 뿐 아니라 비용 대비 효과성까지 확보해야 한다.

✚ 제도적 유연성

현재 존재하는 형태의 의료기관이 활동한 결과 의료공급과 이용을 둘러싸고 여러 형태의 문제가 발생하고 있다면, 창의성과 혁신에 기반을 둔 새로운 형태의 의료기관이 출현할 여지를 허용하고, 이들 중 가장 적절한 조직이 선택받을 수 있는 제도적 환경을 조성해야 한다.

바람직한 의료기관의 모습은 기술과 사회적 제도의 상호작용으로 출현한다. 현재 의료기관의 원형처럼 자리 잡고 있는 의원과 병원이 처음부터 그렇게 존재하고 기능했던 것은 아니다. 오히려 현재와 같은 의료기관의 형태는 역사적 발전 속에서 기술과 사회적 제도가 연결되어 출현한 것이다. 의료기술의 발전과 새로운 의료기술의 등장과 함께 질병의 진단과 치료방법, 적절한 의료서비스 공급기관의 모습은 계속해서 변화해 왔고, 또 변화하고 있다. 의료기술이 더 발전하고 그에 토대를 둔 새로운 의료공급형태를 모색하는 중에 미래의 사회에서 새로운 형태의 공급형태가 더 낫다고 판단하여 수용한다면 새로운 형태의 의료기관이 출현할 것이다.

의료가 발전해온 역사를 보면 새로운 의료기술의 등장과 의료기술의 발전과 변화에 따라서 의료서비스 공급조직과 의료서비스 제공자의 기능과 역할은 계속 변화해 왔다. 의료지식의 발전과 기술 진보에 따라서 의료서비스를 공급하는 형태가 변하여 왔고, 기관별로 수행할 수 있는 기능이나 전체 시스템 속에서 담당하는 역할도 변화해 왔다. 의료체계는 사회 속에 존재하는 제도의 일부로 기능하기 때문에 시대와 국가에서 보건의료문제에 대처하는 방식의 차이에 따라서 의료를 공급하는 양상은 서로 다르게 나타난다. 그럼에도 불구하고 의료공급의 구체적인 모습에 기술의 영향이 크게 작용하는 것은 분명하다.

현재 우리나라에서 의료기관의 원형처럼 자리 잡고 있는 의원과 병원, 종합병원, 상급종합병원은 처음부터 그렇게 존재하고 기능했던 것은 아니다. 기술의 발전과 그에 토대를 둔 의료공급을 위한 조직의 다양한 형태가 출현한 중에 현재 사회적으로 받아들여진 모습이다. 미래의사회에서 새로운 형태의 공급 형태가 더 낫다고 판단하여 수용한다면 새로운 형태의 의료기관이 출현할 수도 있을 것이다. 〈김광점, 보건의료 분야의 제도적 환경 변화와 조직 혁신의 상호작용, 2016〉

3.4.2 Software 측면의 경영혁신방안

한국의 의료서비스 시장은 대변혁을 맞고 있다. 이는 시장 개방과 외국 자본의 국내 유입이라는 단순한 차원을 넘어 환자 중심의 의료서비스, 병원 경영의 효율화, 합리적인 가격의 의료서비스 제공 등 병원 간의 치열한 경쟁을 의미한다.

과거에는 의사, 간호사는 물론 병원 경영자도 고객인 환자의 만족에 대해 무관심했다. 최근에는 의료시장의 수요와 공급이 역전돼 의료서비스 시장의 주도권이 공급자인 의료기관에서 구매자인 환자들에게 넘어갔다. 의사가 대량으로 배출되고 국내 의료기관이 수적, 양적으로 증가하게 돼 의료시장의 경쟁도 심화하고 있으며, 인터넷으로 병원 정보를 꼼꼼히 확인하는 환자들도 늘고 있다. 중소 병원의 폐업이 늘고, 병원 문을 닫고 식당을 개업하는 의사까지 나온다고 한다. 이제는 의사들이 과거의 의사 중심의 사고에서 벗어나 환자들을 의료서비스의 구매자 즉 고객으로 인식하고 고객만족을 높이기 위해 노력하지 않으면 성장은커녕 생존조차 어려운 실정이 되었다. 국내의 주요 병원들은 이 분야의 필요성을 절감하고 미국 '메이오 클리닉'을 벤치마킹하여 환자 중심 혁신의 새 바람을 일으키고 있다.

《미국 미네소타 주 로체스터에 위치한 메이오 클리닉은 몇 년 전 미국 최고의 병원으로 종합 1위를 차지한 바 있다. 메이오 클리닉 주변에 위치한 16개의 환자용 호텔들은 지상 또는 지하로 모두 병원과 연결돼 있어 병원 접근성이 용이하다. 또 2059병상을 갖춘 이 병원엔 2014년에만 130만 명의 환자들이 찾았고 한 해 매출만 11조 원, 2700병상의 서울아산병원 매출 1조 5000억의 7배를 넘는다. 더구나 메이오 클리닉의 치료와 서비스에 감동을 받은 환자들이 내놓는 기부금만 2600억 원에 달한다. 병원의 이 같은 발전의 중심엔 이 병원 16층에 자리한 메이오 클리닉 혁신 센터(CFI · Center For Innovation)가 있었다.》

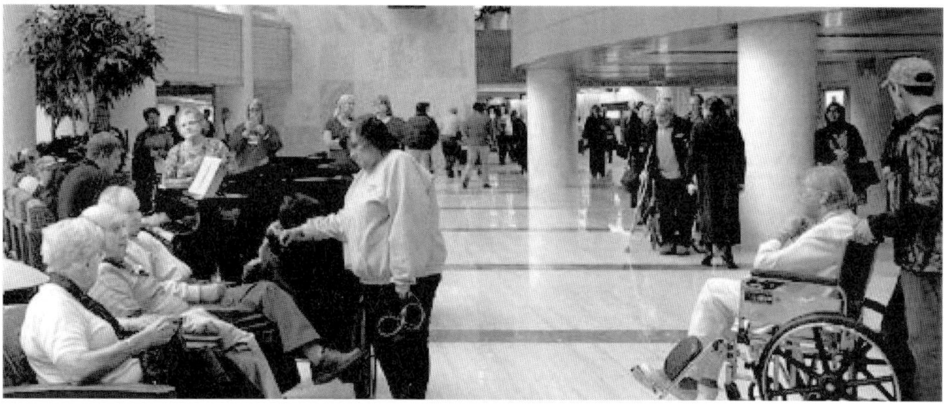

그림 3-18 미국 미네소타주 로체스터에 위치한 메이오클리닉 로비 사진

CFI는 7년 전 직원 60명을 시작으로 '환자의 안전을 중요하게, 환자가 원하고 필요로 하는 것을 중요하게 여긴다'는 사명을 갖고 병원 내에 조직한 환자 중심 혁신 부서다. 구성원은 변호사, 정보기술(IT) 전문가, 디자이너, 간호사, 대학생 등으로 이들은 각자 분야에서 협업을 통해 지금까지 환자 중심의 혁신안 270여 개를 성공적으로 마쳤다. 바버라 스터리어 행정원장은 "팀에서 혁신안을 제출하면 5만 달러의 지원 자금을 제공한다"면서 "이를 통해 아이디어가 상용화로 이어질 수 있도록 도움을 주고 있다"라고 한다. 그 결과, 의사 앞에 놓인 모니터를 360도 회전시켜 환자나 보호자들도 볼 수 있도록 진료실을 꾸몄고 당뇨병 고혈압 환자가 집이나 협력병원에서 원격진료를 받을 수 있는 진료실도 만들었다. 또 병원 로비엔 피아노를 연주하는 사람이 환자들의 신청곡을 즉석에서 받아 그 자리에서 연주해 주는 서비스도 시행하고 있다.

메이오클리닉은 한국처럼 한 명의 의사가 환자의 수술을 독단적으로 결정할 수 없다. 뇌 수술의 경우 반드시 신경외과, 신경과, 재활의학과, 운동치료사 등 치료와 관련된 각 분야의 의료진 10여 명이 모여 위원회를 통해 결정한다. 이 때문에 오진이나 구태의연한 처방이 거의 없다.

스터리어 행정원장은 "메이오는 팀워크와 협업을 최우선으로 하고 있기 때문에 개인에게 주는 인센티브가 없다"면서 "즉 5년 차 의사나 10년 차 의사나 월급은 거의 같다. 돈을 벌려면 메이오에 있지 말고 개원을 하는 것이 차라리 낫다"라고 말했다.

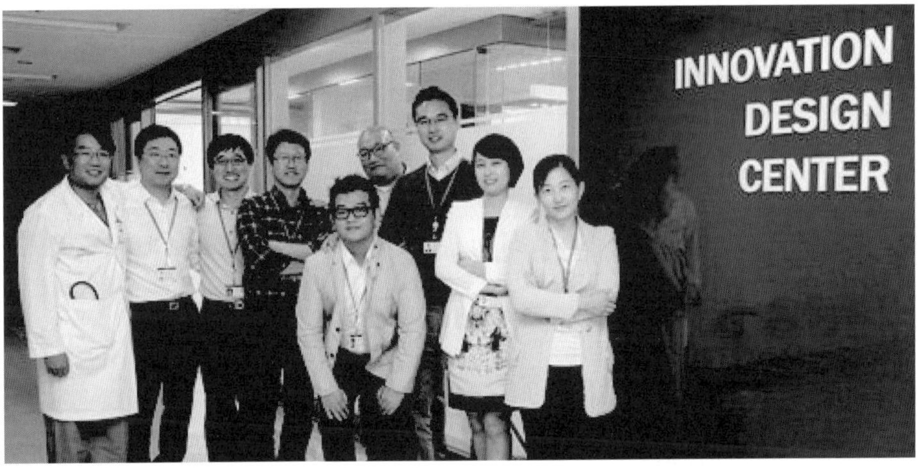

그림 3-19 메이오클리닉 혁신센터를 롤 모델로 만든 서울아산병원 이노베이션디자인센터에 근무하는 직원들

표 3-5 환자 중심 혁신팀을 운영하는 국내 대표 병원

	팀(구성 인원)	혁신을 이룬 내용
메이오클리닉	혁신센터(60명)	팀을 이뤄 환자 진료, 환자 불만 소셜네트워크서비스(SNS)로 해결, 환자 맞춤형 원격진료 등
서울아산병원	이노베이션디자인센터(10명)	수술환자 불안 감소 서비스, 퇴원 후 서비스 혁신
세브란스병원	세브란스 창의센터(5명)	앞 단추 없애고 어깨에 단추를 달아 탈의가 용이하도록 한 수술복, 주치의가 언제 오는지 알 수 있는 회진 예고제, 입원 암환자 대상 각종 검사 새벽 시행 금지
삼성서울병원	미래혁신센터(6명)	환자중심 다학제 진료 지원 등
명지병원	환자공감센터(8명)	놀이동산 같은 소아전용 응급실, 숲 속 건강보험검진센터 숲마루 개설 등

국내에서도 미국의 메이오 클리닉처럼 환자 중심 혁신 센터 시스템을 받아들여 발 빠르게 움직이는 곳이 속속 생기고 있다. 대표적인 대형병원으로는 서울아산병원, 삼성서울병원, 세브란스병원 등이다. 세브란스병원은 2013년 3월에 방사선기사, 간호사, 사무직원 등 5명으로 구성된 세브란스 창의센터를 만들었다. 1인실 편의시설 개선과 수술복 개선, 연세 암병원의 환자 중심의 진료 시스템 개발 등이 대표적 사례. 연세 암병원에서는 늦은 밤 또는 이른 새벽에 영상 촬영이나 채혈을 위해 잠을 설쳤던 환자를 위해 그 시간대엔 이러한 검사를 모두 중단하기로 했다.

서울아산병원도 2013년에 이노베이션디자인센터를 만들었다. 산업공학 · 간호 · 경영분석 등 다양한 분야의 전공자 10명이 근무 중이다. 이곳에서 수술환자 불안 감소서비스, 퇴원 후 서비스 등을 시행 중이다. 특히 병원 치료 과정 중 환자들이 가장 불안감을 느끼고 걱정하는 부분이 수술 전 대기시간이라는 사실에 주목해 기존 20 30분 수술 대기시간을 15분으로 줄였다. 또 환자를 무조건 침상에 눕혀 수술장으로 이동하는 대신 휠체어로 이동하는 방법도 적용해 환자들의 불안감을 최소화하고 있다.

삼성서울병원은 2014년 MBA, 경영학 등 다양한 경험과 배경을 가진 실무인력 6명으로 구성된 미래혁신센터를 만들어 운영 중이다. 특히 이곳에선 요즘 환자 중심 다학제 진료 지원을 위한 시스템 만들기가 한창 진행 중이다. 실제로 모아집중치료센터의 5대 선천성 기형 치료의 경우 산과, 신생아 중환자실, 소아외과, 소아흉부외과 의료진들이 한자리에 모여 아침 협진을 시행 중이다.

〈동아일보, [Health&Beauty]"환자의, 환자를 위한…" 환자 중심 혁신 새 바람, 2015〉

✚ I 높아지는 고객 불만

전문적인 지식과 경험이 요구되는 분야일수록 고객중심의 서비스에 대한 저항이 강하다. 의료시장도 마찬가지이다. 의료서비스 시장의 공급자인 의사들은 전문적 지식과 권위에 도전하려는 환자 중심적인 사고에 일반적으로 적대감을 드러낸다. 현재 의료시장에서 제공되는 의료서비스에 대한 일반 소비자들의 불만을 고객의 관점에서 보면 몇 가지로 요약할 수 있다.

첫째, 의사들은 고객인 환자들에게 제공하는 의료서비스에 대해 자세히 설명하지 않는다. 반면, 환자들은 자기가 구매하는 의료서비스에 대한 많은 정보를 기대한다. 예를 들어, 병의 원인이 무엇인지, 어떤 치료법이 가능한지, 현재 받고 있는 치료는 전체 과정의 어떤 부분에 해당하는지, 치료의 부작용은 무엇인지, 집에서 자가 치료는 어떻게 할 수 있는지, 예방법은 어떤 것이 있는지 등 환자가 원하는 정보다.

둘째, 환자들이 의료서비스를 받기 위해 대기하는 시간이 너무 길다. 특히 종합병원은 예약을 하고 정해진 시간에 가더라도 상당한 시간을 기다려야 한다. 이는 종합병원의 의료서비스에 수요가 몰리는 현상과 의료기관의 공급자 중심적인 의료서비스 전달 시스템이 맞물린 결과로 볼 수 있다. 예를 들어 환자들이 종합병원을 찾게 되면, 병원 원무과에서 의료서비스 구매를 신청한다. 이 접수증을 가지고 각 전문분과로 가서 접수한다. 검사가 필요하면 다시 병원 원무과 접수처에 신청하고, 대금을 지불한 다음 해당 검사실로 가서 접수를 한다. 원무과와 각 전문 진료 분과와 검사 서비스 분과를 오가는 동안에 시간은 흘러가고, 종결되기 까지는 많은 시간이 걸린다.

셋째, 의사들이 환자들을 의료서비스를 구매하러 온 고객으로 존대하여야 하나 함부로 대한다는 불만도 많다.

넷째, 의료기관의 전문분야 및 서비스 품질에 대한 정보가 부족하다. 환자들은 자기들의 문제를 가장 잘 처리해 줄 의료기관을 선정하는 데 어려움을 겪는다. 미국은 공공 의료기관이 지역 내의 의원들을 전문분야에 따라 분류하여 환자들에게 추천해주며, 각 의원에 대한 일반적인 평가도 알려주는 서비스를 제공해 주고 있다.

다섯째, 불필요한 과잉 진료행위가 계속되고 있다는 불만이다. 건강보험심사평가원에 따르면, 2009년 과잉진료로 환자들에게 환불된 금액이 총 72억 원에 이르는 것으로 나타났다. 특히 임신 관련 자료에서 과잉진료에 대한 민원이 많았으며(전체 처리 민원 건수의 12.6% 차지), 환불 비율도 매우 높았다.

여섯째, 의료사고 처리 절차가 투명하지 못한 데다 효과적인 재발방지 노력도 부족하다는 지적이다. 2008년 법원과 한국 소비자원, 의협 공제회 등에 각각 접수된 피해 구제 건수를 모두 합하면 모두 2079건이나 된다는 보고가 있다.

Ⅱ 고객 중심 서비스 혁신의 대안

고객중심의 서비스 혁신을 의료기관의 경영에 도입하면, 환자들의 의료기관에 대한 불만을 상당수 줄여 환자들의 병원에 대한 만족감을 높일 수 있을 것이며, 그 결과 병원의 수익성도 높일 수 있다.

고객중심 경영의 개념은 전사적으로 고객만족 목표를 달성하기 위하여 고객중심 사고가 기업 경영의 모든 측면에서 반영되는 것을 의미한다. 과거의 고객만족 경영은 주로 A/S, 보상, 환불, 보증 수리 등 판매 이후의 고객 서비스에 집중됐다. 하지만 진정한 고객만족경영은 제품개발에서부터 조달, 생산, 마케팅, 물류, 영업 그리고 마지막 A/S에 이르기까지 기업 내에서 이루어지는 모든 가치창출 활동이 고객을 중심으로 이루어질 때 달성된다. 즉, 고객의 관점에서 기업의 모든 가치창출 활동이 수행되고 이러한 활동들이 전사적으로 통합 조정되어 고객에게 높은 가치를 제공할 때 비로소 진정한 고객만족이 이루어진다. 고객중심 경영은 지금까지의 기업 중심적 경영을 고객이 중심이 되고, 고객에 의해 이끌려지는 경영(Customer-Driven Management)으로 바꾸자는 것이다.

고객중심 경영이 이루어지기 위해서는 두 가지 전제조건이 달성돼야 한다. 첫 번째 전제조건은 고객중심 조직문화의 형성이다. 조직의 구성원 모두가 고객을 만족시키고 열광시키는 것을 목표로 삼는 조직문화가 형성돼야 한다. 둘째, 종업원 만족이다. 만족하지 않는 종업원이 고객을 만족시킬 수 없듯이, 외부 고객을 만족시키기 위해서는 먼저 종업원들을 만족시켜야 한다. 경영자들은 종업원들이 자기의 첫 번째 고객이라고 생각하고 종업원들을 만족시키려고 노력해야 한다. 종업원의 불만을 파악하여 이를 해소하려고 노력해야 하며, 고객만족 실적에 따라 종업원의 보수가 결정되게끔 고객만족과 평가 및 보수체계를 연계해야 한다. 또 종업원들이 창의성을 충분히 발휘해 고객을 만족시킬 수 있게끔 권한을 일정 부분 위임해야 한다. 고객 중심적 조직 문화와 종업원 민족이 이루어져야 고객중심 경영이 이루어지고, 고객의 만족 수준도 비로소 높아지게 된다.

고객이 만족했다고 해서 고객중심 경영의 과정이 끝나는 것은 아니다. 고객중심 경영의 궁극적 목적은 조직의 목표인 경영 성과를 높이는 것이지, 고객만족이 아니기 때문이다. 고객만족 수준이 높아졌다고 해서 기업의 이익 및 매출이 자동적으로 높아지는 것도 아니다. 고객 만족을 통해 경영 성과를 높이려면 또 다른 과정 즉, 고객 유치 노력을 통해 고객의 충성도를 높이는 과정이 필요하다. 고객을 만족만 시키고 고객 유지 노력을 기울이지 않는다면 고객 중심경영의 궁극적 목표(기업의 경우 매출과 이익 증대)를 달성하는 데 실패하게 된다.

최근 고객서비스 혁신에 관한 연구들에 따르면 고객 만족이 조직 목표 달성(기업의 경우 이익 극대화)으로 연결되려면 높은 고객 충성도가 필요하다는 것이 밝혀졌다. 고객만족 수준이 아무리 높아도 고객 유지 노력을 하지 않는다면 고객의 충성도는 낮아지고, 그 결과 재구매 비율 및 제3자에게 추천하는 비율이 낮아지게 된다. 이처럼 고객 충성도를 높이고 고객을 유지하기 위한 수단으로 사용되는 것이 바로 고객관계관리(CRM:Customer Relationship Management)이다.

Ⅲ 의료기관 서비스 혁신의 9가지 원칙

고객중심 경영의 개념 및 전체 과정에 비추어 의료기관이 어떻게 고객중심 서비스 혁신을 도입할 수 있는지 살펴보기로 하자. 의료기관은 이러한 고객중심의 서비스 혁신을 통해 환자들의 의료서비스에 대한 불만을 해소하고, 만족도를 높여 궁극적으로 경영 성과를 향상시킬 수 있을 것이다.

1. 환자 중심의 조직문화 구축

먼저 의료기관의 종사자들이 환자들을 의료지식을 베푸는 대상으로 보지 말고 자기의 의료서비스를 구매하러 온 진정한 고객으로 생각해야 한다. 고객만족 서비스를 도입해 성공한 병원으로 예치과가 있다.

사례 01

예치과의 사례

예치과의 고객만족 서비스를 살펴보면 기존 의료기관 서비스와 다른 3가지 성공 요인을 찾을 수 있다. 첫째, 고객 접점 개념의 도입이다. 예치과는 진찰대기, 진료상황, 시설 환경, 병원 이미지로 나눠 총 100여 개의 세부적이고 구체적인 고객 접점을 정리했다. 고객 접점 개념의 도입은 문제를 구체적으로 인식하게 만들고, 환자 중심 시스템으로 전환하는 계기가 됐다. 둘째, 예치과는 호텔을 떠올리게 한다. 환자에게 되도록 병원 냄새를 풍기지 않으려고 노력했다. 병원도 좋은 추억의 장소가 될 수 있다는 역발상을 통해 환자를 배려하고 편안함을 주려고 노력한 것이다. 셋째, 예치과만의 독특한 코디네이터 제도를 꼽을 수 있다. 직원이 환자에게 간단한 증상을 묻고 진료실로 안내한 후 의사가 오기 전까지 신상 정보 및 의료보험증을 받는다. 코디네이터가 이 내용을 의사에게 설명해 고객이 같은 얘기를 반복하는 번거로움을 해소했다.

예치과는 국내 최초의 공동개원치과 병원이며, '환자 중심의 진료'라는 경영이념을 토대로 의료시장에 새로운 바람을 불러일으켰다. 1992년 5명의 치과의사가 공동으로 시작한 예치과는 매년 성장을 거듭해 최근 서울 강남 본원에만 20명의 의사를 포함하여 총 70여 명의 직원들이 근무하는 병원으로 성장했다.

2. 환자 중심의 서비스로 전환

고객인 환자의 관점에서 환자를 중심으로 의료서비스가 제공돼야 한다. 지금까지는 의료서비스에 대한 정보가 고객인 환자에게 충분히 제공되지 않았으며, 진료 시 겪게 되는 환자의 불편과 고통을 줄이려는 노력도 충분하지 않았다. 미국의 한 의료기관의 조사에 따르면 수술 전과 수술 후 부작용에 대한 충분한 정보를 제공받은 환자들이 그렇지 않은 환자들보다 회복기간도 빠르고, 수술의 경과도 훨씬 좋은 것으로 나타났다. 환자들이 궁금해하는 정보를 많이 제공할수록 환자들의 만족감이 높아지고, 치료 효과도 좋아져 궁극적으로는 병원 경영에 도움이 된다. 진단서나 진찰 의견서 등 환자가 보는 문서는 되도록 쉬운 용어로 정확하게 기술해 환자들이 쉽게 알아볼 수 있게 해야 한다. 의사와 환자 간에 충분한 의사소통이 되지 않으면 진정한 신뢰관계는 생겨나기 어렵고 환자들의 만족 수준도 높아질 수 없다.

3. 서비스 프로세스를 환자 중심으로 재조정

예약진료를 정례화하고 환자 중심으로 의료서비스 제공 절차를 재조정하면 환자의 불편을 상당 폭 줄일 수 있다. 예를 들어 삼성서울병원은 환자가 병원에 도착하여 진료를 받고 돌아가기까지 총 소비시간을 최소화할 수 있도록 병원 진료시스템을 구축했다. 2~3분의 진료를 받기 위해서 2~3시간을 기다렸다가 상세한 설명도 제대로 듣지 못하고 돌아가는 환자의 불편을 없애기 위해서다. 삼성서울병원은 환자가 병원에 와서 기다리는 시간을 줄이기 위해서 예약 시스템을 적절히 활용하도록 했으며, 환자가 진료 이외의 업무로 시간을 허비하지 않도록 각종 관련 서류를 발급받는 무인 업무시스템을 도입했다.

4. 고객 관점에서 공간 설계

환자가 방문하면, 바로 원하는 전문 진료 분과로 가게하고, 그곳에서 접수 및 대금 지불 등 모든 서비스를 받게 하면 대기시간을 보다 줄일 수 있다. 즉, 중앙에 집중되어 있는 의료 행정 시스템을 각 전문 분과로 분산해 고객들이 '원 스톱(One-Stop)'으로 서비스를 받을 수 있게 하는 것이다. 물론 환자들이 공통으로 사용하는 검사 서비스는 중앙에 배치해야 한다. 이렇게 하면 환자의 만족도가 높아지고, 병원 인력이 줄어들어 병원 경영에도 도움이 될 것이다. 이처럼 환자 중심으로 공간을 설계함으로써, 환자의 동선을 최소화해 만족도를 높인 삼성서울병원의 사례가 대표적이다.

5. 환자 중심의 의료서비스 패키지 개발

환자가 여러 가지 질병이 있다면 각각 관련된 전문의가 개별적으로 진료하는 것보다는 고객별로 전담 의사와 전담 간호사를 두는 것이 훨씬 효과적일 것이다. 환자들도 자신을 전담하는 의사와 간호사가 있다는 것을 알면, 보다 높은 심리적 안정을 얻을 수 있다. 간호사 실명제를 도입해 환자가 퇴원할 때까지 보살피거나 간호 간병 통합서비스 병동 운영 등이 이 경우의 좋은 사례이다.

6. 고객중심의 마케팅 강화

신규 의료기관이 계속 생겨나고 또한 기존 병원이 대폭 증설되고 있지만 환자들은 여전히 어느 병원에 가야 할지 충분한 정보를 얻지 못하고 있다. 따라서 병원 및 의원들도 과거의 소극적 권위적 자세에서 벗어나 고객을 대상으로 법이 허락하는 한도 내에서 적극적으로 광고 및 홍보활동을 벌일 필요가 있다. 허위 과장 정보가 의료소비자에게 미칠 악영향을 최소화하기 위한 규제는 있어야 하지만, 의료소비자에 대한 적정한 정보 제공, 병원 간의 경쟁을 통한 의료서비스의 질 개선, 병원 경영의 효율화에 도움이 되는 의료기관의 마케팅 활동을 막는 지나친 행정 규제는 줄여야 한다.

7. 고객 관계 관리로 충성도 강화

고객만족 활동 못지않게 만족한 고객을 유지하는 활동이 중요하며, 이는 경영 성과에 직접적 영향을 미친다. 이처럼 고객을 유지하기 위해서는, 환자의 기본적인 인적 사항을 데이터베이스화하고 지속적으로 고객 관리를 하여 고객과의 유대 관계를 장기적으로 쌓아가야 한다. 병원도 일반 기업처럼 고객관계관리(CRM) 기법을 도입해 고객과의 관계의 질을 높이고, 평생 고객화한다면 병원이나 환자 모두 '윈-윈(Win-Win)' 할 수 있다. 예를 들어 건강에 대한 소식지(뉴스레터) 정기 발송, 환자의 생일이나 결혼기념일과 같은 날에 축하 카드 발송, 24시간 건강 상담 전화, 질병에 대한 설명회 초대, 건강진단일 사전 통보 등이 고객 관계를 관리하는 방법이 될 수 있다.

8. 건강한 삶을 위한 종합 솔루션 제공

고객인 환자는 단순히 병을 고치는 것뿐 아니라 건강한 생활을 하기 위한 해결책을 원한다. 환자들의 이러한 본원적 욕구를 해결하려면 병원은 단순히 질병을 진단해 치료하는 기관에서 건강한 생활을 하기 위한 종합 솔루션(Total Solution)을 원 스톱으로 제공하는 의료센터가 돼야 한다. 즉, 질병의 진단 및 치유뿐만 아니라 질병에 대한 교육, 건강생활 및 질병에 대한 자료 및 정보 제공, 건강을 유지하기 위한 기구 판매, 건강생활을 위한 상담 서비스 및 정기적 검진 서비스 제공 등 건강한 삶을 위한 모든 솔루션을 제공해야 한다

9. 새로운 의료서비스 유통 경로 도입

의료서비스의 새로운 전달 체계로서 원격 진단 서비스의 도입도 고려할 필요가 있다. 컴퓨터의 보급과 인터넷 사용 인구가 급격하게 늘어나면서 의료서비스의 유통경로도 환자가 의료기관을 방문하는 전통적 방식에서 탈피하고 있다. 인터넷의 정보 네트워크를 통해 환자의 질병을 진단하고 치료법을 제시하는 새로운 서비스가 필요해진 것이다. 감기, 몸살, 두통과 같은 가벼운 질환은 인터넷 홈페이지에서 프로그램화된 자기 진단 및 치료 절차를 이용해 원인과 치료 방법을 찾아낼 수 있어야 한다. 또한 고객이 원하는 의사에게 메시지를 남겨 놓고 의사가 추후 질병에 관한 치료 방법을 전자 메일로 보낼 수도 있다. 최근 닥터큐브라는 의료서비스 회사가 인터넷을 활용한 영상 의료 상담 서비스를 제공한 것이 대표적인 사례이다. 이 회사는 인터넷을 이용해 고객에게 우수한 의료기관을 추천하거나 각종 의료 정보를 제공하며, 의사가 환자의 부위를 보면서 상담하는 영상 의료 상담 서비스도 제공해 주고 있다.

의료서비스를 공급하는 의사와 의료기관의 경영자가 환자를 고객으로 인식하고 고객중심의 서비스 혁신을 적극적으로 받아들인다면 고객의 의료기관에 대한 만족도는 보다 높아질 것이다. 또한 고객인 환자의 충성도를 유지하는 노력을 통해 기존 환자를 의료기관의 평생 고객으로 만들 수 있다. 이를 통해 신규 고객을 창출하고 결과적으로 의료기관의 수익성도 개선되는 선순환이 일어날 수 있다. 의료기관의 고객 중심 서비스 혁신은 의사나 의료기관의 일방적인 희생만 요구하며 환자의 이익을 추구하는 방식이 아니다. 오히려 환자와 의사 또는 의료기관 모두에 이익이 돌아가는 선택이 될 수 있다. 환자 중심의 서비스 혁신을 통해 고객은 보다 좋은 의료서비스를 제공받을 수 있고, 의료기관은 보다 많은 환자를 고객으로 만들어 높은 경영 성과를 올릴 수 있게 될 것이다. 〈서강대 경영전문대학원, 2010〉

제4장 경영혁신 기법의 활용

경영혁신 기법은 실제 경영활동, 즉 프로세스를 변화시키는 기법(사각형 안)과 경영활동이 일어나는 장(場)을 변화시키는 기법(사각형 밖)으로 나눌 수 있다. 경영활동을 다루는 기법은 다시 생산, 마케팅 등 특정 기능분야에서 활용되는 기법과 특정 제품이나 특정 시장 등 단위사업부에서 활용되는 기법, 그리고 이들 사업부를 전체적으로 조정 · 운영하고 있는 기업 전체에 적용될 수 있는 기법으로 나누어진다. 이들 기법은 다시 경영의 내용에 따라 계획, 실행, 평가로 나눌 수 있다. 경영혁신 기법들은 경영활동의 장을 변화시키는 비전경영, 변화경영, 지식경영, 학습조직, 기업 아이덴티티, 디자인 경영, 벤치마킹, 경영 컨설팅, 환경(녹색)경영과 경영 프로세스 자체를 변화시키는 기법인 전사적 품질경영, 6시그마, 균형 성과표, 환자중심 경영, 조직 문화 혁신 등으로 구분할 수 있다.

1. 비전(vision)경영 [3)]

비전이란 조직의 바람직한 미래상을 표현한 것으로서 미래에 어떠한 기업이 되고 싶은 가를 나타낸 조직구성원의 소망이다. 이러한 기업 비전은 기업에게 목표를 정해주고 기업이 그 목표에 도달하기 위한 최선의 방법을 결정하여 기업을 장기적으로 운영하는데 있어 핵심적인 역할을 한다. 뚜렷한 기업비전을 갖고 장기간에 걸쳐 지속적으로 추구하는 기업만이 목표를 달성할 수 있다. 근래 들어 비전 만들기가 더욱 각광받고 있는 이유는 환경의 불확실성이 증가되면서 분석에 치우친 태도로부터 직관이 중시되고, 안정적 환경 속에서 형성된 패러다임에 전환이 필요하게 되었기 때문이다. 성공한 기업의 경영자들이 위기를 기회로 바꿀 수 있었던 것은 확고한 비전이 있었기 때문이다. 비전이 문제를 해결해 주는 방법 그 자체는 아니나 확고한 비전을 가지고 목표를 향해 나아가는 기업은 어려움을 헤쳐 나갈 강력한 추진력을 가진다. 따라서 비전 만들기는 기업에게 있어 경영혁신의 종점이 아니라 출발점이다.

비전경영이란 기존의 현재 연장형 내지 부문별 취합형 경영방식 대신 장기적 관점에서 병원의 경영이념과 그에 기초한 병원의 미래상, 즉 비전 및 경영목표를 명확히 하고 이를 실행하기 위한 경영전략을 수립하여 바람직한 미래상을 달성해 나가는 것을 의미한다. 병원의 경영환경이 불확실할수록 환경의 변화에 병원을 내맡길 것이 아니라 추구하는 목표(비전)를 가지고 미래를 바라보며, 이를 달성하기 위한 노력을 경주함으로써 급격한 환경변화 속에서 단기적 환경변화나 단기성과에 흔들림 없는 경영이 가능하게 되기 때문에 비전경영은 대단히 중요하다. 또한 새로운 서비스의 개발, 인재양성, 병원이미지 제고, 조직개발 등의 병원경영혁신 노력은 비전과 그에 입각한 비전형 경영전략 하에 장기적 관점에서 인력과 재원을 투입하는 것이 현상분석형 경영보다 더 병원의 미래상을 실현할 가능성이 높기 때문에 중요하다. 그리고 비전경영을 통해 참여적 과정으로서의 경영이념 및 비전수립, 기업문화혁신 프로그램을 통해 조직풍토의 활성화를 도모할 수 있다는 측면에서도 중요하다. 비전경영의 체계는 새로운 경영이념의 설정에서부터 시작하여 비전설정, 그리고 이를 실현하기 위한 비전형 중장기 경영계획과 연차계획으로 구성된다. 경영이념은 병원의 전 구성원이 공유해야 할 가치로서 병원의 사회에 대한 책임, 목적, 사명, 경영자세 등을 명확하고 간결하게 표명한 것으로서 병원 내외에 일관되게 주장해 나가는 것을 의미하는데, 혁신은 새롭게 경영이념을 만들었거나 유명무실해진 경영이념에 다시 생명을 불어넣어 소생시키는 일에서 시작된다. 또한 환경이 변하여 종전의 이념이 현재나 미래상황에 어울리지 않는다면 이것을 과감히 바꾸어야 한다. 다음으로 비전경영의 요체는 비전의 확립에 있다고 볼 수 있는데, 비전은 병원이 미래에 달성하고자 하는 모습을 이미지화한 것이기에 약간 추상적인 모습을 띄게 되며, 이에 따라 이를 계량적 목표로 구체화할 필요성이 있다. 비전경영에 있어 가장 중요한 것은 비전수립에 대다수의 직원이 어떤 형태로든 참여해서 환경변화와 자기 병원 사이의 괴리를 깨닫고 이를 기초로 경영혁신의 필요성을 강하게 인식함으로써 비전수립 그 자체를 경영혁신의 출발점으로 삼아야 한다는 점이다. 이를 위해서는 최고 경영자의 총체적 리더십이 요구되는데, 이는 병원의 구성원을 단순하게 통제하고 지시하는 것이 아니라 병원 구성원 어느 누구에 의해서도 리더십의 정당성에 대해 일말의 의심도 받지 않는 상태를 의미한다. 여기서 중요한 것은 최고 경영자가 제시하는 비전이 병원구성원들의 미래에 꿈을 제공하는 것이어야 한다는 점이다. 즉 조직목표와 개인목표가 조화를 이루어야 한다. 예를 들어 병원의 비전이 성장을 거듭하여 미래에 대형병원으로 발전하는 것이라면, 병원의 구성원으로 하여금 그 같은 비전이 자기의 미래와 연관성(예컨대 승진, 급여인상, 복지제도 확대 등)을 가질 수 있게끔 해야 한다는 이야기이다.

1.1 비전 만들기

비전이란 곧 '꿈'이다. 개개인이 미래에 대한 꿈을 설계하는 것과 마찬가지로 병원에게도 미래에 대한 꿈이 필요하다. 이제까지 잘 해왔고 앞으로도 어디로 가야 하는지 잘 알고 있는 병원은 새로운 비전이 필요 없을지도 모른다. 환경변화에 따라 미래에 대한 불확실성이 증가하고 있는 오늘날, 미래를 향해 자신 있게 나아갈 수 있는 병원은 별로 없다. Naibers(1994)는 기업 구성원들이 자신감을 잃거나, 안일한 태도를 가지거나, 핵심적인 일보다는 주변적인 일에 대해 견해차가 생기고 서로 갈등과 충돌이 생기게 된다면 이는 새로운 비전이 필요한 시기가 되었다는 신호라고 주장한다.

비전을 제시하는 것은 집단을 이끌어 가는 리더의 첫 번째 과업이다. 병원을 이끌어가는 최고경영자 역시 구성원들에게 병원의 미래의 모습을 제시함으로써 꿈과 희망을 공유할 수 있도록 노력해야 한다. 링컨, 케네디등의 정치지도자나 GE의 잭 웰치, 버거킹의 제프캠벨, 월풀의 젝 스파크스 등 확고한 비전을 가지고 위기를 극복하고 위협을 기회로 바꾼 경영자들은 조직의 강력한 비전을 개발하고 유지함으로써 강한 리더십을 발휘할 수 있었다. 그들은 모두 비전이란 등대처럼 길잡이 역할을 하며, 조직의 추진력이 된다는 것을 깨달았던 것이다. 기업이 잘되고 있을 때보다도 위기상황에서 원대한 비전을 가진 리더에 의해 위기를 모면할 뿐만 아니라 커다란 성공을 거두고 앞서 나가게 된 사례는 도처에 있다. 성공한 기업의 리더들이 위기를 오히려 기회로 바꾸는 힘은 확고한 비전에서 비롯된다. 비전이 문제를 해결해주는 것은 아니지만 확고한 비전을 가지고 목표를 향해 나아가는 기업이나 병원은 어려움을 헤쳐 나갈 강력한 추진력을 가지게 된다. 이처럼 비전은 오래 전부터 다양한 분야에서 필요성이 인식되어 왔다. 그런데 비전이 본격적으로 기업의 경영혁신에 적용된 것은 1980년대 중반 일본기업에서 부터 비롯되었다. 일본기업들은 제2차 세계대전의 패전 잿더미 속에서부터 '유럽과 미국을 따라잡자' 는 다짐아래 1973년의 오일쇼크까지는 빠른 설비투자, 기술도입 등으로 비약적인 발전을 이루었다. 그러나 두 차례에 걸친 오일쇼크 이후, 만들어도 팔리지 않는 저성장, 축소균형의 시대에 직면한 일본기업들은 마케팅이나 영업기능을 중시하고 관리 및 업무효율을 높이기 위한 각종 기법들을 도입했다. 그러나 1980년대에 접어들면서 일본기업들은 이러한 기법들만으로는 발전의 한계를 느끼게 되었다. 더구나 '유럽과 미국을 따라잡자'는 목표를 이미 이루어버린 상황에서는 자신이 타국의 목표가 될 수밖에 없었다. 게다가 1985년 플라자(Plaza)합의에 의한 엔고의 충격과 국제화의 물결은 지금까지 사용해왔던 '모방을 통한 효율적 경영'이라는 형태를 '가치 창조형 경영'으로 바꾸는 근본적인 전환점을 마련해 주었다. 1980년 이후 일본기업들은 비전이나 전략이라는 말을 빈번하게 사용하기 시작했으며, 이를 수단으로 하여 스스로 장래 모습을 구상해 나갔다. 이 시기 생명공학, 신소재, 전자공학의 3대 기술혁신 분야를 중심으로 거대한 시장이 형성되어 '신 산업혁명'이라는 단어와 함께, 일본기업들은 이들 분야에 활발하게 진출하기 시작했다. 그런데 이들 산업은 기존 산업에 비해 환경변화가 급속하고 예측하기가 어려웠기 때문에 신규 사업 전략을 연구해나가는 과정에서 "우리 회사의 미래모습이 어떻게 될까?" "우리 회사의 장래 사업영역이 어떻게 될 것인가?"하는 논의가 자연스럽게 시작되었다. 이에 따라서 기업들 사이에서 비전, 장기경영전략, 사업영역이란 말이 일반화 되었다(Sioyamici,1994).

미국에서도 세계경제의 주도권 상실과 산업경쟁력 약화에 대한 원인을 비전의 결여에서 찾고 있다. 수많은 미국기업들은 단기적인 이윤극대화에만 신경을 쓰는 경영자의 손에 맡겨져 있을 뿐 회사 장래에 대한 비전을 가진 리더가 없기 때문에 과감한 경영혁신과 장기적 투자가 불가능했다고 그 원인을 설명하고 있다. 오늘날 기업이나 병원의 환경은 과학기술이 발달함에 따라 생활양식 자체가 과거와는 전혀 다른 양상을 보임에 따라, 기업이나 병원이 다양한 소비자의 욕구에 적절하게 대응하기가 날로 어려워지고 있다. 또한 세계 어느 기업이든 개방화, 세계화라는 거대한 물결을 거역할 수 없으며, 병원 또한 마찬가지다. 전 세계 모든 기업이나 병원들이 경쟁자로 등장하고 전 세계 모든 소비자나 환자가 고객이 되고 있다. 환경이 급변하고 전통적인 사업의 개념과 전혀 다른 새로운 사업들이 등장하고 있다. 과거에는 산업의 구별이 뚜렷했으나 지금은 점차 영역이 모호해지고 서로 통합되는 경향이 나타나고 있다. 어느 누구도 현재 무엇을 하고 있는지를 확인하고 앞으로 무엇을 할 것인가를 결정하지 않고는 사업에 성공할 수 없다. 이러한 상황에서 비전 만들기의 중요성은 더욱 커지고 있다. 병원의 비전이란 조직의 바람직한 미래상을 표현한 것으로서, 미래에 어떤 병원이 되고 싶은 가를 나타낸 조직구성원의 소망이다. 이러한 병원비전은 병원에게 목표를 정해주고 장기적으로 운영할 방향타의 역할을 한다. 비전은 현실성 있고 믿을만하며 매력적인 조직의 미래상으로서 조직이 도달해야하는 종착지이며, 현재보다 더욱 발전된 성공적이고 바람직한 미래를 자세하게 기술해 놓은 것이다. 또한 비전은 새로운 병원이념을 기초로 '마땅히 있어야 할 모습과 거기에 도달하는 시나리오'를 그린 것이다. 그리고 미래에 병원이 달성하고자 하는 모습을 이미지화하여 앞으로 우리 병원은 어떤 모습이어야 하고 이를 위해서는 어떻게 해야 할 것인가에 대한 병원구성원의 공감대이다. 비전은 병원의 현재와 미래를 연결시켜주는 고리로서 병원이 추구해야할 가치가 무엇인지를 제시해줄 뿐만 아니라 이를 통해 병원구성원들에게 활력을 불어 넣고 담당한 업무에 의미를 부여하는 역할을 한다.

선도병원이 새로운 길을 만들어 나가기 위해서 경영자는 '창조를 통한 혁신'을 일으켜야 한다. 하버드경영대학원의 아마빌(Amabile)교수의 정의에 의하면 '창조성'이란 새로운 아이디어를 활용하여 새로운 가치를 만들어 내는 것이며, '혁신'은 새로운 아이디어를 활용하여 새로운 가치를 만들어내는 작업이다. 즉 창조성이 하나의 투입요소(input)로서의 아이디어라면 혁신은 그 아이디어의 실행에 의한 결과물(output)에 해당한다. 그런데, 여기서 중요한 것은 창조성이 결여된 혁신의 추구는 '개선'에 머물 가능성이 높다는 것이다. 기존 경쟁의 틀 속에서 같은 고객을 대상으로 조금 나은 좀 더 저렴한 또는 좀 더 편리한 상품 및 서비스를 추구하면 그 활동의 결과는 '개선'일뿐이라는 것이다. 조직이 이러한 개선만을 이룬다면 조직의 상황은 점진적인 변화, 즉 오늘 같은 내일만 있을 뿐이다. 그러나 '창조적' 역량을 활용하는 조직은 기존 경쟁의 틀을 뛰어 넘는다. 자신에게 유리한 새로운 경쟁의 룰을 만들 수 있는 '혁신'을 가져올 수 있게 된다. 창조성의 결과로 새로운 아이디어가 나타나고 이를 효과적으로 활용하여 구체적인 성과로 만드는 작업이 혁신이다. 즉, 창조는 혁신을 일으키는 모태이고 창조 없이는 혁신도 없다(AT커니, 매일경제 Creative Team 2005). 창조적 혁신을 위해서 경영자는 구성원이 한마음 한뜻으로 똘똘 뭉쳐 따라올 수 있도록 간결하면서도 그 의미가 명료한 개념을 사용하는데 비전은 이런 창조적 혁신을 구체적으로 표현한 것이다.

비전은 조직의 창설단계 뿐만 아니라 조직의 전체 라이프사이클을 통해서 중요한 역할을 담당한다. 거센 변화의 물결 속에서 방향을 상실한 기업들은 새로운 비전 만들기가 꼭 필요하다. 비전 만들기는 근본적인 변화가 요구되거나 변화가 진행 중인 조직에서 모든 구성원을 일깨우고 조직의 방향을 재설정 하거나 완전히 새롭게 변신할 수 있도록 하는데 꼭 필요한 경영혁신이다. 경영혁신은 과거 목표나 방법을 버리고 비전으로부터 새로운 목표를 설정하여 이를 새로운 방법으로 실현하는 과정이며, 비전 만들기의 최대 목적은 경영혁신을 창출해내는데 있다.

그렇다면 비전은 어떠한 속성을 가져야 하는가? 첫째, 비전은 장기적인 관점에서 조직구성원들에게 미래의 이상향과 꿈을 제시해야 한다. 이때 비전은 조직이 아무리 노력해도 도달할 수 없는 환상도 아닐뿐더러 미래에 대한 완벽한 예언도 아니다. 비전에 담긴 미래는 현재 존재하지 않고 불확실하지만 믿음을 가지고 추구하면 언젠가 도달할 수 있는 가능성의 세계이다. 또한 비전은 현재의 연장선상에서 바라본 예상되는 미래가 아니라 경영층과 온 구성원들의 꿈과 의지가 담긴 원하는 미래인 것이다. 경영자가 가진 꿈은 빛나는 눈동자와 용솟음치는 정열을 통해 구성원의 가슴에 불을 붙이고 손발을 녹여 그들을 긴장시키고 흥분시킨다. 둘째, 비전은 사물이나 현상의 본질을 꿰뚫어 보는 통찰력을 필요로 한다. 경쟁병원의 비전을 단순히 모방한다고 해서 성공적인 비전이 되는 것은 아니다. 또한 비전은 당장 눈에 보이는 전략, 전술에 급급해서는 안 된다. 나무보다는 숲, 부분보다는 전체, 눈에 보이는 것보다는 눈에 보이지 않는, 근본적인 게임의 규칙 혹은 경쟁의 규칙을 파악해야 한다. 이를 위해서 비전은 게임의 규칙에 대한 이해와 핵심경쟁요인의 파악이 필수적이며 나아가서 기존의 규칙을 따르는 것보다는 새로운 게임의 규칙을 창조하는 것이 중요하다. 셋째, 조직의 비전은 꿈과 통찰력만으로 현실화되지 않는다. 개인의 비전은 개인의 의지만으로 실현될 수 있지만 조직에서는 모든 구성원 간에 비전에 대한 공감대가 형성되어야 하기 때문이다. 따라서 비전이 되기 위한 마지막 속성은 조직구성원의 공감대이다. 즉 최고경영자가 가진 미래에 대한 꿈과 본질을 파악하는 통찰력은 모든 조직구성원들에게 전파되고 그들과 공유될 때 개인차원에서 집단차원으로 승화되면서 비로소 하나의 비전으로 완성되는 것이다.

1.2 비전의 좋은 점

조직의 비전이 가져다주는 네 가지 좋은 점을 보면 다음과 같다.

첫째, 비전이 있으면 좀처럼 볼 수 없는 노력을 기울이게 된다.

둘째, 비전이 있으면 전략적, 전술적 결정을 내릴 수 있는 상황을 스스로 만들어 나간다.

셋째, 비전을 공유하면 직원이 서로 단결하고 팀워크를 이루며 한 가족처럼 지낸다.

넷째, 비전이 있으면 소수의 핵심인물에만 의존했던 조직을 많은 사람이 참여할 수 있는 조직으로 성장, 발전시킬 수 있다(짐 콜린스, 2006).

1.3 콜린스-포라스의 비전 기본틀

비전이 위대한 기업이나 병원으로 성장하는데 없어서는 안 될 중요한 요소인 점은 분명하다. 그런데 비전이란 단어에는 온갖 종류의 이미지가 있다. 비전하면 뛰어난 성취물로 보는 사람, 사람들을 하나로 묶는 저변에 깔린 가치와 믿음으로 보는 사람, 사람들을 활기차게 만드는 대담하고 기운을 북돋우는 목표로 보는 사람, 영원무궁토록 기업의 존재이유가 될 중요한 것으로 여기는 사람, 사람들로 하여금 최선을 다하게 만드는 소중한 것으로 여기는 사람 등 다수의 CEO를 포함한 많은 사람들이 정확하게 무엇이 비전인지 모르겠다면서, 사명, 목적, 가치, 전략적 의도라는 말은 무수히 들어봤지만 그것을 하나로 묶어 기업의 일관된 비전을 세울 방법을 모르겠다는 것이다. 최고경영자는 대부분 핵심가치와 믿음은 쉽게 이해했다. 그러나 목적과 사명의 차이를 정확하게 모르는 경우가 많았다. 목적과 사명의 차이를 쉽게 이해하려면 산 너머에 있는 별을 따라간다고 가정해보라. 목적은 항상 지평선에 있어 결코 도달할 수 없지만 여러분을 앞으로 나아가게 하

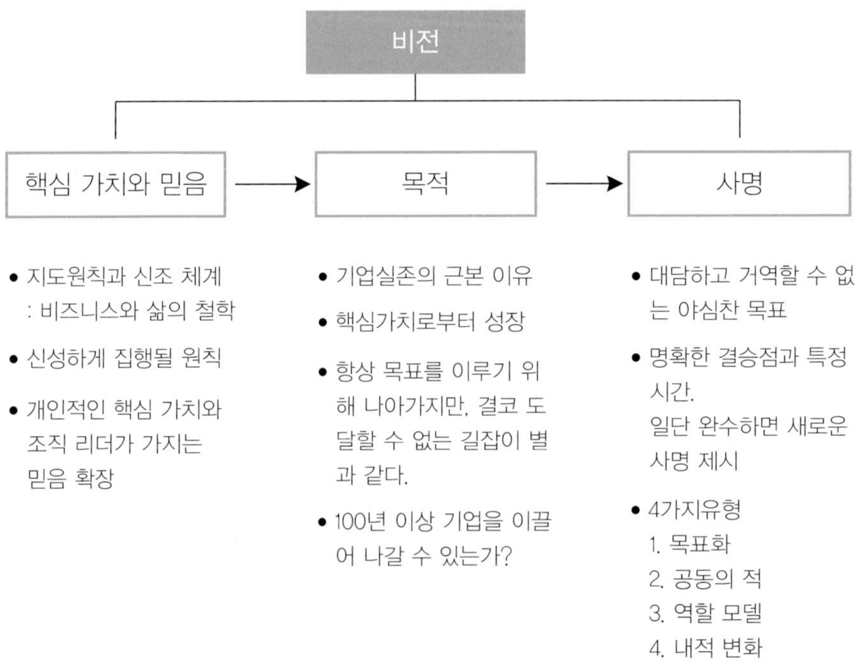

그림 4-1 콜린스-포라스 비전 기본틀

는 별과 같다. 이와 달리 사명은 언제든지 올라갈 수 있는 산이다. 에너지를 집중하면서 특정한 산에 오른다. 하지만 정상에 올라가면 또다시 별(목적)이 보이고, 그러면 올라갈 다른 산(사명)을 찾는다. 이런 식으로 당신의 핵심가치와 믿음을 지켜나가는 것이다. 스탠포드대학의 연구와 '기업의 비전과 비전 있는 기업'자료에 따르면 뛰어난 비전은 [그림 4-1]과 같이 구성되어 있다.

1.3.1 비전의 요소 1 : 핵심가치와 믿음(Core Values and Beliefs)

핵심가치와 믿음은 비전의 출발점으로 병원의 결정을 비롯하여 정책, 행동 등 병원발전의 모든 단계에 걸쳐 있는 에테르와 같다. 이를 '길잡이로서의 철학'으로 여기는 기업이나 병원들도 있다. 핵심가치와 믿음은 사업과 생활에서 무엇이 중요한지에 대한 가르침, 비즈니스를 하는 방법, 인간에 대한 비즈니스적인 견해, 비즈니스의 사회적 역할, 세상을 움직이는 방법, 위반해서는 안 되는 것 등 동기를 부여하는 원칙들과 신조체계를 형성한다. 이렇게 볼 때 핵심가치와 믿음은 누구나 가질 수 있는 '삶의 철학', 유기체의 '유전자 코드'와 비슷하다. 겉으로 드러나지는 않지만 항상 힘을 지닌다. 핵심가치란 조직의 근본적이고 영원한 신념으로, 재무상의 이익이나 근시안적인 기대치와 혼동되어서는 안 된다. IBM의 전 CEO였던 토머스 윗슨 2세는 1963년 그의 저서『사업과 신념』에서 그가 '신념'이라고 말한 핵심가치의 역할에 대하여 다음과 같이 밝히고 있다.

"기업의 성패는 기업이 직원들의 재능과 열의를 얼마나 잘 이끌어 내느냐에 달려있다고 나는 믿는다. 무엇으로 많은 사람에게서 공감대를 얻어낼 수 있는가? 그리고 오랜 세월에 걸쳐 일어나고 또 일어날 수많은 변화 속에서 이 공감대와 방향감각을 어떻게 지켜나갈 것인가? 그 힘은 이른바 신념이라는 것에 있고, 또한 그 신념이 직원들에게 얼마만큼의 설득력을 지니고 있느냐가 중요하다. 어떤 조직이라도 살아남고 성공하기 위해서는 그 조직의 정책이나 활동에 항상 어떤 신념이 전제되어야 한다는 확고한 믿음을 나는 가지고 있다. 기업의 성공에 있어서 가장 중요한 요소를 든다면 신념에 대한 집착이다. 신념은 반드시 방침의 수립, 시행, 목적보다 앞에 있어야 한다. 방침의 어느 단계에서라도 기본적인 신념을 거스를 가능성이 있다면 반드시 그것을 바꾸어야 한다."

거의 모든 경우에 핵심가치는 확실한 지침을 제시하는 단순한 한 마디로 요약될 수 있다. 월마트의 핵심가치를 이끌어낸 샘 월턴의 경우를 보자.

"고객 제일주의 … 만일 당신이 고객에게 봉사하고 있지 않거나 그 일을 하는 사람들을 도와주고 있지 않다면 우리는 당신을 필요로 하지 않습니다."

P&G의 품질 제일주의와 정직한 기업이라는 간단명료한 핵심가치를 만든 제임스 갬블은 "만약 당신이 함량 미달의 제품을 만든다면 비록 돌을 깨는 일이라도 정직하게 일하는 곳으로 가십시오."라고 말했다. 위에서 보는바와 같이 핵심가치는 여러 가지로 표현할 수 있지만, 항상 간단명료하고 직설적이고 강한 힘을 가지고 있다(짐콜린스, 2002).

사례 01 비전기업의 핵심이념

핵심이념 = 핵심가치 + 목적

핵심가치 : 조직의 필수적이고 영속적인 신념. 특수한 문화나 운영 지침과 혼동되어서는 안 되며, 경제적 이익이나 근시안적인 기대치와도 타협해서는 안 됨

목　　적 : 단순한 이윤추구를 떠나 기업이 나아갈 길을 제시하는 근본적인 존재이유. 특정 목표나 경영전략과 혼동되어서는 안 됨

3M
- 혁신 : 새로운 제품 아이디어를 죽이지 마라
- 완벽한 정직성
- 개인의 창의성과 개인적 성장 존중
- 선의의 실수에 대한 관대함
- 제품의 품질과 신뢰성
- 문제 해결이 본질적 업무

아메리칸 익스프레스
- 최선의 고객 서비스
- 세계적인 서비스 신뢰도
- 개인의 창의성 장려

보잉
- 항공업계의 선두주자 : 개척자가 되자

- 도전과 위험에 대처
- 제품의 품질과 안전
- 도덕성과 윤리성
- 항공업의 세계와 늘 함께한다

시티 코프

- 확장주의 – 기업 규모, 서비스, 지역이라는 면에서
- 1등주의 – 최고 · 최대의 혁신성, 수익성
- 자율과 기업가 정신(분권화를 통하여)
- 능력주의
- 자기 확신 및 공격주의

포드

- 종업원이 기업 경쟁력의 원천
- 노력의 최종 결과로서의 제품
- 성공의 척도이자 필요한 수단으로서의 수익
- 정직성과 도덕성

GE

- 기술과 혁신을 통한 삶의 개선
- 고객, 종업원, 사회, 주주에 대한 책임 사이의 균형유지(순위 없음)
- 개인의 책임과 기회
- 정직성과 도덕성

HP

- 사업 분야에 기술적 공헌을 하는 회사
- 회사의 성공에 대한 몫을 나누는 것을 포함한 종업원에 대한 존경과 기회의 부여
- 자기가 속한 사회에의 공헌 및 책임
- 고객이 이용 가능한 품질
- 이익과 성장은 기업 가치 및 책임을 실현하기 위한 수단

IBM

- 종업원에 대한 관심
- 고객 만족을 위한 시간 할애
- 일을 끝까지 바르게 수행—맡은 업무에 대해 완벽추구

존슨&존슨

- 회사는 고통과 질병을 경감시키기 위해 존재한다
- 책임에 있어 우선순위 : 첫째 고객, 둘째 종업원, 셋째 사회, 넷째 주주

- 능력에 따른 개인별 기회와 보상
- 분권화 = 창조성 = 생산성

메리어트
- 정감 어린 서비스와 최고의 가치 추구 : 집을 떠난 이들에게 정감을 느낄 수 있게 해주며 호텔로부터 환영받는 느낌을 주도록 한다
- 사람이 최고다 = 잘 대접한 후 보답을 기대하는 것이 순리
- 열심히 일하고 재미를 느껴라
- 지속적인 자기 개발
- 역경의 극복

모토롤라
- 회사는 적정한 가격에 최상의 품질을 지닌 제품과 서비스를 공급하여 사회에 명예롭게 봉사하기 위해 존재한다.
- 지속적인 자기 혁신
- 잠재적인 창의성 개발
- 아이디어, 품질, 고객 만족 등 모든 회사 업무의 지속적 개선
- 모든 종업원을 인격체로서 품위 있게 대우
- 사업의 모든 면에 있어서 정직성, 도덕성, 윤리성 발휘

노드스트롬
- 고객 서비스가 최우선
- 근면과 생산성
- 현실 만족이 아닌 지속적인 개선
- 초일류로서의 명성, 무언가 특별한 부분이 있다.

필립 모리스
- 개인의 선택의 자유 흡연, 원하는 물건을 마음대로 사는 것은 지켜야 한다.
- 승리–경쟁 기업을 이기면서 최고를 추구
- 개인의 창의성 장려

소니
- 소비자에게 이익을 주는 기술 혁신, 응용, 진보를 통해 진정한 기쁨을 찾는다
- 일본 문화와 국가 지위의 격상을 위해 노력
- 추종이 아닌 불가능에 도전하는 개척자 정신
- 개인의 능력과 창의성을 존중하고 장려

※ 이 사례는 비전기업들이 역사적으로 일관되게 가지고 있었던 이념을 나타내고 있다. 각 회사들의 가장 최근의 가치, 사명, 비전 또는 사훈을 단순히 옮기거나 한 가지 자료를 참고하지 않았다. 역대 최고 경영자를 통해 일관성 있게 보이는 이념들을 담았다.

※ 출처 : 짐콜린스 · 제리포라스 지음 「성공하는 기업들의 8가지 습관」 p.103~p.106에서 발췌하였음

사례 02 기업의 핵심가치와 믿음

▲ 포스코의 핵심가치

- 고객지향 : 고객과 함께 성공한다.
- 도전추구 : 불가능을 현실로 바꾼다.
- 인간존중 : 기업 활동의 기본이다.
- 윤리준수 : 기본과 원칙에 충실하자.
- 실행중시 : 목표를 정하면 반드시 이룬다.

▲ 존슨 앤 존슨의 신조

우리는 무엇보다 고객을 위해 일합니다. 그리고 직원을 위해, 경영을 위해, 건전한 기업이 되기 위해 사회를 염두에 두고 최선을 다합니다. 마지막으로 건전한 수익을 올리기 위해 노력합니다. 그래서 주주들은 원칙에 따라 경영해야만 적절한 수익을 실현할 수 있다는 생각으로 최선을 다합니다. 우리는 신의 가호 아래 최고의 능력을 발휘하기 위해 맡은 바 책임을 충실하게 이행 할 것을 굳게 약속합니다.

– 1943년.R.W존슨이 기초를 잡은 존슨 앤 존슨의 신조에서 발췌

▲ 휴렛패커드의 핵심가치와 믿음

데이브 패커드는 "다른 사람이 당신에게 해 주었으면 하는 대로 다른 사람에게 해 줘라"하는 것이 HP의 방식이며 그것이 전부라고 말했다. 그리고 빌 휴렛은 "HP는 기본적으로 개인을 존중합니다. 기회를 주면 그는 당신이 생각하는 것 이상으로 더 많은 일을 할 것입니다. 자유를 주십시오. 직원뿐 아니라 고객과 일까지도 존중 하십시오"라고 말했다.

– 빌 휴렛, 그리고 데이브 팩커드와의 인터뷰에서

▲ 머크의 핵심가치와 믿음

우리는 무엇보다도 고객을 위해 봉사하는 능력을 높이 평가하는 한편, 윤리와 성실을 최고 덕목으로 여깁니다. 우리는 고객, 직원, 사회를 최우선으로 여깁니다. 우리는 고객, 공급업체, 정부, 일반 대중에게 최선을 다하고 있을 뿐 아니라 과학이 인류의 요구에 부응할 수 있도록 연구에 전념하고 있습니다. 미래가 직원의 지식, 상상력, 기술, 팀워크, 충성에 달려있다는 판단 아래 우리는 이 같은 특질을 무엇보다 중요하게 여깁니다. 물론 우리는 수익을 기대하되 인류에게 이바지하는 활동을 통해서 수익을 창출하고자 합니다.

– 머크의 "기업목적 문서"에서 발췌

사례 03 국내외 대학병원의 핵심가치

▲ 미시간대학교 부속병원 의료의 질에 대한 가치

미시간대학교 부속병원은 대학 본연의 목적인 교육과 연구 그리고 봉사를 하기 위하여 존재한다. 이러한 사명은 조직의 가장 중요한 자원인 인적자원과 그들의 지식에 의해 달성된다. 의료의 총체적 질 향상을 지속적으로 추구하기 위하여 다음과 같은 가치들을 설정한다.

- 존경 : 우리는 구성원 각자와 우리가 봉사하고 있는 사람들, 그리고 조직의 중요성과 가치, 질, 다양성의 중요성을 인식한다.
- 자비 : 우리는 타인을 돌볼 것이며 그들의 감정을 존중한다.
- 성실 : 우리는 정직하고 솔직할 것이며 최상의 윤리규범을 준수한다.
- 능률 : 우리는 사회의 기대에 부합하고 우리의 자원을 소중하게 다룰 책임을 다한다.
- 수월성 : 우리는 하고 있는 모든 일에서 최고가 되기 위하여 함께 노력한다.

– 미시간대학교부속병원

▲ NKC병원 가치

- 모든 개인에 대한 존경
- 양질의 의료서비스 제공
- 수월성의 지속적 추구

– NKC병원

▲ 건국대학교병원 핵심가치

- 진료 중심 : 우리는 최신의료기술과 첨단장비를 활용한 수준 높은 진료로 21세기 의료허브를 지향한다.
- 환자 중심 : 우리는 환자중심의 맞춤진료를 실현하여 질 높은 의료서비스를 제공한다.
- 교육연구 중심 : 우리는 진취적이고 도전적인 탐구정신으로 21세기 의료선진화를 주도할 핵심인재를 양성한다.
- 직장문화, 화합 : 우리는 상호 신뢰하고 화합하는 조직문화를 구축하여 구성원 모두가 긍지를 갖는 병원을 만든다.
- 변화와 미래 : 우리는 학습조직을 통한 끊임없는 자기계발로 변화를 선도하여 건국 르네상스 실현의 주역이 된다.

– 건국대학교 병원 홈페이지

▲ 고려대학교의료원 핵심가치

- 창조적 연구 : 우리는 창조적인 연구 활동을 수행함으로써 세계적인 생명과학 연구기관이 된다.
- 고품격 진료 : 우리는 국민으로서 신뢰받는 고품격 진료를 추구한다.
- 핵심인재 양성 : 우리는 21세기 의료 환경이 요구하고 있는 전인적 핵심인재를 양성한다.
- 행복 경영 : 우리는 전 교직원이 무한한 자긍심과 성취감으로 하나되어 고려대학교의료원

의 행복경영을 추구한다.
- 나눔과 봉사 : 우리는 국내 · 외의 소외되고 고통 받는 이를 위한 나눔과 봉사의 의료기관이 된다.

– 고려대학교의료원 홈페이지

▲ 서울대학교병원 핵심가치
- 고객중심 : 서울대학교병원의 고객은 우리의 존재 이유이며 고객이 항상 신뢰할 수 있는 서비스를 제공한다.
- 인재존중 : 비전달성과 자기 개발에 최선을 다하는 인재들이 즐겁게 일할 수 있는 터전을 만든다.
- 혁신추구 : 기존 관행에 안주하지 않고 창조적인 열정을 발휘하여 새로운 지식과 가치를 창조한다.
- 사회공헌 : 사회의 기대에 대한 책임감을 가지고, 최상의 의료서비스와 다양한 봉사활동으로 인류에 헌신한다.
- 상호협력 : 서로 존중하는 마음으로 협력하며, 유관기관과도 상생하는 협력관계를 구축한다.

– 서울대학교병원 홈페이지

▲ 아주대학교 의료원 핵심가치
- 헌신 : 우리는 교육, 연구, 진료, 사회봉사의 모든 영역에서 최선을 다해 왔습니다. 각자의 위치에서 모든 이들의 건강한 삶과 행복의 증진을 위해 노력해 왔습니다. 우리의 헌신은 단순히 우리 의료원을 찾는 이에 국한되는 것이 아니며, 지역사회의 발전에 공헌하고 의학 발전에 기여할 것이라고 자부합니다. 헌신은 우리 모두의 마음입니다.
- 윤리성 : 우리 의료원의 모든 활동의 바탕에는 '윤리성'이 있습니다. 윤리성은 진료서비스뿐만 아니라 교육, 연구, 모든 분야에서 기본적으로 확보되어야할 가치임을 우리는 알고 있으며, 그 일환으로 우리는 의과대학의 인성교육을 비롯하여 많은 노력을 기울여왔습니다. 이는 또한 의료원이 공정하고 투명하게 경영됨을 의미하기도 합니다. 윤리성은 우리가 지켜나가야할 우리의 자랑입니다.
- 창의적 역동성 : 우리 의료원은 짧은 역사에도 불구하고, 젊은 정신으로 역동적으로 변화하며, 창의적 자세로 목표를 향해 도전하며 발전하여 왔습니다. 우리가 항상 변화하고 도전해야 하는 것은 아니지만 변화나 도전이 필요하다면 이를 두려워하지 않습니다. 창의적 역동성은 우리의 원동력입니다.
- 고객 중심 : 우리 의료원은 환자의 입장에서 생각하고 환자 중심의 의료서비스를 제공하고자 노력하여 왔습니다. 고객중심의 사고는 우리의 행동규범입니다.
- 공동체 속의 다양성 : 우리 의료원은 다양한 직종의 전문성을 존중하며, 이러한 전문적 다양성이 충분히 계발되고 발휘될 수 있도록 노력하여 왔습니다. 우리의 다양성은 '서로 다름'에 그치지 않고 공동체의 틀 안에서 상호 신뢰를 바탕으로 서로 협동해 나아감을 의미합니다.

• 탁월성 : 우리는 그간 교육, 연구, 진료, 사회봉사 등 모든 분야에서, 선도적 지위를 추구함으로써 괄목할만한 업적을 이루었습니다. 탁월성은 의료원 전체 차원의 업적뿐만이 아니라 구성원 개개인의 전문가적 소양과 우수성을 의미합니다. 탁월성은 우리가 지향해야 할 곳을 알려줍니다.

– 아주대학교의료원 홈페이지

▲ 영남대학교의료원 핵심가치

• 고객 만족 : 우리는 고객의 건강한 삶을 위해 존재하므로 항상 고객의 입장에 서서 고객에게 최선을 다하는 전문가가 된다.
• 주인의식 : 우리는 주인의식을 가지고 개인과 의료원의 발전을 위해 최선을 다한다.
• 신뢰와 화합 : 우리는 서로를 배려하여 신뢰하는 공동체 문화를 만든다.
• 변화와 혁신 : 우리는 전문화된 지식을 바탕으로 지속적인 변화와 혁신을 실천한다.

– 영남대학교의료원 홈페이지

▲ 인하대병원 핵심가치

• 환자 중심 : 우리는 환자 누구에게나 최상의 진료와 서비스를 통해 환자만족을 최우선 가치로 한다.
• 혁신과 화합 : 우리는 끊임없는 개선과 인간존중의 상호간 화합을 최우선 가치로 한다.
• 신뢰와 책임 : 우리는 생명존중과 주인의식을 가지고 누구에게나 신뢰받고 책임을 다하는 것을 최우선 가치로 한다.

– 인하대 병원홈페이지

▲ 전북대학교병원 핵심가치

• 진료/서비스 : 성실한 태도로 양질의 서비스를 제공하는 다시 찾고 싶은 병원
• 교육/연구 : 끊임없는 연구와 체계적인 교육으로 인재육성에 최선을 다하는 병원
• 경영 : 합리적인 경영으로 성장하는 병원, 모든 직원이 행복하고 자부심을 갖는 병원
• 봉사 : 다양한 봉사활동을 통하여 사랑을 실천하는 병원

– 전북대학교병원 홈페이지

▲ 한림대학교의료원 핵심가치

• 환자중심의 진료환경 : 우리는 환자들을 가족같이 사랑하고 항상 따뜻한 마음으로 정성을 다해 환자의 건강회복에 최선을 다한다.
• 명랑한 직장 분위기 : 교직원상호간의 신뢰와 협조를 바탕으로 항상 명랑하고 화기애애한 직장분위기를 조성한다.
• 창의적인 연구와 교육 : 새로운 지식과 의술을 얻기 위하여 창의적인 학술 연구와 교육에 끊임없는 노력을 기울인다.
• 경영관리 의식강화 : 항상 시간과 물자를 아껴 쓰고 열심히 일하는 분위기를 만들어감으

로써 무사 안일한 자세를 버린다.
- 미래지향적 자세 : 고정관념에서 탈피하여 변화와 혁신으로 새로운 가치창조를 통하여 미래지향적 자세로 나의 발전과 의료원의 발전에 앞장선다.

– 한림대의료원 홈페이지

▲ 삼성서울병원 핵심가치

- 환자중심의 진료 : 우리는 모든 환자에 대하여 최상의 진료를 구현하는 것을 최우선의 가치로 한다. 탁월한 팀워크를 바탕으로 환자중심의 통합 의료 서비스를 제공함으로써 누구나 가장 신뢰하는 첨단의료기관의 역할을 수행한다.
- 창의적 연구 : 우리는 창의적이고 지속적인 의 · 과학 연구를 통하여 의학발전과 진료 수준의 향상에 기여한다.
- 최고수준의 의료인력 육성 : 우리는 충실한 교육프로그램을 통하여 의료발전에 이바지할 최고수준의 전문 인력을 육성한다.
- 상호신뢰와 화합 : 우리는 직원 모두가 주인의식을 가지고 자긍심을 느낄 수 있도록 상호신뢰와 개방된 의사소통을 실현한다. 이를 통하여 직원 모두가 행복하게 근무하는 조직문화를 구현한다.
- 새로운 의료문화 : 우리는 환자중심의 의료문화를 계승시키고, 협력 의료기관과의 유기적 협조를 통하여 함께 발전하는 새로운 의료문화를 선도한다.

– 삼성서울병원 홈페이지

1.3.2 비전의 요소 2 : 목적(Purpose)

뛰어난 비전의 두 번째 요소인 목적은 핵심 가치와 믿음의 자연스런 결과물이다. 목적은 기업이 존재하는 근본 이유이다. 리더는 물론 직원들이 리더를 신뢰하는 개인적인 목적의식과 일치하며 따라서 일에 의미를 부여한다.

목적은 수평선을 쫓아가거나 길잡이별을 따라가는 것처럼 성취할 수 없으면서도 항상 앞을 향해 나아가게 하는 것이다. 사람을 예로 들어 설명하자면 목적의식이 있어야 살아갈 수 있는 것과 같다. 그만큼 목적은 중요한 역할을 한다. 목적이 있는 사람은 의미 있는 일에 대해 결코 물러서지 않는다.

✚ 기업이념

기업의 목적은 한두 문장으로 간단하게 요약할 수 있어야 한다. 이것이 바로 '기업이념'이다. 기업의 이념은 기업의 존재이유, 기업이 인간의 기본적인 욕구를 충족시키는 방법 그리고 세계에 영향을 미치는 방법을 신속하고 명확하게 전달할 수 있어야 한다. 뛰어난 기업이념은 광범위하고 근본적이며 동기를 부여하고 지속성을 지닌다. 또한 적어도 100년이상 기업을 선도할 수 있어야 한다.

✚ 목적발견 – 5가지 '왜'

목적을 명확하게 드러낼 때, 현재의 생산라인이나 고객을 한정지어 설명하는 우를 범하지 말라. "우리는 지식노동자를 위한 컴퓨터를 생산하기 위해 매진하고 있습니다."와 같은 기업이념은 좋지 않다는 말이다. 즉, 그것은 단지 현재의 기업을 설명할 뿐 100년 이상 유지할 정도로 유연하지 못하다. 그러므로 다음과 같이 목적을 뚜렷하게 밝히는 것이 좋다.

- 우리는 인류의 향상을 도모하는 뛰어난 사람들을 위해 위대한 도구를 만듦으로써 이에 이바지하고자 합니다. -

그렇다면 기업의 이념에 제품이나 고객을 언급하지 말아야 한다는 의미인가? 그렇기도 하고 그러지 않기도 하다. 그러나 사실대로 말하자면 "Y라는 고객을 위해 X라는 제품을 생산하는데 매진하고 있습니다."처럼 단순하고 서술적이며 싱겁고 무미건조한 기업이념은 피해야 한다. 이와 달리 제품을 근본적인 필요성과 연결시킬 수 있다면 그리고 향후 100년 동안 동일한 유형의 제품만 생산하는 것이 확실하다면 셀트릭 레버러토리스처럼 기업이념을 작성할 수도 있다. 셀트릭은 '의료기기를 개발, 제조, 판매하기 위하여'라고 목적을 기술하고 싶었겠지만 슬기롭게도 "굳이 그렇게 해야 할 이유가 무엇인가? 그것이 무엇이 중요하단 말인가?" 라고 물은 결과 지금의 목적 진술서인 "우리는 혁신적인 치료법으로 삶의 질을 개선하기 위해 매진하고 있습니다."라고 작성했다. '왜' 라는 질문과정은 목표를 세우는데 매우 중요하다. 가장 중요한 '왜'라는 질문은 "왜 계속해서 존재해야 하는가? 우리가 존재하지 않으면 세상이 잃어버릴 것이 무엇인가?"이다. 이 같은 질문이 이상하게 들릴 수도 있지만 목적의 핵심 즉 기업이 존재하는 이유를 신속하게 파악하는데 매우 효과적이다. 또 다른 강력한 접근방식은 "우리는 X라는 제품을 생산합니다."라고 밝힌 다음 '왜'라는 질문을 다섯 번 연속하는 것이다. 다섯 번 '왜'라고 물으면 사업의 근본목적을 확실하게 알 수 있다.

그렇다면 어떤 기업이든 모두 기업이념이 필요한가? 대부분의 기업이 목적을 공식적으로 드러내지 않는 것은 사실이다. 그럼에도 불구하고 문서작성 여부와 관계없이 목적은 분명히 존재한다. 예를 들면 세계적인 기업인 나이키는 기업이념을 공식적으로 밝히지 않은 채 사업을 해왔다. 그러나 회사 전체에 스며있는 강력한 목적, 즉 기업이 살아남고 운동이라는 전투에서 경쟁하고 승리하기 위한 매개체가 된다는 목적에 따라 경영되고 있다. 비록 단 한 줄도 명기하지 않았지만 창업자 필 나이트의 경쟁정신에서 출발하여 저변에 깔려있는 목적이야말로 나이키의 핵심 원동력인 것이다. 실제로 나이키란 말은 그리스 신화에 나오는 '승리의 여신'을 의미한다. 이미 목적이 있더라도 회사의 목적이 정확하게 무엇인지를 끊임없이 질문함으로써 목적이 더욱 또렷해질 수 있다. 또 이에 대해 짧고 직접적인 문장으로 대답하다 보면 기업의 궁극적인 목적을 좀 더 쉽고 선명하게 알 수 있다. 일단 목적이 선명하면 어떤 활동이 그 목적에 부합하는지를 비롯하여 모든 결정을 내리는데 시금석 같은 역할을 하게 된다. 여기에 소개한 여러 목적들은 상당히 많은 기업에 적용할 수 있다. 기업마다 목적을 차별화할 필요는 없다는 말이다. 목적은 동기를 부여하는 요소이지 차별화하는 요소는 아니기 때문이다. 기업끼리 동일한 목적을 가질 수도 있고 이는 전적으로 그 기업의 의지에 달려있다. 한편 사명은 기업마다 확연히 달라질 수 있다.

사례 04 기업의 이념

머크

- 우리는 인간적인 삶을 유지하고 개선하는 사업에 매진하고 있습니다. 따라서 우리의 비즈니스 활동은 어느 것이나 이 같은 목적달성에 비추어 평가해야 합니다.

메킨지

- 우리는 선도적인 기업과 정부가 좀 더 성장할 수 있도록 돕기 위해 존재합니다.

메리 케이 화장품

- 여성들에게 무한한 기회를 제공하는 기업이 되기 위해 존재합니다.

셀트릭 레버러터리스(Celtrix Laboratories, 제약 및 생명공학 기업)

- 우리는 혁신적인 치료법으로 삶의 질을 개선하기 위해 존재합니다.

사례 05 국내 대학병원의 이념

충북대학교병원의 이념

- 환자중심의 의료서비스
- 투명하고 효율적인 경영
- 인간존중과 건전한 직장문화
- 지역사회속의 3차 의료기관

순천향대학교 부천병원의 이념

- 인간 사랑을 구현하는 병원
- 최선의 진료로 건강사회를 도모하는 병원
- 첨단 의학연구를 통한 21세기의 병원
- 대학문화를 전달하는 병원
- 참 의료를 실천하는 의료인을 양성하는 병원
- 지역사회와 지역주민이 함께하는 병원

분당서울대학교병원의 이념

- 경영이념 : 국가 중앙병원으로서 세계최고 수준의 교육, 연구, 진료를 통해 국민이 건강하고 질 높은 삶을 누릴 수 있도록 최선을 다하는 것

가톨릭중앙의료원의 이념

가톨릭중앙의료원의 이념은 치유자로서의 예수그리스도를 우리 안에 재현하여 질병으로 고통 받는 삶들을 보살피는데 있다. 우리는 이를 위하여 숭고한 사명감을 지닌 의료인을 양성하고 의학을 연구 · 발전시키며 사랑에 찬 의료봉사를 베풀고자 끊임없이 노력한다.

- 우리는 환자의 육체적 질병과 마음의 고통을 덜어주며 끊임없는 기도와 봉사로써 우리 자신은 물론 환자와 그의 가족도 병을 치유하시는 분은 하느님이라는 믿음을 갖도록 한다.
- 우리는 새로운 지식과 기술을 지닌 역량 있는 의료인을 양성하고 이들 모두가 그리스도를 닮아 아낌없는 사랑으로 환자를 보살피도록 교육한다.
- 우리는 질병퇴치를 위한 최선의 치료와 예방 및 재활에 힘쓰되 인간생명의 신비와 존엄성을 해치는 어떠한 연구도 하지 않는다.
- 우리는 건강을 회복하는 환자가 하느님의 사랑을 새롭게 체험하고 그의 자녀가 되도록 이끈다. 또한 죽음을 맞는 이들이 하느님 나라에 대한 새로운 희망과 인간다운 품위를 지니도록 돕는다.
- 우리는 가난하고 의지할 데 없는 환자의 어려운 형편에 마음을 울이며 이들도 따뜻한 의료 혜택을 받을 수 있도록 힘쓴다.

이화여자대학교 의료원의 이념

- 사회와 함께 생명의 존엄성을 지키고 신뢰받는 의료원
- 환자와 함께 최상의 진료와 서비스로 인정받는 병원
- 직원과 함께 꿈이 실현되는 활기찬 일터

전남대학교병원의 이념

- 병원이념 : 전남대학교병원은 생명존중의 이념아래 교육 · 연구 · 진료를 통하여 인술을 펼치고 있으며, 국민보건향상을 위한 사회활동은 물론 21세기 새로운 병원문화를 선도하여 무병사회를 구현한다.
- 경영이념
  - 사랑과 정성 : 우리는 사랑과 정성으로 고객의 눈높이 보다 한 차원 높은 의료수준과 서비스를 제공하기 위해 최선을 다한다.
  - 지식창조 : 우리는 스스로 소질과 능력을 개발하고 창의적 열정으로 새로운 지식과 기술을 지속적으로 창출한다.
  - 자아실현 : 우리는 서로의 존경과 협력의 정신으로 업무에 임하며 병원이 자아를 실현할 수 있는 삶의 터전이 된다.
  - 미래지향 : 우리는 진취적인 사고와 불굴의 정신으로 자신의 전문분야를 끊임없이 개척하여 전파하는 선구자가 되며 최고가 될 수 있도록 부단히 배우고 노력한다.

원광대학교 산본병원의 이념

- 경영이념 : 환자중심, 미래창조, 사회봉사, 효율지향
- 실천목표
  - 환자중심 : 신속한 진료를 하는 병원
신뢰감을 주는 병원
감동을 주는 병원
생명을 존중하는 병원
  - 미래창조 : 전문화된 진료를 하는 병원
동서의학 협조체계를 하는 병원
연구개발을 하는 병원
의료 환경을 개척하는 병원
  - 사회봉사 : 인간 사랑을 실천하는 병원
국민과 함께하는 병원
  - 효율지향 : 경영혁신을 지향하는 병원
신바람 나는 병원

대구가톨릭대학병원의 이념

- 병원이념 : 환자의 아픔과 치유의 기쁨을 함께합니다.
- 환자의 전인적(신체적, 정서적, 영적, 사회적)치유
  - 환자의 전인적(신체적, 정서적, 영적, 사회적)치유를 위해 치유자이신 예수그리스도의 사랑과 봉사의 삶을 성실하게 수행하여 환자와 가족들에게 하느님의 현존과 그분의 섭리를 깊이 체험하게 한다.
- 의료지식과 의료기술 함양
  - 의료지식과 의료기술함양을 위한 지속적 연구 및 신앙을 바탕으로 한 인성교육을 통해

숭고한 사명감을 지닌 유능한 의료인을 양성하고, 양질의 서비스와 지역의료계를 선도하는 의료기관이 된다.

- 교회의 가르침을 준수
  - 교회의 가르침을 준수하여 진료와 연구전반에 걸쳐 인간생명의 신비와 존엄성이 존중되도록 한다.
- 헌신적 의료봉사
  - 사회와 가정에서 소외된 이들에 대한 헌신적 의료봉사를 통해 복음화와 복지사회의 구현에 힘쓴다.
- 교직원 모두가 한마음
  - 교직원 모두가 한마음으로 사랑의 서비스를 행함으로써 삶의 진정한 가치와 보람을 함유할 수 있는 공동체를 형성한다.

중앙대학교의료원의 이념

- 경영이념 : 진료의 질과 의료서비스의 최고를 위한 끊임없는 창조를 통하여 교육, 연구, 진료, 서비스, 경영부분을 포함하여 의료 체계화에 선두병원이 되고자 최선을 다하는 것

1.3.3 비전의 요소 3 : 사명(Mission)

✚ 사명의 규정

효과적인 비전의 셋째 요소인 사명은 노력을 기울일 때 무엇에 주안점을 두느냐 하는 것으로 명확하면서 거역할 수 없는 존재목적이다. 기업이 생존하기 위해서는 자신의 존재목적을 제시하고 이를 끊임없이 추구하여야 하는데 기업은 사명을 통해 존재목적을 밝힌다. 기업의 사명은 고객의 어떤 욕구를 만족시킬 것이며, 그 욕구를 효과적으로 만족시키기 위해 어떤 방법으로 노력할 것인가를 밝히는 것이다. 이런 점에서 보면 기업의 사명은 경영전략의 두 가지 구성요소를 어떻게 수행할 것인가를 자기 기업의 특성을 고려하여 정의하는 것이라고 하겠다. 즉, 고객의 어떤 욕구를 만족시킬 것인가 하는 것은 바로 사업영역의 결정에 관한 것이며, 고객욕구를 보다 효과적으로 만족시키는 방법은 경쟁우위의 확보에 관한 것이다. 따라서 사명은 전략의 두 가지 구성요소를 규범적으로 밝힘으로써 존재목적을 제시한다고 하겠다. 이러한 사명은 다음과 같은 질문을 통해 보다 구체화된

다. "우리 기업은 현재 어떤 사업에 종사하고 있으며, 앞으로 어떤 사업에 종사할 것인가, 또는 우리 기업이 나아갈 방향은 어디인가" 하는 것이다. 사명은 기업의 고유한 정체성(Identity), 성격(Character), 성장경로(Growth-path)를 제시하여, 같은 산업에 속하는 다른 경쟁기업과 자사를 구분 짓는다는 점에서 기업마다 다르게 규정된다. 그러므로 사명을 규정하는 일이 쉬운 것이 아니며, 기업이 현재 종사하고 있는 사업영역을 정의하는 것도 쉽지 않다. 기업의 사업영역을 어떻게 정의하느냐에 따라 경쟁기업의 범위가 달라진다. 코카콜라는 청량음료산업에 속하는가, 아니면 음료산업에 속하는가? 청량음료산업에 속한다면 펩시콜라, 칠성사이다 등이 경쟁제품이 될 것이나 음료산업에 속한다면 각종 과일쥬스, 우유, 생수, 기능성 음료, 커피, 차 등의 다양한 음료제품들이 경쟁제품이 될 것이다. 따라서 사업영역을 어떻게 정의하는가에 따라 기업의 장기적 성장방향과 전략이 영향을 받게 될 것이다.

기업이 종사하고 있는 사업영역은 전통적으로 기업이 생산하는 제품이나 기술을 중심으로 정의되어 왔다. 그런데 제품이나 기술은 시간이 지나면 결국 진부해지기 때문에 장기적으로 지속되는 보다 본질적인 측면에 중점을 두어야 한다는 점이 강조되고 있다. 보다 본질적인 측면에 중점을 둔다는 것은 바로 고객의 원초적 욕구(generic need)를 중심으로 사업영역을 정의하는 것을 의미한다. 제품중심적으로 사업영역을 정의하는 것과 소비자 욕구를 중심으로 사업영역을 정의하는 것을 비교하면 다음과 같다.

✚ 제품 중심적 정의

이 방법은 기업의 사업영역을 그 기업이 생산하는 제품이나 서비스를 중심으로 정의하는 것이다. 제품을 중심으로 사업영역을 결정하는 방법은 전통적으로 가장 널리 사용되고 있는 방법이다. 이 방법은 대부분의 경영자가 항상 당면하고 있는 전략적 의사결정 문제와 밀접한 연관을 맺고 있다. 제품을 중심으로 한 사업영역의 결정방법은 다음의 두 단계로 나누어서 설명할 수 있는데, 첫째는 제품계열의 범위(scope)를 명확히 하는 것이고, 둘째는 제품의 자리매김(positioning)을 하는 것이다. 먼저 제품계열의 범위란 제품계열의 폭(breadth of product line)을 의미한다. 예컨대 HP에 있어서 사업영역의 결정문제는 제품계열의 범위를 프린터, 모니터, 하드디스크 등과 같은 컴퓨터 주변기기와 각종 소프트웨어사업을 제품계열에 포함시킬 것인가 하는 문제를 의미한다. 이러한 문제는 수직적 통합의 정도와 관련된 것으로 사업영역에 직접적인 영향을 준다. 다음으로 제품의 자리매김이란 제품이 보유하고 있는 특성, 가격, 품질 등을 연관시켜 시장에서 제품의 지위를 구축하는 것을 의미한다. 자동차산업을 예로 들면 동급차종에 있어서 X모델은 연료의 효율성, Y모델은 강력한 힘으로 각 모델이 제공해주는 장점을 부각시키고 있다면, 새로 시판할 모델(Z)은 두 가지 장점을 모두 갖춘 차종을 개발함으로써 기존 제품과는 다른 자리매김을 할 수가 있을 것이다.

✚ 원초적 욕구 중심적 정의

사업영역을 정의하는 두 번째 방법은 소비자의 원초적 욕구를 중심으로 사업영역을 정의하는 것이다. 소비자의 원초적 욕구란 소비자의 무엇에 대한 본능적인 갈망의 상태를 말한다. 사람은 어떤 것이 결핍되거나 박탈되었을 경우 그 상태를 벗어나 처음의 균형 상태로 되돌아가려고 하는 어떤 성향을 가지고 있다. 이러한 성향을 항상성(恒常性 : homeostasis)이라고 한다.

항상성을 예로 설명하면 우리 몸에 갈증을 느낄 때 물을 마시게 된다. 이때 갈증을 느끼는 불균형상태에서 갈증을 느끼지 못하는 균형상태로 돌아가고 싶어 하는 마음(갈망)의 상태가 바로 인간의 원초적 욕구이다. 소비자가 어떤 원초적 욕구를 가지고 있을 경우 이를 충족시키는 방법은 ① 어떤 구체적인 충족물(제품이나 서비스)을 소비하거나, ② 정신적 억제(일종의 고행)를 통해 종교적 희열로 승화시키는 것이다. 소비자가 자신의 욕구를 충족시키기 위해 어떤 구체적인 충족물(specific satisfiers)을 원하는 상태를 필요(wants)라고 하며, 이 필요가 구매력(purchasing power)에 의해서 뒷받침될 때 기업 측에 의미 있는 수요(demand)가 된다. 즉, 갈증이라는 욕구를 충족시키기 위해 구체적 충족물인 물이나 코카콜라 또는 맥주를 원하는 것이 소비자의 필요이다. 구체적 충족물을 자신이 생산할 수 없을 때 소비자는 시장에서 판매되고 있는 상품을 구매하게 된다. 여기서 우리가 유의해야 할 것은 소비자의 욕구는 인간이 현재와 같은 본능을 가진 인간으로 존재하는 한 영원히 존재하나, 이를 충족시키기 위한 어떤 구체적인 충족물에 대한 필요는 시대와 문화에 따라 다를 수 있다는 사실이다. 즉, 동일한 욕구(예컨대 배고픔의 해소)를 충족시키는데 있어서 소비자가 원하는 것이 시간에 따라 다르거나(아침은 밥, 점심은 햄버거), 문화에 따라 다르다(미국은 고기와 빵, 한국은 국과 밥)는 것이다. 레비트(T. Levitt)는 마케팅 근시안(Marketing Myopia)이라는 논문에서 사업영역을 제품 중심적으로 정의하는 데 따르는 위험을 경고하고, 대신에 원초적 욕구에 의한 사업영역 정의의 중요성을 강조하고 있다. 미국의 1950년대 철도산업과 1950~1960년대의 영화산업이 쇠퇴하게 된 이유는 그들의 사업을 운수산업(transportation industry)과 오락 및 연예산업(entertainment industry)이라고 규정하지 않고 철도산업(railroad industry)과 영화산업(movie industry)이라고 규정하였기 때문이라고 하였다. 승객(관객)이 철도(영화)를 이용하는 행위의 이면에 숨어있는 원초적인 욕구는 철도이용(영화관람) 그 자체에 있는 것이 아니라 공간적 또는 지리적 이동(오락 및 흥미만끽)이라는 욕구충족을 위해서라는 것이다. 따라서 소비자의 원초적 욕구에 사업의 초점을 맞추고 이 욕구를 충족시켜줄 수 있는 보다 효과적이고 효율적인 방법개발을 소홀히 하고 철도(영화)라는 제품에만 매달린 결과, 보다 효과적이고 효율적인 수단인 비행기나 고속버스(텔레비전)의 등장으로 쇠퇴하고 말았다는 것이다. 그에 따라 공간적 이동(오락 및 연예)에 대한 소비자의 욕구는 현대에 들어와서 더욱 급격하게 증가하고 있는데 반해 그들의 사업은 오히려 곤경에 빠지게 되었다는 것이다. 제품 중심적 사업영역의 정의방법과 원초적 욕구 중심적 사업영역의 정의방법을 비교해 보면 다음 [표 4-1]같다.

표 4-1 사업영역의 결정방법

제품 중심적 정의	원초적 욕구 중심적 정의
우리는 화장품을 생산한다	우리는 미에 대한 희망을 판다
우리는 철도회사이다	우리는 사람과 물건을 이동 시킨다
우리는 가솔린을 판매한다	우리는 에너지를 공급한다
우리는 영화를 제작한다	우리는 오락을 제공한다
우리는 에어컨과 난방기기를 생산한다	우리는 쾌적한 주거환경을 선사한다
우리는 비료를 판매한다	우리는 농업생산성을 증대시킨다
우리는 백과사전을 판매한다	우리는 정보의 생산 및 유통산업에 종사한다
우리는 드릴(송곳)을 생산하고 판매한다	우리는 구멍(홈)을 판매한다

경영자가 소비자의 원초적 욕구를 중심으로 사업영역을 정의하려는 사고를 갖게 되면 독창적 전략 대안을 개발하는데 필요한 창의력을 크게 향상시킬 수 있다. 새로운 사업기회를 발견하는데 있어서도 경영자의 창의력이 중요시 되므로 욕구 중심적 정의는 경영자의 창의적 의사결정을 촉진시킬 뿐만 아니라 궁극적으로 기업이 새로운 성장방향을 발견하는데 도움을 준다.

이 방법에 의하면 사업영역을 정의하는데 따르는 한계는 소비자의 원초적 욕구가 구체적 개념이 아니기 때문에 실제의 의사결정에 유용한 지침이 될 수 없다는데 있다. 다시 말하면 기업의 현재 제품시장(철도사업)과 미래의 제품시장(예컨대 고속도로 건설사업, 렌터카 사업 등)간의 관계를 명확하게 연결시켜주지 못하기 때문에 기업의 장기적인 성장방향을 구체적으로 제시하는 데 있어서 미흡하다는 것이다.

✚ 아벨(D. F. Abell)의 정의방법

이상에서 사업영역을 정의하는데 있어서 제품중심적 정의방법과 원초적 욕구 중심적 정의방법을 대비시켜 보았는데 실제로는 이들 방법이 서로 배타적인 방법이라고 할 수 없으며 이들을 동시에 고려하는 것이 보다 바람직하다고 하겠다. 이런 점에서 아벨은 사업영역을 정의할 때 다음과 같은 세 가지 차원을 동시에 고려해야 한다고 하였다. 즉 ① 고객의 욕구 ② 대상으로 하는 고객집단 ③ 사용기술과 수행기능(function)이다. 이들 항목은 각각 고객의 어떤 욕구(무엇:what)를 충족시킬 것이며, 어떤 고객집단(누구 : who)을 만족시킬 것이며, 어떤 기술과 기능(어떻게 : how)을 통해 충족시킬 것인가 하는 것이다. 이러한 세 가지 항목을 포함하여 정의한 사업영역의 좋은 예로 들 수 있는 것이 폴라로이드(Polaroid)가 1970년대 초까지 채택하였던 다음과 같은 정의이다. 우리는 비교적 부유한 미국과 서유럽가족(고객집단)의 애정, 우정, 좋은 추억, 유머에 대한 수요(고객욕구)를 충족시키는 즉석 현상기술(사용기술 및 수행기능)의 완성을 추구하고, 이를 마케팅 한다.

(perfecting and marketing instant photography to satisfy the needs of more affluent U.S and West European families for affection, friendship, fond memories, and humor)

✚ 사명의 주요내용

기업의 사명에는 사업영역을 정의하는 것 외에도 고객욕구를 어떻게 충족시킬 것이며, 기업의 바람직한 미래상이 무엇이며, 기업의 철학이나 가치관이 무엇인가 하는 내용들이 포함되어 있다. 사명을 규정하는데 있어서 고려해야 할 주요 항목으로 다음과 같은 항목들이 중요시 되고 있다.

- 대상고객 및 시장(target customers and markets)
- 주요 제품과 시장(principal products and services)
- 지리적 영역(geographic domain)
- 핵심기술(core technology)
- 생존, 성장, 수익성에 대한 각오(commitment to survival, growth and profitability)
- 기업철학의 핵심요소(key elements in the company philosophy)
- 기업에 대한 스스로의 개념정의(company self-concept)
- 바람직한 대중적 이미지(desired public image)

표 4-2 조사대상기업과 응답내용

조사 대기업	500개 기업
• 무응답	282(56.4%)
• 응 답	218(43.6%)
응답내용	
• 사명에 대한 규정이 없음	88(40.4%)
• 사명이 있으나 비밀임	11(5.0%)
• 사명이 있으나 보내온 자료로는 그 내용을 명확히 알 수 없음	58(26.6%)
• 사명을 명확히 알 수 있는 자료를 보내왔음	61(28.8%)

자료 : J. A. Pearce II and F. David, "Corporate mission statements : The bottom line," Academy of management Executive, Vol. 1(1987), p.111.

기업의 사명을 규정할 때 이상의 여덟 가지 항목 중 어느 한 가지에 중점을 두어 정의할 수도 있으나, 실제로는 이들을 복합적으로 고려는 것이 보다 바람직하다고 하겠다. 이들 여덟 가지 항목 중에서 실제 어떤 항목을 사용하여 기업의 사명을 규정하고 있는 가에 대해 미국의 포천500대 기업을 대상으로 조사한 결과를 보면 [표4-2]와 같다.

[표 4-2]에서 알 수 있듯이 500개의 조사대상 기업 중에서 218개 기업(43.6%)이 설문에 답을 하였는데, 응답기업 중 130개 기업(59.6%)이 사명을 규정하고 있으며, 88개 기업(40.4%)이 사명을 규정하고 있지 않는 것으로 나타났다. 그리고 130개 기업 중에서 61개 기업(28%)이 사명을 명확히 알 수 있는 자료를 보내왔다. 이들 61개 기업을 대상으로 사명을 규정하는데 어떤 항목이 사용되었는가를 보면 다음과 같다.

① 대상고객과 시장 : 기업의 사명이 대상으로 하는 주요 고객과 시장을 명시하고 있는가 하는 질문에 대해 응답기업(61개 기업)의 48%가 그렇다고 답을 하였다. 대상고객과 시장을 명시하지 않는 이유로는 첫째, 어떤 고객집단을 명시할 경우 다른 고객집단에 대해 관심이 없다는 것으로 비쳐질 수 있다는 점, 둘째, 인수합병을 할 경우 명시된 고객과 시장정의에 맞지 않을 수 있다

는 점을 들고 있다. 고객집단을 명시하고 있는 사명의 예로는 존슨 앤 존슨(Johnson & Johnson)의 사명을 들 수 있다.

- 우리의 최우선적 의무는 우리의 제품과 서비스를 사용하는 의사, 간호사, 환자, 그리고 어머니와 다른 모든 사람들에게 있다고 믿는다. (We believe our first responsibility is to the doctors, nurses, and patients, to mothers and all others who use our products and services)

② 주요 제품과 서비스 : 기업의 사명이 주요 제품과 서비스에 대한 정의를 담고 있는가 하는 질문에 대해 67%가 그렇다고 답하였다. 여기에 대한 사명의 예로는 스탠다드 오일회사(Standard Oil Company of Indiana)의 사명을 들 수 있다.

- 스탠다드 오일회사는 원유, 천연가스, 액화천연가스를 발견하여 생산하고, 이들 원재료로부터 사회에 유용한 고품질의 제품을 제조하며, 소비 대중들에게 적정한 가격으로 이들 제품을 유통 및 판매하고 신뢰할 만한 관련 서비스를 제공하는 사업에 종사한다. (Standard Oil Company is in business to find and produce crude oil natural gas and natural liquid; to manufacture high quality products useful to society from these raw materials; and to distribute and market those products and to provide dependable related services to the consuming public at reasonable prices)

③ 지리적 영역 : 기업의 사명이 마케팅을 위한 지리적 영역을 명시하는가 하는 질문에 응답기업의 41%만이 그렇다고 답을 하였다. 지리적 영역을 포함시키지 않는 이유에 대해 마케팅 대상이 명백히 세계적이므로 이를 포함시키는 것이 의미가 없으며, 상대적으로 규모가 작은 기업에 있어서는 지리적 영역이 중요한 과제가 될 것이라는 답을 하고 있다. 지리적 영역을 포함시킨 사명의 예로는 코닝글래스(Corning Glass)와 블록웨이(Blockway)의 사명을 들 수 있다.

- 우리는 범세계적 경쟁기업으로서 코닝글래스의 총체적 성공을 위해 전념한다. (We are dedicated to the total success of Corning Glass Works as a worldwide competitor)

- 전세계적 기회를 탐색하지만 우리의 중점은 북미시장에 있다. (Our emphasis is on North American markets, although global opportunities will be explored)

④ 핵심기술 : 기업의 사명이 핵심기술에 대해 서술하고 있는가 하는 질문에 응답기업의 20%만이 그렇다고 답을 하였는데, 여덟 가지 항목 중 가장 비율이 낮았다. 핵심기술을 포함시키지 않은 이유로는 첫째, 많은 제품에 사용되고 있는 다양한 기술을 간단하게 요약할 수 없다는 점과 둘째, 서비스관련사업의 핵심기술을 명시하는 것은 적절치 않다는 점을 들고 있다. 따라서 이 항목도 지리적 영역과 마찬가지로 상대적으로 규모가 작거나 사업범위가 집중된 기업과 연관이 높은 항목이라고 하겠다. 핵심기술을 포함시킨 사명의 예로는 컨트롤 데이터(Control Data)를 들 수 있다.

- 컨트롤 데이터는 마이크로전자공학과 컴퓨터기술을 두 개의 일반영역 즉, 컴퓨터 관련 하드웨어와 연산, 정보, 교육, 재정을 포함하는 연산능력향상 서비스에 적용시키는 사업에 종사한다. (Control Data is in the business of applying micro-electronics and computer technology in two general areas : computer-related hard-ward; and computing enhancing services, which include computation, information, education and finance)

⑤ 생존, 성장, 수익성에 대한 각오 : 기업의 사명이 생존, 성장, 수익성의 목표에 관한 계획을 명시하고 있는가 하는 질문에 응답기업의 90%가 그렇다고 답을 하고 있다. 이에 따라 여덟 가지 항목 중에서 가장 많이 사명에 포함되는 것으로 나타났으며, 여기의 예로는 맥그로힐(McGraw-Hill)의 사명을 대표적으로 들 수 있다.

- 우리의 고객, 종업원, 저자, 투자가, 그리고 우리 사회를 이롭게 하는 방식으로 유용한 정보를 수집하고 평가하고 생산하고 유통시킴으로써 상당한 이익을 대가로 지식에 대한 범세계적 욕구에 봉사한다. (To serve the worldwide need for knowledge at a fair profit by gathering, evaluating, producing and distributing valuable information in a way that benefits our customers, employees, authors, investors and our society)

⑥ 기업철학의 핵심요소 : 기업의 사명이 기업의 신념, 가치관, 야망, 그리고 철학적 우선순위에 대해 말해주고 있는가 하는 질문에 응답기업의 79%가 그렇다고 답을 하고 있다. 어떤 기업은 제품 · 시장 중심적인 사명을 보완하기 위해 철학적 내용을 부가시키고 있다. 기업의 사명에 철학적 내용을 포함시킨 예로는 선 컴퍼니(Sun company)의 사명을 들 수 있다.

- 우리는 인간의 발전이 문명의 가장 가치 있는 목표이며, 독립성이 인간 능력의 성장을 북돋우는 최상의 조건이라고 믿는다. (We believe human development to be the worthiest of the goals of civilization and independence to be the superior condition for nurturing growth in the capabilities of people)

⑦ 기업에 대한 스스로의 개념정의 : 기업의 사명이 자기 기업을 보는 자사의 견해(company's view of itself)를 표현하고 있는가? 또는 기업의 경쟁적 강점을 설명하고 있는가 하는 질문에 대해 응답기업의 77%가 그렇다고 답을 하고 있다. 이 사명의 예로는 후버 유니버설(Hoover Universal)을 들 수 있다.

- 후버 유니버설은 강력한 제조능력, 기업가적 정책, 그리고 개별 사업단 위의 자율성을 가진 다각화된 다수산업에 속한 기업이다. (Hoover Universal is a diversified, multi-industry corporation with strong manufacturing capabilities, entrepreneurial policies, and individual business unit autonomy)

⑧ 바람직한 대중적 이미지 : 기업의 사명이 바람직한 대중적 이미지를 표현하고 있는가 하는 질문에 대해 응답기업의 87%가 그렇다고 답을 하였다. 여기의 예로는 다우케미칼(Dow Chemical)과 화이자(Pfizer)의 사명을 들 수 있다.

- 환경보호를 위한 전 세계의 책무를 공유한다. (To share the world's obligation for the protection of the environment)
- 우리가 사업을 하는 모든 국가에서 사회의 경제력강화에 공헌하며, 지역 · 주 · 전국의 선량한 기업시민으로 행동한다. (To contribute to the economic strength of society and function as a good corporate citizen on a

local, state and national basis in all countries in which we do business)

이상의 결과를 요약해보면 응답기업의 대부분이 생존 · 성장 · 수익성에 대한 각오(90%)와 바람직한 대중적 이미지(87%)를 사명에 포함시키고 있으며, 핵심기술(20%)과 지리적 영역(41%)을 사명에 포함시킨 기업의 수는 상대적으로 적은 것으로 나타났다. 기존의 연구에 따르면 전략경영의 관점에서 기업을 관리하는 기업은 그렇지 않은 기업에 비해 성과가 높은 것으로 나타나고 있다.

✚ 사명의 네 가지 유형

사명에는 다음과 같은 네 가지 기본 유형이 있다(짐 콜린스, 2006).

- 목표화(Targeting)
- 공동의 적(Common Enemy)
- 역할 모델(Role Model)
- 내적 변화(Internal Transformation)

▼ 사명의 유형 1 : 목표화

목표화란 명확하게 정의된 목표를 설정하고 추구한다는 말이다. "NASA달 착륙 프로젝트"가 바로 목표화된 사명이다. 목표화의 또 다른 접근방식은 기업이 완전히 새로운 차원으로 발돋움하여 업계에서 상당한 특권을 누리거나 성공을 만끽하고 높은 자리를 선점한다는 식의 목표를 설정하는 것이다.

대표적인 사례로 동경통신공업주식회사(東京通信工業株式會社)라는 이름을 들어 본적이 있는가? 1952년 중소기업이었던 이 회사는 업계에서 살아남기 위해 7년에 걸쳐 부단히 애를 썼다. 창업자들은 위대한 기업으로 성장, 발전하는 방법을 고민하다가 마침내 대담한 사명을 세우기로 마음먹었다.

- 세계를 지배할 제품을 생산하자! -

결국 이 회사는 호주머니에 들어갈 수 있는 소형 라디오를 처음으로 개발하여 엄청난 판매량을 올리며 그 대담한 사명을 달성하고 말았다. 이 회사가 다름 아닌 SONY이다.

▼ 사명의 유형 2 : 공동의 적

공동의 적을 물리치기 위한 사명이야말로 창조적이지는 않지만 가장 강력한 사명이라 할 수 있다. 이는 직원의 경쟁본능에 호소하는 것이다. 박멸할 공동의 적을 찾아내면 묘하게도 목적이 일치한다는 것을 알 수 있다. 1940년 히틀러의 목숨은 물론이고 그 정신까지 말살한다는 영국의 사명이야말로 뛰어난 역사적 사례이다. 이와 유형이 동일한 사명을 비즈니스에서도 세울 수 있다. "코카콜라를 깨부수자!"가 펩시콜라의 사명이던 때가 있었다. 펩시의 최고 경영진은 이 같은 사명이 지닌 영향력에 대해 이렇게 말했다.

1970년대 초 그러니까 상당히 많은 소비자에게 코크와 어깨를 나란히 할 수 있는 기업으로 인식되던 때 이래로 우리는 항상 코크를 이길 수 있으리라고 믿었다. 우리는 이 목표에서 한 번도 눈을 떼지 않았다. 이 같은 목표는 우리에게 골리앗(코카콜라)에 대항하여 수색하고 파괴하는 사명을 심어주었다. 가장 대표적인 예로 야마하가 세계 1위의 모터사이클이 되려고 할 때 야마하에 대항한 혼다를 들 수 있다.

- 우리는 못된 야마하를 완전히 뭉개버릴 것이다! -

이 같은 사명을 세우기가 무섭게 혼다는 야마하를 뭉개버렸다. 나이키는 '공동의 적' 사명에 힘입어 오랫동안 대단한 성장을 이루어냈다. 첫째, 미국에서 아디다스를 물리치는 것을 사명으로 삼았고 결국 해냈다. 그리고 리복이 예상치 못하게 발전하자 나이키는 경쟁이 치열한 '스니커즈(운동화)전쟁'에서 리복을 깔아뭉갠다는 사명을 세웠다. '공동의 적' 사명은 보통 업계에서 1위가 되려고 애쓰나 아직 1위가 되지 못한 기업들이 세운다. '공동의 적' 사명의 제일 큰 효과는 업계에서 생존하느냐 마느냐 하는 고민보다는 그 기업을 '우리가 지배하게 된다.'는 모드로 강력하게 변화시킬 수 있다는 것이다. 사람이란 '단지 생존하는' 것보다는 승부에서 이기는 것을 좋아하게 마련이다. '공동의 적' 사명은 이 같은 인간의 원초적인 욕망을 자극한다. '공동의 적' 사명에는 눈에 띄는 장점도 있지만 부정적인 면도 있다. 즉 전투에만 매달려 살기가 어렵다는 것이다. 나이키는 아디다스를 이긴 다음 슬럼프를 겪었다. 그 와중에 리복에게 선두자리를 내준 적도 있고 경쟁업체들의 목표가 되었다.

▼ 사명의 유형 3 : 역할모델

사명의 또 다른 유익한 유형이 바로 기업의 역할모델이다. 선망의 대상으로 생각하는 기업을 모델로 이용하는 것을 말한다. 이는 전도가 유망한 중소기업에 특히 효과적이다. 트람멜 크로는 초기에 "부동산 업계의 IBM이 되자!"는 사명을 가졌다. 지로스포츠의 짐 젠텐스는 운동화업계의 나이키처럼, 그리고 컴퓨터업계의 애플처럼 사이클 산업에서 성공하고 싶다고 말했다.

미국 내 금융기관 중 아홉 번째로 큰 미네아폴리스의 노르웨스트사의 목표는 '은행계의 월마트가 되는 것'이었다. 월마트의 경우는 초기에 샘 월튼 이 페니의 비즈니스 경영의 7가지 원칙을 그대로 모방한 것을 비롯하여 미국의 3대 유통체인의 하나인 JC페니를 역할 모델로 사용했다는 것도 주목해야 한다.

▼ 사명의 유형 4 : 내적 변화

'내적 변화' 사명은 보통 극적인 구조조정이 필요한 기업이 활용하며 대부분 정체된 대기업의 경우에 가장 적합하다. 기업의 사례로는 GE의 잭웰치에게서 찾아볼 수 있다. 우리는 중소기업의 감수성, 군더더기 없는 조직, 단순성, 민첩성 개발에 최선을 다하고 있다. GE만한 규모의 대기업에게 이는 참으로 대단하고 힘든 일이다. 내부변화 사명은 정체된 대기업의 경우에 가장 적절하다.

✚ 사명의 기간

기업의 사명에 맞는 상세한 계획표를 짜는 것이 무엇보다 중요하다. 사명이 미래의 어느 시점까지 영향을 미치는가? 정답은 없다. 30년 이상 걸려야 실현되는 사명도 있고 1년 이내에 실현되는 사명도 있다. 기간을 얼마로 잡았든 사명을 실현했을 때 그리고 무엇 보다 새로운 사명을 설정해야 할 때를 확실하게 인식하라. 그렇지 않으면 '성취 신드롬' 같은 무서운 함정에 빠질 수 있다.

✚ '성취 신드롬' 을 경계하라

새로운 사명을 설정할 때를 인식하는 것은 매우 중요하다. 사명을 달성하면 사람들은 자신만의 방향을 설정하고 성취한 것을 나누려고 하는 경향이 있다. 제2차 세계대전에 참전한 러시아, 영국, 미국의 3국 연합에서 역사상의 고전적인 예를

성취 신드롬

회사에는 거역할 수 없는 사명이 있다. 아니 거역할 수 없을 뿐만 아니라 뜻이 명백하여 심지어는 개개인의 의사를 노골적으로 드러낼 수 없는 경우도 있다.

⇩

단결, 팀워크, 성과, 열정

⇩

사명은 성취했으나 아직 새로운 사명을 설정하지 않음(벌써 성취했어)

⇩

힘들지 않은 새로운 도전

⇩

막연한 불안, 자기만족, '중요한 것을 상실했다'는 분열된 느낌

찾을 수 있다. 3국은 함께 히틀러를 물리친다는 사명을 가지고 멋지게 협력했다. 하지만 히틀러의 운명이 확실해지자 세계를 냉전 상태로 몰아가면서 연합 상태는 깨지고 말았다. 새로운 도전에 맞서 회사를 활기차게 유지하기 위해서라도 새로운 사명이 필요하다. 일단 목표를 달성하면 상실감을 느끼거나 방황하고 목적의식을 잃는 것처럼 회사도 마찬가지다. 이것이 바로 '성취신드롬'이다. 회사의 첫 번째 사명을 달성한 스칸디나비안 항공사의 CEO 얀 칼슨은 다음과 같이 말하고 있다.

"우리는 꿈이 있었고 마침내 꿈을 이루었습니다. 그것도 매우 빠른 시간 안에 그런데 우리는 장기적인 목표가 없었고 직원들은 제각기 자신만의 새로운 목표를 세웠습니다. 그리고 우리는 좌절을 맛보았습니다. 목표를 달성하기 전에 새로운 목표를 염두에 두어야 하며, 그것을 공유해야 한다는 것을 배웠습니다. 정작 중요한 것은 목표가 아닙니다. 중요한 것은 목표를 달성하기 위해 노력하는 것이지요."

성취신드롬은 특히 초창기이거나 더 이상 생존이 문제되지 않는 일정한 수준에 다다르기 위한 도전으로 활기를 띤 기업의 구조 조정기에 공통적으로 나타나는 현상이다. 이러한 상황에서 생존은 가장 중요한 목적이기 때문에 생존을 위한 사

명은 명확하게 드러나지 않는 경우가 많다. 말하지 않아도 생존이 사명이라는 것은 누구나 알기 때문이다. 바로 여기에 문제가 있다.

명백하게 드러나지 않기 때문에 사명을 달성했다는 것을 인정하는 과정이 생략되기 쉬운 것이다. 따라서 새로운 사명을 세우지 못한 상태에서 만족감이 자리 잡아 파벌이 생겨난다.

사례 06 스트래트직 소프트웨어

1976년에 일체 외부 자금의 차입 없이 설립된 스트래트직 소프트웨어의 창업자들은 시장에 뛰어난 소프트웨어 제품을 제공하고 직원들에게 충분한 급료를 지불했으며 소유주에게는 확실한 수익을 보장해 주었다. 그러면서 동시에 뛰어난 근무 환경 조성을 위해 몸바쳐 일했다. 창업이후 7년 동안 직원들과 경영진은 비좁은 사무실에서 하루에 12시간씩 일했다. 한 창업자는 그때를 회상하면서 '우리는 세상을 거역하고 오로지 회사 일에 전념하는 대단한 팀 이었어요' 라고 말했다. 해를 거듭할수록 회사는 경영상태가 점점 좋아졌고 고객 기반도 안정되었다. 연간 2천 5백만 달러의 매출을 올릴 정도였다. 1983년 드디어 그들은 멋진 정원과 연못, 주차 시설까지 갖춘 데다 바닥에는 두꺼운 카페트가 깔려있고 수제 목조 가구와 조각품까지 갖춘 고급스러운 사무실로 이전했다. 그런데 그 후 견고했던 모든 것이 와해되어 버렸다.
한 창업자는 이때를 이렇게 회상했다.

"한때 대단하기까지 했던 결심은 와해되었고 우리는 팀 정신을 완전히 잃었다. 처음에는 9시부터 5시까지 일했지만 점점 악화되어 9시부터 5시까지 일하는 폼만 잡았다! 우리는 주위를 둘러보았다. 그리고 성공이 오히려 불안만 가져왔다는 사실을 알아차렸다. 우리는 심지어 싸우려는 마음도 없었다. 그때부터 회사는 내리막길을 걸었다."

물론 회사는 생존이 더 이상 문제되지 않는 지점에 도달한다는 커다란 사명을 실현했다. 이제 할일이 없어 보였다. 마침내 성취한 것이다. 이때 리더들은 새로운 사명을 만들어야 했다. 그러나 그렇게 하지 않았고 회사는 제자리걸음만 하다가 결국 매각되기에 이르렀다.

✚ 새 사무실과 성취 신드롬

[사례 6]을 살펴보면서 우리는 새 사무실의 특징에 대해 자세히 설명했다. 시설은 중요한 주제가 아닌 것처럼 보일 수 있다. 하지만 사실은 그렇지 않다. 위에서 설명한 회사처럼 수많은 기업이 멋진 신축건물과 쾌적한 사무실로 이전하고 곧

많은 어려움을 겪는 것을 보아왔다. 새로운 사무실 그 자체가 나쁘다는 것이 아니다. 하지만 그것들은 "마침내 성공했다구! 이루어냈단 말이야"라는 신호탄이다. 그렇다면 뛰어난 근무환경을 조성하지 말라는 것인가? 물론 그렇지 않다. 하지만 멋진 신축 건물이 고비를 이겨내 성공했고 마침내 사명을 완수했다는 것을 상징한다는 점을 잊어서는 안 된다. 당신의 기업은 헤아릴 수 없이 많은 결승점을 지날 것이며, 그 지점마다 공모발행, 신축건물, 산업계의 포상과 같은 결승점을 나타내는 상징들이 있을 것이다. 따라서 이를 고려하여 거역할 수 없는 사명을 향해 지속적으로 나아가야 한다. 정상에 오르면 그 다음 산을 찾아라. 다시 말해 새로운 사명을 세워야 한다. 그냥 산에 머물러 있으면 결국 추위에 목숨을 잃게 되니 말이다.

사례 07 국내 대학병원의 사명

경희의료원의 사명

- 동서의학의 조화로운 융합으로 신의학(경희의학)을 창출하여 질병 없는 인류사회 구현에 앞장섬으로써 경희학원의 설립이념(교시)인 문화세계의 창조에 선도적 역할을 다하고, 이를 통하여 모든 인류가 염원하는 당위적 요청사회-오토피아 구현에 이바지하는 것이다.

경북대학교병원의 사명

- 사랑과 인술로 고객을 감동시키고 새천년 의학발전을 선도하는 병원

건국대학교병원의 사명

- 구료제민의 창립정신을 발전적으로 계승하고 수준 높은 진료, 교육, 연구를 통하여 인류공동체의 건강한 삶에 기여한다.

단국대학교병원의 사명

- 환자중심의 운영, 의료서비스의 향상, 진료 전문화, 사랑받는 병원

고신대학교복음병원의 사명

- 치료하는 병원
- 전도하는 병원
- 교육하는 병원

계명대학교 동산의료원의 사명

- 그리스도의 사랑과, 생명존중의 정신으로 환우를 돌보며, 치유하시는 하나님의 손길을 가

진 기독의사를 양성하고 끊임없는 첨단 연구를 통해 질병퇴치 및 예방에 힘쓰고 의료선교를 통해 이웃과 땅 끝까지 그리스도의 사랑을 전한다.

서울아산병원의 사명

• 끊임없는 도전과 열정으로 높은 수준의 진료, 교육, 연구를 성취함으로써 인류의 건강한 삶에 기여한다.

고려대학교의료원의 사명

• 한민족의 건강지킴이로서, 최상의 연구, 진료, 교육을 통해 인류의 건강한 삶에 기여한다.

분당서울대학교병원의 사명

• 환자중심 + 인간중심 + 지식창조 + 사회봉사

서울아산병원의 사명

• 끊임없는 도전과 열정으로 높은 수준의 진료, 교육, 연구를 성취함으로써 인류의 건강한 삶에 기여한다.

연세대학교의료원의 사명

• 하나님의 사랑으로 인류를 질병으로부터 자유롭게 한다.

인하대병원의 사명

• 최상의 진료와 헌신적인 사랑으로 인류의 건강과 행복한 삶에 기여한다.

이화여자대학교 의료원의 사명

• 이화의 사랑으로 21세기 건강사회를 이끌어 간다.

조선대학교병원의 사명

• 고객에게 심신의 온전한 치유를 선사, 지역의 명성을 드높인다.

한림대학교의료원의 사명

• 국민보건의료의 주춧돌, 사랑과 평등의 의료실천, 세계 인류의 행복 추구

서울대학교병원의 사명

• 서울대학교병원은 세계 최고수준의 교육, 연구, 진료를 통하여 인류가 건강하고 행복한 삶을 누릴 수 있도록 한다.

아주대학교의료원의 사명 (우리의 약속)

• 우리는 항상 당신 곁에 있으며, 당신의 아픔을 치유하기 위하여 끊임없이 헌신합니다.

전북대학교병원의 사명

• 생명존중을 가치로 인류의 건강증진을 통하여 행복을 창조한다.

영남대학교의료원의 사명

- 최상의 진료, 올바른 의료인 육성, 창의적인 연구로 인간사랑을 실천, 삶의 질을 향상

동의의료원의 사명

- 사회에 대한 사명
  - 인간중심의 의료를 실현하는 병원
  - 양질의 의료서비스를 제공하는 병원
  - 지역사회의 건강향상에 기여하는 병원
- 환자에 대한 사명
  - 고객의 만족을 극대화하는 병원
  - 몸과 마음을 편하게 해주는 병원
  - 환자에게 신뢰를 주는 병원
- 직원에 대한 사명
  - 개인의 발전을 실현할 수 있는 병원
  - 한 가족이라 느껴지는 병원
  - 평생을 몸담고 일하고 싶은 병원

동아대학교의료원의 사명

- Humanis 인본주의
  - 인간중심의 가치 실현으로 고객의 꿈인 100세 건강 추구
- Outstanding 탁월성
  - 천혜의 자연환경 속에서 특화된 진료 분야의 탁월성 추구로 고난도 질환정복
- Patient focus 환자중심
  - 환자(고객)중심 서비스로 최고의 고객 만족도 달성
- Employee satisfaction 내부 고객 만족
  - 내부 고객만족도 제고를 통하여 최고의 전문가 집단 양성

부산대학교병원의 사명

- 의학 및 치의학의 교육과 연구 그리고 진료를 통한 의학발전 도모와 국민 보건 향상을 통한 21세기 의료지원 만전

을지대학병원의 사명

- 생명을 지키는 일은 을지의 고귀한 소명입니다.
  - 반세기 역사와 전통속의 국민보건 향상과 복지사회 구현을 목표로 의료와 육영사업의 골격을 굳건히 다져 사회발전에 이바지하겠습니다.

삼성서울병원의 사명

- 우리는 생명존중의 정신으로 최상의 진료, 연구, 교육을 실현하여 인류의 건강하고 행복한 삶에 기여한다.

인제대학교백병원의 사명

- 우수한 전문 의료진들이 환자만족을 위한 최상의 진료와 의료서비스를 제공합니다.
- 최고의 교수진과 학생들의 열정, 세계 속의 의과대학으로 도약하고 있습니다.
- 인류에게 보다 나은 건강생활을 제공하는 초석이 되겠습니다.

단국대학교병원의 사명

- 환자중심의 운영, 의료서비스의 향상, 진료전문화, 사랑받는 병원

✚ 모든 것을 하나로 묶어라

뛰어난 비전을 좀 더 명확하게 하기 위해 비전의 세 가지 요소(핵심가치와 믿음, 목적, 사명)들을 결합하는 방법은 다음과 같다.

▼ 문서로 작성하라

비전을 작성하는 것은 자신도 모르게 자신이 노력하고 있는 것을 좀 더 확실하게 알 수 있기 때문에 상당히 도움이 된다. 그런데 고려해야할 점이 있다. 리더의 비전보다는 기업의 비전이 훨씬 중요하다는 사실이다. 또한 비전은 오랜 세월에 걸쳐 지속적으로 변할 수 있는 유연성이 필요하다. 변하는 것은 좋다. 변해야 한다. 문제는 어떤 것이 변해야 하고 어떤 것이 그대로 있어야 하는 지이며, 그 대답은 다음과 같다.

- 핵심가치와 믿음 : 거의 변하지 않는다.
- 목적 : 100년은 지속되어야 한다.
- 사명 : 사명이 달성되면 새로운 사명을 세워야 한다(보통5~15년).
- 전략 : 매년 바뀌어야 하고 사명을 새로 세울 때는 전면적으로 손보아야 한다.
- 전술 : 상황변화나 여건에 따라 조정해야 한다.

▼ 그림처럼 생생하게 표현하라

무엇보다 중요한 것은 감정과 흥분을 불러일으키는 활기차고, 매력적이고 특정한 단어로 비전을 제시해야한다는 것이다. 비전을 머릿속으로 상상할 수 있는 그림으로 바꿀 수 있다고 생각해 보자. 이것이 바로 '단어를 채색'하는 것이다. "2020

년까지는 최고의 기업이 될 거야"라는 사명을 가지고 있다고 하자. 그것이 의미하는 바를 생생하게 묘사하고자 한다면 "우리의 사명은 이 그림처럼 실제로 일어나게 하는 것이다"라고 말하면 된다. 특정하고 생생한 이미지를 활용하라. 짐 젠텐스가 최고의 기업이 되겠다는 지로의 목적을 어떻게 묘사했는지를 살펴보자.

> 최고의 사이클 선수들은 세계최고 대회에서 우리 지로의 사이클을 탈 것입니다. 세계 챔피언대회인 프랑스 사이클 대회의 우승자와 올림픽 사이클 금메달리스트들은 우리 헬멧을 쓰고 우승할 것입니다. 우리는 "감사합니다. 정말이지 귀사의 헬멧을 쓰지 않았다면 저는 죽었을 것입니다" 라고 가슴에서 우러나오는 감사 전화와 편지를 받을 것입니다. 직원들은 당사가 세계최고의 근무조건을 갖추고 있다고 생각할 것입니다. 사이클 제조 사업에서 최고인 기업을 꼽으라면, 많은 사람들은 "당연히 지로지요"라고 대답할 것입니다.

또한 '자동차 세계화를 위하여'라는 사명에 대한 의사소통을 위해 헨리 포드가 어떻게 말로 그림을 그렸는지에 대한 예를 보자.

> "우리는 수많은 사람들을 위해 자동차를 생산하게 될 것입니다. 그리고 가족들이 즐거운 시간을 보낼 수 있도록 적은 수입으로도 누구나 살 수 있게 자동차를 저렴하게 판매할 것입니다. 지금까지 교통수단이었던 말은 사라지고 자동차가 그 자리를 대신할 것입니다."

'가족들이 즐거운 시간을 보낼 수 있도록'이라는 문구와 지금까지 교통수단이었던 말은 사라지고' 라는 문구에 주목해보자. 바로 이것이 말로써 그림을 생생하게 그리는' 것이다. 말로 그림을 그리는 가장 좋은 예는 세계최고의 비전 전달자인 처칠이다.

처칠은 천성적으로 웅변을 잘하는 사람이 아니다. 달변도 아니었다. 하지만 그는 노력했다. 온갖 정성을 다해 문장 하나하나를 손보면서 몇 시간이고 연설문을 다듬었다. 그는 '태양이 비치는 좀 더 넓은 세상'과 '어두운 시대의 심연'이라는 표

> 히틀러는 우리 영국을 함락하지 못하면 패배한다는 사실을 잘 알고 있습니다. 우리 영국민이 히틀러를 물리칠 수 있다면 유럽은 전쟁의 공포에서 벗어나고 인류는 태양이 비치는 좀 더 넓은 세상에서 살게 될 것입니다. 하지만 우리 영국민이 전쟁에서 패배한다면 미국을 비롯하여 우리가 알고 있고 관심을 기울이고 있는 전 세계가 왜곡된 힘에 의해 무시무시하고 끝나지 않을 어두운 시대의 심연 속에서 벗어나지 못하게 됩니다. 자신이 맡은 의무를 충실히 수행하고 어려움을 이겨내야 합니다. 그래야만 영국제국과 영연방이 영원무궁토록 존재할 것입니다. '지금보다 나쁠 수는 없다'는 말이 있지 않습니까.

현처럼, 사람들의 뇌리에 각인될 상세하고 독특하면서도 생생한 이미지를 창출하기 위해 온갖 정성을 기울였다. 소수의 사람만이 처칠처럼 말할 수 있다. 하지만 처칠, 포드, 그리고 그 외의 사람들에게 방법을 배울 수는 있다. 소수만이 처칠처럼 달변이 될 수 있다 하더라도 우리는 그를 모델로 삼을 수 있다.

✚ 명확하고 공유할 수 있는 비전

비전을 효과적으로 전달하려면 두 가지 핵심 기준을 충족해야 한다. 즉 쉽게 이해하도록 명확해야 하고 조직의 핵심 인물들이 공유할 수 있어야 한다. 이 같은 주장은 곧 비전이 상부, 말하자면 창업자나 CEO에게서 나와야 하는가 아니면 집단토론에 의해 나와야 하는가 하는 질문을 제기한다. 상부에서 제시하는 비전은 선명하기는 하지만 많은 사람이 공유하지 못한다는 단점이 있다. 반면 집단토론을 통해 개발된 비전은 동기를 부여하지 못하고 구태의연하다. '비전기획위원회'가 만든 비전은 명확성과 활기가 떨어진다는 말이다. 조직은 자사만의 규범과 스타일 안에서 저마다 자신만의 결론을 내려야 한다. 이 같은 딜레마를 해결할 수 있는 정답은 없다. 명확하고 공유할 수 있는 비전이 전적으로 집단토론을 통해 이루어지는 상황은 이미 보았다. '집단토론으로 무슨 일을 할 수 있을까'하고 회의적으로 생각하는 사람들은 미국 건국의 아버지들을 상기해보라. 워싱턴, 제퍼슨, 매디슨, 아담스와 같은 강력한 리더들이 있었지만 국가의 비전은 전적으로 집단토론으로 이루어 졌다. 실제로 조지워싱턴은 헌법제정회의에서 거의 발언을 하지 않았다. 한 명에게서 비전이 나오는 상황도 이미 살펴봤다. 월마트의 샘 월튼이나 헨리 포드가 대표적인 인물이다. 집단토론과 개인에게서 나오는 비전 가운데 어떤 것이 더 좋을까? 정답은 없다. 그 답은 상황과 리더의 스타일에 달려있다. 중요한 것은 조직의 발전을 위해 명확하고 공유할 수 있는 비전을 촉진시키고, 그 비전을 달성하기 위해 매진할 수 있느냐 하는 것이다.

사례 08 국내 대학병원들의 명시된 비전

국내 대학병원들의 명시된 사명, 비전, 핵심가치 등은 다음과 같다.

가톨릭대학교 가톨릭중앙의료원

- 가톨릭중앙의료원의 이념 : 가톨릭중앙의료원의 이념은 치유자로서의 예수그리스도를 우리 안에 재현하여 질병으로 고통 받는 삶들을 보살피는데 있다. 우리는 이를 위하여 숭고한 사명감을 지닌 의료인을 양성하고 의학을 연구 · 발전시키며 사랑에 찬 의료봉사를 베풀고자 끊임없이 노력한다.
  - 우리는 환자의 육체적 질병과 마음의 고통을 덜어주며 끊임없는 기도와 봉사로써 우리 자신은 물론 환자와 그의 가족도 병을 치유하시는 분은 하느님이라는 믿음을 갖도록 한다.
  - 우리는 새로운 지식과 기술을 지닌 역량 있는 의료인을 양성하고 이들 모두가 그리스도를 닮아 아낌없는 사랑으로 환자를 보살피도록 교육한다.
  - 우리는 질병퇴치를 위한 최선의 치료와 예방 및 재활에 힘쓰되 인간 생명의 신비와 존엄성을 해치는 어떠한 연구도 하지 않는다.
  - 우리는 건강을 회복하는 환자가 하느님의 사랑을 새롭게 체험하고 그의 자녀가 되도록 이끈다. 또한 죽음을 맞는 이들이 하느님 나라에 대한 새로운 희망과 인간다운 품위를 지니도록 돕는다.
  - 우리는 가난하고 의지할 데 없는 환자의 어려운 형편에 마음을 기울이며 이들도 따뜻한 의료 혜택을 받을 수 있도록 힘쓴다.
- CMC비전 2020
  - 생명을 존중하는 세계적인 첨단의료
    ① 인간에 대한 존엄성과 생명에 대한 가톨릭교회의 정신을 표현
    ② 전 세계 가톨릭의료기관과의 의료 Network 구축으로 세계적인 가톨릭의료브랜드(Brand)구현
    ③ 지식산업의 의료로서 병원, 대학, 연구소, 관련기업들의 상호연계 및 시너지를 창출하는 최고의 의료서비스 제공
- CMC비전 2020 핵심가치

- 생명존중과 의료선교 : 우리는 인간생명에 대한 경외심을 가지고, 의료를 통한 최선의 선교활동을 추구한다
- 환자우선의 전인치료 : 우리는 환자중심의 참된 의료를 실현하며, 환자의 육체적 · 정신적 · 사회적 · 영적인 전인치료를 추구한다
- 윤리에 기초한 창의적인 연구 : 우리는 윤리에 기초한 창의적인 연구를 통하여 의학발전에 기여하는 세계적인 연구기관이 된다
- 성숙하고 역량 있는 전문 인력 양성 : 우리는 전문지식과 도덕성을 갖춘 성숙하고 역량 있는 인재를 양성한다
- 상호신뢰와 윤리경영 : 우리는 상호신뢰의 문화를 바탕으로 윤리경영을 실현하여 세계적으로 존경받는 의료기관이 된다

부산대학교병원

- 사명 : 의학 및 치의학의 교육과 연구 그리고 진료를 통한 의학발전 도모와 국민 보건 향상을 통한 21세기 의료지원 만전
- 비전 : 고객중심의 병원경영 혁신, 조직 내의 역량 강화, 진료수준의 향상

삼성서울병원

- 〈비전2020〉을 실현하기 위한 7대 핵심전략
  - 환자행복을 위한 의료혁신의 구현
  - 진료과 중심에서 진료특성화 센터로 변신
  - 암, 심혈관, 뇌신경, 장기이식 등 1+3센터의 집중육성
  - '꿈의 미래병원' IT혁신을 통한 스마트 병원 구현
  - 선도의료기술 20가지 세계최고 수준으로
  - 세계적 바이오 헬스케어 허브

서울대학교 병원

- 미션 : 서울대학교병원은 세계 최고수준의 교육, 연구, 진료를 통하여 인류가 건강하고 행복한 삶을 누릴 수 있도록 한다.
- 비전
  - 최상의 진료로 가장 신뢰받는 병원 : 세계적 첨단 진료영역을 지속적으로 확보함으로써 국민과 의료전문가들이 믿고 선택하는 병원이 된다.
  - 생명의 미래를 여는 병원 : 건강한 생명의 연장에 필요한 연구를 통하여 세계적 성과를 창출함으로써 의학연구의 지평을 넓힌다.
  - 세계의료의 리더를 양성하는 병원 : 다양한 경험과 창조적 교육을 바탕으로 의료발전을 주도할 세계적인 리더를 배출한다.
  - 의료선진화를 추구하는 정책협력병원 : 대한민국 의료시스템의 발전방향을 제시하고 정책협력을 통하여 의료 선진화를 견인한다.

- 핵심가치
  - 고객중심 : 서울대학교병원의 고객은 우리의 존재 이유이며 고객이 항상 신뢰할 수 있는 서비스를 제공한다.
  - 인재존중 : 비전달성과 자기 개발에 최선을 다하는 인재들이 즐겁게 일할 수 있는 터전을 만든다.
  - 혁신추구 : 기존 관행에 안주하지 않고 창조적인 열정을 발휘하여 새로운 지식과 가치를 창조한다.
  - 사회공헌 : 사회의 기대에 대한 책임감을 가지고, 최상의 의료서비스와 다양한 봉사활동으로 인류에 헌신한다.
  - 상호협력 : 서로 존중하는 마음으로 협력하며, 유관기관과도 상생하는 협력관계를 구축한다.

아주대학교 의료원

- 사명(우리의 약속) : 우리는 항상 당신 곁에 있으며, 당신의 아픔을 치유하기 위하여 끊임없이 헌신합니다.
- 비전
  - 우리는 고객중심의 최상의 의료서비스를 제공하고 지역사회 발전에 공헌한다.
  - 구성원의 전문적 성장과 발전적 직장문화를 이루어 일할 맛 나는 의료원을 만든다.
  - 나아가 특성화된 세계적 의료브랜드를 창출하고 2015년까지 다음의 목표를 달성하고자 한다.
  - 수개의 진료 분야에서 최고의 수준에 도달한다.
  - 세계적 수준의 연구경쟁력을 확립한다.
  - 의과대학평가에서 국내 3위 이내로 진입한다.
- 핵심가치
  - 헌신(Devotion) : 우리는 교육, 연구, 진료, 사회봉사의 모든 영역에서 최선을 다해왔습니다. 각자의 위치에서 모든 이들의 건강한 삶과 행복의 증진을 위해 노력해 왔습니다. 우리의 헌신은 단순히 우리 의료원을 찾는 이에 국한되는 것이 아니며, 지역사회의 발전에 공헌하고 의학 발전에 기여할 것이라고 자부합니다. 헌신은 우리 모두의 마음입니다.
  - 윤리성(Ethics) : 우리 의료원의 모든 활동의 바탕에는 '윤리성'이 있습니다. 윤리성은 진료서비스 뿐만 아니라 교육, 연구, 모든 분야에서 기본적으로 확보 되어야할 가치임을 우리는 알고 있으며, 그 일환으로 우리는 의과대학의 인성교육을 비롯하여 많은 노력을 기울여 왔습니다. 이는 또한 의료원이 공정하고 투명하게 경영됨을 의미하기도합니다. 윤리성은 우리가 지켜나가야 할 우리의 자랑입니다.
  - 창의적 역동성(Creative Dynamism) : 우리 의료원은 짧은 역사에도 불구하고, 젊은 정

신으로 역동적으로 변화하며, 창의적 자세로 목표를 향해 도전하며 발전하여 왔습니다. 우리가 항상 변화하고 도전해야하는 것은 아니지만 변화나 도전이 필요하다면 이를 두려워하지 않습니다. 창의적 역동성은 우리의 원동력입니다.

- 고객 중심(Improvement in Customer Oriented Services) : 우리 의료원은 환자의 입장에서 생각하고 환자 중심의 의료서비스를 제공하고자 노력하여 왔습니다. 고객중심의 사고는 우리의 행동규범입니다.
- 공동체 속의 다양성(Diversity in Cooperative Spirit) : 우리 의료원은 다양한 직종의 전문성을 존중하며, 이러한 전문적 다양성이 충분히 계발되고 발휘될 수 있도록 노력하여 왔습니다. 우리의 다양성은 '서로 다름'에 그치지 않고 공동체의 틀 안에서 상호 신뢰를 바탕으로 서로 협동해 나아감을 의미합니다.
- 탁월성(Excellence) : 우리는 그간 교육, 연구, 진료, 사회봉사 등 모든 분야에서 선도적 지위를 추구함으로써 괄목할만한 업적을 이루었습니다. 탁월성은 의료원 전체 차원의 업적 뿐 만이 아니라 구성원 개개인의 전문가적 소양과 우수성을 의미합니다. 탁월성은 우리가 지향해야할 곳을 알려줍니다.

대구가톨릭대학병원

• 병원이념: 환자의 아픔과 치유의 기쁨을 함께합니다.

- 천주교 대구대교구가 지역의료발전과 사회복지를 증진하고자 본 대구 가톨릭대학병원과 의과대학을 설립하였습니다.

  ① 환자의 전인적(신체적, 정서적, 영적, 사회적)치유 : 환자의 전인적(신체적, 정서적, 영적, 사회적)치유를 위해 치유자 이신 예수그리스도의 사랑과 봉사의 삶을 성실하게 수행하여 환자와 가족들에게 하느님의 현존과 그분의 섭리를 깊이 체험하게 한다.

  ② 의료지식과 의료기술 함양 : 의료지식과 의료기술함양을 위한 지속적 연구 및 신앙을 바탕으로 한 인성교육을 통해 숭고한 사명감을 지닌 유능한 의료인을 양성하고, 양질의 서비스와 지역의료계를 선도하는 의료기관이 된다.

  ③ 교회의 가르침을 준수 : 교회의 가르침을 준수하여 진료와 연구전반에 걸쳐 인간생명의 신비와 존엄성이 존중되도록 한다.

  ④ 헌신적 의료봉사 : 사회와 가정에서 소외된 이들에 대한 헌신적 의료봉사를 통해 복음화와 복지사회의 구현에 힘쓴다.

  ⑤ 교직원 모두가 한마음 : 교직원 모두가 한마음으로 사랑의 서비스를 행함으로써 삶의 진정한 가치와 보람을 함유할 수 있는 공동체를 형성한다.

• 비전 : 전인적(신체적, 정서적, 영적, 사회적)치유와 선진의료로 건강사회를 주도하는 의료기관

• 세부전략

- 전인적 치유 : 종합상담센터운영, 교직원의 이념교육과 이념실천 강화, 원목과 사회복

지 활성화, 재가복지사업, 지성과 인성을 겸비한 가톨릭 의료인 양성
- 선진의료 : 국제교류(의료기술, 지식, 시스템), 의료연구시스템 강화, 우수한 의료인력양성을 위한 교육시스템, 질병군 별로 전문치료센터 설치
- 미국병원과의 전략적 협력 : 진료 · 진료지원 · 간호 · 행정 등의 모든 부분에서 진료 · 연구 · 교육 · 심포지움 공동개최, 지역최초로 미국유수병원과 포괄적인 전략적 협력을 통하여 최고의 선진의료서비스를 환자들에게 제공
- 병원확장계획 : 최신 장비와 종합적이고 편안한 진료 입원동 신축

• 윤리강령
  - 복음(Gospel) : 하느님을 주인으로 모시고 그리스도의 사랑을 실천한다.
  - 정직(Honesty) : 올바르게 생각하고 행동한다.
  - 친절(Kindness) : 고객(환자)의 눈높이에서 최선의 서비스를 제공한다.
  - 책임(Responsibility) : 전문인으로서 책임을 다한다.
  - 열정(Passion) : 변화에 도전한다.
  - 화합(Harmony) : 남을 탓하지 않고 서로를 돕는다.

서울아산병원

• 사명 : 끊임없는 도전과 열정으로 높은 수준의 진료, 교육, 연구를 성취함으로써 인류의 건강한 삶에 기여한다.
• 핵심가치
  - 나눔과 배려 : 우리의 지식과 기술을 모든 이웃들과 더불어 나누며 항상 상대방의 입장에서 생각하고 배려한다.
  - 정직과 신뢰 : 정직을 최고의 덕목으로 삼아 스스로 실천하며 누구에게나 신뢰를 받도록 최선을 다한다.
  - 공동체 중심사고 : 자율성을 바탕으로 "나보다 우리"라는 사고로 솔선수범하여 팀워크를 강화하고 효율성을 증대 시킨다.
  - 사실 및 성과중시 : 합리적이고 객관적이며 검증 가능한 사실에 입각하여 모든 사안을 다루고 그것이 실질적인 성과로 나타날 수 있도록 끊임없이 노력한다.
  - 미래지향 : 진취적인 사고와 불굴의 정신으로 자신의 분야를 끊임없이 개척하여 전파하는 선구자가 되며 최고가 될 수 있도록 부단히 배우고 노력한다.

영남대학교의료원

• 사명 : 인간사랑을 실천함으로서 삶의 질을 향상시키기 위하여 최상의 진료, 올바른 의료인 육성, 창의적인 연구를 한다.
• 비전 : 우리의 비전은 "고객만족으로 신뢰받는 영남최고의 의료원"입니다.
• 핵심가치
  - 고객만족 : 우리는 고객의 건강한 삶을 위해 존재하므로 항상 고객의 입장에 서서 고객

에게 최선을 다하는 전문가가 된다.
- 주인의식 : 우리는 주인의식을 가지고 개인과 의료원의 발전을 위해 최선을 다한다.
- 신뢰와 화합 : 우리는 서로를 배려하여 신뢰하는 공동체 문화를 만든다.
- 변화와 혁신 : 우리는 전문화된 지식을 바탕으로 지속적인 변화와 혁신을 실천한다.

인하대병원

- 사명 : 최상의 진료와 헌신적인 사랑으로 인류의 건강과 행복한 삶에 기여한다.
- 비전
  - 최상의 진료와 서비스로 고객에게 감동을 주는 병원 : 우리는 최상의 진료와 환자중심의 의료서비스로 고객에게 신뢰와 감동을 주는 병원이 된다.
  - 창의적 연구와 내실 있는 교육으로 의료계를 선도하는 병원 : 우리는 창의적인 연구와 내실 있는 교육으로 의학발전과 진료수준 향상을 통해 의료계를 선도한다.
  - 직원이 자긍심을 가지고 즐겁게 일하는 병원 : 우리는 열린 생각과 열린 의사소통으로 서로 신뢰하며, 직원 모두가 주인의식과 자긍심을 가지고 즐겁고 행복한 조직문화를 구현한다.
  - 지역사회와 함께하는 병원 : 우리는 사랑과 봉사의 정신으로 지역사회 공헌에 최선을 다한다.
- 핵심가치
  - 환자중심 : 우리는 환자 누구에게나 최상의 진료와 서비스를 통해 환자만족을 최우선 가치로 한다.
  - 혁신과 화합 : 우리는 끊임없는 개선과 인간존중의 상호간 화합을 최우선 가치로 한다.
  - 신뢰와 책임 : 우리는 생명존중과 주인의식을 가지고 누구에게나 신뢰받고 책임을 다하는 것을 최우선 가치로 한다.

울산대학교병원

- 설립이념
  - 학교법인 울산공업학원 울산대학교병원은 대학병원의 3대 기능인 진료, 교육, 연구의 강화를 통하여 국민보건향상에 이바지하며, 수준 높은 임상의학교육으로 의학발전에 기여할 수 있는 우수한 인재를 양성하며, 지속적인 의료의 질 향상 활동으로 선진화된 병원문화를 창출하고 환자중심의 병원을 실현합니다.
    ① 동부경남주민들의 건강한 삶과 지역사회의 의료욕구를 해결하도록 충분한 역량을 갖춘다.
    ② 유능한 전문직업인으로 성장, 발전하고자 노력하여 환자를 위해 현실에 적합한 양질의 진료를 제공한다.
    ③ 울산대학교 의과대학의 임상의학교육과 울산과학대학의 임상간호교육에 참여하여 우수한 의료 인력 양성에 기여한다.
    ④ 직원의 연대감(Solidarity)제고와 고유의 기업문화(Corporate culure)창출에 대한 깊은 통찰을 공유한다.

⑤ 숭고한 공익사업을 통해 사회에 기여함에 있어 병원경영상의 합리성을 지속적으로 제시한다.

전남대학교병원

- 미션 : 탁월한 진료, 연구, 교육을 통해 지역의료계와 의료산업발전을 선도하고 헌신적인 봉사를 통해 지역의 건강 수준을 높이는데 기여하며, 나아가 국민건강과 국가경쟁력 강화에 이바지한다.
- 비전
  - 진료 : 미래 질병구조에 대비한 전문병원을 육성하고, 고객 중심의 유기적 협력체계를 통해 세계의료를 선도하는 병원이 된다.
  - 연구 : 선진적 연구시스템을 바탕으로 전문질환 분야의 영향력이 큰 연구과제를 주도하여 새로운 영역을 개척하는 병원이 된다.
  - 교육 : 의료에 대한 탁월성과 폭넓은 시야 그리고 섬김의 리더십을 갖춘 의료산업의 중추적 인재를 양성하는 교육기관이 된다.
  - 봉사 : 보은하는 자세로 지역사회에 헌신하며, 나아가 세계 의료취약지구에 의료인프라를 제공하는 국제적 봉사기관이 된다.
  - 구성원 : 다양한 성장의 기회와 여건을 제공함으로써, 구성원들의 잠재력을 극대화하고 보람과 긍지를 실현하는 터전이 된다.
- 핵심가치 : 헌신(Devotion), 합리주의(Rationalism), 배려와 존중(Esteem), 도전(Attempt), 장인정신(Maestro)

전북대학교병원

- 비전
  - 진료 : 미래의 핵심진료영역을 선도하는 병원
  - 연구 : 창의적 연구로 첨단의료산업을 육성하는 병원
  - 봉사 : 의료소외계층에 대한 봉사를 실천하는 병원
  - 고객 : 고객감동과 신뢰로 다시 찾고 싶은 병원
  - 구성원 : 주인의식을 갖도록 자긍심을 주는 병원
- 사명 : 생명존중의 정신으로 진료, 교육, 연구를 통하여 인류의 건강과 행복한 삶에 기여한다.
- 사명선언문 Mission statement
  - 생명존중 : 인간의 존엄성과 생명의 신선함을 인식하고 질병퇴치와 고통경감에 헌신한다.
  - 건강증진 : 최고의 인재와 기술로 최상의 의료서비스를 제공하여 인류의 건강 증진에 공헌한다.
  - 행복 : 건강한 삶을 통한 인류의 참다운 행복을 창조한다.
- 행동가치 Action value

- 우리는 언제나 섬김과 사랑으로 환자를 대한다.
- 우리는 환자의 사랑과 믿음 속에서 행동한다.
- 우리에게 병원은 자아실현의 터전이다.

조선대학교병원

• 비전 21 : 환자중심의 인술로 고객에게 심신의 온전한 치유를 선사함으로써 지역의 명성을 드높인다.

• 사명 : 고객에게 심신의 온전한 치유를 선사, 지역의 명성을 드높인다.

• 비전
  - 지역의료를 선도하는 대학병원의 귀감
  - 고객에게 가장 편안한 병원
  - 지역사회에 봉사하는 병원
  - 핵심역량
  - 전문영역 강화
  - 외국병원 협력병원 제휴
  - 자연친화적인 치유환경 조성
  - 고객중심 진료 구현
  - 지역소외계층에 대한 관심

• 핵심가치
  - 주도적 자세 ⇨ 신속한 의사결정체계
  - 줄탁동시 ⇨ 의사와 환자 간 일체감 조성
  - 끊임없는 도전 ⇨ 정보화지원 역량 제고

충남대학교병원

• 비전 : "의학발전을 선도하는 인간중심병원"
  - 충남대학교병원은 1995년 법인병원으로 전환된 후 구성원 모두가 새로운 주인의식으로 뭉쳐, 보다 친절한 병원, 명실상부한 세계수준의 초일류병원, 그리고 풍요로운 병원을 기치로 거듭나려 노력해 왔습니다.

    또한 국제적인 수준의 의료인력 보유, 세계 최첨단의 의료장비를 확보하여 양질의 의료서비스제공에 최선을 다하여 왔고, 모든 업무의 전산화 및 자동화를 통해 대기시간을 단축하고 병원의 진료환경을 일신시켜 환자를 보다 편안하고 쾌적하게 모시는 환자중심병원으로 새롭게 태어나고자 노력하고 있습니다.

충북대학교병원

• 비전
  - 최상의 의료서비스를 제공하는 병원
  - 전문화와 특성화를 통해 앞서가는 병원

- 사랑과 정성으로 고객감동을 실천하는 병원
- 지역사회와 함께하는 가족 같은 병원
- 열린 경영으로 새롭게 성장하는 병원
- 직원 모두가 행복하고 자발적으로 참여하는 병원

• 이념
- 환자중심의 의료서비스
- 투명하고 효율적인 경영
- 인간존중과 건전한 직장문화
- 지역사회속의 3차 의료기관

한림대학교의료원

• 사명
- 국민보건의료의 주춧돌
- 사랑과 평등의 의료실천
- 세계 인류의 행복 추구

• 핵심가치
- 환자중심의 진료환경 : 우리는 환자들을 가족같이 사랑하고 항상 따뜻한 마음으로 정성을 다해 환자의 건강회복에 최선을 다한다.
- 명랑한 직장 분위기 : 교직원상호간의 신뢰와 협조를 바탕으로 항상 명랑하고 화기애애한 직장분위기를 조성한다.
- 창의적인 연구와 교육 : 새로운 지식과 의술을 얻기 위하여 창의적인 학술연구와 교육에 끊임 없는 노력을 기울인다.
- 경영관리 의식강화 : 항상 시간과 물자를 아껴 쓰고 열심히 일하는 분위기를 만들어 감으로써 무사 안일한 자세를 버린다.
- 미래지향적 자세 : 고정관념에서 탈피하여 변화와 혁신으로 새로운 가치창조를 통하여 미래지향적 자세로 나의 발전과 의료원의 발전에 앞장선다.

• 비전 : 세계적 경쟁력을 가진 최우수 진료 · 연구기관

2. 변화경영 4)

디지털 시대는 지금까지 경험한 경영 환경보다 변화속도가 훨씬 빠르고 그 영향력도 크다. 이러한 변화의 소용돌이 속에서 생존 · 성장하기 위해서는 병원도 앞서 변해야 하고, 우리 자신도 변해야 된다. 21세기에는 속도가 가치를 창출한다는 빌 게이츠의 주장처럼 속도가 디지털시대의 중요한 생존무기가 된다. 새로운 변화의 물결에 신속히 대응하여야 한다. 변화를 거부하는 병원은 침체할 수밖에 없고 도태될 수밖에 없다.

변화가 언제 어디서 어떻게 일어날지 정확히 예측하기는 어렵지만, 변화를 앞서 예측하고 긍정적인 방향으로 촉진시킬 수 있는 대응전략을 마련해야 한다. 환경변화에 수동적으로 대응하는 것이 아니라, 새로운 변화를 주도적으로 이끌어 나가는 변화관리(Change management)를 통해 직면하는 많은 위기 요인들을 유용한 기회로 활용하는 전략이 중요하게 부각된다. 변화는 많은 상처를 남기기도 하지만 조직의 발전을 위한 필수 과정이다.

변화는 거의 언제나 파괴적이며, 때로는 깊은 상처를 남기는 경우도 많다. 이런 이유로 해서 많은 사람들은 할 수만 있다면 변화를 회피하려고 한다. 그럼에도 불구하고 변화는 조직의 생리에서 빼놓을 수 없는 부분이며, 발전을 위한 필수적인 과정이기도 하다.

2.1 변화의 유형

일반적으로 병원은 신기술과 신규 시장, 새로운 경쟁자 등에 적절히 대응해야 할 뿐만 아니라, 난관을 극복하고 사업실적을 높이기 위해 고안된 다양한 프로그램들을 통해 더 큰 성과를 거두어야 하는 조직 내부의 요구에도 적극 부응해야 한다. 이런 프로그램들은 대개 다음 몇 가지 카테고리 가운데 하나로 분류될 수 있다.

- 구조적인 변화(structural change) : 이런 프로그램들은 병원을 기능적인 요소들로 이루어진 하나의 집합체, 즉 기계모형처럼 취급한다. 구조적인 변화가 일어나는 동안, 최고 경영진은 컨설턴트들의 도움을 받아 전반적으로 더 큰 성과를 거두기 위해 기능적인 요소들을 재구성하려고 시도한다.

- 비용 절감(cost reduction) : 비용 절감을 위한 프로그램들은 핵심 사업 외에 비본질적인 사업활동을 없애거나 병원운영과 관련된 비용을 줄일 수 있는 방법을 찾는데 초점을 맞추고 있다. 수익이 충분히 발생하는 기간 동안에는 별로 검증을 거치지 않았던 사업과 경영활동들도 경기가 침체되면 비용절감의 표적이 된다.

- 프로세스 변화(process change) : 일반적으로 프로세스 변화는 업무 절차를 보다 간소화하여 효율성과 신뢰성을 높이려는 목적과 업무 수행에 소요되는 비용의 절감 효과를 동시에 추구하거나, 혹은 둘 중 어느 한 가지를 이루고자 추진한다.

- 문화적인 변화(cultural change) : 문화적인 변화를 추구하는 프로그램들은 병원의 인간적인 면에 초점을 맞춘다. 예를 들어 병원업무 수행 전반에 걸친 병원 내 구성원들의 공통된 접근방식이나 경영진과 구성원들 간의 관계 등에 관심을 가지는 것을 뜻한다. 지휘통제식 경영에서 참여적 경영으로의 전환이나 조직 내 구성원들의 사고방식을 의료진 중심에서 고객중심으로 바꾸려는 노력 등이 문화적인 변화의 대표적인 예라 할 수 있다.

변화를 지향하는 이런 프로그램들은 어느 것 하나 쉽지 않으며, 성공적인 결과가 보장되어 있지도 않다. 통계자료에 의하면 구조적인 변화를 목적으로 추진되었던 계획 들 중에서 당초 기대했던 소기의 성과를 거둔 경우는 별로 없었다는 사실을 알 수 있다. 반면 고객서비스 업무의 개선처럼 특정 기능에 초점을 맞춘 변화는 특정 부서의 업무활동에만 영향을 미치기 때문에 추진하기가 훨씬 쉬울 뿐만 아니라 성공 가능성도 높다고 할 수 있다.

2.2 변화에 대한 두 가지 서로 다른 접근방식

변화 프로그램의 목표는 크게 두 가지로 구분된다. 단기적인 경제적 향상과 조직 역량의 개선이 그것이며, 완전히 서로 다른 이 두 가지 목표가 변화를 주도하는 추진력 역할을 한다고 볼 수 있다. 하버드 경영대학원의 마이클 비어(Michael Beer)교수와 니틴 노리아(Nitin Nohria)교수는 이 두 가지 기본적인 목표를 설명하기 위해 'E이론(Theory E)'과 'O이론(Theory O)'이라는 용어를 만들어냈다.

✚ E이론 : 경제적 접근 방식

E이론이 추구하는 변화의 분명한 목표는 개선된 현금 흐름과 측정이 가능한 가치를 큰 폭으로 그리고 신속하게 증대 시키는 것이다. 무엇보다 중요한 이 목표를 달성하기위해 자율경영이라든지 학습조직 등과 같은 개념들은 우선순위에서 밀리게 된다. 대개는 병원의 재정적인 위기가 이런 접근 방식을 촉발시키는 경우가 많다.

실적에 따른 성과급 차등지급이나 인원 감축, 자산 매각, 사업 단위의 전략적 재조정 등이 그런 수단의 예라 할 수 있다. E이론에 의한 변화는 CEO와 임원들에 의해 위에서 추진된다. 이런 접근방식에서는 병원 내 각 부서와 구성원들은 마치 경영진의 전략적인 체스판에 놓인 말과 같다.

✚ O이론 : 조직 역량 접근 방식

가장 성공적이고 조직력이 탄탄한 병원은 학습을 중시하는 역동적인 병원 문화를 가지고 있고, 자기 역량을 십분 발휘하는 종업원들로 구성되어 있다는 이야기를 흔히 듣는다. O이론에 따른 변화의 목표는 바람직한 병원문화를 개발하고 종업원들의 학습을 통해 자신의 역량을 최대한 발휘할 수 있는 기반을 마련하는 것이다. 이런 접근방식을 따르는 병원들은 개인학습과 조직학습을 통해 병원문화와 종업원들의 역량을 활성화하려고 시도한다. 그리고 그런 노력이 성공하려면 종업원의 적극적인 경영참여와 수평적인 조직구조, 조직과 그 구성원간의 강한 유대

관계 등이 뒷받침되어야 한다.

O이론에 의한 변화가 성공하기 위해서는 무엇보다도 변화하고 개선하고자 하는 종업원들의 노력이 필수적이기 때문에 E이론의 경우와는 정반대로 종업원들과의 암묵적인 계약은 절대 파기해서는 안 된다.

2.3 변화를 위한 준비

✚ 1. 부서단위로 준비 태세를 평가한다.

부서에서 이미 유능하고 존경받는 리더가 있고, 조직구성원들은 변화에 대한 동기부여를 받고 있으며, 협력적으로 일하는 방식에 익숙한 준비된 부서에서는 변화프로그램을 바로 시작하여야 한다. 그리고 그들을 변화계획의 시험대로 활용하여야 한다.

✚ 2. 일상적인 업무 추진 방식에 있어 보다 참여적인 방법을 도입한다.

종업원들의 참여적인 업무 추진 '습관'을 개발하기 위해 할 수 있는 일을 보면 다음과 같다.

- 의사결정 권한을 가능한 한 가장 낮은 수준까지 끌어내린다.
- 정보를 자유롭게 공유하는 분위기를 만든다.
- 커뮤니케이션은 양방향이 되어야 한다.
- 의사전용 식당이나 고정 주차 공간, 직급에 따라 인테리어가 크게 차이가 나는 집무실 등 계층 구조와 특권의식을 상징하는 불필요한 것들을 제거한다.
- 현장부서 직원들과 머리를 맞댈 수 있는 기회를 가져야 한다. 그리고 다른 보직자들도 그렇게 하도록 독려하여야 한다.
- 종업원들로 하여금 '왜' 변해야 하는지, 스스로 깨달을 수 있도록 돕고, '무엇을' 바꿔야 하는지 발견할 수 있도록 함께 연구하여야 한다.

✚ 3. 종업원들이 자신의 목소리를 낼 수 있는 기회를 주어야 한다.

일반적으로 자신에게 권한이 별로 주어지지 않는다거나 발언권이 없다고 느끼는 종업원들은 병원조직이 추진하는 변화 노력을 돕지 않으려 하거나 도울 수 없다고 생각한다. 성공적인 조직의 변화를 위해서는 능력을 발휘하는 종업원이 필수적으로 필요하다. 종업원들이 능력을 발휘할 수 있도록 하는 몇 가지 제안은 다음과 같다.

- 혁신적인 사고를 독려 한다.
- 종업원들의 의사를 존중한다는 표시를 해야 한다. 정기적으로 그렇게 해야 한다.
- 권한을 위임한다. 그리고 세세한 것까지 관리 통제하지 않는다.
- 병원 내에 신뢰하는 분위기를 확산시킨다. 만약 결과가 만족스럽지 않다면 원인을 파악하고 문제해결을 위해 노력한다.
- 융통성 있게 일하게 하라. 그리고 그 융통성을 다른 사람들에게도 보여주도록 한다.
- 종업원들이 어느 정도의 리스크는 감수할 수 있도록 독려하고, 실패에는 관대해야 한다.
- 의사결정 권한을 독점하지 말고 분산하도록 한다.

✚ 4. 두려움을 몰아내야 한다.

에드워즈 데밍에 의해 창안된 품질관리 방법론은 효율적인 경영을 위한 14가지 실천사항을 제시하고 있다. 그 중 하나가 직장에서 두려움을 몰아내도록 경영자들을 독려하라는 것이다. 두려움이 만연해 있는 조직문화로는 의미 있는 변화를 만들어 낼 수 없다. 두려움은 사람들로 하여금 리스크를 무조건 피하도록 만들고, 근로의욕을 위축시키며, 입을 다물게 한다. 심지어는 실망스러운 업무결과를 숨기는 일까지 벌어지게 만든다.

두려움으로 위축된 환경에서는 절대 변화가 일어날 수 없다. 모든 구성원들이 자유로이 현상에 도전하고 문제점을 지적하며 해결방안을 제시할 수 있어야 한다. 설사 자신의 의견이 상사의 생각과 다르더라도 그런 일들이 가능해야 한다. 또한 실패할 경우 받을 징계에 대한 두려움 때문에 새로운 것을 시도하지 못하는 일들이 있어서는 안 된다.

2.4 7단계 변화과정

7단계 접근방식은 구성원들의 헌신(commitment)과 협력(collaboration)을 이끌어내고 그것이 다시 역량으로 이어지는 자기 강화 사이클(self-reinforcing circle)을 만들어 낸다. 사실 헌신과 협력, 경쟁력 등은 모두 효과적인 변화의 기반이 된다.

✚ 1단계 : 문제점과 해결방안을 찾는 일에 경영진과 구성원이 공동으로 참여하면서 전체 병원조직 구성원의 에너지와 헌신을 동원하라.

효율적인 변화 노력의 출발점은 문제점을 정확히 파악하는 것이다. 문제점을 정확히 찾아낸다면 변화에 의해 영향을 받는 사람들이 알고 싶어 하는 가장 중요한 질문인 "우리가 이것을 왜 해야 하는가?"라는 물음에 대답할 수 있다. 이 질문에 대한 대답은 동기부여의 기초가 되므로 확신을 가지고 대답할 수 있어야 한다.

변화의 이유는 다가오는 위기일 수도 있고, 계속되는 수익률 하락일 수도 있으며, 고객이 우리 병원을 외면한다는 조사결과일 수도 있다. 변해야 하는 이유에 대한 대답은 동기부여를 위해서 뿐만 아니라 변화의 시급성을 일깨워 준다는 점에서도 필수적이다. 이미 언급했듯이 시급성에 대한 인식 없이는 변화가 일어날 수 없기 때문이다. 사람들은 "우리가 좋든 싫든, 이것을 꼭 해야 한다!"는 절박함이 없이는 고통을 감수하면서까지 변화를 위해 노력하려고 하지 않는다.

어느 정도의 절박함이 필요한가? 간부직원의 75%가 현상을 유지하는 것이 새로운 길을 개척하는 것보다 더 위험하거나 고통스러울 수 있다고 진정으로 확신하지 않는 한, 변화목표는 달성하기 어렵다.

고위 간부들이나 경영진들은 현장에 가장 가까이 있는 직원들이 문제점을 가장 잘 파악할 수 있다는 사실을 종종 인식하지 못한다. 위에 있는 보직자들은 자신이 전체적인 문제점을 다 파악하고 있다고 잘못 생각하기 쉽다. 하지만 그들은 보통 문제의 일부분만 인식할 뿐 전체적인 문제점을 파악하지 못하고 있는 것이 현실이다.

하향식 접근 방법(top-down approach)은 두 가지 치명적인 실수를 초래할 수 있다. 우선 문제점이 잘못 파악될 우려가 있고 너무 근시안적인 해결방안이 도출될 수도 있다는 것이다. 두 가지 실수 모두 변화 프로그램 자체를 무용지물로 만들 수 있다. 또한 하향식 접근 방법에 의한 변화는 구성원들에게도 문제를 일으키게 된다.

구성원들은 일반적으로 일상적인 업무를 잘 모르는 사람에 의해 만들어진 해결방안에 저항하는 경향이 있다. 그들의 저항은 변화에 대한 동기와 헌신의 부족으로 표현된다. 그렇다고 해서 조직의 변화를 추구하는데 있어서 병원장이나 이사장의 역할이 없다는 것이 아니다. 최고 경영진의 역할은 주로 조직 내에 본질적인 변화가 필요하다는 경고메시지를 발하는 것이며, 변화 계획을 추진하는데 있어 그들의 지원은 필수적이다.

조직의 최고경영자가 적극적으로 지원하지 않으면 큰 변화는 불가능하다. 성공적인 변화를 위해서는 최고 경영자와 부원장, 기획조정실장, 노조위원장 등 부문별 책임자 등 병원 내 핵심인사들의 적극적인 협력이 뒷받침되어야 한다. 경우에 따라서는 주요 고객들도 참여하도록 한다. 그러나 위로부터의 지원과 통제 사이에는 큰 차이가 있음을 명심해야 한다. 문제점 파악이 끝났으면 다음에 해야 할 일은 그 문제에 대한 해결방안을 도출하는 것이다. 여기서도 마찬가지로 구성원이 적극적으로 참여하여야 한다.

✚ 2단계 : 병원의 경쟁력을 어떻게 키우고 관리할 것인지 공유비전을 개발하라

변화를 주도하는 사람들은 더 밝은 미래에 대한 비전을 분명히 제시할 수 있어야 한다. 그리고 다른 사람들이 변화의 이점을 확실하게 이해할 수 있도록 비전을 공유하는 능력도 갖추고 있어야 한다.

비전을 제시하는 경우 목표하는 변화가 첫째이고, 더 높은 수준의 고객만족과 품질 향상, 수익증대, 생산성 향상 등을 통해 병원의 실적을 얼마나 개선시켜줄 것인지를 두 번째로 하며, 마지막으로 변화로 인한 병원의 실적개선이 구성원들에게 어떤 혜택을 가져다 줄 것인지 구체적으로 제시할 필요가 있다.

변화관리전문가인 프라이스 프리체트(Price Pritchett)는 전체 구성원의 20%는 처음부터 변화계획을 지지하고, 50%는 의사표시를 유보한 채 형세를 관망하며, 나머지 30%는 변화에 반대하는 경향이 있다고 말한다. 변화계획이 성공하기 위해서는 형세를 관망하는 사람들과 반대자들의 마음을 돌려놓아 병원이 추구하는 비전의 실현에 적극적으로 동참하도록 유도해야 한다.

단순히 문제점을 파악하고 개선작업이 어떻게 진행될 것인지에 대해 동의하는 정도로는 부족하다. 비전을 명확히 제시함으로써 구성원들의 마음을 설레게 하여 적극적으로 참여하도록 만들어야 한다.

✚ 3단계 : 변화를 주도할 리더를 찾아라

조직 내에서 확실하게 변화를 주도할 리더이자 후원자 역할을 해줄 사람이 필요하다. 변화를 주도하며 이끌게 될 리더는 마치 투사처럼 행동해야 하며, 변화와 관련된 프로젝트 수행을 위해 필요한 자원을 한데 모을 수 있어야 한다. 그리고 성공이든 실패든 그 프로젝트에 대한 책임을 져야 한다. GE가 자사의 변화계획을 추진하면서 가장 역점을 두는 부분이 바로 이 단계이다. 변화를 주도할 리더로서 어떤 사람이 가장 적임자일까? 비어와 아이젠스타트, 스펙터 등의 연구결과에 따르면, 성공적인 변화를 주도할 리더들은 다음 세 가지 자질을 공유하고 있다.

1. 그들은 조직 내에 새로운 활력을 불어넣는 것이 경쟁력의 열쇠라는 확고한 신념을 가지고 있으며, 근본적인 변화는 병원의 순익에 결정적인 영향을 미치게 될 것이라고 강하게 확신하고 있다. 그리고 그러한 자신의 신념과 확신을 타인에게 주저없이 표현한다.

2. 그들은 강력하며 신뢰할 수 있는 비전의 형태로 자신의 신념과 확신을 분명

하게 표현한다. 사람들은 자신이 현재 처한 상태보다 확실히 더 좋은 그리고 각 개인의 입장에서도 더 유익한 미래의 상태를 볼 수 있기 전에는, 변화를 위한 노력과 그로 인한 고통에 동참하려 하지 않을 것이다. 성공적인 변화를 주도할 리더는 그런 비전을 만들어 내며, 타인에게 설득력 있는 어조로 그것을 전달할 수 있다.

3. 그들은 사람을 다루는 기술과 조직을 이끌어 갈 줄 아는 노하우를 가지고 비전을 실행해 나간다. 비어와 아이젠스타트, 스펙터 등에 따르면 일을 추진해 나가는 이러한 능력은 실전 경험이 절대적으로 필요하다. 과거 사례를 볼 때, 오랜 실전 관리경험을 가진 리더만이 비전을 성공적으로 실행할 수 있었던 것으로 보인다. 경험적인 지식의 부족은 변화를 일으키는 개인의 능력에 치명적인 약점으로 작용한다는 것이다.

마지막 자질과 관련하여 한 가지 주의사항은 변화를 주도할 리더를 찾을 때, 인사부서에서 그 역할을 맡기가 쉬운데 절대 그렇게 하지 말라는 것이다. 인사부서가 인사관리 분야의 노하우에 있어서는 높이 평가받을 수 있을지 모르지만 병원의 실제적인 운영에 대해서는 깊이 알지 못한 경우가 많기 때문이다.

그런 측면에서는 다른 부서도 마찬가지다. 다시 한 번 강조하건대 통제 권한과 그에 따른 책임은 변화를 추진하는 해당 부서에 주어져야 하며, 그 부서의 리더가 행사할 수 있어야 한다.

✚ 4단계 : 활동 자체가 아니라 결과에 집중하라

많은 병원들이 교육훈련이나 프로젝트팀의 조직 등 활동에만 관심과 노력을 기울이는 실수를 저지르고 있다. 물론 논리적으로는 그런 활동들이 장래 바람직한 결과를 만들어내야 할 것이다. 그러나 로버트 쉐퍼와 하비 톰슨의 연구 결과에 따르면 "그런 활동들이 듣기 좋고, 보기 좋으며, 관리자들로 하여금 만족감을 느끼게 할지는 모르지만" 실질적인 업무 성과나 병원의 손익에는 별로 또는 전혀 기여하지 못하고 있는 것으로 조사되었다.

그들은 그 사례로 한 대기업의 경우 3년 동안 48개의 업무개선 추진팀을 만들었고 구성원들의 참여 의욕도 높았으며, 두 건의 품질 개선 계획을 완료했다며 자랑스럽게 그동안의 노력을 강조했지만 실제로 측정 가능한 업무 성과의 개선결과는 전혀 내놓지 못했던 것이다.

쉐퍼와 톰슨은 활동 자체에만 집중하는 변화프로그램이 되지 않으려면 비록 변화 캠페인 자체는 장기간 지속되는 것일지라도 단기적으로 측정 가능한 업무 성과 개선에 초점을 맞추도록 권고하고 있다. 예를 들어 "90일 이내 연료비용을 15% 줄이겠다."는 식으로 단기 목표를 정하는 것이다.

결과에 초점을 맞춰 개선하려는 노력을 기울이다 보면 긴 준비기간이나 훈련과정의 개발 등과 같은 '변화를 위한 의식 절차'를 상당히 줄일 수 있다.

✚ 5단계 : 외곽에서부터 변화를 시작하고 변화가 위로부터의 강요 없이 조직 전체로 확산되도록 하라

변화가 작은 단위 조직에서부터 자율적으로 일어나 확산될 때 그 성공가능성이 가장 높다. 한 번에 조직 전체를 변화시키는 것은 훨씬 더 어려운 일이며, 그만큼 성공 가능성도 낮을 수밖에 없다. 일단 작은 범위에서 변화가 이루어지고, 그 성과를 주변 단위 조직의 종업원들이 목격하게 되면 조직 전체에 그 변화가 확산되는 일은 시간 문제라고 할 수 있다.

에버레트 로저스(Everett Rogers)의 〈혁신의 확산(diffusion of innovation)에 관한 연구〉는 한 단위 조직에서 일어난 변화가 다른 단위 조직으로 확산될 수 있는 가능성을 높이는 데 있어 유용한 지침을 제공해 주고 있다. 로저스에 따르면 계획되고 있는 변화가 다음과 같은 특성을 가지고 있을 때, 그 성공가능성이 훨씬 높아진다는 것이다.

- 현상에 비해 훨씬 뛰어난 이점
- 조직구성원들 사이에 뿌리내려 있는 가치 기준, 경험, 욕구와의 양립성
- 수용할 수 있을 정도의 요구 사항
- 작은 규모의 변화 모델을 시험적으로 운영해볼 수 있는 옵션

• 다른 환경에서의 변화 성과를 관찰 할 수 있는 가능성

✚ 6단계 : 공식적인 정책과 시스템, 조직구조 등을 통해 성공적인 변화를 제도화 한다

조직을 변화시키기 위해서는 많은 사람들이 리스크를 감수하며 노력해야 한다. 그렇다보니 일단 정해진 목표가 이루어지면, 사람들은 어렵게 얻은 것들을 하루아침에 잃을까봐 노심초사하기 마련이다. 조직을 변화시키려는 공들인 노력을 통해 얻은 이득은 그것이 어떻게 가능했는지 정리한 정책과 정보시스템, 그리고 새로운 보고체계 등을 통해 강화되고 뿌리 내리게 된다.

변화과정을 잘 마무리하기 위해서는 구성원들이 변화과정 자체의 추진을 위해 노력한 만큼 그 변화를 제도화 하는데도 관심을 기울여야 한다. 일과성의 변화가 아니라 '지속적인 개선'이 궁극적인 목표이기 때문이다.

✚ 7단계 : 변화과정을 모니터링하고 발생하는 문제점에 따라 전략을 수정하라

변화프로그램은 계획대로 진행되기가 어렵다. 변화를 추진하다 보면 온갖 유형의 예기치 않던 장애물들과 부딪히기 마련이다. 또한 외부환경의 변화도 병원 내에서 벌어지는 일들에 영향을 미치게 된다. 따라서 변화를 주도하는 리더는 융통성과 적응력이 뛰어나야 하며 그들이 수립하는 계획은 일정이나 진행순서, 인력 등의 변화에도 별 문제없이 진행될 수 있을 정도로 빈틈없는 대비책을 담고 있어야 한다.

2.5 경영자 · 관리자 · 인사부서의 역할

개념적으로 경영자는 장래에 대해 설득력 있는 비전을 제시하고, 그것을 실현하기 위해 논리적인 전략을 개발하는 사람이다. 또한 구성원들로 하여금 난관에 직면해서도 포기하지 않고 비전을 추구하도록 동기부여하는 역할을 한다. 또한 경영자는 어렵고 복잡한 과업이 순조롭게 진행될 수 있도록 만드는 일을 한다.

그들은 어떤 계획이 세세한 부분까지 실행될 수 있도록 노력하며, 필요한 자원을 끌어 모으고, 구성원들의 에너지가 올바른 방향으로 투입되도록 관리해야 한다. 경영자가 열차 선로를 새로운 영역으로 확장하는 비전과 계획을 제시하면, 관리자는 선로를 건설하고 열차가 정시에 운행되도록 하는 역할을 하는 것이라고 비유할 수 있다. 따라서 각 조직마다 유능한 경영자와 관리자가 둘 다 있어야 앞서 언급한 일곱 단계 변화과정이 성공적으로 추진될 수 있는 것이다.

리더십을 갖춘 유능한 경영자는 반드시 관리능력을 가지고 있어야 하며, 관리자 역시 리더십을 발휘할 수 있어야 한다. 존 코터는 리더십과 관리능력의 관계를 [그림 4-2]와 같이 간단한 매트릭스로 설명했다. 그림을 보면 리더십과 관리능력이 모두 부족한 상태에서는 변화가 실패하게 됨을 알 수 있다. 리더십을 갖춘 유능한 경영자나 유능한 관리자 둘 중 하나만 있을 때에도 단기적으로는 좋은 성과를 얻을 수 있다. 그러나 장기적으로 변화가 성공하려면 유능한 경영자와 유능한 관리자가 모두 필요하다.

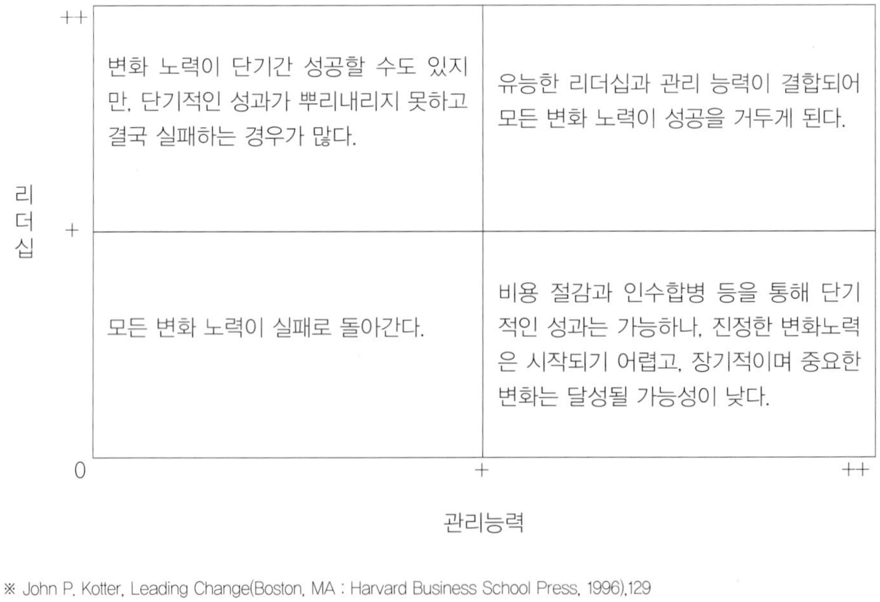

※ John P. Kotter, Leading Change(Boston, MA : Harvard Business School Press, 1996),129

그림 4-2 리더십과 관리능력의 관계

인사부서 역시 변화 계획을 성공적으로 추진하는 데 있어 중요한 역할을 하게 된다. 앞에서 인사부서에게 변화 프로그램의 책임을 맡기게 되면 실패할 가능성이 매우 높다고 언급한 바 있다. 인사부서나 다른 지원조직의 스태프가 아닌 라인 조직의 운영책임자가 자신의 단위조직 내에서 변화를 주도해야 한다. 그리고 인사부서는 다음과 같은 중요한 역할을 수행하면서 변화를 지원해야 한다.

- 경영진을 도와 컨설턴트와 계약을 맺고 임무를 부여한다.
- 변화로 인해 생긴 인력을 재배치한다.
- 구성원에 대한 훈련계획을 수립한다.
- 각종 워크숍과 세미나 등을 지원한다.
- 구성원의 능력개발과 보상시스템, 조직개편 등을 통해 성공적인 변화가 제도화 되도록 지원한다.

경영자와 관리자, 인사부서가 모두 변화과정에서 각자 담당해야할 고유한 역할이 있음을 이해하고 한 팀이 되어 서로 협력해야 한다. 또한 성공적인 변화를 위해서는 변화과정에 동참해야 할 일반 구성원들의 역할이 매우 중요하다는 사실도 인식하고 있어야 한다.

2.6 반드시 피해야 할 실수들

변화과정에서 흔히 저지르게 되는 다음의 실수들을 피하는 것만으로도 변화계획의 성공가능성을 50%정도 높일 수 있다는 사실을 명심하여야 한다.

- 다른 곳에서 개발된 틀에 박힌 해결방안을 무조건 적용하지 말아야 한다.
  그 대신 변화가 필요한 단위조직 자체 내에서 해결방안을 찾아야 한다.

- 위로부터 제시된 해결방안을 전사적(全社的)으로 적용하겠다는 위험한 생각을 버려야 한다.
  그런 방법이 효과적일 때도 있지만, 일반적으로 이런 방법은 병원이 파산직전이어서 비상수단이 필요하며 모두가 그런 사실을 인정하는 경우에만 해당된다. 특히 대형병원의 경우 단 한 번의 개선조치로 병원 전체가 변할 가능성은 매우 낮다. 변화가 필요한 단위조직에 맞는 맞춤형 해결방안을 도출하여 적용하는 것이 필요하다.

• 인사부서에게 책임을 맡기지 말아야 한다.

모든 책임은 해당 단위 조직의 부서장에게 맡겨야 한다. 그들로 하여금 자신의 조직 내에서 변화를 주도하며 이끌어가도록 만들어야 한다. 그 과정에서 최고 경영진들의 지원은 필수적이다.

• 기술적인 개선작업에만 의존하지 말아야 한다.

병원은 기계가 아니라 사회적 시스템이다. 변화노력이 효력을 발휘하기 위해서는 기술적인 개선작업이 병원내의 사회적 구조와 조화를 잘 이루어야 한다. 그렇지 않으면 병원내의 기존 면역체계가 그 개선노력을 공격하게 된다. 일반적으로 기술적인 해결방안은 문제의 근본적인 원인을 간과하여 그 문제와 밀접하게 연관된 구성원들의 태도, 능력, 그리고 동기부여 등의 문제점을 해결하지 못하는 경우가 많다.

그런 사실은 한 광산회사를 모델로 한 전형적인 사례에서도 확인되는데 그 광산회사가 시도한 작업공정 개선방안은 기술적으로 매우 뛰어난 것이었지만 위험한 작업환경에서 서로 협력하며 도와야 하는 광부들의 동료의식과 사기를 떨어뜨리는 뜻밖의 결과를 초래하게 되었다. 결국 광부들은 자신들의 협력적인 작업방식을 방해하는 그 기술적 해결방안을 거부했다.

• 한 번에 모든 것을 바꾸려는 유혹에 빠지지 말아야 한다.

위로부터 추진되는 활동중심의 변화프로그램이 지니고 있는 가장 큰 문제는 한꺼번에 너무 많은 것을 바꾸려는 시도를 한다는 점이다. 병원 전체가 위기에 빠져 있지 않는 한 작은 것에서부터 변화를 시작하여야 한다. 특히 병원의 핵심부로부터 멀리 떨어져 있는 단위조직부터 해당 관리자와 조직구성원들이 자율적으로 변화를 주도하도록 하여야 한다.

2.7 변화계획을 실천으로 옮기는 방법

일단 조직 구성원들이 조직 내에 변화가 필요하며 새롭게 제시된 비전이 바라는 변화를 정확히 표현하고 있다고 확신하게 되면 이제는 그 변화를 실천에 옮겨야 한다. 그러나 실천이 순조롭게 진행되는 경우는 드물다. 일단 변화계획을 실천에 옮기다보면 단계별로 착착 진행되는 경우가 없다는 사실을 깨닫게 된다. 실수를 저지르게 되고, 일정이 빗나가게 되며, 핵심직원들이 병원을 떠나거나 타 부서로 전보발령 되기도 한다. 때로는 조직 내의 의사소통도 잘 이루어지지 않는다.

미국의 93개 기업을 대상으로 실시한 설문조사에서 60%이상의 기업이 변화의 실천과정에서 나타났던 다음 7가지 문제점을 지적했다.

1. 실천 과정에 소요되는 기간이 당초 계획했던 것보다 더 오래 걸렸다(76%)
2. 사전에 예상치 못했던 문제점들이 실천과정에서 나타났다(74%)
3. 프로젝트팀이나 위원회 등 실천 주체 간의 협조가 충분히 이루어지지 않았다(66%)
4. 실천 주체 간의 지나친 경쟁과 위기의식으로 인해 구성원들이 전략적 결정사항을 실천하는데 집중하지 못했다(64%)
5. 실천 과정에 참여한 구성원들의 역량(기술과 업무능력)이 부족했다(63%)
6. 일반 직원들에 대한 교육훈련과 지시가 부적절했다(62%)
7. 외부환경의 통제 불가능한 요인들이 실천과정에 부정적인 영향을 끼쳤다(60%)

실천 과정에서 나타났던 다른 문제점으로는 변화에 대한 구성원들의 지지부족이나 불분명한 목표 등도 지적되었다. 비록 실천과정이 다루기 어렵고 예측할 수 없는 도전적인 과제이기는 하지만 다음의 실천지침들을 명심하고 지킨다면 성공 가능성을 높일 수 있다.

우선 핵심직원들의 지지와 참여를 이끌어 내고 빈틈없는 실천계획을 수립하며, 일관성 있는 행동으로 계획을 추진해 나가야 한다. 또한 교육훈련과 파이럿 프로그램, 보상 시스템 등 변화가 성공할 수 있는 조직구조를 개발하고 변화과정에서 달성한 중요한 성과를 널리 알려 구성원들의 사기를 북돋으며 변화에 대해 지속적으로 커뮤니케이션해야 한다.

✚ 핵심 직원들의 지지와 참여를 이끌어 내라

핵심 직원들의 지지와 참여를 이끌어 낼 수만 있다면 실천과정은 보다 순조롭게 진행될 수 있을 것이다. CEO와 경영진만으로는 부족하다. 주위 직원들로부터 존경받는 관리자와 직원, 핵심 전문기술을 보유하고 있는 개인, 중요한 자원에 접근할 수 있는 위치에 있는 관리자, 직원들이 자연스럽게 지시와 조언을 구하는 비공식적인 리더 등 이들의 지지와 참여를 확보하는 것도 매우 중요하다.

지지를 이끌어 낸다는 것은 제시된 목표의 달성을 위해 함께 행동할 수 있는 사람들과 효과적인 팀을 구성한다는 의미이기도 하다. 효과적인 팀을 구성하기 위한 몇 가지 질문은 다음과 같다.

- 병원 내 핵심 인물들(변화와 관련된 분야의 요직에 있는 사람들)의 상당수가 그 팀의 구성원인가?
- 팀 구성원들이 변화를 추진하고 중요한 의사결정을 내릴 수 있는 전문지식이나 노하우를 가지고 있는가?
- 그 팀은 변화를 추진하고 중요한 의사결정을 내리는데 필요한 정도의 균형 잡힌 시각과 규율을 가지고 있는가?
- 경영진과 구성원 모두 그 팀의 결정사항을 존중할 정도로 신뢰받는 사람들로 구성되어 있는가?
- 그 팀은 검증된 리더십 능력을 갖추고 있는 사람들로 구성되어 있는가?
- 그 팀의 구성원들은 조직의 더 큰 목표를 위해서 당장의 개인적인 이익을 포기 할 수 있는 사람들인가?

위의 몇 가지 질문에 대해 대부분 "그렇다"고 하면 그 팀은 변화를 성공시킬 수 있다. 반대로 일부 질문에 부정적인 대답을 내놓는다면 팀 구성원을 다시 구성해야 한다. 팀 구성원을 다시 구성할 때는 다음과 같은 사람은 선택하지 말아야 한다.

존 코터는 「기업이 원하는 변화의 리더」에서 다음 세 가지 유형의 사람은 팀 내에 두지 말라고 권고하고 있다.

1. 자만심에 빠져 있는 사람
   코터에 의하면 자만심은 다른 사람이 참여하거나 기여할 여지를 남겨 두지 않는다. 또한 자만심에 빠져 있는 사람은 언제나 자신의 한계를 인정하지 않으며, 그 한계가 다른 사람의 힘에 의해 보완될 수 있다는 사실도 이해하지 못한다.

2. 뱀과 같은 사람

코터는 팀원들 간의 관계를 은밀히 이간질하는 유형의 사람을 '뱀'이라고 표현하고 있다. '뱀'은 갑과 을의 관계를 악화시키기 위해 서로를 이간질하는데 전문가다.

3. 마지못해 일하는 사람

팀에 에너지를 불어넣기에는 시간이나 열정이 너무 부족한 사람들이 있다. 이런 사람들을 팀에 포함시키지 않도록 주의하여야 한다.

✚ 구체적인 실천 계획을 세워야 한다.

변화의 과정에서 팀 구성원들이 무엇을 할 것인지, 그리고 언제 어떻게 할 것인지에 관한 구체적인 실천 계획이 세워져야 한다. 구체적인 실천계획은 첫째, 심플해야 한다. 너무 복잡한 계획은 변화 노력에 참여하는 사람들에게 혼란을 주어 혼선을 일으킬 수 있다.

둘째, 변화에 의해 영향을 받게 될 모든 계층의 사람들이 참여하여 수립한 계획이어야 한다. 이 부분은 "문제점과 해결방안을 찾는 데 전 직원이 다 같이 참여해야 한다"는 1단계 변화과정과 맥을 같이 한다. 실천 계획도 해결방안의 일부라고 할 수 있으므로 그 계획을 추진해야할 사람들에게 부담이 되어서는 안 된다. 계획을 수립할 때 그 계획을 실행할 사람들과 그로 인해 영향 받게 될 사람들이 함께 참여한다면 그 계획은 보다 열정적인 지지를 받게 될 것이다.

셋째, 달성 가능한 목표를 담고 있어야 한다. 일반적으로 너무 야심찬 계획은 실패로 끝나기 쉽다. 따라서 최종 목표를 다루기 쉽고 달성 가능한 수준으로 나누어 단계적으로 설정함으로써 한번 도전해 보고 싶은 마음이 생길 만한 계획을 수립해야 한다.

넷째, 역할과 책임을 구체적으로 명시하여야 한다. 모든 노력과 마찬가지로 변화 계획도 참여하는 사람의 역할과 책임을 분명하게 담고 있어야 한다. 계획된 각각의 성과에 대해 한 명 이상의 개인이 책임자로 정해져 있어야 한다.

다섯째, 융통성이 있어야 한다. 변화 프로그램은 계획된 궤도와 일정표에 따라 진행되는 법이 거의 없다. 따라서 바람직한 실천 계획은 상황변화에 따라 수정 가능한 살아 있는 문서여야 한다. 너무 엄격한 일정 계획이나 수정 불가능한 목표 등에 얽매여 있으면 변화 프로그램은 실패할 확률이 높다.

✚ 일관성 있는 행동과 메시지로 실천 계획을 뒷받침해야 한다

일단 변화의 필요성을 구성원들에게 설득력 있게 전달하고 변화 계획에 대한 폭 넓은 지지를 이끌어 내는 데까지 성공했다면 일관성 있는 행동과 메시지를 통해 그 지지를 계속 유지시키는 것이 중요하다. 일관성 없는 행동과 메시지는 경영진이 진심으로 변화를 추진할 생각이 없다거나 마지못해서 하고 있다는 의미로 해석되는 치명적인 결과를 초래할 수 있다.

✚ 변화가 성공할 수 있는 구조를 개발하여야 한다

변화가 성공할 수 있는 구조란 성공적인 변화의 실천을 뒷받침할 수 있는 활동과 프로그램을 의미하며, 전체적인 실천 계획에서 매우 중요한 부분이라고 할 수 있다. 그런 구조의 대표적인 예로 파이럿 프로그램과 교육훈련 프로그램, 보상시스템 등을 들 수 있다.

파일럿 프로그램은 어떤 계획을 보다 작고 관리 통제가 가능한 규모로 시험해 봄으로써 그 계획의 성공 가능성 여부와 문제점을 미리 파악할 수 있는 기회를 제공해준다. 다시 말해 변화계획을 본격적으로 실천하기에 앞서 그 계획을 실험해 보고 결함을 찾아 수정할 수 있는 시험대 역할을 하는 것이다.

병원 전체를 변화시키는 것보다 하나의 부서를 변화시키는 것이 훨씬 쉬울 뿐만 아니라 리스크도 더 적기 때문에 매우 유용한 수단이며 변화계획 실천의 훌륭한 토대가 될 수 있다. 교육훈련 프로그램도 역시 매우 중요하다. 글로벌 기업들은 지속적인 품질 개선이 가능한 구조를 만들기 위해 공식적인 교육훈련 프로그램을 개발해 시행하고 있다.

또한 보상시스템도 변화계획의 성공에 매우 중요한 역할을 한다. 일반적으로 사람들은 보상이 주어지는 행위를 반복하는 반면 보상이 주어지지 않는 행위는 포기하게 되어 있다. 따라서 변화프로그램을 통해 사람들이 더 열심히, 더 현명하게, 혹은 새로운 방법으로 일하게 되기를 원한다면, 기대하는 행동에 걸맞는 보상시스템을 만들어야 한다.

✚ 지속적으로 커뮤니케이션하여야 한다.

커뮤니케이션은 구성원들에게 동기를 부여하고, 변화계획에 대한 저항을 극복하는데 효과적인 수단이다. 또한 사람들로 하여금 변화의 장단점에 대해 미리 대비하도록 하며, 그 변화과정에 자신의 개인적 운명을 걸도록 만드는 데도 커뮤니케이션이 필요하다.

효과적인 커뮤니케이션을 통해 변화프로그램의 방향과 성격을 규정할 수 있으므로, 변화프로그램 실행 초기단계부터 커뮤니케이션은 매우 중요하다. 그러나 단 한번의 폭탄선언으로 구성원들의 지속적인 변화노력을 유지할 수 없다는 사실을 명심해야 한다. 커뮤니케이션이 지속적으로 이루어져야 하는 이유가 바로 거기에 있다.

✚ 지속적인 변화의 추구

지속적이고 점진적인 변화를 실천하고 그런 노력이 확실히 성공을 거두려면 첫째, 조직이 변화에 대해 준비태세를 갖출 수 있도록 만들어야 한다. 준비태세를 갖추기 위해서는 유능하고 존경받는 리더십이 필요하고, 종업원 각자가 변화하도록 동기를 부여받고 있다고 개인적으로 느껴야 하며, 조직이 비계층적이고, 그 구성원들이 협력적인 업무 방식에 익숙해야 한다.

둘째, 외부 환경에 대한 모니터링을 지속적으로 실시해야 한다. 변화의 주요목적은 변화하는 외부 환경에 대한 대처 능력을 극대화할 수 있도록 조직 내 자원을 효과적으로 배치하는 것이다. 중요한 기술의 변화 징후를 감지할 수 있도록 기술적 환경에 대한 모니터링을 실시해야 하며, 그 변화 징후가 사업 성패에 매우 중요한 의미를 지닌다는 가정 하에 그 변화로 인해 발생할 수 있는 결과를 미리 파악해야 한다. 또한 새로운 기술의 방향과 속도를 검증하기 위해 구체적으로 어떤 측면의 환경을 관찰하고 평가할 것인지 결정해야 하며, 아울러 그런 정보가 때맞춰 보고될 수 있는 시스템을 갖춰야 한다. 기술의 발전 외에도 병원이 관심을 가지고 모니터링 해야 할 것들이 더 있다. 변화하는 고객의 요구와 인력의 변화 추세, 사업 성공에 필수적인 다른 요소 등에 대한 모니터링 역시 중요함을 알아야 한다.

셋째, 병원 내부에 대한 모니터링도 지속적으로 실시해야 한다. 외부 환경에 대한 모니터링과 마찬가지로 병원내부의 모니터링도 중요하다. 특히 핵심적인 내부 프로세스에 초점을 맞춰야 한다. 내부 프로세스가 빠르고 효과적이며 융통성을 지니고 있는가? 조직이 안고 있는 문제점과 약점이 더 심화되기 전에 찾아내서 개선하는 것이야말로 어렵고 비용도 많이 드는 변화프로그램을 피할 수 있는 최선의 방법이다.

넷째, 의미 있는 구심점을 제공하여야 한다. 지속적인 변화에 대한 준비 태세가 얼마나 잘 갖춰져 있느냐에 상관없이 사람들은 여전히 익숙함과 연속성, 안정감 등을 공급해주는 구심점을 필요로 한다. 종업원들에게 의미 있는 구심점을 제공할 수 있는 기회는 기업 자체의 목적에서 찾을 수 있다. 성공하는 기업들의 8가지 습관의 저자 짐 콜린스와 제리 포라스는 계속적으로 성공하는 기업들은 불변의 핵심가치와 사명, 경영이념, 비전 등을 가지고 있다고 말한다.

사업전략과 상품의 구성, 사업방식 등은 끊임없이 변하는 세상에 적응하기 위해 계속 바뀌고 있지만 그 기업들의 핵심가치와 사명, 경영이념 등은 오랜 세월 동안 변하지 않았다는 것이다. 기업이 성장하고 권한을 분산하고 사업을 다각화하며 시장을 세계로 확대하고 다양한 기업 문화를 개발할 때 조직이 흔들리지 않도록 붙들어주는 구심점 역할을 하는 것이 바로 그런 핵심적인 요소다.

3. 지식경영 [5)]

3.1 지식경영의 정의

지식의 사전적 의미는 '앎의 상태 혹은 사실, 알고 있는 모든 것, 조직화된 정보'로 정의되고 있으며 기업 경영과 관련된 지식에 대하여 Nonaka는 '정당화된 진실에 대한 신념'이라고 정의하고 정보는 인간의 지의 흐름인데 반하여 지식은 축적된 형태(stock)를 의미한다'라고 설명한 바 있다.

또한 지식경영의 대가인 Karl M.Wiig는 지식경영이란 '기업의 지식 관련 경영활동의 효과성을 극대화하고, 지식자산으로부터 최대의 부가가치를 창출하기 위하여 지식을 창출, 갱신, 적용하는 일련의 체계적이고 명시적이며 의도적인 활동'이라고 정의하는 등 많은 학자들이 다양하게 정의를 시도하고 있다. 지식경영의 성격을 살펴보면 지식경영은 급진적이고 새로운 개념이 아니며 기존의 경영이론의 개념을 포괄하고 있다고 볼 수 있다. 즉 지식경영은 전혀 새로운 개념이라기보다는 기존의 경영이론에서 도출된 개념들이 진보되어 나타난 것으로 보는 것이 타당하다고 할 것이다.

3.2 지식경영의 성공요인

Nonaka와 Takeuchi는 일본의 기업을 대상으로 한 연구결과에서 지식경영의 성공 요인으로 지식 비전의 선포, 지식 담당 임직원의 경력경로 개발, 중간관리자를 중심으로 하는 미들 업 다운(middle-up-down)경영, 수직적 조직과 수평적 조직의 장점을 살린 하이퍼텍스트 형 조직구조, 구성원들의 상호작용 기회 확대, 네트워크조직 구축 등을 제시하였고, Karl M.Wiig 등은 지식경영의 성공요인으로서 프로세스, 조직문화, 사람, 구조와 권한 등을 제시하였으며, Berdrow와 Lane은 전략적 통합 관계의 다양성, 종업원의 교육훈련, 창의성, 정보 인프라, 통제 등을 지식경영의 주요 성공 요인으로 도출하였다. 또한 국내에서 삼성경제연구소는 지식경영 기업을 대상으로 한 연구결과에서 지식경영의 성공 요인으로 리더십과 지원, 신뢰적이고 개방적인 문화, 지식창조자, 사용자 중심 기술, 지식경영 성과측정, 조직원 내의 정보 공유 등을 제시하였고, 전국경제인연합회는 지식경영 인지도, 최고경영자의 의지, 평가보상, 협력적 조직문화, 경영전략 등을 언급하였다.

3.3 지식경영과 경영 성과

지식경영의 경영 성과는 크게 재무적인 성과와 비재무적인 성과로 나누어 살펴볼 수 있다. 이러한 지식경영의 성과 특성 때문에 지식경영의 성과측정과 관련하여 그동안 많은 연구가 진행되어 왔으나 공통적으로 인정되는 하나의 방법은 아직까지 개발 못한 것이 사실이다. 전통적인 기업의 성과측정 지표로 이용되고 있는 재무지표들은 지식경영의 성과측정에도 유효하지만 지식경영의 성과 전체를 반영한다고는 볼 수 없다. 즉 투자수익률이나 자산수익률 등과 같은 재무지표들은 지식경영의 재무적 성과들을 반영할 수는 있으나 지식경영을 시행하는 기업의 비재무적인 성과를 반영하지는 못한다는 점이다. 지식경영은 조직 내 암묵적인 지식을 조직의 형식적인 지식으로 변환시켜 조직 구성원들이 상호 공유함으로써 조직의 성과 증진에 기여할 수 있는데 이처럼 비가시적인 암묵지의 특성으로 인하여 지식경영의 성과측정이 근본적으로 용이하지 않은 것이다. 즉 지식경영으로 인하여 발생하는 비재무적이고 무형적인 성과측정은 용이하지 않다는 것이다. 전통적인 성과측정은 기업의 업무성과를 평가하기 위하여 기존의 재무회계 시스템에서 얻어지는 고전적인 재무지표의 달성과 평가에 치중하여 새로운 평가지표의 개발이나 다차원적인 성과측정에는 큰 관심을 두지 않았다. 그러나 전통적인 성과측정은 과거 지향적이고 결과 중심적인 재무 관점의 평가로 기업 장기적인 투자나 기술 개발 등의 비재무적 지표 달성의 측정은 기대할 수 없고 이로 인하여 조직의 비전이나 조직의 전략 구현이 어렵게 되는 결과를 낳게 된다. 이와 같이 지식경영의 모든 효과도 재무적으로 측정하는 것이 가장 이상적이나 실제로는 용이하지 않기 때문에 사례나 우화와 같은 형태로라도 기록해 두는 것이 필요하다. 그리고 측정의 목표는 지식경영을 합리화하는 것보다는 지식 근간을 넓힐 수 있는 곳에 자원을 투자한다는 자원투자에 대한 우선순위를 결정하는 데 있어야 한다. 이에 따라 지식경영의 효과를 측정하는 것도 물론 중요하지만 지식에 관련된 특허, 기술, 운영방식, 고객과의 관계와 같은 무형자산들도 측정해야 한다.

이와 관련하여 지식경영 시대에 걸맞은 성과평가 시스템이 갖추어야 할 요소는 다음 네 가지로 제시할 수 있다. 첫째, 지식경영의 결과를 반영할 수 있게 평가 제도를 수정해야 한다. 이는 재무성과 등 유형 자원뿐만 아니라 지식경영으로 축적한 지적 자산을 반영하여 평가를 하지 않으면 빙산의 일각만을 가지고 평가를 하게 된다는 이유 때문이다. 둘째, 기업의 성과를 좌우하는 핵심 성공요소를 지식경영의 결과가 반영하고 있는지를 평가해야 한다. 이는 무의미한 정보 축적을 방지해야 한다는 것을 의미한다. 셋째, 기업의 성과가 인센티브뿐만 아니라 정규 성과평가에도 반영되어야 한다. 넷째, 지식경영 활동에 대한 과정을 직접 평가하여 이를 지표로 관리할 필요가 있다. 이러한 측정의 목표는 결국 미래에 필요한 지식자산과 현재 보유하고 있는 지식자산의 격차를 좁히는 데 있다. 측정할 수 있다면 더 잘 관리할 수 있다는 원칙도 지식자산을 측정하는 큰 이유가 된다.

4. 학습조직(LO; Learning Organization)

학습조직이란 스스로 배우는 기업을 말한다. 과거와 같이 몇몇 소수의 엘리트가 조직을 이끌고 나머지 구성원은 단순 반복 작업만을 해서는 다른 기업과 경쟁할 수 없기 때문에 기업은 모든 구성원이 스스로 자유롭게 생각하고 배울 수 있는 학습능력을 갖추도록 해주어야 한다. 그리고 이 같은 구성원 개인의 학습과정이 조직학습으로 기업 내에 체화될 때 비로소 경쟁력을 갖춘 기업이 되는 것이다. 이러한 학습조직은 조직구성원의 지속적인 학습을 진작시키는 기업문화의 배양을 바탕으로 만들어져야 한다. 학습조직이란 계속적으로 조직이 자신의 업무방식을 개선하고 조직의 기본원리를 다시 살펴봄으로써 조직이 계속 변화하는 것을 의미한다. 이러한 학습조직이론은 최근 지식경영(knowledge management)이라는 이름으로 널리 소개되고 있다.

조직학습(organizational learning)또는 학습조직(learning organization)이란 말 그대로 조직이 학습을 한다는 것을 의미한다. 조직학습 분야에 큰 공헌을 한 peter Senge에 따르면 학습조직이란 구성원들이 진실로 원하는 성과를 달성하기 위하여 지속적으로 조직의 역량을 확대시키고, 새롭고 포용력 있는 사고능력을 함양하며 학습방법을 서로 공유하면서 지속적으로 배우는 조직 이라고 정의된다. 한편 지식경영(knowledge management)은 기업의 경쟁력의 근원을 기업이 가지고 있는 유 · 무형의 지식에서 파악하고, 이러한 지식을 창출하도록 유도하며 또한 지식을 조직구성원이 공유함으로써 그 가치를 극대화할 것을 강조한다. 결국 기업의 경쟁우위의 원천으로 지식을 강화하고 이러한 지식의 습득 및 활용을 중요시 한다는 점에서 조직학습과 지식경영은 같은 주장을 하고 있는 것이다. 미국의 GE, Motorola, Xerox는 이러한 학습조직 개념의 중요성을 일찍이 파악하고 이를 실천에 옮긴 회사들이다. 과연 이러한 학습조직은 어떤 특성이 있는 것인가? Linda Morris는 다음과 같은 학습조직의 특성을 정의하고 있다.

4.1 학습조직의 특성

- 개인의 학습과 발전은 조직의 학습과 발전으로 직결된다.
- 학습조직의 초점은 조직의 창의성과 순발력을 늘리는 데 있다.
- 세부 팀 조직은 조직전체의 학습과 업무프로세스 개선의 일부분을 하고 있다.
- 사람들 간의 네트워킹과 정보통신 네트워킹은 조직이 학습하고 성과를 높이는 데 중요한 도구다.
- 시스템적 사고는 학습조직의 기본적인 사고방식이다.
- 학습조직은 조직의 현재위치와 미래의 방향에 대하여 명확한 비전을 제시한다.
- 학습조직은 계속하여 자신을 변화시키며 성장을 한다.

다시 말해 학습조직은 개인과 그룹수준에서 학습을 가속화하는 환경을 가진 조직이다. 학습조직은 근로자들에게 무엇을 해야 하고 왜 그것을 해야 하는가를 이해하기 위한 주요 프로세스를 가르친다. 조직의 구성원들은 다른 기업들의 성공사례뿐만 아니라 실패사례로부터 스스로 배우도록 돕는다. 결과적으로 조직은 환경의 변화를 인식하고 효과적으로 이에 대응하는 능력을 배양하게 된다. 지속적인 개선을 위한 품질관리, 종업원의 능력과 권한의 함양은 학습조직과 밀접한 관계가 있다.

Shosanna Zuboff는 『In the Age of the Smart Machine』이라는 저서를 통하여 "교육 또는 학습은 현대 노동의 새로운 형태이다"라고까지 말하였다. 이는 조직의 학습을 위해 우리가 강의를 듣는다든가 또는 세미나를 개최한다든가 하여 별다른 학습활동을 하는 것이 아니라 조직의 학습은 생산 활동 그 자체라는 것을 강조한다. 이와 같이 학습조직에 있는 종업원들은 다음의 세 가지 능력을 보유해야 한다고 하였다.

첫째, 문제파악 능력이다. 고객들의 욕구를 어떻게 이해하며 어떻게 고객만족을 추구할 수 있는지 그 이해를 돕는 것이 필요하다. 이는 현재 우리가 하는 방법에 어떤 문제가 있다는 것을 알게 한다.

둘째, 문제해결 능력이다. 독창적인 방법으로 위에서 파악한 문제를 정리하고 해결방법을 제시할 수 있는 능력을 말한다.

셋째, 전략적 중재의 능력이다. 이는 문제를 발견하고 문제를 해결하기 위해서 조직 내에 있는 경영자원을 활용하여 문제를 해결할 수 있는 능력을 말한다. 이러한 학습조직 내에서 조직과 개인과 팀의 관계를 보면 조직은 권한이양과 능력의 함양과 품질과 업무활동의 질의 통합 및 학습을 위한 여유를 창출하며 팀은 조직에 대해 협력과 이익을 공유하며 개인은 팀에 대해 질의 및 연구를 촉진하고 지속적인 학습기회를 창출할 수 있다. 이런 조직은 권한과 능력을 함양하고 품질과 작업의 질을 높이며 학습을 위한 여유를 만든다. 또한 개인은 개인대로 질의와 연구를 촉진시키고 또한 지속적인 학습기회를 창출한다. 그리고 팀조직은 서로 개인과 조직 간의 협력과 이익을 공유하게 된다. 이는 팀조직이 조직학습에서 차지하는 중요성을 다시 한 번 강조한 것으로 팀은 개인과 조직이 만나는 중복부문이며 개인과 팀, 그리고 조직이 경영자원들과 에너지의 결합을 통해 학습조직이 창출되는 것이다.

5. 기업 아이덴티티(CI)

5.1 배경 및 개념

언제부터인가 대기업의 심볼마크나 로고가 바뀌기 시작했다. '三星' 대신에 파란색 바탕에 산뜻한 흰 글씨로 써진 SAMSUNG이라는 심볼마크가 눈에 띄기 시작했으며, 95년부터는 그동안 친숙했던 '럭키금성' 대신 'LG'가 공식적인 사명으로 쓰이게 되었다.

한국화약그룹도 한화(HANHWA)를 회사명으로 채택하여 각종 계열사의 명칭에 적용시키고 있다. 이 밖에도 여러 기업들이 회사명을 바꾸는 작업을 계획하거나 진행 중에 있다. 이러한 현상은 비단 대기업에만 적용되는 것이 아니다. '오리표 싱크대'는 'ENEX'로 이름을 바꾸었으며, 같은 주방업계의 경쟁자인 한샘도 로고 및 심볼마크 등에서 새 단장을 하였다. 은행들도 예외는 아니다. 은행과 같이 특정 재화 대신 눈에 안 보이는 서비스마케팅을 하는 경우는 시각적 이미지를 어떻게 활용하느냐가 전략의 중요 부분이 될 수 있기 때문이다. 과거 몇 년 전만 해도 칙칙하고 무미건조했던 은행의 간판들이 불과 몇 년 사이에 색색가지로 화려하게 바뀌어서 밤에도 환하게 빛나고 있다. 국민은행, 신한은행, 하나은행, 기업은행 등에서 시작된 이러한 움직임은 거의 모든 은행으로 확대되었다.

이러한 일련의 움직임은 왜 나타나고 있으며 그 뒤에 깔린 경영학적 이론은 무엇인가? 대기업의 회사명 변경은 세계화의 추세와 무관하지 않다. 외국시장에 진출하다 보면, 국내에서는 예상하지 못했던 문제들이 회사명과 관련해서 생기는 경우가 많으며, 이로 인해 기업 이미지가 흐려지는 경우가 종종 있다. 예를 들어 'GOLDSTAR'라는 명칭을 사용했던 럭키금성은 외국인들이 금성에 대해 일부 부정적 이미지를 가지고 있다는 사실을 안 후, 회사명 변경작업을 고려하게 되었다. 그러나 모든 추세를 '세계화'라는 단어 하나에 귀결시킬 수 는 없을 것이다. 경영학적 입장에서 이 모든 현상을 포괄하면, CI(Corporate Identity)라는 경영혁신기법의 범주에 넣을 수 있다. 그렇다면 CI란 무엇인가?

먼저 이에 대한 정의를 분명히 해야 할 것이다. 그러나 여기에서 한 가지 짚고 넘어갈 것은 최근 눈에 띄는 시각적 현상들만으로 CI를 정의하면 안 된다는 것이다. 다음에서도 살펴보겠지만, CI는 시각적 디자인 측면만을 강조하는 단순한 기법이 아니라 기업문화와 관련하여 기업전체를 장기간에 걸쳐 변화시키는 기법이다.

5.2 CI의 정의 및 역사

CI에 대해서는 많은 정의가 있다. 뿐만 아니라 비슷한 용어도 많아 CI외에 CIP(Corporate Identity Plan), CIS(Corporate Identity System)라는 용어도 흔히 사용된다. CI, CIP에 대한 기존의 정의는 다음과 같다.

• CI(Corporate Identitiy)
  - 기업이 환경변화에 적절히 대처해 나가고 유지해 가기 위한, 전략적 경영으로서 기업이미지 통합작업이자 적극적 마케팅 활동
  - 정보화 시대에 대응한 기업의 존립기반을 확립하는 동시에 기업의 미래 전략을 구축하고 수행해 가는 현대의 경영전략
  - 기업을 일개의 인격체로 보아 그 고유의 문화풍토를 창조하면서 미적인 경영을 지향하는 정보화 시대의 경영전략

• CIP(Corporate Identitiy System)
  - 기업의 사회적 가치와 사회적 역할을 명확하게 하고, 거기에 대한 구성원 및 관계자, 사회의 이해와 인식을 새롭게 하여 자기 동일화를 추진하는 활동
  - 기업의 이미지를 일관성 있게 운영, 관리하기 위한 시각 커뮤니케이션 전략
  - 기업 나름대로 갖추어져 있는 고유한 특성을 제반수단을 통해 외부화하여 나타내 보이는 기업 전체적인 차원에서의 운동

정의들을 종합해보면 CI와 CIP는 차이점을 가진다. CI는 경영혁신을 위한 전

략임에 반해 CIP는 CI를 수행하기 위한 전반적인 활동을 지칭한다. 따라서 경영혁신 기법에 대해 논의할 때는 CI라는 용어를 쓰는 것이 적절하다. 이러한 CI는 단순한 VI(Visual Identity)와는 구별되어야 한다. 요즘 우리나라에서 나타나고 있는 기업의 외형모습 변화만을 CI라고 보면, 자칫하다가는 CI의 본질이 왜곡되기 쉽다. CI는 말 그대로 기업의 정체성을 확보하자는 것이다. 기업의 아이덴티티는 개인의 아이덴티티와 같은 개념에서 출발한다. 개인이 나름대로 자신의 독특함을 바탕으로 "나는 누구인가?"라는 질문에 답함으로써 변화하는 환경 속에서 기업의 동질성을 추구하는 것과 마찬가지로 기업도 끊임없이 변하는 외부 환경 속에서 기업의 정체성 파악이 시급하다. 특히 오늘날과 같이 기업의 존재목적을 단순히 재화 및 서비스 생산에 둘 수 없는 상황에서는 각 기업이 나름대로의 독특한 존재 이유를 찾아야 한다. 이렇게 "우리 기업이 사회에서 왜 존재하는가?"를 찾는 과정에서 기업의 사회적 역할, 종업원과의 공통목표, 기업 비전 등을 명확히 하게 되며, 이러한 것이 기업 이념이 되어 기업 아이덴티티 형성에 근간이 되는 것이다.

또한 기업 내 구성원의 개인적 차이와 기업이 가지고 있는 기존 문화 및 규범 사이의 격차를 줄이기 위해서 새로운 문화체계와 조직체계를 형성하고, 이에 따라 구성원 사이의 연대감 및 협력을 구축하여 조직 발전으로 이끌어 가야 한다. 이처럼 기업 아이덴티티를 확립하는 것은 매우 복잡하고, 장기간의 시일이 요구되는 일이다. 기업의 철학을 확립하고 종업원들의 공감대를 이루는 등 기업 자체의 주체성 및 자아가 파악되고 나면 환경분석 작업으로 들어가게 된다. 이러한 주체성과 환경의 파악에 의해 기업이 자기 위치를 파악하고 나면, 그 다음 단계에서는 미래 예측, 환경변화 예측, 구성원의 의식변화 등을 포함한 새로운 CI를 확립해 나가야 한다. 시각적 요소는 가장 마지막 단계에서, 새로이 확립된 기업이미지를 기업 내부 및 외부에 전달하기 위해 사용된다.

따라서 새로운 심볼마크나 로고 등을 선전함으로써 마치 기업 내에 CI가 이루어진 것으로 착각하면 안 된다. 심볼마크나 로고는 기업이 과연 어떠한 아이덴티티 위기(Identity Crisis) 상황을 뚫고 나와 최종적인 아이덴티티를 확립했는가의 결과로서만 의미를 갖는 것이다. 최근 우리나라에서는 외국기업과 한국기업간에 심볼마크를 두고 모방시비가 끊이지 않고 있는데, 이러한 문제들이 발생하는 이유도 CI를 VI로만 인식하는 잘못된 시각에서 찾을 수 있다. 내부철학의 외부화라는 CI의 본질을 간과한 채 밖으로 드러나는 전시효과만을 강조하게 되면, 그 결과는 많은 비용을 투입하고도 외국 회사 로고의 모방이라는 비난만 받게 되는 것이다.

CI의 기원은 독일의 대표적 가전회사인 AEG까지 거슬러 올라간다. 1907년 베타 베란스라는 건축가가 AEG의 디자인 고문이 되자, 그는 회사마크를 만들고 그 마크를 각종 회사용품에 사용하였다. 이를 VI(Visual Identitiy)의 시작으로 볼 수 있다. 그러나 이것은 단순히 시각적 차원에서 그쳤기 때문에 CI의 의미로 보기는 어렵다. CI를 기업문화 측면에서 볼 때, 또 하나의 시초는 올리베티사에서 찾을 수 있다.

오늘날 유럽 최대의 정보처리기 메이커가 된 올리베티는 이탈리아 밀라노 근교 이브레아에서 타자기, 계산기를 만드는 회사로 시작하였다. 창업자 까밀로 올리베티는 공상사회주의적인 이상사회를 지향하는 경영자로서 그 당시 이미 사내 탁아소를 설치하는 등 기업 문화적 측면에서 선구자적 역할을 하였다. 그 덕분에 올리베티는 일반인들에게 매우 특색있는 회사로 인식되어졌으며, 이로 인해 회사가 망할 위험에 처해있을 때, 이탈리아 재계의 도움을 받아 다시 일어서게 되었다. 이 두 회사가 CI의 조상격이 될 수 있을지는 몰라도, 사실상 오늘날의 CI 개념과는 거리가 있다. 경영혁신으로서의 CI 개념에 보다 근접한 기업은 IBM이다. IBM의 정식 명칭은 International Business Machines Corporation이라는 긴 이름이었는데, 당시로서 회사명을 머리글자만을 따서 IBM이라고 명하는 것은 획기적인 경영전략이었다. 이러한 전략은 IBM의 2대 경영자였던 토마스 왓슨이 IBM이라는 글자를 아름답게 디자인하여, 보기만 해도 회사의 사상이나 업종이 떠오르도록 하자는 발상을 함으로써 시작되었다. IBM 이후에 CI가 미국내 많은 기업에서 주목을 받게 되었다. IBM과 비슷한 예로 3M을 들 수 있다. 3M역시 Minnesota Mining and Manufacturing Company라는 긴 이름을 가지고 있었는데, 1960년에 사명과 심볼마크로 3M을 도입하면서 CI를 효과적으로 이용하였다.

이처럼 미국에서 대기업 중심으로 발전해 나가던 CI는 1970년대 들어 일본에 도입되면서 기존 미국의 CI와는 또 다른 모습으로 발전하게 된다. 본래 미국의 CI

는 VI에 치우친 경향이 없지 않았다. CI라는 용어를 처음 도입한 대표적인 CI 전문가인 월터 머귤리스의 방식이 소위 미국형 CI 라고 할 수 있는데, 조사하고 제안하여 기본 컨셉트로 받아들여지면 바로 디자인을 하여 매뉴얼을 만들고 풀세트 판매를 하는 진행방식이다.

이러한 방식의 CI는 어떻게 보면 표층적이라고 할 수 있다. 반면에 일본은 도입은 늦었지만, 기업체의 존립 자체나 비즈니스 본연의 자세를 확립하는 거시적 CI를 완성시킴으로써 최근에는 미국에서 이를 다시 배우고 있을 정도이다. 우리나라의 CI는 일본의 영향을 많이 받았다. 도입이 된 것도 70년대 말 일본 CI의 권위자인 나카시니의 Design Coordination as Management라는 책을 통해서였다, 당시 CI를 처음 도입한 사람들이 주로 디자인 전공자들이였던 관계로 CI의 디자인 측면이 특히 주목되었다. 그 후 우리나라의 CI는 각 연대별로 다음의 기업들을 위주로 행해졌다.

- 80년대 초반 : 주로 국영방송, 공공기업을 중심으로 CI가 진행되었다.
- 80년대 중반 : 이 시기에 CI가 이루어진 기업으로는 기아자동차, 럭키, 쌍용, 현대 등이 있는데 아직까지도 VI의 단계를 벗어나지 못하고 있었다.
- 80년대 후반 : 한국 마사회, 제주신라호텔, 이동통신 등에서 활발한 VI전개를 하였다. 역시 CI의 본질에 접근했다고는 할 수 없다.
- 90년대 : VI중심에서 탈피하면서 CI는 기업문화와 연관을 맺기 시작했다. 그러나 중소기업들에서는 여전히 VI, BI 위주로만 진행되어 한계점을 보였다. 기업을 둘러싼 환경은 끊임없이 변하고 있다. 따라서 경영혁신 기법의 일환인 CI의 내용은 시대에 따라 조금씩 달라지고 있다.

✚ 가장 보편적으로 사람들에게 알려져 있는 CI

CI에 대한 가장 기초적이고 교과서적인 해석은 CI를 MI, BI, VI의 3가지 구성요소로 구분하는 것이다. CI는 적극적 커뮤니케이션 활동을 통해 자사에 대한 내외관계자의 의식 또는 체질을 개선함으로써 보다 나은 시장 환경과 경영 환경을 만들어 국제 경쟁에서 살아남기 위한 전략으로 정의된다. 즉 CI는 전략적 경영으로서 이미지 통합작업이자 적극적 마케팅활동으로 인식이 되며, 다음과 같이 활용된다.

- 기업에 대한 호의적 이미지를 관리한다.
- 기업문화를 알리는 방법으로 활용한다.
- 타사와 차별화 방법으로 활용한다.
- 경영전략의 결정에 기여한다.
- 판매촉진 효과를 거둘 수 있다.
- 자사제품에 대한 가치를 높일 수 있다.
- 기업 내 조직 구성원의 일체감을 조성한다.
- 주주들의 관심을 높인다.
- 지역사회와의 우호관계 증진에 기여한다.

5.3 CI의 세 가지 구성요소

- MI : 기업 철학, 기업이념
- BI : 주체성 확립과 목표달성을 위한 기업의 행동, 사회적 행위
- VI : 기업의 시각디자인 요소

MI, BI, VI를 인간에 비교한다면, MI는 인간의 두뇌로서 개인의 이상이나 철학을 의미할 수 있고, BI는 예의바른 사람이 모범적으로 보이는 것처럼 기업이 서비스 활동을 통해 보여주는 행동양식이며, VI는 사람의 얼굴과 같이 선입관을 형성시키는 기업의 얼굴에 해당하는 시각적 요소라고 볼 수 있다.

이러한 MI, Bi, VI는 각각 MIP, BIP, VIP에 의해 실행된다.

✚ MIP(Mind Identity Plan)

기업이념의 확고한 정립 및 재구축이 가장 중요하다. 기업이념은 주로 최고경영자에 의해 지침이 결정되는데, 여기에는 기업의 존재이유, 경영자세, 기업행동의 규범 등이 포함된다. 기업이념은 기업의 개성을 나타내며, 기업문화의 핵심인 기업정신을 주도하는 것이므로 외적으로는 기업의 이미지를 창출하고 내적으로

는 기업의 분위기에 커다란 영향을 미친다.

✚ BIP(Behavior Identity Plan)

기업이념이나 경영방침을 사원의 행동양식 차원에서 타 기업과 차별화하고 기업의 이미지를 개선하기 위해 직원들의 행동을 규제하는 프로그램으로서, 기업이념을 행동양식으로 확산시키는 프로그램이다. VIP가 기업의 이미지를 시대적 감각에 맞추어 표현하는 것이라면, BIP는 기업의 전통적 특성을 행동으로 실천할 수 있는 프로그램이다.

✚ VIP(Visual Identity Plan)

기업의 이름이 소비자에게 좋은 시각이미지로 기억될 수 있도록 제작된 프로그램으로서 심벌마크(symbol mark), 로고타입(logo type), 전용서체(typiface), 시그니춰(signature), 기업 고유색상(corporate color), 보조그래픽 요소, 트레이드 캐릭터(trade character) 등이 기본 시스템과 각종 서식류, 유니폼, 사인물. 판촉용 인쇄물 등의 응용시스템이 VIP에 속한다. VIP는 기업이 변화를 시도할 때, 변화된 모습을 보여줄 수 있는 가장 빠르고 강력한 요소이다.

✚ SCI(Strategic Corporate Identity)

90년대 이르러 기존 CI에 대한 문제점이 지적되면서 일본 미쓰비시 종합연구소의 경영컨설팅부에서는 SCI를 제창하고 있다. SCI란 Strategic Corporate Identity로서 기존의 MI, BI, VI에 SI를 새로이 추가한 것이다. SCI에서는 SI를 가장 중요시 하는데, SI란 명확한 사업 전개상의 가치관을 결정하는 것이며 구체적으로 전략사업 영역을 책정하는 것이다. '고객이 자사에게 바라는 것은 무엇인가?', '우리는 무엇에 중점을 두어 상품, 서비스를 고객에게 제공해야 하는가?' 하는 관점에서 사업영역을 재편해 나가야 한다. 이렇게 고객에 중점적인 가치를 둔 관점에서 사업영역을 결정할 때, 소프트시스템형 어프로치라는 새로운 방법을 사용한다. 이것은 우선 10명 정도의 중견사원을 모아 각자 의견의 충돌과 종합 과정에서 기업의 의사를 집약하여 미들업(middle up: 중앙에서 위로 올리기)으로 의사를 결정하는 방법이다. 이 방법은 데이터 수집이나 분석을 선행하지 않기 때문에 환경 여건에 기초한 발상의 제약이 완화된다. 즉, 기존의 SWOT분석과는 다른 차원이라고 볼 수 있다. 소프트시스템형 어프로치가 SCI에 적합한 이유는 기존의 사업테두리에 얽매이지 않고 새로운 사업 영역을 창의적으로 발상함으로써 사업의 저변 확대에 적합한 방법이기 때문이다.

✚ CIS(Corporate Identity System)

CI의 개념을 더욱 확대시킨 것으로 CIS가 있다. CIS는 Corporate Identity System의 약자로, 오늘날 CI의 기능이 계속 확장되면서 성립된 개념이다. CIS의 전체구조는 CI(Corporate Identity), CC(Corporate Communications), CM(Corporate Marketing&Management)의 끊임없는 연속과정으로 되어 있다. 사회가 점점 복잡해지면서 MI, BI, VI와 같은 단순한 요소만으로는 CI의 전체 구조를 논할 수 없게 되었으며, CC, CM까지 확대시켜야 하는 것이 적절하게 되었다. 이 CIS의 전체구조 속에서는 CI의 일부분이었던 VIS(Visual Identity System)이 중요한 역할을 담당하고 있다. 이는 디자인이라는 아이디어나 기법이 CIS의 전체에 있어서 가장 유효하고 선명하게 기능하기 때문이다. VIS는 기업 차원의 디자인 아이템에 그치지 않고, 같은 구조나 기법이 각종 플랜트 차원에서도 적용되거나, 기업마케팅(Corporate Marketing)의 전체를 지탱하는 구조로 이용되는 경우도 있다. 그것은 VIS가 마케팅 혹은 매니지먼트의 루트로서 유효하게 기능하는 힘을 내재하고 있기 때문이다. VIS의 개발에 있어서는 이렇게 CIS의 전반적인 관계를 고려하여 다루는 것이 중요하다. CIS개발 과정 중 VIS개발에 들어가기 전까지의 과정은 다음과 같다.

- 예비조사
  - 기업내부의 문제 파악
  - 기업외부에서 보는 기업이미지 파악
  - 기업을 구조적으로 파악
- 기초가설 설정
  - 프로젝트의 방향, 목표, 성격규정
  - 조사, 연구, 분석에 관한 방향, 항목, 순서 등의 가설 설정
- 조사, 연구, 분석
  - 조사 설계와 실제조사, 결과, 분석, 종합
  - CI : 현재상태의 아이덴티티 파악
  - CC : 현재상태의 커뮤니케이션 능력파악
  - CM : 사업의 전망 파악
  - 각종 청취조사 및 앙케이트 조사
  - 코퍼레이트 브랜드 조사
- 개발 컨셉트 설정
  - CI전략의 가설 설정
  - CI목표 명확화 및 기업 비전확립
  - 기업이념 개발
  - 새 회사명 개발

5.4 기업 아이덴티티의 위치 및 평가

✚ 기업 아이덴티티의 위치

경영혁신기법으로 CI는 경영의 장을 변화시키는 기법으로서 모델 상 기업 문화를 위한 학습조직과 같은 위치에 둘 수 있다. 이는 앞서 설명한 바와 같이 CI를 경영혁신기법으로 이해하는 경우 기업문화를 대표하는 동시에 기업문화를 변화시키는 강력한 도구이기 때문이다.

평가

모든 것은 세월의 흐름에 따라 변하기 나름이다. CI도 예외는 아니어서 70년대 도입 이후, 시대적 상황에 따라 계속적으로 그 개념이 수정, 확대되어 왔다. 현재, CI는 이미 모든 기업들에게 상식적인 기업전략으로 받아들여질 만큼 보편화되었다. 과거에 CI가 일부 기업들에만 해당되던 때는 VIS만으로도 대단한 위력을 발휘하였으나, 이제는 CI 홍수의 시대를 맞아, 옛날처럼 로고와 심볼마크를 바꾸어 회사 전체 시스템에 적용하는 기법만으로는 무의미해지고 말았다. CI의 질을 높이기 위해서는 누가 얼마나 독특하고 튀는 시각적 디자인 요소를 가지느냐에 신경 쓸 것이 아니라, CI가 기업전략을 실현하는 도구로 작용하도록 충분한 가치와 힘을 부여해야 한다.

CI에 있어서 중요한 것은 기업의 목표 이미지이다. 마치 한 사람이 양복정장을 하고 있을 때와 청바지를 입고 있을 때, 각각 행동이 달라지는 것처럼 기업이 가지고 있는 이미지에 따라서 기업내부의 행동이 달라질뿐더러 외부의 시각도 달라지는 것이다. CI는 바로 이러한 기업의 목표 이미지를 잡고 수행해 가는 작업이라고 볼 수 있으며, CI에서 VI가 눈에 띄는 이유는 바로 이러한 이미지 작업에서 시각적 요소가 큰 역할을 맡고 있기 때문이다. 이미지 구축작업에서 또 하나 중요한 요소가 기업의 이름이다. 개인에게 있어서도 이름이 주는 선입견은 상당한 것이다. 마찬가지로 기업에 있어서도 회사명이 좌우하는 이미지는 폭이 크다. 예를 들어 '동경전자공업주식회사'와 'SONY' 중 어느 쪽이 더 현대적, 국제적, 첨단적인 이미지를 주는가는 의문의 여지가 없다. 기업이 목표 이미지를 세우고 CI를 해 나감에 있어 항상 잊지 말아야 할 것은 실제와 병행하는 CI가 되어야 한다는 점이다. 예컨대, 한 기업의 비전이 초우량기업이라 하자. 그 기업은 초우량기업이라는 목표 이미지를 세우고, 그 기업이 그렇게 되기 위해 CI를 하는 것이지, 결코 초우량기업으로 보이기 위해서 하는 것이 아니다. 더 이상 보이기 위한 전시효과 측면에서 CI를 행함으로써 CI의 본질을 왜곡해서는 안 될 것이다.

'정직'이라는 컨셉을 가진 기업에서 탈세혐의로 회사 간부가 구속되는 일이 발생했다고 한다면 얼마나 모순되는 일이겠는가? CI의 컨셉이 '정직'이라면, 그 기업의 모든 활동이 정직해야 한다. 인사관리, 재무관리, 회계, 생산관리, 영업 등 기업의 모든 영역에서 정직이라는 컨셉트가 실천되어야 한다. 이것이 진정한 CI의 통일화이다. CI의 통일화란 단순히 시각적 통일화만을 의미하는 것이 아니다.

그렇다면 이처럼 중요하고도 포괄적 의미를 지닌 CI가 실제로 기업에 어떻게 적용되는 가를 생각해 보아야 한다. CI의 개념이 커진만큼 이 모든 것을 하나의 CI업체, 그것도 디자인 위주의 업체가 담당한다는 것은 불가능하게 되었다. 따라서 지금부터는 CI와 다른 경영혁신 기법들을 비교하여 관련성을 부여하는 작업이 필요하다. 이러한 작업을 위해 CI만이 가진 독자적 부분과 CI가 다른 기법들과 중첩되는 부분들을 파악할 수 있다.

우선 CI의 구조를 다시 한 번 살펴보자. CI의 가장 기본이 되는 요소들인 MI (Mind Identity), BI(Behavior Identity), VI(Visual Identity)만을 놓고 다른 경영혁신 기법과의 연계를 지어보면 다음과 같다.

MI의 경우, 기업이념을 재정립하는 것이 CI의 관건인만큼 기업의 나아갈 방향 설정이 매우 중요하다. 이러한 방향 설정은 장기적으로 되어야 하는데, CI 컨설턴트들이 자체적으로 기업이념을 재구축하는 것보다는 비전만들기(VM)를 통해 설정한 비전을 그대로 기업이념으로 채택하는 편이 낫다. MI와 연결이 되는 또 하나의 기법이 기업문화이다. 따라서 MI는 비전만들기와 기업문화를 통해 이룰 수 있는 셈이다. 이렇게 기업의 정신적인 측면이 설정되고 나면 그 다음에 이어져야 하는 것이 바로 실천적 차원에서의 행동이다. 주로 조직 차원에 해당이 되는 BI는 그만큼 다른 경영혁신 기법과의 연관성이 많다고 할 수 있다. 위에서 살펴본 바와 같이 기업이 설정한 MI에 합당하도록 조직이 바뀌기 위해서는 학습조직이 우선적으로 필요하다. 팀제라고도 불리는 수평적 조직, 획기적인 신인사제도, 기업 구조를 뒤바꿔 버리는 리스트럭처링, TQM 등의 기법도 MI에 뒤이은 BI와 관련이 있는 기법들이다. 한 가족 플랜이라고 불리는 삼성전자가 추구하는 신인사제도, 포스코의 실버 프로그램, 금호그룹의 자기계발시간 등도 모두 해당 기업의 CI와 병행해서 나온 혁신 기법들이다.

이렇듯 여러 경영혁신 기법들과의 관계를 갖고 나온 MI, BI 정립에 이어 마지막으로 표출되는 VI가 CI만이 가지고 있는 독창적인 영역이다. 과거에 CI=VI라는 개념은 잘못된 개념이지만, VI야말로 CI에만 있는 독자적인 내용이다. 다른 경영혁신 기법과 비교해 볼 때 CI만이 가지고 있는 가장 고유한 영역이 바로 VI인 것이다.

CI에 대한 최근까지의 연구를 보면 CI의 적용범위가 무한정 넓어지고 있음을 알 수 있다. 개념상으로 볼 때는 CI가 경영전반에 걸쳐 포괄적인 영향을 미치는 기법임에 틀림없다. 그러나 실제적으로 기업에서 CI를 적용시킬 경우, 다른 제 기법들과의 조화 속에 효율성을 추구하는 측면에서 다른 기법들도 다룰 수 있는 MI, BI보다는 CI만이 가지고 있는 VI를 살리도록 CI의 기업 내 적용 범위를 축소시키는 것이 필요하다. 이는 CI=VI라는 과거의 개념으로 돌아가자는 것이 아니다. 오히려 CI가 과거에 비해 확대된 개념은 받아들이되, CI가 기업에 적용될 때 다른 기법들과 함께 어우러져 이용되게 하기 위함이다.

다른 경영혁신 기법들과 마찬가지로 CI도 스스로가 최고의 기법이라고 주장하고 있다. 개념상으로는 기업체에서 CI를 채택하면, 기업 전체에 갑자기 혁신의 바람이 불 것 같지만, 그것은 불가능하다. 경영혁신 기법들이 난무하는 현대에 있어 중요한 것은 경영혁신 각 기법 하나하나에 대한 중요도를 부여하기보다 여러 기법들을 한데 모아 조화시킬 수 있는 능력이 더 중요하다. CI도 이런 점에서 위에서 언급한 기법들과의 연계 속에서 추진해 나가야 할 것이다.

5.5 국내 병원의 아이덴티티 사례

- 아주대학교의료원

로마신화에 나오는 의술의 신인 아스클레피오스가 생명력을 부여하는 상징으로서 지녔던 지팡이와 뱀을 추상적으로 표현한 것이다.

지팡이를 축으로 하여 둘러싸고 있는 세 개의 반원은 병원, 학교, 환자를 상징하고 있다.

• 가톨릭대학교 서울성모병원

가톨릭대학교 서울성모병원은 직선과 곡선의 조화로운 만남을 통한 절제미와 함께 '한국적인 이미지가 세계적인 이미지'라는 컨셉으로 전통적인 한국의 이미지를 현대적으로 재해석함으로써 '세계로 도약하는 가톨릭대학교'의 비전을 표현하고 있다.

• 경북대학교병원

알파벳 "C"가 중심부의 십자마크와 사분면을 감싸고 있는 형태로서 알파벳 "C"는 환자를 돌보아 치료하는 CARE의 머리글자이다.

CARE는 Courteous(예의바른), Attitude(태도), Respectable(존경받는), Enthusiasm(열의)의 합성어로 생명존중과 실천하는 경북대학교병원의 의지를 잘 나타낸다.

• 대구파티마병원

전체적인 모양 F는 파티마병원의 이니셜 F을 의미한다. 녹색은 자연환경과 인간의 조화 그리스도 정신에 입각한 봉사를 나타내며, 청색은 사랑과 건강을 나타낸다.

• 충북대학교병원

코퍼리트 심볼(Corporate Symbol Concept). 본 대학병원의 상징으로서 CPI(Corporate Identity plan) 중에서 가장 중요한 요소이다. 이 심볼은 충북대학교병원의 영문이니셜 Chungbuk의 C자와 University의 U자가 변형되어 C자와 U자가 만나는 부문에 병원의 상징인 십자형을 표현하고 이를 대칭으로 배치하여 사랑의 상징인 하트모양으로 표현되었다. 본 심볼은 미래지향적이며, 의료기관의 이념을 올바르게 전달하는 뜻을 내포한 심볼로서 계획, 디자인되었다.

• 동아대학교의료원

작은 원 3개는 각각이 신뢰, 봉사, 인간애를 의미한다. 파란색 칼라는 병원의 신뢰를 상징하며, 신뢰를 바탕으로 한 환자 중심적 사랑과 인술을 의미한다.

• 제주대학교병원

제주대학교병원과 병원의 상징인 녹십자 형태를 현대적인 감각으로 투영하고 이를 사각형 점으로 입체화함으로써 모던한 이미지를 추구하고 있다.

• 전북대학교병원

건강과 행복을 위해 오르는 계단 이라는 비쥬얼컨셉을 바탕으로 개발하였다. 병원을 상징하는 백색의 십자 형태 주위로 계단을 형상화한 두개의 요소와 건강과 행복을 위해서 오르는 환자와 환자를 인도하는 의료진을 상징하는 두개의 사각형으로 이루어져 있다.

심볼 마크에 지정되어진 청색과 녹색은 자연을 나타내며 완전함을 의미한다. 황색의 사각형은 환자를 건강과 행복으로 인도하는 밝음을 뜻하고, 붉은 사각형은 건강한 삶을 열망하는 생명을 뜻한다.

• 조선대학교병원

조선대학교를 의미하는 사각형에 능소화(凌宵花)와 십자를 결합하여 조선대학교의 아이덴티티를 따르는 훼밀리 브랜드 개념으로, 전통있는 대학병원의 고품질 의료서비스를 나타내었다. 청색의 사각형은 대학의 심오한 학문을 내부의 능소화(凌宵花)와 십자는 고결한 생명의 존엄성을 나타낸다.

• 중앙대학교의료원

중앙대 인터넷 도메인(cau.ac.kr)이자 영문이니셜인 CAU를 붓터치의 느낌으로 표현하여 중앙대의 젊은 패기를 강조하였고, 새로운 도약을 역동적으로 구현했다.

붉은색 사각형(Red Square)는 진리를 탐구하며 미래로 나아가는 창의 모습을 형상화하여 앞으로 뻗어가는 중앙대의 활기찬 기상과 냉철한 탐구정신을 표현하였고, 기본 컬러인 Blue와의 색상대비로 강한 시각적 임팩트와 첨단적인 느낌을 주고 있다.

청색(Blue)은 중앙대 캠퍼스 앞을 유유히 흐르는 한강의 넓은 이상과 푸르름을 느끼게 하고 중앙대의 힘차고 진취적인 이미지를 생동감 있게 나타나도록 하고 있으며, 세계 수준의 명문대학을 지향하는 중앙대의 의지가 담기도록 하였다.

• 계명대학교 동산의료원

전체 모양은 기독교적 윤리사상을 의미하는 방패이며 이는 진리와 정의와 사랑의 나라를 상징한다.

방패안의 비둘기는 희망과 인류애를, 지팡이는 그리스 신화에 등장하는 의술의 신인 아스클레피오스의 지팡이를 의미하며 뱀은 약초를 발견하는 비법을 알고 있는 신성한 동물로 지혜를 상징하다.

바깥의 원은 우주와 하나님의 세상과 기독교적 공동체 사상을 의미하며 기독교의 전파를 통하여 인류가 하나됨을 나타낸다. 청색은 의료원을 상징하며 환자를 사랑하고 생명을 존중하는 병원이념을 내포하고 있다.

• 고신대학교 복음병원

국대학교병원 아시아 허브병원으로의 지향과 세계 속의 병원을 나타냈다. 치료, 전도, 교육 설립 이념을 시각화했다.

• 경희의료원

비둘기+횃불+Cross Mark인류애를 상징하는 비둘기와 비전을 의미하는 횃불이 Cross Mark와 조화를 이룬 심벌로서 '건강한 인류사회의 재건'이라는 경희의료원의 모토를 부드럽고 간결하게 상징화하였다..

• 국립의료원

원 안에 새 모양의 문양이 있는데 이것은 국립의료원의 약자를 따서 영어로 N M C를 뜻하는 것으로 위에서 밑으로 세 줄은(새의 몸통 형상) N을 뜻하며 또한 스칸디나비아 3국을 상징한다. 새의 날개 형상은 M을 뜻하고, 그리고 새의 형상을 감싸고 있는 원은 C를 의미한다.

• 인하대학교병원

전체 외형은 대학을 상징하는 방패(眞理 수호) 모양을 변형한 것으로 위쪽의 순결을 의미하는 흰색 仁은 仁荷의 〈仁〉을 형상화 하였다. 배경색으로 쓰인 하늘색과 짙은 청색은 하늘과 바다를 지향하는 인하의 무한한 비상(飛翔)과 발전(發展)을 상징하며, 청색의 바다는 또한 성실(誠實), 이지(理智), 심원(深遠)을 내포한다.

• 영남대학교의료원

입에서 내뿜는 신기와 창공으로 상승하는 듯한 모습, 뒤로 힘차게 뻗은 말갈기로 불굴의 기백을 보여준다. 우주를 상징하는 둥근모양은 무한한 가능성과 원만성을 나타낸 것으로 구름 위를 질주하는 듯한 장엄한 모습의 천마인들의 진취적인 기상을 표현하고 있다.

6. 디자인 경영[6)]

6.1 병원에 디자인이 필요한 이유[7)]

'2012년 국가고객만족도의 조사결과 고객만족도와 고객유지율 모두가 가장 높은 수준으로 조사된 산업은 병원서비스였다. 그 동안 오랜 대기시간과 수납시스템의 불편함, 의료서비스 품질에 대한 불신 등으로 병원서비스에 대한 고객들의 불만은 상대적으로 높았다. 하지만 점차 의료계의 경쟁이 치열해 짐에 따라 환자중심경영을 중시하는 풍조가 조성돼 고객의 불편함을 최소화하기 위한 서비스를 개발했다. 아울러 치료기술을 차별화하는 등 의료서비스의 질적 수준을 제고하려는 노력을 기울인 결과 고객기대수준과 고객인지품질이 상승했다'

위 글은 얼마 전 신문에 보도된 기사 내용이다. 그런데 왜 이리 현실과 거리가 크다고 느껴지는 것일까? 병원은 의료서비스가 실현되는 중요한 공간이다. 하지만 병원이 환자중심경영을 통해 고객 만족이 실현되고 있는 곳이라고 할 수 있을까? 응급실에서 고열의 아이 엄마는 오랜 대기시간 동안 어떤 안내도 없고 누구에게 물어봐야할지 알 수 없어 발을 동동 구른다. 욱신거리는 무릎 때문에 아침 일찍 병원을 찾은 할머니는 먼 뒤 어느 날인가 진료 일을 예약하곤 그날을 기억할 수 있을까 걱정하며 돌아간다. 병원의 서비스가 우리나라에서 받을 수 있는 최고 수준의 서비스라고 한다면, 과연 다른 서비스들은 어떤 품질로 제공되고 있다는 것일까? 이해가 가지 않는다. 병원이 좀 더 고객을 이해하고 배려심 있는 곳이 되어야 한다는 증거는 아직도 우리 주변에 너무나 많다.

병원은 심약한 고객을 대상으로 하기에 자연적으로 지위와 권위가 형성되게 된다. 특수한 공급자적인 지위로 인해 환자를 병원의 서비스를 이용해주는 고객으로 바라보는 시각을 가질 기회는 만들어지기 어려운 측면이 있다. 근본적으로 수요자 중심의 혁신이 일어나기 어려운 구조라는 것이다. 그럼에도 최근 병원은 의료서비스 공급자간의 치열한 경쟁, 각종 규제 등 의료산업이 처한 복합적 외부적

요인들과 고객의 감성과 심리적 요구, 서비스 품질에 대한 기대감 상승에 대한 대응 등 다양한 이슈에 대한 해결책을 모색해야 할 필요에 직면하게 되었다. 하지만 공급자의 효율성과 생산성 향상에 집중하는 기존의 경영 관리적 관점만으로는 혁신의 기회를 찾기 어려운 상황이다.

의료서비스는 다른 어떤 서비스보다도 고객의 심리와 감성에 대한 섬세한 터치가 필요한 서비스이다. 의료서비스의 고객인 환자, 환자가족들은 감정적이나 신체적으로 취약한 상태에 처해 있기 마련이기 때문에 고객을 섬세하게 배려한다는 점은 의료서비스에 있어 특히 중요한 고려사항이 되어야 하는 것이다. 병원이 고객 중심으로 혁신해야 할 필요성이 여기에 있다.

그런데 서비스가 고객 중심으로 설계되어야 한다는 말은 너무도 당연히 들려서, 오히려 중요하게 취급되지 않는 측면이 있다. 컨설팅회사 베인앤컴퍼니(Bain&Company)가 2005년 세계 362개 기업의 임원들을 대상으로 조사한 결과 응답자의 95%가 '우리 회사는 고객지향적인 전략을 사용하고 있다'고 답했다고 한다. 또 80%의 기업들은 자기 회사가 경쟁사보다 차별화되고 우수한 상품, 서비스를 고객에게 제공한다고 믿고 있는 것으로 나타났다. 하지만 기업들의 믿음과는 달리, 고객들의 인식은 너무나 달랐다. '당신과 거래하는 기업이 경쟁사보다 차별화되고 우수한 상품과 서비스를 제공하고 있느냐'는 똑같은 질문에 대해 고객 들중 불과 8%만이 '그렇다'고 응답했던 것이다. 이런 차이가 생긴 것은 기업이 고객 중심의 마인드가 없었기 때문이었을까? 오히려 조사되었던 기업의 95%는 경영의 최우선 초점을 고객만족에 두고 있다고 답했던 기업들이었다.

이 결과를 통해 서비스의 제공자인 기업은 고객의 속마음에 숨어있는 욕구를 포착해내는 데 분명한 한계를 갖고 있다는 점을 알 수 있다. 제공자는 제공자로서 자기 입장과 생각에 사로잡혀 있기 때문에 고객의 마음을 헤아리고 배려하기가 생각보다 어려운 것이다. 다른 조사결과에 따르면, 기업과 거래를 중단한 고객의 60~80%가 직전에 실시된 고객만족도 조사에서 '만족한다'거나 '매우 만족한다'고 답했다고 한다. 로열티가 낮은 고객도 언제든 '만족한다'고 응답할 수 있다는 것이다. 고객의 마음은 고객에게 물어보면 알 수 있다고 가정하는 마케팅 리서치의 기본적인 전제마저 수정되어야 하는 것은 아닐까? 고객 중심으로 혁신하기 위해서는 기존의 접근 방법과는 본원적으로 다른 새로운 접근법이 필요한 실정이다.

그 대안적 접근법으로서 고객관찰을 바탕으로 행동변화를 유발할 수 있는 감성과 심리를 다루는 디자인 방법인 '서비스 디자인'이 주목받고 있다. 서비스 디자인은 사용자의 행동 변화를 가져오는 심리적 스위치를 켜는 역할을 하는 고객 중심의 서비스 개발 방법론이라 할 수 있다. 세계적으로 디자인 접근 방법으로 서비스 산업의 문제를 해결하는 경향이 나타나고 있으며 특히 선진국은 공공서비스 영역인 의료, 교육, 치안, 교통 등의 분야에 나타나는 사회 현안을 해결하는 데에 서비스 디자인을 활발히 활용하고 있다.

과연 서비스 디자인은 병원의 문제를 해결하는데 어떤 역할을 할 수 있을까? 디자이너는 어떤 능력을 가졌길래 병원을 도울 수 있다고 하는 것일까?

두 가지 사례로 이것을 설명해보고자 한다. '페트리샤 무어Patrcici Moore'라는 분이 있다. 한눈에 보기에도 거동이 불편해 보이니 주변의 시민들이 대신 문을 열어 주거나 짐을 들어주는 호의를 베풀기도 한다. 그녀는 당시 실제로는 26세였다. 페트리샤 무어는 26세였던 1979년부터 자그마치 3년이나 자발적으로 80세의 노파로 사는 경험을 했다. 대체 왜 그랬던 걸까? 노인의 삶을 체험해보고 그들에게 맞는 눈높이로 디자인을 하기 위해 그녀는 그 일을 해냈던 것이다. 그녀는 한 인터뷰에서 이렇게 말하고 있다.

"당시 건축이나 디자인은 물론이고 사회 전반에 노인은 소비자가 아니라는 잘못된 시각이 있었죠. 근본적으로 노인을 무시하는 경향이 있었습니다. 관찰이나 설문조사 같은 방법도 있지만 그런 방법으로는 충분이 소통하기 어렵다고 판단했습니다……3년간의 경험으로는 나는 젊은 사람들을 위해 만들어진 세상에서 노인의 삶이 어떤 것인지 알 수 있었습니다."

현재 페트리샤 무어는 세계에서 가장 유명한 유니버설 디자인의 거장 중 한명이다.

한 가지 더 예를 살펴보자. 일본의 '트라이포드 디자인'이라는 회사의 대표이자 동경대학 교수인 '나카가와 사토시' 역시 유니버설 디자인의 전문가이다. 이 기업은 제품 개발 시에 독특한 방법을 사용하는 것으로 유명하다. 만 명에 달하는 '리드 유저(Lead User)'라는 사용자 풀(Pool)을 활용하고 있는 것이다. 제품과 서비스를 개발하는 데에 각종 장애의 성격에 따라 분류되어 있는 정교한 데이터베이스를 활용하고 있다. 리드 유저라면 '앞선 사용자'라는 말인데 무엇이 앞서 있느냐면 '감각'이 앞서 있다는 뜻이다. 이들 리드 유저는 모두 다양한 형태의 장애를 가진 장애인들이다. 장애인, 노약자 등 현재 장애를 가진 사용자들이 디자인 개발 시에 많은 아이디어의 도화선이 되어 줄 수 있다는 차원에서 리서치 대상으로서 적극 활용하고 있는 것이다. 트라이포트사는 실제로 무언가를 디자인할 때 장애인들과 디자이너들이 한 팀이 되어 제품과 서비스의 불편함을 고도로 디테일한 부분까지 감지하여 개선한다. 예를 들어 볼펜을 디자인한다고 하면 어깨나 손목 근육 등이 불편한 사용자들을 팀에 합류시켜서 디자이너들과 함께 디자인하도록 한다. 디자이너들이 장애인을 통해 간접적으로 배우도록 하는 것이다. 실제로 장애인은 '불편함'에 대해서는 누구보다 예민도가 높아져 있어 제품의 위화감에 대한 민감성이 최고 수준에 있는 전문가라고 할 수 있다. 따라서 이들도 편하다고 느끼는 제품이라면 장애가 없는 사람들에게는 당연히 편리할 것임이 분명하다. 우리 모두는 노인이 되어가고 있는 중이고 또 장애가 생길 수 있는 가능성에 항상 노출되어 있다. 페트리샤 무어와 트라이포드 디자인. 이 두 가지 사례는 우리에게 예민한 사용자를 활용해야 한다는 중요한 시사점을 준다. 예민한 사용자들은 사회의 위험을 미리 감지하는 레이더의 역할을 해줄 수 있기 때문이다.

병원에서의 문제는 다양한 정황으로 존재한다.

1. 문제가 밖으로 드러나고 해결방법도 쉽게 찾을 수 있는 단계
2. 문제가 드러나 보이지만 해결책은 잘 보이지 않는 단계
3. 문제가 보이지 않지만 왠지 불편하게 느끼는 단계
4. 문제가 보이지 않고 불편함을 인식 못하는 단계

로 구분해 볼 수 있을 것인데, 병원 내부 직원이거나 고객이거나 각자 문제를 느끼는 수준은 제각각일 것이다. 좋은 디자이너, 예민한 디자이너는 일반인들이 문제를 파악하지 못하는 3,4단계의 위화감을 미리 인지하고 개선해야 한다는 착안점을 찾아낼 수 있는 사람이다.

그들은 직업인으로서 훈련되고 성장하는 전 과정을 통해 디테일한 제품 · 서비스의 차이를 느끼고 감지하는 훈련을 거듭하게 된다. 그래서 결과적으로 감수성이 높으며 지각, 인지 감성의 예민한 감지자로서 미묘한 위화감을 인식하는 능력이 뛰어나고 뛰어난 공감력으로 사용자 경험상의 문제를 발견하는 능력이 강화된 전문가로서 키워진다. 따라서 디자이너는 고객이 느끼는 서비스의 경험 가치를 잘 정렬함으로써 우리의 경험을 디자인하는 설계자의 역할자로 적합한 것이다. 병원은 이들의 민감성을 활용하여 예고되는 문제를 찾고 개선해야 한다.

병원의 문제점과 고객의 잠재 욕구를 발견해내는 역할에 있어서, 높은 공감력을 가지며 인식의 가치가 잘 정렬되어 있는 디자이너야말로 최적의 문제 해결자가 될 수 있을 것이라고 생각한다. 왜냐하면 문제에 대한 높은 차원의 인간 중심적 해결책을 제시할 수 있는 가능성을 가지고 있다고 볼 수 있기 때문이다.

디자이너가 병원의 문제를 진단해 치료한다고 하면, 평생을 의료서비스라는 고도화된 전문성의 성역에서 살아온 병원 관계자 관점에서는 주제넘은 주장이라 느껴질 수 있다.

컨설팅이라는 것은 본래 특정 도메인의 전문성을 갖추었기 때문에 하는 것이 아니다. 특정 분야에서 갖춰진 전문성과 그 영역이 가진 문제점을 찾고 해결하는 능력과는 서로 관련성이 없다. 이빨을 최고로 잘 치료할 수 있다고 해서 그가 고객 관점에서 편안한 느낌을 제공하는 치과 서비스를 가장 잘 설계할 수 있는 것은 아니라는 것이다. 문제해결을 하는 독특한 방법과 관점을 가지고 있는 자가 그 도구를 가지고서 병원이든, 은행이든, 사회 각처에서 생기고 있는 문제들을 푸는 것이 바로 컨설팅업이다.

실제 디자인이 병원에 어떤 접근을 해서 문제를 해결하고 있는가 하나의 예만 살펴보자.

영국에서는 매년 5천명이 병원 내 재감염의 문제로 사망하고 있어 많은 사회적 손실을 가져오고 있다. 이를 해결하기 위해 2007년 영국 디자인카운슬과 보건부가 함께 실행한 '디자인 세균 퇴치(Design Bugs Out)'사업을 통해 11개의 제품 프로토 타입이 제안되었고 이중 6개의 제품이 대량생산까지 이어졌다. 그 중에 병실 내에서 쓰이던 커튼에 작은 손잡이를 달아서 사람들이 천을 잡지 않고 그 손잡이만 잡고 커튼을 조작하게 유도함으로써 손쉽게 커튼을 만지는 손에 의해 세균이 감염되는 것을 방지한 사례가 있다. 정말 너무나 사소하기에 누구도 생각하지 못했던 변화이다. 하지만 터치를 통해 옮겨지는 세균 감염을 획기적으로 줄일 수 있었던 점에서 분명한 혁신이다. 우리가 쉽게 느끼지 못하는 곳곳에 숨겨진, 작지만 분명한 혁신은 디자인을 통해 달성될 수 있다. 이것은 비용이 많이 드는 거창한 일이 아닐 가능성이 크다.

탈·부착식 커튼 클립으로 커튼 클립을 따로 장착하도록 디자인함으로써 커튼을 직접 만질 필요가 없어 2차 감염의 위험이 줄어들도록 한 디자인, 표면이 매끄럽도록 디자인하여 쉽게 청소할 수 있게 하고 2차 감염의 위험을 줄일 수 있도록 하였다.

디자인은 병원을 위해 무엇을 할 수 있을까? 2차 대전 때 잠수함에는 산소포화도를 측정하는 기술이 없어서 산소에 대한 민감성이 높은 토끼를 함 내에 두었다가 토끼가 죽으면 수면 위로 떠오르는 식으로 감지기 대신 토끼를 활용하였다고 한다. 소설 '25시'에서도 작가 콘스탄틴 비르질 게오르규는 사회의 문제를 예고하는 데에 작가의 존재가 바로 잠수함 속 토끼와 같은 역할을 한다고 말하고 있다. 디자인은 병원의 문제를 발견하는 토끼가 될 수 있다. 그리고 나아가 해결책을 제안하고 그 것을 실제로 가시화 시켜낼 수 있다.

의료서비스디자인은 의료산업을 수요자 중심으로 다시 설계 할 수 있는 시각을 제시하는 혁신적인 개념이다. 단지 인테리어와 기기, 가구의 스타일링에 대한 문제가 아니다. 앞으로 병원에서도 새로운 디자인을 통해 고객 중심의 혁신이 필요한 과제를 찾고 이것을 실현할 수 있는 구체적인 방법에 대해 연구해야 할 것이다. 지금까지 우리가 생각해 보지 못했던 부분, 심지어 디자인의 영역이 아니라고 생각했던 부분까지를 깨닫고 의도적으로 적용 할 수 있는 기회를 찾아내야 한다. 디자이너는 민감한 레이더로서 제품, 환경, 나아가 병원의 시스템과 프로세스의 문제점을 창의적으로 해결책으로 개선해내고, 고객의 심리를 움직이는 스위치를 켜는 역할을 함으로써 고객 감동의 병원으로 혁신하도록 돕는 훌륭한 조력자의 역할을 하게 될 것이다.

6.2 디자인을 통한 수요자 중심의 의료서비스 혁신[8)]

최근 병원에서 건강경험디자인Health experience Design(이하 HxD)에 대한 관심이 높아지고 있다. HxD는 본래 Healthcare experience Design 이라는 이름으로 미국에서 병 · 의원을 중심으로 의료서비스에 대한 디자인에 대한 의견을 나누기 위한 컨퍼런스가 조직되면서 처음으로 공식화되었다. 2011년 4월 11일 보스턴에서 첫 번째 컨퍼런스를 가졌고, 성공적인 개최를 바탕으로 2012년에는 GE 헬스케어, Continuum 등의 유력한 기업들의 스폰서와 메이요 클리닉(Mayo Clinic), 카이저 퍼마넌트(kaiser permanente, 이하 KP), 스탠포드와 MIT 미디어랩 등과 같은 내놓으라 하는 연자들이 참여하면서 그 영향력을 확대하고 있다. 국내에서는 Healthcare라는 단어에서 진료의 의미보다는 건강을 보다 폭넓게 디자인한다는 의미에서 Healthcare experience Design이라는 이름으로 2011년 11월 26일 UX 캠프 서울에서 제너럴닥터의 김승범, 정혜진, 유상준이 발표하고 제안함으로써 공식화되었다. 2012년 1월부터 이들은 HxD 워크숍을 진행하고 있기도 하다.

의외라고 생각할지 모르겠지만 의사들은 누구보다 서비스디자인에 관심이 많다. 어디에 누구를 어떻게 배치해 무엇을 할 것인지를 언제나 고민하는 사람들이기 때문이다. 의료는 사회의 안전망, 공공재적 성격을 강하게 띄기 때문에 다른 산업에 비해 병원 차원의 수익 창출을 국가 차원에서 규제하는 경우가 많다. 결국 병원은 충분한 비용을 쓰는 것이 쉽지 않아 의료진과 스태프들은 조여진 시스템 속에서 근무하게 된다. 디자인적 사고를 바탕으로 한 혁신과 서비스디자인에 대한 요구는 이런 환경에서 비롯됐다.

서비스디자인에서 의료 및 건강서비스 분야의 중요성은 오래 전부터 강조되어 왔다. 그렇지만, 이것이 많은 사람들의 관심을 끌기 시작한 것은 KP가 IDEO의 도움을 받아 2003년 수행한 환자경험증진 프로젝트부터라고 할 수 있다. KP는 미국에서 가장 커다란 HMO(Health Maintenance Organization) 인데, 비교적 저렴한 보험료로 인기가 높았지만, 의료서비스의 만족도가 낮아서 많은 고민을 하고 있었다. IDEO는 이 문제를 해결하기 위해 디자인 기법을 이용하여 간호사들과 의사들이 환자들의 경험을 좋게 만들기 위해 다 같이 여러 가지 시도를 하였는데, 간단히 끌고 다닐 수 있는 이동형 컴퓨터 시스템 및 소프트웨어, 그리고 다양한 그림 보드판 등을 활용하여 환자들이 병실에서 편안하게 자신의 질병과 경과에 대한 설명을 듣고, 대면접촉을 하는 과정을 훨씬 친근하고 쉽게 바꿈으로써 환자들의 의료서비스 경험은 매우 좋아졌고, 간호사들의 만족도도 올라가면서 서비스가 더욱 좋아지는 선순환을 하게 된 것이 커다란 계기가 되었다. 이후 KP에서는 독자적으로 이런 프로젝트를 수행할 수 있는 가필드 건강의료혁신센터(Garfield Health Care Innovation Center)를 설립하고 동시에 디자인팀을 구성하면서 디자인을 병원의 핵심경쟁력으로 내세우기 시작했고, 미국에서도 최고의 병원들로 꼽히는 메이요 클리닉과 클리블랜드 클리닉이 각각 혁신센터(Center For Innovation)와 환자 경험국(Office Of Patient Experience)을 2008년과 2010년 설립하고 서비스디자인을 통한 병원서비스 혁신활동을 통해 병원의 위상과 서비스가 크게 향상되면서 본격적으로 대형병원들이 관심을 가지기 시작하였다. 국내에서는 명지병원이 2011년 병원문화혁신본부를 설치하고, 산하에 환자공감센터(Center For Patient Empathy)와 케어디자인센터(Care Design Center)를 가동하면서 본격적으로 서비스디자인을 병원서비스 혁신에 접목하기 시작하였다.

국내외 대부분의 건강과 의료서비스 분야에서 일하는 디자이너들은 다양한 전공의 사람들과 협업을 하면서 프로젝트를 진행하게 되는데, 의사와 간호사, 물리치료사 등을 포함한 다양한 의료전문가들과 환자들을 직접 관찰하고 커뮤니케이션 하면서 다양한 혁신적인 서비스 개선을 시도하고 있다. 명지병원에서는 사이픽스와의 협업을 통해 국민건강보험공단에서 시행하는 정기건강검진의 문제점을 파악하고, 이에 대한 만족도를 높이기 위한 프로젝트를 진행하여 과거보다 월등히 향상된 검진수검자들의 경험을 끌어내는데 성공하였고, 정형외과 외래의 복잡다단한 프로세스와 각종 기구 및 기구들을 포함한 문제점을 해소할 수 있는 서비스디자인을 진행하여 2012년 하반기 실제 병원현장의 공사와 함께 전반적인 서비스 개선을 하는 프로젝트도 수행하였다. 병원의 의료진들은 눈에 보이지 않는 문제가 있다는 점은 인지하지만 그것을 시각화하고 새로운 해결책을 찾아내는 능력이 발달되어 있지 않아 그냥 넘어가버리는 것이 일반적이다. 하지만 디자이너들이라면 디자인적 사고를 바탕으로 문제를 찾아내고 실현 가능한 해결책을 내놓을 수 있다. 명지병원에서 실시한 건강검진실 디자인이나 정형외과 외래진료실 프로젝트의 의미 있는 결과들은 모두 그런 디자이너들의 능력이 있었기에 가능했다. 환자와 환자의 가족들이 느끼는 불편함 또한 디자이너의 힘으로 적극 개선될 수 있다. '이 의자는 왜 이렇게 불편하지?', '오늘 대기시간이 왜 이렇게 긴 것일까?' 등의 불만사항도 디자인적 사고를 바탕으로 리디자인할 수 있기 때문이다. 다만 이런 환경을 만들어가는 데에는 무엇보다 경영진이 디자인적 사고를 할 수 있어야 하며 디자이너의 의견에 적극적으로 귀 기울일 준비가 되어 있어야 한다. 문제를 찾아내서 혁신과 개선을 일으킬 수 있는 프로세스를 정립하는 것도 중요하다. 그래야 단발적인 리노베이션 수준에 그치는 것이 아닌 지속적인 의료서비스디자인을 해 나갈 수 있다.

국내외의 다양한 성과에 고무된 여러 병원들이 앞으로 디자인의 중요성에 대해 더욱 많은 관심을 가지고 있어 그 성장가능성은 높다고 하겠다. 이와 같이 의료서비스 제공자가 디자인을 이용한 의료서비스 혁신을 일으키고, 병원에서 디자이너를 직접 고용하거나 외부협력을 통한 디자인 프로젝트를 진행하는 사례가 점점 늘고 있는데, 병원경영의 체계화를 위해 경영기법을 도입하거나 경영컨설팅이 자리를 잡기 시작했던 과거의 병원경영 발전사례를 고려할 때 수년 내에 수요자 중심의 의료서비스혁신을 위한 디자인의 역할은 병원의 "디자인 경영"과 연결되면서 더욱 중요한 자리를 차지하게 될 것으로 예상된다.

그렇지만, 아직까지는 국내외에서 디자인이 의료서비스 전반의 혁신을 이끈다고 말하기에는 초기 걸음마 단계라고 할 수 있다. 특히 의료의 질 관리와 경직된 보험수가체계 등으로 인해 혁신적인 새로운 시도보다는 보수적인 성향을 띠게 되는 전반적인 의료경영체계에서 변화와 혁신을 주도하는 '디자인'이라는 개념에 대해 일선의 의사들이나 간호사, 병원경영자들은 우호적이기 보다는 낯설고 두렵다는 인식을 하는 경우가 많다. 하지만, 명지병원의 사례와 같이 실제 프로젝트를 수행하고 결과가 적용되어 이런 막연한 두려움을 떨친 곳의 의사나 간호사들은 초기보다 훨씬 적극적으로 프로젝트에 참여하고 있기 때문에 미래에는 다양한 병원들이 적극적으로 디자인을 활용할 것으로 본다. 과거 병원경영이 처음 들어왔을 때에도 거의 대부분의 병원들이 제대로 이를 도입하지 않았다. 그렇지만, 대형병원들 중에서 이제는 병원경영기법을 도입하지 않는 병원은 없다. 뉴욕타임즈에서는 최근 경영대학원(Business School)의 시대가 지고 디자인스쿨(Design School)의 시대가 오고 있다고 강조하면서 혁신과 변화를 바탕으로 한 인재들이 앞으로의 미래를 바꿀 것이라고 특집기사를 낸 바 있다. 병원에서도 이런 경향은 크게 다르지 않을 것이다.

6.3 의료서비스와 디자인 플랫폼

의료서비스는 직접적으로 서비스를 제공받는 것과 의료서비스 이용자가 의료행위를 제공받게 될 때까지 경험하는 모든 의료행위까지 포함하며 질병의 퇴치뿐만 아니라 건강을 증진시키고 건강에 대한 장애요소를 제거하기 위한 예방적 노력을 포함하며 이와 관련된 시장은 지속적으로 성장하고 있다.

의료서비스디자인이란 의료서비스산업 전반의 이해관계자가 의료서비스를 통해 경험하게 되는 모든 요소와 경로에 대해 맥락적인 리서치 방법을 활용하여 다양한 이해관계자의 잠재된 요구를 포착하고 이것을 창의적이고 협력적인 디자인 방법을 통해 실체화하는 방법 및 분야라 할 수 있다.

의료서비스디자인은 통합이 아닌 융합서비스디자인으로서 고유한 영역과 기능에 대해서 명확한 정의가 필요하나 의료서비스의 전문성과 특수성, 공공성으로 인하여 체계에 대한 이해부터가 어려운 실정이다.

이러한 상황 속에서 디자인전문업체가 점점 확장되고 있는 의료서비스디자인 분야에 적극 참여하여 시장을 확대하고 역량을 강화시키는데 도움을 주고자 의료서비스디자인플랫폼을 구축하고 의료서비스디자인 프로세스 가이드라인을 제공하고자 한다.

의료서비스디자인 플랫폼과 의료서비스디자인 프로세스 가이드라인은 디자인전문업체가 의료서비스산업 분야에서 서비스디자인을 수행할 때에 의료서비스디자인의 체계와 특수성을 이해하고 실질적으로 프로젝트를 수행함에 있어서 기반 역할을 할 것이다.

의료서비스디자인 플랫폼 구축은 다음과 같은 프로세스로 진행되었다.

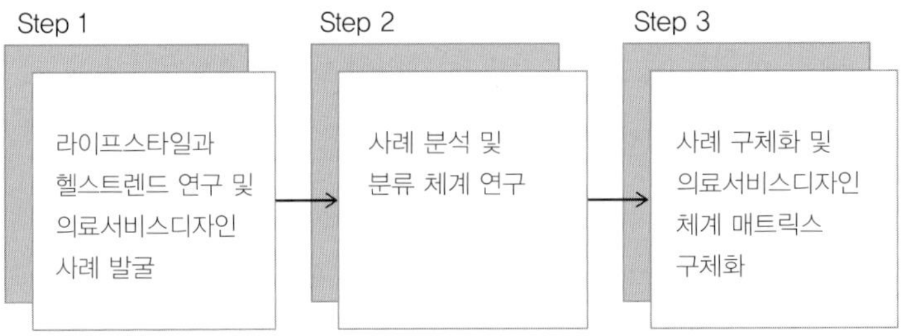

우선 의료서비스디자인의 근간을 이루게 될 '의료서비스', '건강' 등의 시대적 흐름과 변화요소들을 파악하기 위해 광범위한 분야의 트렌드 리서치를 수행했다. 메가 트렌드, 라이프스타일 트렌드, 헬스 트렌드에 대한 연구를 바탕으로 '의료'와 '디자인'이 융합된 유의미한 사례를 발굴하고 사례별 디자인 특징과 환자 및 의료진에 대한 효과 등을 도출했다. 이렇게 도출된 결과들을 의료서비스산업 분류와 디자인 분류를 두 축으로 하는 매트릭스로 정리하여 의료서비스디자인 수행을 위한 플랫폼을 구축했다.

6.3.1 트렌드 리서치

✚ 메가 트렌드

메가 트렌드란 지구와 인간의 생활 전반에 영향을 미치는 거대하고 지속적인 변화를 의미한다. 인구 이동이 활발해지고 기술이 발전함에 따라 경제가치와 환경의 변화가 끊임없이 생겨나고 있다. 이러한 변화는 한 가지 요인에 의해 발생하는 것이 아니라 지구와 인간 사회를 구성하는 많은 구성요소들이 복잡한 연관관계를 가지면서 상호 영향을 미치는 메커니즘을 통하여 발생한다. 즉 세계는 점점 더 유기체적으로 변화하고 있다. 또한 경제가치와 환경의 변화뿐만 아니라 인간의 내적 가치의 변화가 두드러지고 있다. 이러한 메가 트렌드는 다음과 같은 다섯 가지로 요약할 수 있다.

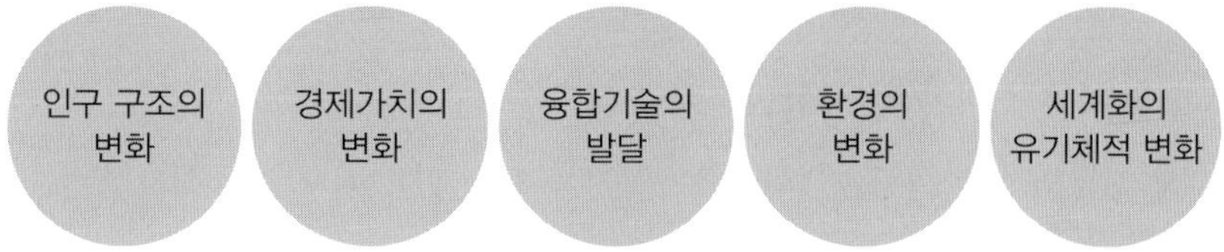
인구 구조의 변화
경제가치의 변화
융합기술의 발달
환경의 변화
세계화의 유기체적 변화

그림 4-3 메가 트렌드

✚ 라이프스타일 트렌드

트렌드 리서치를 통해 얻어진 라이프스타일 시그널 270개로부터 메가 트렌드와 맥락을 같이 하는 22개의 라이프스타일 이슈를 도출하고 이로부터 다음과 같은 7개의 주요 라이프스타일 트렌드를 파악할 수 있었다.

▼ Contextual Individualism

개인화가 지속되는 가운데 개인의 취향에 최적화된 Contextual Individualism Lifestyle이 눈에 띄게 증가하고 있다. 개인의 취향에 맞게 이동수단을 디자인할 수 있게 되거나 개인의 건강상태에 맞춤화된 영양식단을 서비스 받는 등 점점 더 개인의 삶의 맥락에 최적화되어 가는 라이프스타일이 두드러지고 있다.

▼ Your Own Secretary, IT

바쁜 일상생활 중에 갑작스럽게 비행기 자리를 예약하거나 매일 조깅한 거리를 기록하여 운동량을 평가하여 조언을 해주고 출퇴근 시 이웃과 함께 카풀(car pool)하는 시간을 조정하는 등의 일을 도와주는 IT서비스가 늘어 나면서 이제 IT는 일상생활의 개인 비서가 되어 가고 있다.

▼ See it, Know it

끊임없이 쏟아지는 정보와 첨단 기계들에 적응해야 하는 현대인들을 위해 쉽게 정보를 제공하고 피로감을 줄여주는 인포그래픽(Infographic)과 같이 정보를 시각적으로 가공하여 보여주거나 안전과 즉각적 행동유발을 위해 정보를 최적화, 단순화하여 보여주는 서비스들이 늘어나고 있다.

▼ What you do, Who you are

과시적 소비가 아닌 합리적이고 실리적인 소비가 증가하고 있다. 내가 먹는 음식 재료의 원산지가 어디인지 꼼꼼하게 알아보며 여행을 가서도 무조건 비싼 곳을 찾기보다 청결하고 깨끗하며 기억에 남을 만한 곳을 찾는 등 자신의 소비행위가 곧 자신을 말해준다는 의식이 확산되어 가고 있다.

▼ Global Consciousness

'지구촌'에 대한 인식은 이제 개념적인 것이 아니라 일상생활의 친숙한 부분이 되었다. 지구 온난화, 친환경 에너지, 아프리카 어린이 후원 등의 이슈가 더 이상 미래의 일이거나 남의 일이 아닌 자신이 살고 있는 시대의 현실적인 이슈이며 이와 관련된 제품, 캠페인 등이 일상생활을 둘러싸고 있다.

▼ Healthy Helper

장기적으로 국민 개개인의 문제는 많은 사회적 비용을 수반한다는 사실이 보편적 인식으로 자리 잡으면서 정부와 대기업들이 적극적으로 나서기 시작하고 있다. 자동차 생산업체들은 교통사고 시 운전자를 보호하는데 급급했으나 이제는 사고 시 보행자를 보호하기 위한 노력을 하고 있으며 졸음운전을 막는 기술, 모바일과 연동되어 응급사고 시 즉각적인 대처를 가능하게 해주는 서비스 등이 개발되어 개인의 일상을 보호해주고 있다.

▼ Experience Your Life

노동의 가치와 삶의 가치가 변하면서 나이든 사람부터 젊은이까지 '일'이외에 새로운 취미를 갖거나 새로운 삶을 시도하고 도전하는 것이 하나의 라이프 스타일로 나타나고 있다. 캠핑하는 사람이 늘고 있고 극한 상황을 즐기는 익스트림 스포츠 등에 대한 관심이 지속적으로 증가하고 있다.

✚ 헬스 트렌드(Health Trend)

트렌드 리서치를 통해 얻어진 200개의 헬스 관련 시그널로부터 12개의 헬스 트렌드를 도출한 결과, 전체적으로는 라이프스타일 트렌드와 같은 맥락으로 흐르고 있고 개인화되고 생활의 편의를 도모하며 그와 동시에 개인이 추구하는 가치를 존중해주는 트렌드가 전면적으로 드러나고 있었다. 또한 개인의 일상적 가치를 최대화하는 트렌드와 글로벌 공동체적 가치를 중시하는 트렌드가 양 극단에서 높아지고 있었으며 특히, 공공의료 부문의 트렌드가 강화되어가고 있음을 알 수 있었다.

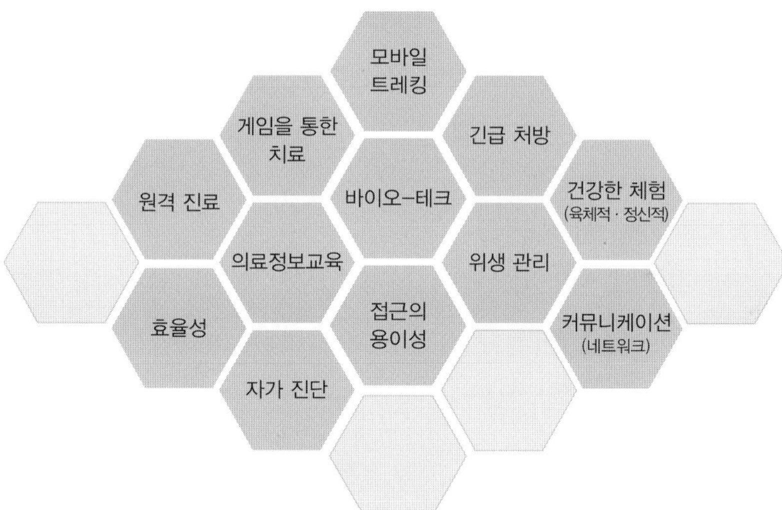

그림 4-4 헬스 트랜드

6.3.2 의료서비스와 디자인 체계 구체화

트렌드 리서치의 결과를 바탕으로 헬스 트렌드 중에서 '의료분야'에 '서비스디자인 솔루션'이 적용된 사례들을 중심으로 180여 개의 의료서비스디자인 사례를 선별하고, 디자인 컨텐츠와 솔루션의 특성, 수요자(환자 및 의료진)에 대한 편의성, 디자인할 때 중점을 두어야 할 요소들과 방해 요소 등의 내용에 따라 분류하며 100여 개의 사례를 더욱 구체화함으로써 의료서비스디자인 플랫폼의 기본 컨텐츠로 삼았다.

의료서비스와 디자인 체계를 구체화하기 위하여 OECD에서 사용하는 의료서비스산업 분류 기준의 ICHA 코드를 차용하여 의료서비스디자인을 위한 의료서비스 분야를 분류하고, 4가지 대표적 디자인 분류 체계에 따라 디자인 적용 분야를 분류하여 MSC(Medical Service Classification) 코드를 부여했다.

✚ 의료서비스 분야 코드

ICHA 코드는 치료(HC.1), 재활(HC.2), 장기간호케어(HC.3), 보조의료(HC.4)의 4개 서비스 영역으로 구분되어 있으며, 예방관리 분야는 의료진과 환자가 직접 만나 진료 및 치료 행위가 이루어지지는 않으나 의료서비스와 디자인 분야 전반에서 요구되고 개발되고 있는 분야이기에 이 항목을 추가하고 HCA이라는 코드를 부여했다. 추가된 항목이 있기에 코드의 연속성을 고려하여 코드 이름을 다음과 같이 변경했다.

표 4-3 의료서비스 분야 코드

ICHA code	의료서비스산업 분류		변경된 code
–	예방 관리	일상의 건강 관리 및 예방	HCA
HC.1	치료서비스	급성질환 치료 및 경감	HCB
HC.2	재활서비스	질환이나 부상으로 신체 기능이 저하된 환자의 기능 향상	HCC
HC.3	장기간호케어서비스	만성질환으로 장기적인 도움이 필요한 환자에게 제공	HCD
HC.4	보조의료서비스	의사의 감독과 지시 하에 다른 의료 인력이 행하는 서비스	HCE

✚ 디자인 분야 코드

의료서비스디자인을 위한 디자인 분류 체계는 카네기 멜론 대학의 리처드 뷰캐넌, 스탠포드 대학의 테리 위노그래프 등 다수의 전문가가 정의한 디자인 분류를 바탕으로 커뮤니케이션 디자인, 제품 디자인, 환경 디자인, 서비스 디자인으로 구분하고, 이해관계자들이 접하는 의료서비스의 제공 형태에 따라 해당되는 디자인 분야로 분류하여 디자인 코드를 부여했다.

표 4-4 디자인 분야 코드

Design code	DA	DB	DC	DD
디자인 분류	커뮤니케이션 디자인	제품 디자인	환경 디자인	서비스 디자인
의료서비스 제공 형태	의료 정보 전달	의료 기기 및 제품	병원 환경	서비스
내 용	문자정보나 영상의료 정보를 쉽게 이해할 수 있는 Visual Information으로 전달하는 디자인 분야	인간공학적 디자인과 소재 등 신체 접촉 시 발생하는 감각에 대한 고려와 2차 감염을 예방하기 위한 디자인 분야	위생관리, 환자 프라이버시 등 의료서비스 공간에서 발생되는 이해관계자의 심리적 만족을 위한 디자인 분야	(서비스, 프로세스, 시스템) 의료이해관계자(의료진, 환자 등)들의 심리적, 물리적 만족감을 제고하기 위해 학습성과 행동변화를 유도하는 서비스, 프로세스, 시스템 디자인 분야

✚ MSC(Medical Service Classification)코드

의료서비스 분야와 디자인 분야를 두 축으로 매트릭스를 구성하면 각각의 의료서비스 분야와 디자인 분야가 만나는 세부 의료서비스디자인 영역이 구축된다. 이렇게 형성된 각각의 의료서비스디자인 영역이 어떤 의료서비스 분야와 디자인 분야에 해당되는지 식별할 수 있도록 각 분야의 코드를 조합하여 분류 코드를 만들어 부여하고 이 코드를 MSC(Medical Service Classification) 코드라 명명했다.

6.3.3 의료서비스디자인 프로세스 가이드라인

의료서비스디자인 프로세스 가이드라인 구축은 다음과 같은 프로세스로 진행되었다.

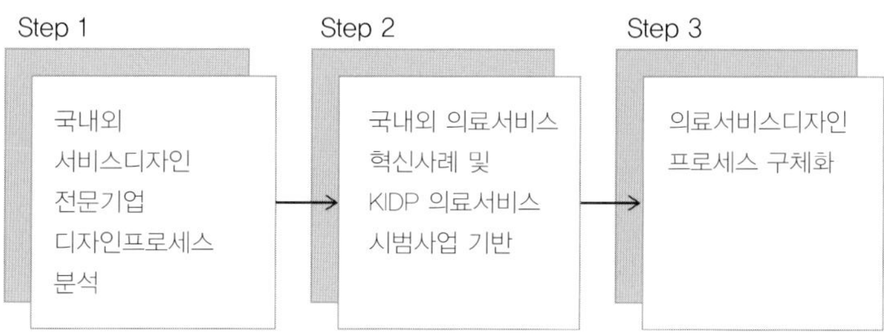

국내외 서비스디자인 현황에서 보았듯이 국내에는 서비스디자인 전문기업이 많지 않을뿐더러 아직 시범사업 혹은 연구사업 중인 기업이 많아 구체적인 서비스디자인 프로세스가 정립되지 않은 상황이다. 게다가 의료서비스디자인은 고유의 전문성과 명확한 영역의 범주가 있어서 접근하기에 쉽지 않은 분야이다. 따라서, 앞서 경험을 보유한 해외 디자인 전문업체의 서비스디자인 프로세스를 분석하여 의료서비스디자인에 적합한 서비스디자인 프로세스를 체계화한 후, 의료서비스디자인 시범 사례의 인사이트를 중심으로 의료서비스디자인 고유의 특성을 도출하여 의료서비스디자인 수행을 위한 프로세스와 단계별 가이드라인을 구체화했다.

✚ 서비스디자인 프로세스 분석

주요 서비스디자인 전문 기업의 서비스디자인 프로세스를 분석한 결과, 사용자(클라이언트)가 요구한 문제에 중점을 두어 문제 해결에 접근하는 기업과 시장 기회와 사용자 경험 요소 등을 고려하여 거시적인 안목으로 새로운 모델 개발에 중점을 두고 추진하는 기업이 있었으며, 전반적으로 사용자와 처음부터 끝까지 함께 프로젝트를 진행하며 보다 더 사용자 중심적인 서비스디자인을 해나가고 있음을 알 수 있었다. 각 기업별 서비스디자인 프로세스의 특징을 정리하면 다음과 같다.

표 4-5 주요 서비스디자인 전문기업의 프로세스 특징

업체	서비스디자인 프로세스의 특징	
Designit	Creative idea를 중요하게 생각하여 디자인하는 디자인 기업으로 일반적인 방법론 이외에 독자적으로 creative dice라는 방법론을 만들어 구체화하여 활용함	독자적인 방법론 구축
Design Council	Design Council만의 강점인 다학제적 리서치를 기반으로 하며 stakeholder와 Project management를 잘 매니징하는 프로세스임	다학제적 리서치
Live / Work	Service blueprint와 prototyping에 초점을 두어 프로세스를 진행함	주어진 과제에 포커스된 서비스 디자인
Peer Insight	시장기회와 사용자경험의 요소들을 구체화하여 새로운 서비스 모델을 개발하는 독자적인 방법론 사용. Touch Point와 Unmet needs에서 기회를 발견하여 이해관계자와 사용자에게 어떤 새로운 서비스모델을 제공할 것인지 구체화하는 이상적인 서비스디자인 프로세스 사용	시장기회와 사용자 경험요소의 동시분석을 통한 새로운 서비스디자인 모델 개발
Engine	단계를 세분화, 구체화하고 다양한 방법론을 시도하여 문제해결에 접근해나가는 방식. 같은 방법론을 단계별로 사용하여 검증도를 높여감	단계의 세분화 구체화, 같은 방법론의 단계별 검증도
IDEO	Rapid Prototyping 단계를 추가하여 솔루션을 신속하게 도출하고 빠른 의사결정을 유도함	Rapid Prototyping을 통한 신속한 의사결정
Frontier service design	서비스디자인의 double diamond의 세부단계를 충실히 하고 단계별로 synthesis를 이루어나감	단계별 synthesis 수시점검
Pxd	• 사용자의 요구와 이해관계자의 상관관계에 충실한 방법론 도입 • Interpretation session을 가져 클라이언트와 상호이해를 할 수 있는 시간을 가짐. 시각화에 대해 discover단계에서부터 리서치를 병행하고 최종적으로 UI guideline을 제공함으로써 디자인이 독립적인 결과물로 존재하지 않고 전체적인 서비스디자인 사용환경과 사용맥락에 맞게 디자인 솔루션을 도출해 냄	클라이언트와의 상호이해에 초점 처음부터 끝까지 시각화 연구병행
Team Interface	데이터 시각화에 초점을 둠. Multi-disciplinary team 구성으로 역량을 확대함. Co-creation과 service manual 등 사용자와 함께 문제해결을 하고 솔루션이 정착할 수 있도록 함.	클라이언트와 함께 문제 해결

이 중 서비스디자인 수행을 위한 기본 프레임으로 널리 사용되고 있는 디자인 카운슬(Design Council)의 더블 다이아몬드 프레임워크를 의료서비스디자인 프로세스의 기본 골격으로 삼고 의료서비스의 특수성과 다양한 이해관계자의 특성 등을 고려하여 의료서비스디자인 프로세스 가이드라인을 구축했다.

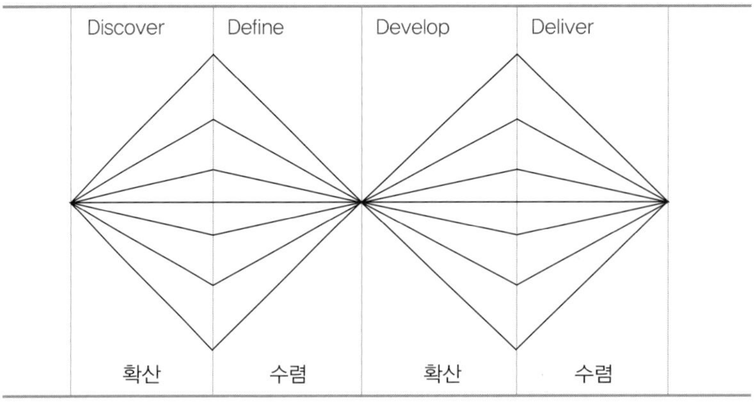

Discover(확산단계)
디자인 문제를 이해하기 위한 정보를 수집한다.
Define(수렴단계)
취합된 정보로부터 현재 프로젝트 주제와 연관된 정보를 분석하여 Insight와 Design principle을 도출한다.
Develop(확산단계)
도출된 Design principle을 기반으로 idea개발 및 design concept을 도출한다.
Deliver(수렴단계)
서비스 프로토타입 개발 또는 서비스 개선을 실행한다.

그림 4-5 더블 다이아몬드 프레임워크(Double diamond framework)

✚ 의료서비스디자인 주요 이슈

의료서비스만의 고유한 특성이 있으므로 실질적으로 프로젝트를 수행하며 느끼는 애로사항이나 주안점 등이 향후 의료서비스디자인 분야에 진출하는 기업들에게 유효한 가이드가 될 수 있다.

시범 사례는 의료서비스 중에서도 정형외과를 중심으로 한 새로운 서비스와 외래 진료실 개발, 그리고 국민건강보험 검진결과 통보서 개발에 국한되나, 이와 다른 분야의 의료서비스디자인에도 범용적으로 참고할 수 있는 이슈를 중심으로 다음과 같은 기준으로 가이드라인을 정리했다.

- 일반 서비스디자인과의 의료분야 서비스디자인의 일반적인 차이점이나 고충
- 4D(Discover, Define, Develop, Deliver) 단계별로 의료분야이기 때문에 발견한 특이사항
- 리서치 단계에서 방법론 수행 시, 의료 특수성으로 인해 발생한 장애(barrier)
- 의료서비스디자인 분야를 새롭게 시작하고자 하는 디자인전문기업에 전해주고 싶은 어드바이스
- 과제 진행 시 가장 어려웠던 부분의 Breakthrough Driver
- 각 사례에서 해결하고자 했던 이슈
- 사례에서 보여지는 의료서비스 이슈

✚ 의료 환경에 대한 이해

의료서비스의 전문성이 진입장벽이 될 수 있으므로 의료 환경에 대해 충분한 이해를 하고 있어야 한다. 해당 의료분야, 진료기관별 특성, 의료기관의 위치, 환자군별 특성, 이해관계자, 의료관련법, 의료 전문용어, 프로세스 등에 대해서 사전에 충분히 이해하고 있어야 한다.

- 환자 : 치료와 전반적인 치료과정과 내용에 대해서 이해가 부족하며, 기다림에 대해서 불안함을 가지고 있음
- 의료진 : 더 나은 치료와 완치에 대한 심리적 부담감을 가지고 있으며 진료실 밖의 상황에 대해서는 파악을 잘 하지 못하고 있음
- 의료환경 : 1, 2, 3차 기관별 특성, 의료분과별 특성이 있음

✚ 자문단의 필요

의료관련법, 의료관계자, 학계, 행정기관, 학교, 엔지니어 등 다양한 분야의 자문단이 사전에 구성되어 있어야 단계별로 함께 문제를 해결해 나갈 수 있다.

✚ 수요자(클라이언트)와의 협력

의료서비스디자인은 그 특성상 모든 단계에 있어서 클라이언트와의 협력이 매우 중요하다. 특히 리서치 단계에서 바쁜 의료진(교대근무, 환자 수, 수술과 외래 진료

등)의 스케쥴에 따라서 협조를 요청해주는 역할을 해야 하며 개인정보보호법에 의해 환자 섭외에 있어서도 조율과 협력이 필요하다. 프로젝트 시작 전부터 프로젝트 비전을 명확히 하고 있어야 하며, 전략 구체화 단계에서 참여하여 우선순위를 결정해주어야 한다. 최종적으로 도출된 콘셉트를 검증하는 단계에서 testing-bed를 확정해주는 등 수요자의 역할이 매우 크다.

✚ 서비스디자인 프로세스 단계별 이슈

▼ 계약 전 단계(R.F.P. / Pre-Research)

디자인전문업체와 수요자(클라이언트)의 상호이해가 잘 되어야 하는 단계이다.

- 디자인전문업체 : R.F.P.에 따라 자문단을 구성해야 하며, 이 단계에서 디자인 파트너와 함께 협력을 도모할 수도 있음. 의료시장 전반에 대한 충분한 스터디를 하고 제안해야 함
- 수요자 : 프로젝트 비전을 명확히 하고 프로젝트가 수행되는 동안 많은 시간 함께 협력해야함을 결단하고 있어야 함

▼ 계약 체결(Sign up)

상호간에 RnR(Role and Responsibility)를 명확히 하고 Schedule Management가 이루어져야 한다.

▼ Discover 단계

- 디자인 전문업체 : 과제의 특성에 따라서 Research Framework을 구축하고 적당한 방법론을 취사선택해야함. 수요자 병원의 환자군 특성, 진료과목별 특성, 병원 주변환경 및 이해관계자 등에 대한 리서치가 적극 이루어져야 함
- 자문단 : 리서치 단계에서 의료기관과 디자인 업체의 원활한 의사소통을 위해 자문단이 투입될 수 있음
- 수요자 : 환자와 의료진에 대한 사전 섭외를 통한 리스트 및 스케쥴을 디자인 전문업체에 주고 순조롭게 진행이 될 수 있도록 협조해야 함
- Research factors
  - 환자 : 환자의 정서적 안정감, 프라이버시, 환자의 고통에 대한 감각의 정

도, 의료 정보에 대한 환자의 이해도를 면밀히 살펴야 함

- 의료진 : 환자와의 의사소통 수준, 병원업무 프로세스 및 환자의 대기시간을 함께 살펴야 함
- 병원환경 및 이해관계자 : 병원공간 활용과 환자의 동선, 위생환경 및 위생의 정도, 관리의 수준과 예산 지출을 살펴야 함

▼ Define 단계

리서치 결과를 통해 주요 이슈를 도출하고 의료진과 환자간의 니즈를 조율하여 전략적인 방향성을 결정하는 단계이다.

- 디자인 전문업체 : 데이터를 분석하고 리서치결과를 시각화함으로써(journey map등) needs와 key issue를 도출함. 이 단계에서 수요자의 운영 비전, 전략, 예산 등에 따라서 우선순위를 조심스럽게 결정해야 함
- 수요자 : 디자인 전문업체가 도출해낸 주요 이슈들을 중심으로 어떤 문제점을 우선적으로 해결해 나갈 것인지 방향성을 제시해주어야 함
- Issue Defining : 환자의 유형을 구체화하고, 의료진의 업무와 서비스를 구분하고 업무 프로세스를 모듈화 시켜 봄으로써 문제점이 더욱 구체적으로 드러날 수 있도록 함

▼ Develop 단계

전략의 방향성에 맞게 다양한 분야의 자문단과 함께 끊임없는 아이디어 도출하고 타당성을 검토하면서 콘셉트를 구체화해 나가는 단계이다.

- 디자인 전문업체 : 아이디어 발상과 검토를 구체화 하는 단계에 자문단과 수요자, 디자인 파트너와 함께 진행하되 주도적으로 문제점을 보아야 하며, 거시적인 관점에서의 방향성을 잃지 않도록 해야 함
- 수요자 : 콘셉트 도출과 타당성 검토에서 함께 참여함으로써 디자인 전문업체가 보지 못하는 예산이나 리서치에서 발견하지 못한 이해관계자의 영역들을 점검함으로써 추후에 발생할 수 있는 문제들을 미연에 방지해야 함
- 자문단 : 다양한 아이디어들의 실효성을 검증하는 단계이므로 자문단의 협조가 적극 필요함

- idea 구체화 : 환자와 의료진 모두 각자의 니즈가 얼마나 만족될 것이며 타당한가(환자의 동선, 정서적 불안감, 통증 완화 / 의료진의 업무경감, 효율적 처치, 홍보 / 예산절감 및 수익성)를 반드시 검토해야 함

▼ Deliver 단계

최종적으로 결정된 콘셉트를 검증하는 단계로 Testing-bed를 구축하고 검증해야 한다. 의료서비스의 특성상 장기적으로 다양한 변수(환자 특성, 의료사고 등)가 발생할 수 있으므로 면밀히 검증해야 한다.

- 디자인 전문업체 : 최종 디자인 시안을 만들고 검증하면서 이와 동시에 새로운 서비스디자인 블루프린트를 만들고 서비스디자인 매뉴얼을 작성하여 수요자가 지속적으로 이 문제를 업그레이드 해나갈 수 있도록 해야함
- 수요자 : 서비스디자인 블루프린트와 매뉴얼을 최종적으로 점검하며 새로운 서비스디자인솔루션이 잘 적용되고 내부직원들에게 교육하는데 문제점이 없도록 해야 함
- 자문단 : 디자인 개발과 서비스디자인매뉴얼 개발에 참여하여 오류를 점검하는 등 더욱 구체화해야 함
- 검증 : 새로 개발된 서비스디자인이 수요자(의료진, 환자)들에게 얼마나 만족도를 주며 실효성을 거둘지에 대한 구체적이고 정량적인 측정방법을 사전에 논의하고 검증해야 함

▼ 유지 보수 단계

- 디자인 전문업체 : 수요자의 문제점을 점검하여 업데이트된 서비스디자인 블루프린트와 매뉴얼을 업데이트함으로써 의료서비스디자인이 잘 안착되고 실효성을 거둘 수 있도록 해야 함. 이 단계를 통해 노하우를 쌓을 수 있고 고유한 방법론을 셋팅하는데 도움이 될 수 있음
- 수요자 : 적용된 서비스디자인이 발생하는 문제점이나 해결하지 못한 부분들을 리포팅하여 리스트를 작성해두고 디자인 전문업체와 논의해서 업그레이드 할 수 있도록 해야 함

- 자문단 : 리포팅된 문제점들을 보다 효율적으로 해결할 수 있는 방안을 함께 모색함으로써 의료서비스디자인의 역량을 넓혀줄 수 있도록 해야 함

6.3.4 메이요 클리닉의 디자인 경영사례 [9)]

> **디자이너, 병원을 수술하다**
>
> 의료 시스템 혁신에 나선 세계최고 병원 '메이요 클리닉'
>
> **환자중심진료 · 전문의 과정 · 협진 도입 등**
> **100년간 현대 의료 시스템 앞장서 만들어**
> **세계서 환자 몰려드는데 또 혁신센터 설립**
> **디자이너 10여명이 핵심 인력으로 주도**
>
> 모든 산업에 걸쳐 가장 까다롭고 힘든 소비자는 누구일까? 아마 정답은 병원을 찾는 환자일 것이다. 자동차나 휴대전화 같은 제품이나 호텔 · 금융 등 서비스 상품은 개인의 기호(嗜好)에 따라 선택하지 않아도 그만이다. 하지만 중병(重病)으로 고통 받는 환자들은 치료를 받기 위해 자기 생명을 걸고 그만큼 절박하다. 이들이야말로 세상에서 가장 까다로우면서 가장 특별하고 섬세한 서비스를 원하는 고객이다.
>
> 올해 88세인 사우디아라비아의 압둘라 국왕은 2008년 말 가족 수십 명과 함께 보잉747 전용기를 타고 미국 미네소타주에 있는 로체스터시를 찾았다. 압둘라 왕 일행은 한달여 동안 시내 호텔에 머물면서 100만 달러가 넘는 돈을 썼다. 로체스터는 인구가 10만명 남짓한 작은 도시로, 시내를 조금만 벗어나면 드넓은 목초지가 펼쳐져 있고 겨울이면 섭씨 영하 20도를 밑도는 혹한과 수십cm씩 쌓이는 폭설로 외출조차 힘들다. 그런데도 유럽 · 중동의 왕족과 부호(富豪), 귀족들은 전용기를 타고 이곳을 자기 집 안방처럼 찾아온다. 지리적 불리함이란 한계에 아랑곳없이 '글로벌 의료 성지(聖地)'로 우뚝 선 메이요 클리닉(Mayo Clinic)이 있기 때문이다.
>
> 연인원 2000만 명이 넘는 환자들을 매년 맞는 메이요는 세계에서 환자 만족도가 가장 높은 병원으로 첫손 꼽힌다. 제럴드 포드, 로널드 레이건, 조지 부시 등 전직 미국 대통령과 어니스트 헤밍웨이, 아놀드 파머 같은 유명인도 이 병원에서 최고급 진료와 치료를 받았다.
>
> 메이요 클리닉이 갖는 명성의 원천은 1889년 설립 후 100년 넘게 일관되게 '환자 중심' 진료를 실천해 온다는 사실이다. 여기에다 20세기 초 여러 분야의 의사가 팀을 이뤄 한명의 환자를 치료하는 '협진(協診)' 개념을 세계 최초로 도입했다. 진료 환자 수에 관계없이 의사에게 같은 급여를 주는 제도도 100여 년 전 도입했다. 성과급에 신경 쓰지 말고 메이요를 찾는 모든 환자에게 최선의 진료를 제공하겠다는 취지였다.

세계 최초로 혈액은행 개설 및 전문의 과정 도입, 미국 최초로 CT(컴퓨터 단층 촬영)를 진단에 활용 등…. 메이요 클리닉의 최초 기록은 줄을 잇는다. 그래서 20세기 세계 의료산업의 상징으로도 불린다.
'US뉴스&월드 리포트' 지(誌)가 미국 5000여개 병원을 대상으로 한 '최고 병원'(Best Hospitals) 랭킹에서 최근 수십 년 동안 존스홉킨스병원과 더불어 쌍벽을 이루는 양대(兩大) 병원으로 뽑혔고 소화기내과 · 산부인과 · 신장내과 부문은 단연 미국 1등으로 평가받는다. 올해 초 포천지(誌)가 발표한 '일하고 싶은 100대 기업'에 9년 연속 선정됐다.
이처럼 명실상부한 '글로벌 넘버원(One)'인 메이요 클리닉이 요즘 미국 경영학계와 의료계에서 최고 혁신 스타로 다시 주목받고 있다. 지난 100여 년 동안 사실상 고정돼 있던 의료서비스 체계를 '파괴적 혁신'(disruptive innovation)이란 경영 기법을 적용해 21세기 최첨단 모델로 바꾸겠다고 선언하고 이를 실행하고 있어서다. 하버드대 등 미국 유명 경영대학원들은 물론 세계 의료계가 메이요 클리닉의 혁신 사례를 집중 탐구하려는 이유이다.
메이요 클리닉이 추진하는 '파괴적 혁신'의 심장부는 2008년 7월에 출범한 혁신센터(Center for Innovation · 약칭 CFI)다. CFI는 모든 의료 서비스 체계를 메이요의 '환자 중심' 철학에 맞춰 개선하기 위한 내부 싱크탱크(연구소) 역할을 한다. CFI에서는 특이하게도 10명이 넘는 디자이너가 핵심 인력으로 근무하고 있다. 가만히 있어도 세계에서 최고 · 최상급 환자들이 몰려드는 메이요 클리닉은 왜 서비스 혁신에 나선 걸까? 병원 서비스 혁신과 디자인 사이에 무슨 관계가 있는 것일까? 깊은 성찰 속에서 깨달음을 주는 선도병원의 이유있는 사례라고 본다.

로체스토(미국 미네소타)=김기호 기자

7. 벤치마킹(BM : Benchmarking)

7.1 벤치마킹의 본질

기업들이 학습조직으로 변화하기 위해서 이미 어떠한 활동분야에서 상당히 높은 성과를 보이고 있는 기업들의 사례로 부터 그 구체적인 방법을 찾을 수 있다. 즉 벤치마킹을 통해서 다른 기업들이 하고 있는 방식을 우리가 학습하는 것이며, 조직 간의 지식전수의 한 방법이다. 벤치마킹이란 기업들의 지속적인 개선을 지원하고 경쟁상 이점을 확보하는데 필요한 정보를 수집하기 위한 수단으로 기업의 내부 활동 및 기능, 혹은 관리능력을 외부적인 비교시각을 통해 평가하고 판단하는 것이다. 기업 성과는 시장 메커니즘에서 경쟁기업에 대해 비교가 되지만 이것은 기업 활동의 결과로 얻어지는 제품이나 서비스 자체에 대한 평가이지 제품이나 서비스를 만들어내는 각 프로세스에 대한 평가는 아니다. 완제품과 서비스를 만들어내는 각 기업의 프로세스는 비교기준이 없기 때문에 자사의 프로세스가 효율적인지를 판단할 수 없다. 따라서 기업 내부 프로세스에 경쟁개념을 도입하여 경쟁기업 프로세스와 비교하여 지속적으로 자사의 프로세스를 개선하려는 노력이 바로 벤치마킹의 본질이다. 예를 들어 GE는 미국 내에서 혁신적인 경영을 하는 많은 기업들로부터 많은 것들을 배웠다. 즉, DEC로부터 자산관리 기법을 배웠고, Honda로부터는 제품개발기법, HP로부터는 품질개선방법을 American Express로부터는 고객만족기법을 배웠다. 이 같이 구체적인 경영기법을 다른 기업의 사례를 통하여 배우는 것을 벤치마킹이라고 한다. 벤치마킹이란 일정부분에서 뛰어난 기업을 찾아내어 그 기업의 방법을 학습하는 것으로 정의된다. 벤치마킹은 모든 경영혁신 기법에 범용적으로 병행하여 사용할 수 있으며 기업변화에 기준 및 목표를 제공함으로써 계속적인 경영혁신을 지원하는 기법이다.

7.2 벤치마킹을 하는 이유

벤치마킹을 하는 이유는 다음과 같이 살펴볼 수 있다.

첫째, 벤치마킹은 전략적인 목적으로 사용된다. 전략계획을 수립하기 위해서는 경쟁의 양상과 첨단기술과 시장에서 필요한 요건들을 파악하는 것이 필요하다. 이러한 과정에서 벤치마킹은 여러 분야의 정보를 수집하는데 아주 유용한 도구로 사용할 수 있다.

둘째, 벤치마킹은 시장변화를 예측할 수 있게 한다. 많은 산업분야에서 선두지위에 있는 주요 기업의 방향은 시장 전체의 방향을 바꾸고 정해주기도 한다. 즉 우리는 벤치마킹을 통해서 관련 사업 분야의 동향을 예측할 수 있다.

셋째, 벤치마킹은 새로운 아이디어를 만들어 낸다. 즉 개인에게 새로운 작업, 새로운 프로세스, 새로운 관리기법들을 터득하게 하여 준다는 점이 벤치마킹의 주요한 역할이다.

넷째, 벤치마킹을 통해 경쟁업체 또는 초우량기업의 제품과 경영프로세스를 비교함으로써 자신의 경쟁력 또는 서비스의 향상방법 등을 파악할 수 있게 된다.

다섯째, 벤치마킹의 주요 목적 중 하나는 조직이 추구할 적절한 목표를 선정하는 데 도움을 줄 수 있다는 것이다. 많은 초우량기업들의 경영성과를 파악함으로 자신의 기업이 추구할 목표를 설정하는 것이 가능하게 된다.

우리가 흔히 벤치마킹에 대해 오해하기 쉬운 점은 정보수집과정과 벤치마킹을 혼동하는 것이다. 벤치마킹은 단순한 일회성 행사나 단순정보수집과정 또는 단순복제나 경쟁자의 모방이나 전문적인 유행어가 아니라, 지속적인 프로세스로 조직학습의 기본이라고 볼 수 있다. 벤치마킹은 다른 사람으로부터 배우는 새로운 학습과정이라고 볼 수 있으며, 실용적인 기법으로 일정한 원칙이 있어야 하고 노력과 시간이 요구되는 장기적인 업무프로세스로서 업무의 생산성을 높여 주는 유용한 기법이라고 할 수 있다. 우리가 흔히 말하는 벤치마킹에는 세 가지 유형이 있다. 첫번째 내부 벤치마킹은 같은 조직 내의 서로 다른 사업부에서 벤치마킹을 하는 것이다. 이 방법은 데이터의 수집은 용이하나 시야가 좁아지는 단점이 있다. 두번째 벤치마킹의 유형은 경쟁회사를 벤치마킹하는 것이다. 이는 비교 가능한 정보를 얻어 직접 대비가 가능하나 데이터 수집 상의 어려움이 있고 산업외부의 지식을 얻지 못한다는 단점이 있다. 마지막으로 기능적 벤치마킹은 기업이 수행하는 여러 활동분야에서 가장 뛰어난 기업들을 다른 산업에서 발견하여 배우는 방법이다. 그러나 이런 기법들은 다른 산업, 다른 환경으로 이전시키기가 어렵고 상당히 많은 시간이 소요된다. 이와 같이 기능적 벤치마킹을 하는 이유는 종종 어느 특정기능분야를 학습하는데 유용하기 때문이다. 기업들이 실제로 벤치마킹하는 프로세스를 보면 5단계로 살펴볼 수 있는데, 벤치마킹의 대상결정, 벤치마킹팀을 구성, 벤치마킹의 파트너 결정, 벤치마킹정보의 수집과 분석, 그리고 실행의 단계를 통해 이루어진다. Spindlini에 의하면 벤치마킹의 가장 중요한 요소는 벤치마킹이 하나의 프로세스모델이라는 것을 이해하는 것이다. 벤치마킹은 기업의 모든 생산 활동 즉, 업무프로세스를 통해서 배울 수 있는 것이며 따라서 벤치마킹 자체도 업무의 순차적인 흐름에 의해서 살펴볼 수 있다는 것이다. 그리고 벤치마킹을 프로세스로 주장하는 이유는 조직학습과 마찬가지로 지속적인 조직 내의 끊임없는 개발과정이라는 것을 의미한다(장세진, 2002).

7.3 주요 기업의 벤치마킹 사례

주요 기업의 벤치마킹 사례를 보면 삼성전자의 경우 △창조경영을 목표로 IBM의 온라인 글로벌 제안시스템을 벤치마킹 △신성장사업을 목표로 혼다의 실패를 받아들이는 기업문화를 벤치마킹 △창조경영을 목표로 구글의 창조적 아이디어를 벤치마킹 △휴대전화 세계 1위 달성을 목표로 노키아의 글로벌 생산체제+저가폰전략을 벤치마킹하고 있으며, LG전자의 경우는 △세계최고수준의 회사를 목표로 도요타의 제조혁신을 벤치마킹 △제품혁신을 목표로 3M의 아이디어 발굴 프로세스를 벤치마킹 △마케팅의 체질전환을 목표로 P&G의 고객지향적 마케팅을 벤치마킹 △프리미엄 제품군 강화를 목표로 IDEO의 디자인 경영을 벤치마킹하고 있다. SK텔레콤의 경우 △TU미디어 등 자회사 통한 성장을 목표로 제록스의 위성기업중심 성장모델을 벤치마킹 △이동통신+위성DMB등의 시너지를 목표로 비방디그룹의 종합미디어전략을 벤치마킹하고 있으며, LG 디스플레이의 경우 △수익구조개선을 목표로 하이닉스의 불량률 감소를 벤치마킹 △수익구조개선을 목표로 도요타의 원가절감을 벤치마킹하고 있다. 포스코의 경우는 △지속적인 개선활동을 목표로 도요타의 제조혁신을 벤치마킹하고 있으며, 동국제강의 경우 사업 확대를 목표로 아르셀로미탈의 M&A전략을 벤치마킹하고 있다.

LG 디스플레이는 하이닉스반도체와 일본의 도요타로부터 원가절감과 생산기술을 벤치마킹한 결과 직전분기 대비 362%에 이르는 높은 영업이익 달성률을 이룰 수 있었다. 이 회사가 벤치마킹에 나선 것은 2006년 이후 차세대 생산라인에 대한 대규모 투자에서 삼성전자에 뒤처지면서 생산성 향상으로 회사의 경영전략 방향을 수정한 때문으로 분석된다.

경영전문가들은 벤치마킹 대상으로 어떤 기업을 택하느냐가 기업의 갈 길을 보여주는 전략적 지도의 역할을 한다고 말한다. 벤치마킹대상 기업은 일종의 '혁신 교과서'라는 것이다. 매출액 10조원 돌파 후 정체현상을 겪고 있는 SK텔레콤은 최근 미국 제록스에 대한 연구를 시작했다. 제록스는 전자종이 등 다양한 분야의 10여개 자회사를 분사시켜, 이를 통한 수익이 본사보다 많아지는 성공사례를 만든 것으로 잘 알려진 회사다. 매출액 20조 원대 달성을 위해 이동통신을 중심으로

△인터넷(싸이월드) △콘텐츠(음악, 게임) △위성방송(TU미디어)등의 사업을 본궤도에 올려야 하는 SK텔레콤으로서는 '맞춤형'교과서나 다름없다. 올해 반도체 부문의 부진 속에 위기감이 커진 삼성전자는 구글, IBM, 혼다를 주목하고 있다. 윤종용 전 삼성전자 부회장은 "실패를 두려워하지 않는 창조적인 조직문화를 가진 이들 회사를 배워야 한다"며 이른바 창조경영을 강조했다. 회사측은 최근 신재생 에너지 등 지금까지와는 아예 다른 신사업까지 넘보며 새로운 성장동력을 찾고 있다.

LG전자는 △생산△제품 개발△마케팅 등의 분야에서 세계 최고의 회사인 도요타, 3M, P&G를 벤치마킹 대상으로 삼았다. 이밖에 동국제강은 사업 확대를 위해 아르셀로미탈의 M&A 사례를 벤치마킹했고, 동부그룹은 시스템 경영 도입을 위해 삼성그룹을 주목하는 등 기업의 전략에 따라 다양한 성과를 낸 초일류 기업이 '경영교과서'로 선택되고 있다.

잭 웰치 전 GE회장은 "더 좋은 아이디어를 표절하라. 그것은 합법적인 표절이다"라고 말하며 벤치마킹을 독려한 것으로 유명하다. 생산혁신의 대표사례로 꼽히는 도요타의 경우 벤치마킹을 원하는 기업을 상대하는 별도의 회사까지 둘 정도로 벤치마킹은 기업들의 효과적인 경영전략으로 대중화됐다.

하지만 구체적인 전략을 배제한 맹목적인 답습은 무의미하다는 지적도 많다. LG경제연구원은 '벤치마킹이 실패하는 13가지 이유'를 주제로한 보고서에서 "하드웨어적 요소만 이식하고 운영차원의 소프트웨어적인 요소를 제대로 받아들이지 못해 실패하는 경우가 많다"고 지적했다. 김창욱 삼성경제연구소 수석연구원은 "벤치마킹의 의미는 국내 기업의 경영능력이 떨어졌던 과거와는 많이 달라졌다"며 "자기 회사의 전략에 맞는 벤치마킹이 필요하다"고 말했다.

8. 경영컨설팅(MC; Management Consulting)

8.1 경영컨설팅의 개념

일반적으로 컨설팅(영국에서는 컨설턴시:Consultancy)이라 함은 경영컨설팅과 동의어로 인식될 만큼 보편화되어 있지만, 실제로는 회계, 건축, 금융, 설계, 법률 등 많은 영역에서 사용되고 있다(Williams&Woodward,1994). 또한 컨설팅도 협의의 개념과 광의의 개념으로 나누어 정의될 수 있다. 먼저 협의의 관점은 제3자 또는 외부자(outsider)가 자신의 경험과 지식을 조직에 유용하게 활용되도록 주고받는 관계(Markham, 1991)이며, 광의의 관점은 내부 또는 외부 컨설턴트가 클라이언트의 요구를 충족시켜주기 위해 클라이언트(조직, 개인, 조직의 내부 부서 등)에게 서비스를 제공해주는 과정(Williams&Woodward, 1994)이 있다. 컨설팅을 수행하는 주체를 컨설턴트라고 하는데 챔버(Chamber)의 사전적 정의로는 전문적 조언(Professional advice)을 제공해주는 사람으로 정의하고 있다. 또한 컨설팅 활동을 내부자 혹은 외부자냐 조언역이냐 혹은 수행책임자 역할이냐에 따라 외부 컨설턴트(External Consultant), 내부 컨설턴트(Internal Consultant), 외부 프로젝트관리자(External project manager), 내부 관리자(Internal manager) 등으로 나누어 볼 수 있다(Margerion, 1988).

8.2 경영컨설팅 효과 극대화 방안

최근의 급변하는 의료 환경으로 인하여 의료기관에서도 경영컨설팅에 대한 관심이 높아지고 그 수요가 많아지고 있다. 따라서 실제로 컨설팅을 받게 되는 경우에는 컨설팅의 효과를 극대화 시킬 수 있는 방법, 즉 가장 효율적으로 컨설팅의 결과를 활용할 수 있는 방법에 대해 미리 공부하고 준비하는 것이 매우 의미 있는 일이 될 것이다. 경영컨설팅의 성과를 높이기 위해서는 소위 경험 많고 우수한 컨설턴트를 택하는 것도 중요하지만, 현실적으로는 컨설팅을 받는 병원, 즉 클라이언트의 역할도 매우 중요하다는 것이 전문가들의 견해이다. 성공적으로 유사한 컨설팅을 수행한 경험이 있는 컨설턴트가 어떤 클라이언트에서는 성공적이지 못하였다는 평가를 받는 경우가 비일비재하기 때문이다. 경영컨설팅이 기대한 만큼의 성과를 올리지 못했거나 실패한 경우, 그 원인에 대한 컨설턴트와 클라이언트측의 시각이 현저히 다르게 나타난다. 클라이언트 측에서 주로 제기하는 문제는 컨설턴트의 전문능력 부족이나 비현실적인 제안 등이다. 반면, 컨설턴트 측에서는 컨설팅 실패의 책임을 클라이언트 측 최고경영층의 관심과 지원부족, 컨설팅 수행에 필요한 정보나 자원제공의 미흡 등에 돌리고 있다. 책임의 공방을 따지자면 양측의 시각이 나름대로 일리가 있지만, 문제해결의 측면에서 보면 컨설팅의 필요성을 스스로 제기하고 컨설팅업체를 선정한 클라이언트의 책임을 중시하는 것이 보다 생산적이다. 아무리 좋은 개선안이나 제도변경 아이디어가 제시된다 하더라도 이를 받아들이고 수용할 수 있는 여건이나 능력이 모자란다면 컨설팅 결과는 한갓 홍보용 책자에나 실리고 내용물은 사장되는 결과가 되기 때문이다.

경영컨설팅 결과의 효과적 활용 방안을 보다 이론적으로 제시하기 위해서는 '혁신이론'의 중심 내용을 참조할 필요가 있다. 혁신이론에서는 혁신을 "수용집단에서 새로운 것으로 인지되는 아이디어, 사물, 개념 등"으로 정의하고 있다. 경영컨설팅의 결과로 제시되는 결과나 권고안들은 클라이언트 조직의 입장에서 새로운 변화를 의미하기 때문에 혁신으로 간주될 수 있다.

혁신이론에서는 혁신의 성공을 혁신의 '도입' 그 자체에 두지 않고 혁신이 '클라이언트조직에 확산되어 일상 업무에까지 내재화(embedded) 되는 것'으로 정의하고 있다. 따라서 경영컨설팅의 결과물이 클라이언트의 업무 관행이나 업무처리 방식에 뿌리내리지 못한다면 실패한 프로젝트로 보는 것이다. 혁신이론에서는 혁신추진의 성패에 영향을 미치는 3대 요인으로 혁신의 상대적 이익(relative advantage), 복잡성(complexity), 양립가능성(compatibility)을 제시하고 있다. 실제로 많은 연구들에서 혁신의 상대적 이익과 양립가능성이 높을수록, 복잡성이 낮을수록 혁신의 성공가능성이 높다는 것을 실증적으로 검증해주고 있다.

- 상대적 이익 : 기존의 방식에 비해 혁신을 이용하는 것이 더 많은 이익(생산성 향상, 비용절감 등)을 가져다 줄 것이라는 믿음.
- 복잡성 : 혁신을 이해하고 사용하는데 따른 어려움과 혁신을 제대로 사용하기위해 투자해야 하는 노력의 정도
- 양립가능성 : 혁신이 기존의 가치, 필요성, 수용자의 경험 등과 부합하는 정도.

여기서 중요한 것은 이들 요인들이 혁신이 갖는 객관적(objective) 특성이 아니라 혁신에 대해 클라이언트가 인지(평가)하는 주관적(subjective) 요인이라는 점이다. 예컨대 동일한 내용의 혁신이라 할지라도 어떤 클라이언트에게는 쉽고 간단한 혁신이라도 다른 클라이언트에게는 매우 복잡한 것으로 여겨질 수 있다는 것이다. 이러한 혁신이론이 시사하는 바는 명확하다.

즉 경영혁신 컨설팅의 성공가능성은 1)경영혁신의 추진목표나 추진결과가 가져다줄 상대적 이익에 대한 명확한 이해와 폭넓은 공감대가 형성되어 있을수록(상대적 이익), 2)혁신의 수용과 활용과정에 수반되는 어려움을 쉽게 이겨 낼 수 있는 내부역량이 높을수록(복잡성), 그리고 3)혁신이 조직에 뿌리내리는데 장애가 되는 기존의 가치관이나 업무관행을 이미 개혁했거나 개혁할 준비가 되어있는 클라이언트일수록(양립가능성) 높다고 할 수 있다. 역설적으로 경영혁신을 외부 컨설턴트의 도움 없이 스스로 추진할 수 있을 것이다. 실제로 경영컨설팅 결과를 성공적으로 활용하고 있는 업체들은 이미 자체적으로 컨설팅의 중심결론을 미리 갖고, 이를 수용할 준비가 되어있으면서 외부 컨설턴트를 방법론적, 기술적인 측면에서 이용하는 경우가 대부분이다.

혁신이론에서 제시하는 또 하나의 중요한 논점은 동일한 혁신에 대한 평가(상대적 이익, 복잡성, 양립 가능성)가 클라이언트 내부 구성원들 간에도 서로 다를 수 있다는 점이다. 예를 들어 인력재배치라는 혁신을 도입하고자 할 경우, 최고경영층은 그것이 조직의 생산성을 높여 상대적으로 이익이 된다고 생각하지만, 혁신을 실제로 운용할 조직구성원들은 인력 재배치가 상대적인 부가업무의 증가, 기득권 상실, 고용불안, 해고 등의 불이익을 가져다 줄 것으로 평가할 수 있다는 것이다. 또한 의료진 간의 담당업무 조정 같은 혁신은 의사와 간호사, 전공의와 인

턴, 약사 등의 업무가 중복되는 부분이 많아 직종간의 시각차가 클 수 있다. 만약 도입하고자 하는 혁신에 대해 조직구성원들 간의 엇갈린 평가의 정도가 심각하다면 혁신의 도입으로 구성원간의 갈등과 저항을 초래하며, 이것이 혁신의 확산과 내재화에 중대한 걸림돌로 작용할 것이다.

따라서 경영혁신의 성공은 병원의 '변화관리(change management)'를 얼마나 잘 하느냐에 달려있다. 변화관리의 핵심은 혁신의 추진으로 초래 되는 조직의 변화를 몇 가지 주요 단계로 나누고, 각 단계별로 조직구성원들의 혁신 수용능력을 높여주는 전략을 추진해야 한다는 것이다. 변화 관리이론에서는 혁신을 성공적으로 도입하기위한 조직변화의 3단계 1)해빙기(unfreezing), 2)추진기(moving), 3)결빙기(refreezing)를 제시하고 있다. 여기서 해빙기란 경영혁신 프로젝트를 추진하기 이전에 조직이 준비해야 하는 단계이고, 추진기는 경영혁신 프로젝트를 실제로 추진하는 단계이고, 마지막 결빙기는 프로젝트 추진 이후 혁신을 확산시키고 내재화해 가는 단계를 말한다.

일반적으로 경영혁신의 전 과정을 컨설턴트에 맡기고 방관하는 자세로 있다가 프로젝트가 끝나면 좋은 결과가 나타나기를 기대하는 것은 '비현실적인 낙관론'이다. 올바른 변화관리를 위해 각 단계별로 추진해야할 역점사항은 무엇인가? 우선, 해빙기에서 추진해야 하는 필요성과 이유를 명확히 하고, 그것에 대한 병원구성원들의 폭넓은 공감대를 형성해 나가는 것이다. 특히 구성원들이 변화를 능동적으로 받아들일 수 있게 하기 위해서는 경영혁신이 병원의 장기발전과 조직구성원들에게 이익이 된다는 측면을 설득력 있게 제시할 수 있어야 한다. 그리하여 병원의 전반적인 분위기가 문제점이 있다는 것을 인정하고 이의 개선을 위해 노력해야 한다는 쪽으로 만들어져야 한다. 조직의 힘은 조직구성원들의 응집력에서 나오며, 이러한 응집력 제고를 위해서는 최고경영층이 선도에 나서 강력한 지원의지를 보이는 것이 중요하다. 둘째, 변화의 추진기를 성공적으로 이행하기 위해서는 컨설턴트에 대한 내부 전담요원들(혁신추진팀)의 헌신과 전문능력이 중요하다. 업무와 제도의 개선은 병원의 일부 부서만으로 불가능하다. 내용에 따라서는 수개의 부서 간 이해가 개입되는 경우도 있다. 내부 전담 요원은 이것을 잘 조정하고 우선순위를 결정해야 한다. 프로젝트의 순조로운 진행과 추진요원들의 사기

앙양을 위해서 최고경영자는 외부 컨설턴트와 내부 전담요원들을 수시로 불러 컨설팅 진행상황에 대해 묻고, 관심을 표명해주는 것이 좋다. 또한 컨설팅 계약이 만료되더라도 내부 추진팀원들이 사내 컨설턴트가 되어 프로젝트를 실행하고 활용할 수 있을 정도의 실력을 갖추도록 해야 한다.

끝으로 결빙기 단계에서는 도입한 혁신이나 권고안들이 병원의 일상에 뿌리내릴 수 있도록 필요한 조치들을 취해 주어야 한다. 특히 도입한 혁신이 기존의 업무관행과 양립하기 어려운 경우, 새로운 혁신이 조직내부에 체화되게 하기 위해서는 혁신을 촉진시킬 수 있는 정책적 · 제도적 장치를 마련해야 한다. 예컨대 '종이 없는 사무실'을 목표로 도입한 그룹웨어를 내재화시키기 위해서는 전자결재, 전자메일 사용을 권장하고, 과거의 종이문서수발을 단계적으로 없애나갈 수 있는 당근과 채찍을 제도로서 도입해야 한다. 그렇지 않을 경우 기존의 업무관행과 혁신의 중복 사용으로 인해 오히려 업무 생산성이 낮아지고 조직의 비용부담만 커지는 결과를 초래하고 말 것이다.

일반적으로 어떤 문제로 인하여 병원의 목표하는 바가 이루어지지 않는지를 분석하고 이러한 문제들을 해석하고 해결하는 것이 내부역량만으로는 부족할 때 외부의 전문 컨설팅기관의 도움을 받게 된다. 그런데 많은 경우에 외부 컨설팅기관이나 전문가를 과신한 나머지 경영에 대한 전체적인 밑그림이 없는 상태에서 컨설팅기관에 해결사 역할을 맡기려는 경향이 있을 수 있다. 이렇게 병원 내부의 문제점 파악이나 해결책을 내부에서 분석하고 해결하려는 진지한 노력 없이 전적으로 외부에 의존하게 되는 경우에는 클라이언트가 진정 얻고자 했던 효과는 기대하기 어렵다. 경영컨설팅을 성공적으로 받으려면 클라이언트의 현안문제들을 잘 정리하여 내부적으로 컨설팅을 받아야 하는 당위성과 필요성에 대한 합의를 구해놓는 과정이 필요하다. 즉, 병원의 전반적인 분위기가 문제점을 인정하고 이의 개선이 필요하다는 긍정적인 방향으로 분위기가 만들어져야 한다. 이를 위해서는 부서별, 부서 간 및 직종 간에 문제 해결을 위한 방안 모색의 관계가 정립될 수 있는 교육의 기회를 만드는 것도 한 가지 방법이다. 이러한 분위기 조성이 단시간 내에 이루어지지 않는 경우가 많으므로 시간을 두고 지속적인 노력을 기울여야 할 것이다. 컨설팅 중에는 내부구성원들도 적극 참여하여 제시될 문제해결 방법에 대해 의견을 개진하여 컨설턴트와 구성원간의 개선안에 대한 합의와 인정이 이루어지도록 해야 한다. 또한 컨설팅 후에 최고 경영자는 이런 과정을 거쳐 제시된 개선방안에 대한 확고한 의지를 표명하고 직원들은 이를 중심으로 해당 부서에서 실행을 위한 구체적인 방안과 일정을 제시해야 할 것이다. 이러한 방안을 만드는데 있어 내용에 따라서는 수 개의 부서간의 이해가 개입되는 경우도 있다. 따라서 이러한 경우를 대비하고 종합적인 개선방안 수립을 하며 부서간의 이해관계를 조정하고 우선순위를 결정하기 위한 노력이 필요할 것이며 필요하면 이를 전적으로 책임지는 팀을 운용할 수도 있을 것이다. 마지막으로 이러한 문제해결 방안들이 조직내부에 자연스럽게 확산, 내재화될 수 있도록 정책적 · 제도적 뒷받침과 피드백 역시 필요하다고 하겠다.

9. 환경 경영

9.1 의료의 질과 친환경 의료

의료의 질 관리에 있어 저명한 학자였던 Donabedian(1980)은 양질의 의료를 정의하면서 이를 구성하는 3가지 요소는 기술적 영역(technical domain), 대인관계 영역(interpersonal domain), 그리고 진료의 쾌적함(amenity)에 있다고 하였다. 여기서 쾌적함이란 안락하고, 깨끗하며, 편안한 치유환경을 일컫는 말로 환자와 의료 제공자 간의 상호작용을 의미하는 대인관계 영역의 일부분으로 이해할 수 있다. 2001년 미국 IOM(Institute of medicine)의 보고서에서는 의료의 질의 6가지 핵심요소 중 하나로 효율성(efficient)을 제시하였는데, 그것은 장비, 의료소모품, 아이디어와 에너지 등의 낭비를 피하는 것(Avoiding waste, including waste of equipment, supplies, ideas, and energy)이라고 설명하고 있다. 결국 친환경적 의료는 양질의 의료를 제공하는 것과 밀접한 관계가 있으며, 이러한 개념적 접근은 병원들이 환경경영을 도입하여 친환경적 의료를 제공하는 것이 양질의 의료서비스를 제공하고자 하는 병원 본연의 목적을 달성하기 위한 중요한 전략이 된다는 해석이 가능하다.

환경경영이 고객의 욕구를 충족시키기 위한 활동에서 발생하는 환경오염과 같은 부정적인 영향을 최소화하면서 지속 가능한 발전을 추구하거나 조직의 비전과 가치를 달성하는 것을 의미한다고 볼 때, 병원의 환경경영은 의료、연구、교육 등 의료기관 고유의 활동에서 의도한 바람직한 결과에 영향을 끼치지 않으면서, 사용되는 환경 위해 물질들을 최소화하여 환자와 직원 그리고 지역사회의 건강을 추구하는 친환경에 근거한 경영활동을 의미한다. (강정규, 국가환경정보센터, 2011).

친환경 의료가 주는 혜택은 최소 세 개의 차원으로 나눌 수 있다. 먼저 국지적 차원에서는 친환경 병원 건축과 운영이 환자, 직원, 그리고 방문객의 건강을 보호한다는 점, 지역사회 차원에서는 의료기관의 탄소 배출 절감 노력이 자연을 보호하고 환경적 위험요소들을 줄일 수 있다는 점, 전 세계적 차원에서는 부족한 자원 관리를 돕고 환경의 질 저하를 줄일 수 있다는 점이다(IOM, 2007).

9.2 국내 동향

최근 병원 분야는 다양한 친환경 전략을 수립하여 환경경영을 도입하고 있다. 크게 정부가 주도하는 경우와 병원이 주도하는 경우로 구분하여 설명하고자 한다. 정부 주도의 환경경영 도입은 병원이 정부가 주관하는 환경 관련 제도 등에 참여하는 방식을 의미한다. 먼저 온실가스、에너지 목표관리제에 관리업체로 참여하고 있는 병원은 2015년 1월 현재 7개 병원(건물부문)으로 모두 상급종합병원이며 에너지 소비량이 많다. 참여 여부는 면적 대비 에너지 사용량에 따라 지정되며, 매년 설정된 온실가스를 감축해야 한다. 7개 병원 외에 국립대학 설치법 등에 적용을 받는 병원들도 공공부문에 포함되어 온실가스 감축을 위한 에너지 절감 노력을 다하고 있다. 이 중 전북대학교병원은 2013년 공공부문 온실가스 목표관리 이행실적을 평가한 결과 온실가스 감축률이 18.1%로 국립대학병원 중 1위를 차지하였는데, 2012년 이행실적 평가(감축률 11%)에 이은 성과이다.

이 외에도 병원의 환경경영을 지원하기 위한 사업이 추진되어왔다. 한국환경산업기술원은 2011년 공공、사회서비스 분야에 적용하기 어려웠던 녹색경영 평가지표를 수정하여 병원의 녹색경영 가이드라인을 공개하였으며, 2012년에는 이를 바탕으로 제도화 방안을 마련하기도 하였다. 또한 2013년부터 매년 보건의료 분야 환경경영 지원 사업을 추진하면서, 참여 병원들의 가시적 성과를 이끌어 내고 있다.

최근 친환경 건축물의 개념에 입각하여 신축되거나 리모델링되는 병원들이 있다. 대형 병원을 중심으로 한 이러한 병원들은 친환경 건축물 인증을 목표로 신축되고 있으며, 인증계획이 없는 경우에도 친환경 개념에 입각하여 설계되고 신축되고 있다. 계명대학교 동산의료원 새 병원 건립이나 이미 개원한 분당서울대학교병원 신관, 건축 중인 연세의료원 동백병원 등이 그 예시가 된다. 특히 계명대학교 성서캠퍼스 새 병원은 미국의 친환경 건축물 인증 제도인 LEED(Leadership in Energy and Environment Design)의 'LEED-HC(Healthcare) Certified'를 준비 중에 있다(〈그림 4-6〉 참조).

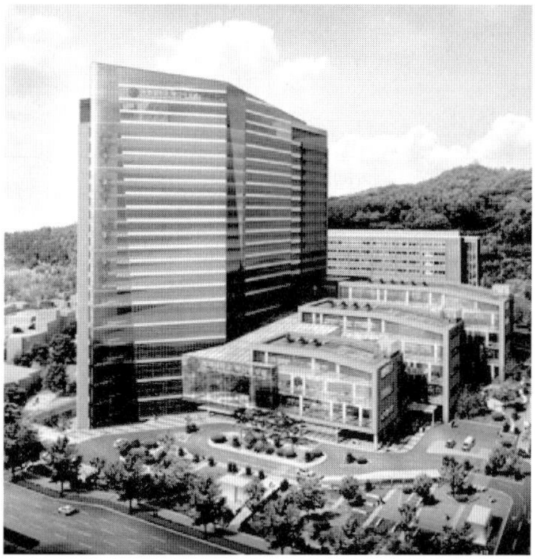

그림 4-6 계명대 동산의료원 새병원 조감도

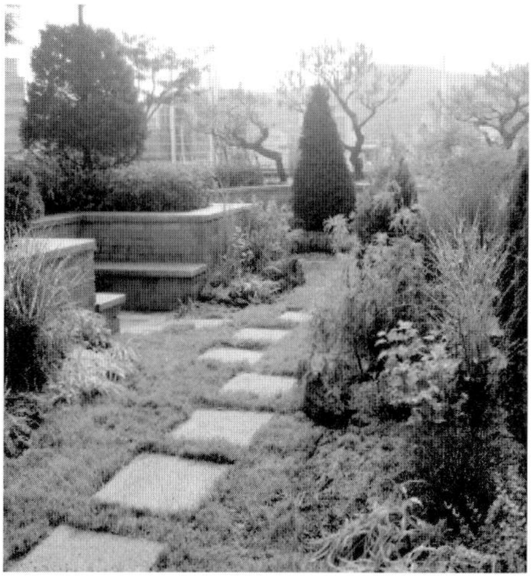

그림 4-7 천안 가야병원 옥상녹화 예시

중소형 병원들은 막대한 예산을 들여서 새로운 부지에 새 병원을 신축하기가 어렵기 때문에 병원의 물리적 환경을 부분적으로 개선하는 전략을 사용하고 있다. 예를 들면 옥상녹화(〈그림 4-7〉 참조), 병원 내 실내정원 설치, 자연광 유입을 위한 부분적 리모델링, 휴식공간의 배치 등이 주로 사용되고 있다.

대전시에 위치한 병원들은 병원 부지 인근의 녹지, 하천을 생태적으로 개발하여 병원 환자에게 개방함으로써 병원의 부족한 녹지를 제공하고 있어 환자와 직원, 지역주민에게 좋은 반응을 얻고 있다. 예산이 부족한 병원들은 환자에게 편의를 제공하기 위한 수준 정도로 진료환경을 개선하기도 한다. 유의할 점은 개선의 효과를 투입된 예산이 아니라 친환경에 대한 명확한 개념과 의지가 존재하는지 그리고 노력이 지속되는지에 따라 이루어져야 한다는 점이다.

개별 병원이 주도하는 환경경영의 또 다른 경향은 물리적 환경의 극적 개선보다 병원 내부의 환경역량을 강화하는 전략을 사용하는 것이다. 대형 병원들과 비교하여 예산과 인력이 부족한 상황에서 적은 비용으로 적은 성과를 성취해나가는 것은 중소형 병원에게 좋은 전략이 된다. 예를 들면, TF 팀의 구성과 운영, 임·직원 대상의 친환경 교육 실시, 에너지 절약운동, 친환경 바자회/지역 농산품 판매 등이 있다.

이중 가장 용이한 세부 전략은 TF 팀을 구성하는 것으로 그동안 TF 팀을 운용했던 친환경 병원들에서 정리한 장 · 단점을 살펴보도록 한다.

TF팀의 구성의 장점은 다음과 같다.

① 조직도 상의 정식 편제가 아니므로 팀 구성과 운영에 큰 부담이 없다.

② 별도의 인력 채용이나 많은 예산을 필요로 하지 않는다.

③ 근무 경험이 있는 다양한 직원들로 구성되므로, 각 부서 업무와 사정에 밝다.

④ 해결하기 쉬운 문제부터 접근해도 부담이 없다.

⑤ TF 팀의 특성상 병원 경영진과 의사소통할 기회가 존재한다.

위와 같은 장점과 함께 TF 팀 구성의 단점도 존재한다.

① TF 팀은 임시조직으로서 예산이 부족하고, 업무추진의 탄력성이 적다.

② 병원의 TF 팀은 원래 부서의 업무를 겸하고 있기 때문에 업무 집중도가 낮다.

③ 시설관리팀원 위주로 구성되면, 전략적 접근성이 낮아진다.

(강정규, 병원 환경경영 동향 및 국 · 내외 사례, 2015)

9.3 국내병원의 환경경영 사례

9.3.1 가톨릭대학교 인천성모병원

가톨릭대학교 인천성모병원은 환경부와 한국환경산업기술원과 함께 '제4차 보건 · 의료분야 친환경 경영 협약'을 체결했다. 가톨릭대학교 인천성모병원은 환경부와 한국환경산업기술원의 공동지원으로 환경경영 체계 구축, 친환경 제품 구매, 친환경 의료 공간 조성, 에너지와 용수의 효율적 관리 등의 병원의 특성에 맞는 환경경영 전략을 추진하게 된다. 가톨릭대학교 인천성모병원은 협약 이전부터 친환경 경영을 실천하고 있다.

물 절약 캠페인을 추진하면서 절수 설비를 도입, 물 절약 홍보 포스터 부착 등으로 월 2천 톤의 물을 절약하고 있다. 잔반 줄이기 캠페인의 일환으로 매주 수요일을 '수다날(수요일은 다 먹는 날)'로 정해 잔반을 남기지 않도록 적정 배식을 장려했다. 이에 '수다날'의 평균 잔반은 평소에 비해 32.5% 감소한 것으로 나타났다. 병원 주위 및 부평역 · 동수역 · 송내역 등 역사 주변에 담배꽁초 및 쓰레기 수거 등 주변 환경정리를 하고 있다 인천시와 함께 '1사 1도시 옹달샘 가꾸기 운동'을 펼쳐 지역 옹달샘의 수질을 개선하고 수생태계 복원을 통해 쾌적한 생활환경 조성해 앞장서고 있다. (병원신문, 친환경 병원 경영 확산 실천, 2016)

9.3.2 가톨릭관동대학교 국제성모병원의 마리스 가든

마리스 가든은 먹거리에 특히 민감한 병원에서 친환경 식물을 직접 재배해 공급까지 책임지는 식물공장(Plant Factory)이다. 지난 2014년 2월 가톨릭관동대학교 국제성모병원 개원과 함께 오픈한 마리스 가든은 농촌진흥청의 친환경 농업기술 지원으로 안전한 먹거리 제공과 원예 치유를 목적으로 조성됐다. 병원에 식물공장이 조성된 것은 전 세계적으로도 그 유례를 찾아볼 수 없는 첫 번째 사례로, 760㎡(약 230평)의 규모에 5단으로 쌓아 실제 재배면적은 3,300㎡(약 1,000평)에 이른다. 식물의 생육 전 과정을 조절하는 순환식 재배 방식으로 운영되는 마리스 가든은 자동 환경조절 시스템으로 무공해 청정 환경에서 식물을 키운다. 순환식 재배 방식은 식물이 자라는데 필요한 이산화탄소를 압축가스 대신 노루 궁둥이 버섯에서 자연적으로 뿜어내는 이산화탄소를 공급하는 방식으로 이곳에서 자란 식물은 공기가 정화된 실내 환경에서 미세먼지 걱정 없이 안전하게 자란다.

또한 배양액을 이용해 재배하기 때문에 중금속으로 오염될 수 있는 토양수에서 자유롭다. 이렇게 친환경적으로 자란 채소는 가톨릭관동대학교 국제성모병원과 함께 운영되는 실버타운(마리스텔라)과 병원 내 직원식당, 일부 환자식으로 공급된다. 최근에는 병원 인근 식당과 인천성모병원의 직원식당으로까지 공급 범위를 확장시켜 나가고 있다.

특히 마리스 가든은 이러한 재배 시스템을 가정에도 적용시켜 직접 채소를 기를 수 있는 간이형 재배기를 자체 기술력으로 개발해 상용화에도 박차를 가하고 있다. (MK News, 국제 성모병원 병원 내 식물공장서 직접 채소재배 환자에 공급, 2017)

10. 총체적 질 관리 (TQM)

10.1 TQM의 유래

2차 세계대전 이후 SQC 즉, 통계적 품질관리라는 이념이 폭발적으로 세계 각지각처에 보급되어 산업사회의 발전에 큰 영향을 주었다. 그 후 시장점유율 향상, 자산 이득의 증가, 이윤향상이라는 사업 목적을 달성하고자 하는 조직들은 내부 중심적인 경영시스템에서 외부 경영시스템으로 전환을 하지 않고서는 이 목적을 달성하지 못함을 인식하게 되었다. 모든 소비자가 만족을 얻을 수 있도록 가장 경제적인 수준으로 제품을 생산하고 서비스하기 위하여 조직 내부 각 부분의 품질 개발, 품질 유지 품질 개선의 노력 등을 통합시키려는 효과적인 시스템 활동으로 총체적 품질경영이 제안되었다.

일본의 QC, 분임조 활동이 세계에 큰 반향을 일으켰고 품질관리 시스템은 최근 들어 급속도로 발전하고 있다. 지난 20년 동안 단순한 검사행위는 관리로 대체되거나 보완되었고 그 후 품질 보증 기법들이 개발되고 정교하게 다듬어졌다. 그리고 가장 진보적인 회사들은 총체적 품질경영으로 나아가고 있는 것이 지금의 실정이다. TQM 즉, 총체적 품질경영이란 고객의 만족을 위하여 최고경영자의 적극적인 리더십 아래 모든 구성원의 참여와 교육훈련, 조직체계를 갖추고 과학적 기법을 통한 품질향상으로 기업의 장기적 성장을 추구하는 지속적인 개선활동 또는 경영체계이다.

10.2 TQM의 구성요소

TQM은 대량생산체제의 산업현장에서 제품의 결함을 줄이고자 하는 품질에 대한 관심이 초창기인 1920년대에 품질관리(Quality Control)의 노력으로 나타나면서 시작되었다. 이러한 품질관리의 노력은 품질향상(Quality Improvement), 품질보장(Quality Assurance)으로 발전하고, 1980년대에 미국에서 총체적 품질경영(Total Quality Management)이라는 개념으로 집대성되고, 하나의 관리기법으로 체계화되는 것이다.

하나의 경영철학으로서의 품질경영(TQM)은 다음의 6가지 기본 요소로 구성된다고 하겠다(Martin, 1993; In 최재성, 1997)

첫째, 품질(Quality) - 품질은 조직의 중심적인 목표로서 인식되어야 한다.

둘째, 고객(Customers) - 고객을 품질에 대해 정의를 내리는 사람으로서 인식해야 한다. 전 문가나 관리자가 품질에 대해 정의를 내리는 것은 아니다.

셋째, 고객만족(Customer Satisfaction) - 고객만족은 조직의 운영 방향을 좌우한다. 조직의 장기전략 및 발전 계획은 고객만족을 극대화하는 방향에서 설정되어야 한다.

넷째, 변이(Variation) - 조직 과정에서의 불규칙적 변이의 원인 및 내용을 파악해야 하며 이는 감소시켜야 한다. 이러한 불규칙적 변이에는 산출물의 결함 혹은 서비스의 결함 등이 해당된다. 이에 대한 계량적 수치파악을 통해 결함 발생률을 감소시켜야 하는 것이다.

다섯째, 변화(Change) - 조직 내의 변화는 지속적이어야 하며 팀워크에 의해 추진되어야 한다. 최고관리자에 의한 갑작스러운 변화나 힘의 논리에 의한 변화보다는 자생적 변화를 유도하고, 이러한 변화가 끊임없이 시도되어야 한다.

여섯째, 최고 관리층의 절대적 관심(Top Management Commitment) - 최고 관리층은 조직 내에 품질문화를 고양시키고, 직원을 격려하며, 품질경영에 대한 장기 전망을 가져야 한다.

이상의 6가지는 총체적 품질경영을 구성하는 핵심적인 요소들로서 조직 환경에서 품질의 중요성을 주장한 Deming, Crosby, Juran, Feigenbaum 등의 학자들에 의해 공통적으로 제기되어왔던 것들이다.

이들 요소들은 전통적 조직 관리기법 즉, 전통적 조직 관리기법은 품질을 조직의 목표로 설정하기보다는 다수의 경쟁적 목표를 설정하는 경향이 있으며, 조직의 발전방향도 고객만족보다는 재정적 안정에 지나치게 치우치는 경향이 있다. 또한, 품질에 대한 정의도 고객이 내리는 것이 아니라 전문가나 관리자가 내리게 되고, 지속적인 변화를 시도하기보다는 심각하게 문제가 되지 않는 한 현상 유지를 고수한다. 직원 교육에 대한 입장도 필수적인 투자 행위로 인식하기보다는 사치스러운 비용 유발 요인으로 인식하는 경향이 있는 것이다. 이상에서와 같이 TQM이 보여주는'목표에 의한 관리'와의 차이는 TQM이 '목표에 의한 관리'기법이 지니는 한계를 극복할 수 있도록 한다는 것을 의미한다.

TQM의 구성요소는 TQM을 도입 추진하는 데 기업가와 경영자, 종업원이 지녀야 할 기본적인 사상과 분위기에 해당하는 경영철학과 경영풍토, 제반업무를 수행해 나가는 데 있어서 지침이 되는 기본적 사고방식이다. TQM의 기본적 성공은 조직에 품질 중심의 문화가 확립되었을 때 뚜렷해지며, 품질의식과 완전한 상태는 두 번째의 성질이다. 이러한 과정의 궁극적 목적은 고객만족에 있으며, H.G.Menon의 TQM 시스템과 관련 요소들을 열거하면 다음 표와 같다.

표 4-6 TQM의 구성요소

학 자	TQM 구성요소
Aly, Mautubby & Elshennawy(1990)	(1)지속적 개선 (2)다양한 기능적 팀웍 형성 (3)가변성의 감소 (4)교육훈련 (5)공급자의 통합
Simon(1990)	(1)지속적 공정개선 (2)종업원 참여 (3)수정 아닌 예방 (4)공급자-고객관계 (5)고객만족 (6)문제 해결 위한 팀 구성 (7)도구사용 (8)성과측정 (9)TQM 인식
Burati, Mattews & Kalidindi(1992)	(1)경영자의 관심 및 리더십 (2)종업원의 교육훈련 (3)팀워크의 구성 (4)통계적 방법 (5)품질비용 (6)공급자의 참여 (7)고객서비스
Tenner, Detoro(1992)	(1)최고경영자의 리더십 (2)종업원의 교육훈련 (3)타부서 및 외부자문 기관의 지원조직 (4)포상 및 인식 (5)종업원간의 커뮤니케이션 (6)성과측정
Deming 등 4명의 저서내용(1993)	(1)품질 (2)고객 (3)고객만족 (4)변동 (5)변화 (6)최고경영자의 관심
Malcolm Baldrige상의 기준(1999)	(1)리더십 (2)정보 및 분석 (3)전략적 품질계획 (4)인적자원 개발과 이용 (5)품질의 공정관리 (6)품질 및 작업결과 (7)고객만족
IQRS 심사항목(2001)	(1)리더십과 전략 (2)직원참여와 의사소통 (3)품질시스템 문서화와 문서관리 (4)인적자원 (5)재무관리와 사업결과 (6)영업/판매 (7)설계와 개발 (8)구매와 협력업체 관리 (9)운영관리 (10)검사 및 시험 (11)시정 및 예방조치 (12)지속적인 개선 (13)품질감사 (14)이해관계자 만족과 관련경영

11. 균형성과표 (Balance Score Card : BSC)

11.1 균형성과표의 의의와 특성

균형성과표는 David P. Norton과 Robert S. Kaplan이 개발하여 1992년에 HBR에 게재함으로써 알려지게 되었다.

BSC란 과거의 성과에 대한 재무적인 측정지표에 추가하여 미래에 성과를 창출하는 구동력에 대한 측정지표를 보완하여 조직의 성과를 4가지 시각(재무적인 시각, 고객의 시각, 내부 비즈니스프로세스 시각, 학습과 성장의 시각)에서 조망한 측정지표다. 재무적인 측정지표들은 과거에 일어났던 사건들에 대해 말하는 것으로 장기적인 역량과 고객관계에의 투자가 성공에 필수적이지 않았던 산업시대의 회사들에게는 적절한 도구였다. 그러나 이들 지표는 정보시대의 회사들이 고객과 공급자, 종업원, 프로세스, 그리고 혁신에 대한 투자를 통하여 미래가치를 창출하기 위해 업무수행 하는 과정을 안내하고 평가하는 데에는 부적절하다. 따라서 재무지표에 추가하여 미래의 성과를 창출하는 구동력에 대한 지표를 보완할 필요성이 제기되어 개발된 것이 BSC이다.

Norton과 Kaplan에 의하면 BSC의 목적과 특성은 다음과 같다. [그림 4-8]

첫째, 전략을 명확히 하고 합의를 이끌어낸다.

둘째, 전략을 운영상의 용어들로 전환할 수 있는 틀을 제공한다.

셋째, 전체조직 내에 전략을 전달한다.

넷째, 부서와 개개인의 목표를 전략에 정렬시킨다.

다섯째, 전략적인 목표들을 장기적인 타깃들과 연간 예산에 연결시킨다.

여섯째, 전략적인 이니시어티브들을 파악하고 정렬시킨다.

일곱째, 주기적이고 체계적인 전략적 점검을 수행한다.

여덟째, 전략에 대하여 학습하고 개선할 수 있도록 피드백을 얻는 것이다.

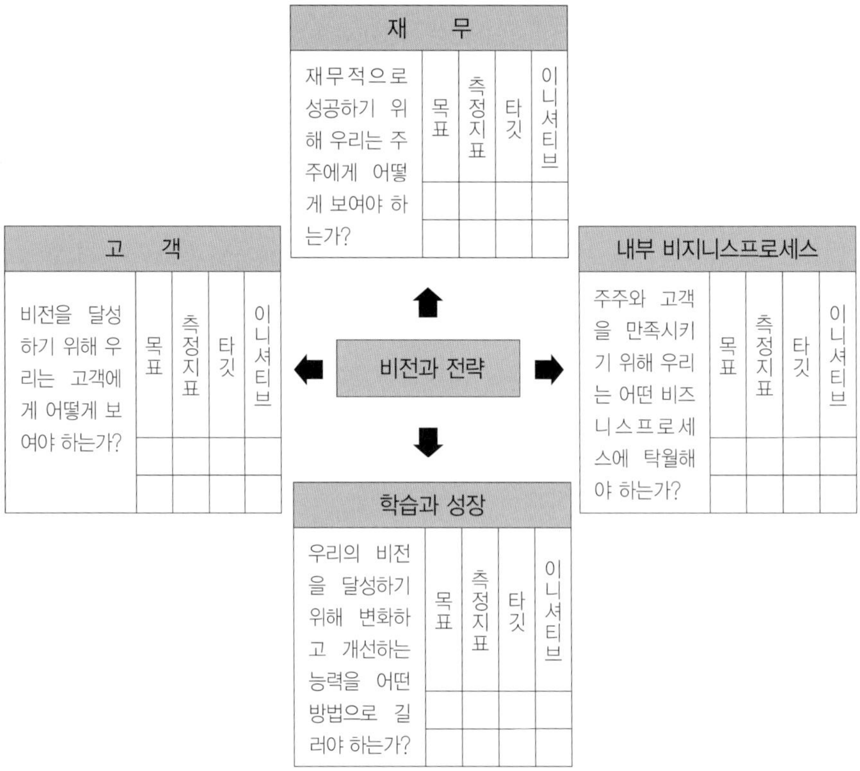

그림 4-8 전략을 운영상 용어로 전환할 수 있는 BSC의 틀

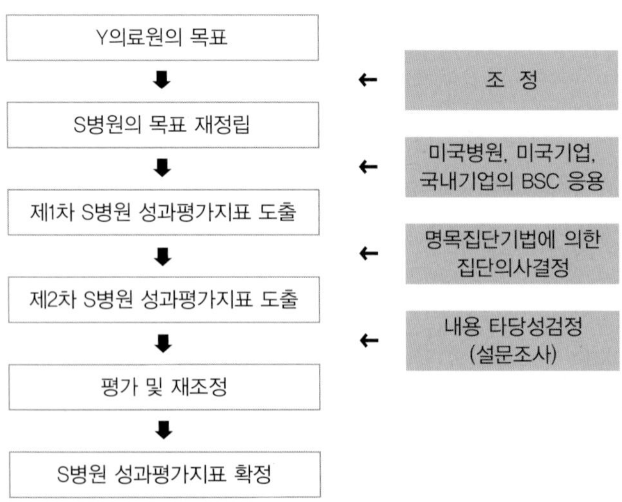

그림 4-9 Y의료원 S병원의 BCS연구 틀

11.2 S병원의 BSC사례 [11)]

이희원 등은 Y의료원의 S병원을 대상으로 BSC를 개발하고자 하였다. 연구자들은 [그림 4-9]과 같은 연구의 틀에 따라 연구를 진행하였다.

제 1차로 도출된 성과평가지표는 [표 4-7]과 같다.

표 4-7 S병원의 전략적 목표와 1차 성과평가지표

관점	전략적 목표	평 가 지 표	산 출 식
재 무	ㅇ수익성장 ㅇ수익성제고(원가절감)	F1.수익증가율 F2.의료수익의료이익율 F3.총자본의료이익율 F4.관리비용비율감소율 F5.병상이용율 F6.조정환자당 원가 F7.교원당 기부금	100×(당기-전기)/전기수익 100×의료이익/의료수익 100×의료이익/총자본 100×(당기-전기)/전기관리비용비율 100×연입원환자수/연병상수 100×의료원가/조정환자수 기부금/교원수
고 객	ㅇ고난이도 환자진료 ㅇ섬김의서비스 / 양질의 진료	C1.조정환자당 평균진료비 C2.외래환자 초진율 C3.의료분쟁패소비용비율 C4.외부의뢰환자비율 C5.진료결과회신율 C6.외래환자만족도 C7.입원환자만족도 C8.응급실환자만족도 C9.교원10명당 신치료법 개발건수	총의료수익/조정환자수 100×초진환자수/외래환자수 100×의료분쟁패소비용/수익금액 100×외부의뢰건수/연외래환자수 100×진료결과회신건수/진료의뢰건수 5점 척도 평균 (QI실 자료활용) 5점 척도 평균 (QI실 자료활용) 5점 척도 평균 (QI실 자료활용) 신치료법 개발건수/(교원수/10)
내 부	ㅇ효율적인 진료체계 ㅇ효율적인 인력관리체계 ㅇ이미지, 명성제고	I1.재원일수단축율 I2.임상교원비율 I3.직종별 조정환자 100명 당 인력 I4.비정규직원 인력비율 I5.우수직원 이직율 I6.직원 결근율 I7.교원당 TV보도건수 I8.사회봉사비용비율	100×(당기-전기)/전기재원일수 100×임상교원수/전체교원수 직종별인원수/(조정환자수/100) 100×비정규직원/전체직원수 100×고과상위 20% 이내 퇴직자수/직원수 100×총결근일수/연근무일수 TV보도건수/교원수 100×사회봉사비용/전체지출액
학 습	ㅇ교육훈련 / 경력개발 ㅇ진료역량 강화 ㅇ자기개발	L1.교원당 SCI등재논문수 L2.직종별 1인당 교육비 L3.직종별 1인당 연구비 L4.교원당 조정환자수 L5.직원당 이행제안건수	SCI등재논문수/교원수 교육비/직종별 인원수 연구비/직종별 인원수 조정환자수/교원수 이행 제안건수/직원수

표 4-8 2차 도출된 S병원 성과평가지표

관 점	전략적 목표	평 가 지 표
재 무	ㅇ수익성장 ㅇ수익성제고(원가절감)	F1.수익증가율 F2.의료수익의료이익율 F3.관리비용비율감소율
고 객	ㅇ고난이도 환자진료 ㅇ섬김의 서비스/양질의 진료	C1.조정환자당 평균진료비 C2.외래환자만족도 C3.입원환자만족도 C4.응급실환자만족도 C5.진료결과회신율 C6.외부의뢰환자비율
내 부	ㅇ효율적인 진료체계 ㅇ효율적인 인력관리체계 ㅇ이미지, 명성제고	I1.재원일수단축율 I2.의료분쟁패소비용비율 I3.비정규직원 인력비율 I4.우수직원 이직율 I5.교원당 TV보도건수
학 습	ㅇ교육훈련/ 경력개발 ㅇ진료역량 강화 ㅇ자기개발	L1.수련직당 교육비 L2.직원당 교육비 L3.교원당 조정환자수 L4.직원당 이행제안건수

표 4-9 개발된 S병원 성과평가지표

재 무	고 객
F1.수익증가율 F2.의료수익의료이익율 F3.관리비용비율감소율	C1.조정환자당 평균진료비 C2.외래환자만족도 C3.입원환자만족도 C4.응급실환자만족도 C5.진료결과회신율
내 부	**학 습**
I1.재원일수 단축율 I2.의료분쟁패소비용비율 I3.비정규직원 인력비율 I4.교원당 언론보도건수	L1.수련직당 교육비 L2.직원당 교육비 L3.교원당 조정환자수 L4.직원당 제안이행건수

연구자들은 [표 4-7]에 제시된 성과평가지표의 타당도를 Y의료원 기획 및 예산부서의 근무경력 1년 이상인 교직원을 대상으로 검증하였다. 검증결과 타당도가 낮거나 중복된 항목을 제외시켜 제2차로 도출된 성과평가지표는 [표 5-15]와 같다. 연구자들은 [표 4-8]의 성과평가지표에 대한 내용타당도를 재차 검증하여 일부평가지표를 제외시켜 최종적으로 [표 4-9]와 같은 성과평가지표를 개발하였다.

11.3 Duke Children's Hospital의 BSC 사례[12)]

앞에서 S병원의 BSC사례를 살펴보았으나 이같은 평가방법을 고안한 후 이를 병원경영에 도입하여 기대했던 효과를 거두는 것은 매우 힘들다. 따라서 미국 듀크아동병원의 사례를 제시한다.

✚ 문제의 제기

노스캐롤라이나주 더럼에 있는 듀크아동병원의 5층에는 신생아 중환자실, 소아중환자실, 소아응급실, 골수이식치료실, 일반입원실 등에 134개 병상이 있다. 중환자실에 입원해 있는 생후 6개월 된 앨릭스라는 여자아이는 인공호흡을 위해 기도(氣道)에 딱딱한 플라스틱 튜브를 끼운 채 중환자실의 병상에 누워있었다. 심장수술을 받은 후 깨어나 몸을 뒤척거리는 이 어린이는 인공호흡기를 떼어내도 될 정도로 회복되어 있었다. 앨릭스가 움찔거리며 숨을 쉬려고 할때 마다 인공호흡기는 더 많은 공기를 그 아이의 폐로 불어넣었다.

그 여자아이의 부모는 의아해 했다. "왜 우리 아기로부터 호흡기를 떼어 낼 수 없나요?" 그녀의 어머니가 물었다. "당직자를 줄였기 때문에 인공호흡치료사가 없습니다." 라고 바쁘게 움직이던 간호사가 대답했다. 결국 그 아이는 잠들기 위해 약물치료를 받았고 아침에 임상의사가 도착할 때까지 인공호흡기를 착용하고 있어야 했다. 야간에 인공호흡기를 착용하고 있음에 따라 부담한 진료비는 2,000달러나 된다.

✚ 병원의 특성

병원은 집단이기주의의 집합체이다. 모든 부서의 관리자나 임상의사는 조직전체의 목표보다는 개인의 목표를 더 중요하게 생각하고 있다. 만약 그렇지 않다면 병원은 보다 효율적인 조직이 되었을 것이다.

많은 기업들은 오래전에 이러한 점을 깨닫고 있었지만, 병원을 비롯한 대부분의 비영리조직에서는 이를 알지 못하고 있었다. 듀크아동병원은 손실을 보고 있는 비영리조직으로서가 아니라 영리기업과 같은 관점에서 이 문제에 접근해야 한다고 생각하게 되었다. 어떤 조직이나 사명감을 갖는다는 것은 정체성을 유지하는데 있어 매우 중요하다. 병원의 사명은 국민의 건강을 증진시키는 것이지만 병원의 숭고한 사명은 잊은 채 내부집단의 특수한 이해관계에 초점을 맞추는 예가 매우 많다. 의사와 간호사 등 치료담당자는 자신들이 돌보는 환자가 건강을 회복하기를 바라지만 원가에 대해서는 거의 생각하지 않는다. 반면에 병원경영자들은 의료원가가 급격하게 증가하는 것을 통제해야 하는 자신들의 사명에 더욱 집착하게 된다. 단순히 원가만 절감하려고 하면 환자에게 충격을 주고 의사들을 좌절시키며 궁극적으로 병원의 사명을 해치게 된다. 앞의 예에서 경영자가 야간근무조의 인공호흡치료사를 줄이는 의사결정으로 인해 앨릭스와 그녀의 부모, 그리고 보험회사는 인공호흡기와 중환자실 치료비에만 추가로 2,000달러를 더 지불해야 했다. 이처럼 임상치료와 관련된 의사결정이 임상의사들의 참여 없이 이루어졌기 때문에 이들은 무력감을 느낄 수밖에 없었다. 환자치료의 질과 원가관리간의 이러한 상충관계는 의사와 병원경영자간의 갈등을 유발한다. 이익을 개선하려는 노력은 최악의 경우 역효과를 나타내어 고객을 쫓아버리거나, 병원경영자나 관리자들이 직장을 잃게 하거나, 병원을 재정적 파탄에 빠뜨리게 할 수도 있다.

✚ 균형성과표의 도입

듀크아동병원은 4년간 연간 손실이 700만 달러나 증가하였다. 이와 같은 중대한 문제는 누구도 쉽게 극복할 수 있을 것이라고 생각하기 어렵다. 그러나 병원구성원들의 생각을 조금씩 변화시킬 수 있다면 문제를 해결할 수 있다. 1997년에 의료부장과 간호부장은 조직을 변화시키기 위하여 먼저 병원내 전체 임상팀과 현실을 토의했다. 환자에 대한 병원의 목표에 대해 이야기하면서 회의를 시작했다. 환자들은 행복해야 하고 이들이 최상의 의료서비스를 받을 수 있도록 해주어야 한다는 데에 의사와 간호사들은 동의했다. 그리고는 재정문제에 대해서도 설명했다. 의사들에게 병원의 자료를 보여주었다. 이 병원의 평균재원일수는 8일이었는데 이것은 미국 종합병원의 평균치인 6일보다 20%나 더 긴 것이었다. 환자 당 평균 비용은 1만 5,000달러로 수입보다 많은 금액이었다. 만일 이러한 비율로 계속 지출한다면 일부 진료과, 직원, 병상수를 줄여야만 한다. 이렇게 한다면 의료서비스의 질과 병원의 명성은 손상을 입을 것이고 지역사회의 요구를 충족시킬 수 없다. 이러한 절박한 상황에 직면하게 되자 의사들은 모든 진료과를 유지하고, 환자를 구하고, 직원들이 감원을 당하지 않고 일자리를 유지할 수 있도록 하기 위해서는 각자가 자신의 사명을 재인식하고 원가에 주의를 기울여야 한다는 것을 깨닫게 되었다. 만일 병원이 이익을 내지 못한다면 의사도 자신들의 사명을 완수할 수 없다. 이 병원의 조직구성원 누구에게나 익숙한 구호, "이익이 없으면 사명도 없다"는 의미 즉, 노 마진, 노 미션 (no margin, no mission)을 깨닫게 되었다. 따라서 이 병원경영자는 실무적 관리기법인 균형성과표(balanced score card)를 도입하기로 했다. 균형성과표는 동일한 중요성을 지니는 네 가지 관점에서 병원의 목표를 정렬시켰는데 이는 재무적 건전성, 고객만족, 병원의 내부적 업무절차, 학습과 성장 등이었다. 균형성과표의 이론에 의하면 만일 어느 하나의 관점을 충족시키기 위해 다른 관점을 너무 희생시킨다면 조직전체는 균형을 잃게 된다는 것이다.

예를 들면, 재무적 관점을 개선하기 위해 직원의 절반을 해고한다면 원가는 절감되더라도 서비스의 질은 떨어질 것이고 고객의 만족은 감소하게 될 것이다. 또 다른 예로 한 명의 간호사가 더 많은 환자를 돌보는 것은 내부업무 처리 관점에서의 생산성은 증대 될 수 있지만 이로 인해 절대 있어서는 안 될 실수의 발생가능성은 증대될 것이다. 균형성과표에 명시된 비전은 효율적인 조직 내에서 환자와 그의 가족들에게 혼(魂)이 담긴 양질의 의료서비스를 제공하는 것인데 이것은 듀크 아동병원의 새로운 행동지침이 되었다.

✚ 저항의 극복노력

균형성과표는 조직구성원간의 합의를 필요로 하는 실무적 방법이기 때문에 이를 개발하고 실행하려면 상당한 노력이 필요하다. 과업을 성공시키기 위해서는 특정분야에 대한 시험적 실시, 포괄적 조직개편, 고유한 정보시스템 개발, 체계적인 업무재설계 등이 필요하다. 가장 어려운 일은 직원들에게 종전과는 다른 방식으로 일을 수행하여야 한다는 것을 확신시키는 것이다.

처음에 의사와 여러 부서의 관리자들은 팀을 결성하고자 하는 시도를 그들의 권력기반을 흔들려는 의도로 받아들이기도 했다. 거의 모든 사람들은 원가관리에 따른 체계적인 접근법은 조리법을 기재한 요리책 치료방법과 같다고 불평했다. 몇몇 사람을 이 프로세스에 참여시키기까지는 상당한 설득, 저항 그리고 재확인이 필요했다. 우리가 회의에서 진료 1건당 원가에 대해 이야기할 때마다 어떤 심장전문의는 뛰쳐나가곤 했다.

사람의 생각을 변화시키는 것은 쉬운 일이 아니다. 하지만 일단 균형성과표 접근법이 병원의 어느 부서에서 얼마나 성공적이었는가를 구성원들이 알게 된다면 나머지 부서들도 이 방법을 사용하는 것은 비교적 쉬울 것이라고 생각했다. 그래서 시험적으로 파일럿 프로젝트를 시작하기로 했다. 환자의 치료에 균형성과표를 적용하는 중요성을 이해하는 외과의사들이 우리를 이해하는 최초의 옹호자가 되었다. 병원을 대표할 수 있는 매우 중요한 부서인 소아중환자실에서 균형성과표를 시작했다.

먼저 중환자실에 근무하는 개인들의 역할을 재조정했다. 우선적으로 특정임무가 부여된 소속부서에서 특정업무를 담당하고 있는 개인들을 특정질환이나 질병에 포커스를 맞춘 목표지향적이며 다기능적인 팀의 일원으로 바꾸어나갔다. "나는 행정직원", "나는 간호사" 등 각자의 임무만에서 "행정직원, 경영자, 간호사, 의사, 약사, 그리고 방사선전문의로 구성된 중환자실팀은 모두 심장질환을 겪는 아이들을 치료한다"는 쪽으로 생각의 변화가 중요했다.

기업에서 사업단위(또는 영업단위)라고 부르는 것과 같이 우리는 이 팀을 임상치료사업단(clinical business units)이라고 명명하고 선임의사와 선임관리자가 팀에 대해 공동책임을 지도록 했다. 이들은 함께 재무적 정보, 환자 및 직원의 만족도 자료, 그리고 의료추세와 의료사업활동에 대한 정보를 검토했다.

임상치료사업단은 진료조정협의회를 구성해서 상호 협력하고, 어려운 환자진료에 대한 해결책을 찾기 위해 난상토론(brain storming)을 했다. 또한 의사의 처방전에서 퇴원 후 치료에 이르기까지의 전과정을 문서화한 환자치료계획서를 작성해 소아환자의 부모들에게 제공했다.

각 팀은 다양한 치료법에 대한 모범사례들을 모아 임상치료지침서를 만들었다. 예를 들어 호흡기치료사와 간호사, 의사들이 모여서 호흡기치료사와 간호사가 아기환자로부터 인공호흡기를 떼어낼 수 있는 일련의 절차를 기술한 지침서를 만든 것이다. 임상팀 멤버들이 새로운 치료지침서를 개발함에 따라 이들의 성공사례는 조직전체에서 공유할 수 있게 되었고 그들의 경험으로부터 많은 것을 배울 수 있게 되었다.

✚ 임상치료지침서에 따른 진료결과

지침서를 개발하고 활성화시킨 결과 환자의 치료를 획기적으로 개선할 수 있었다. 그러나 심장수술 후 회복되고 있는 아기들이 젖을 먹을 때 어려움을 겪는다는 것을 알게 되어 부모들에게 아기들을 도와줄 방법을 가르쳐줄 필요가 있었다. 지침서를 만들기 전에는 퇴원하는 날이 되어서야 부모에게 그 방법을 가르쳐 주었다. 임상팀은 지침서를 만들기 위해 그들의 전문적 지식을 공유하게 되자 수술이 끝난 다음 날부터 부모를 교육시키기 시작했다. 이로 인해 아기환자들은 더 일찍 퇴원할 수 있었고, 치료비는 28%나 줄어들었다. 환자들의 자료를 비교하여 더 많은 지침서를 개발할 수 있었다. 20명의 심장질환 어린이들의 치료비를 분석한 결과 차이가 매우 심하였다. 한 아이는 이틀 간 항생제 치료를 받았고, 다른 아이는 동일한 상황에서 7일간 항생제 치료를 받았다. 어느 아이는 열 번의 임상검사를 받았고, 다른 아이는 단지 세 번의 임상검사를 받았다.

임상팀 멤버들은 함께 모여 진료 노트를 비교하고 의학서적을 검토하면서 각각의 진료사례들을 면밀하게 조사했다. 그들은 어떤 검사가 불필요한 지를 결정하고 이를 제거했다. 불과 6개월도 안되어 소아중환자실에서 시행한 균형성과표 접근법은 인상적인 결과가 나왔다. 진료당 평균진료비는 14,889달러에서 10,500달러로 낮아졌으나 의료이익은 연간 1,100만 달러의 손실에서 400만 달러의 이익으로 전환되었다[그림 4-10]. 진료당 평균진료비는 12% 가까이 감소되었으나 환자의 만족도는 8%나 향상되었다.

시험적인 파일럿 프로젝트가 잘 진행되기 때문에 균형성과표 접근법을 소아과 전체로 확대실시하게 되었고, 그 후 1년 이내에 병원의 다른 모든 분야로 확대하게 되었다. 병원내 어느 부서에서나 적용되는 범용적인 성과표를 만들지 않았고, 각 임상치료사업단의 책임자들이 자신의 특수한 분야에 맞도록 성과기록표를 수정해서 사용했다. 시간이 지나면서 처음 회의에서 화를 내며 나갔던 의사들도 환자치료를 희생시키지 않으면서 진료당 평균진료비를 낮추는 방안을 찾기 시작했다. 예를 들면 어떤 환자에게는 수술 받을 때까지 병원에 입원하면서 대기하는 대신, 밤에는 인근 호텔에서 환자와 가족이 좀 더 편안하게 지내도록 하여 하루에 1,000달러의 비용을 절감하기도 했다.

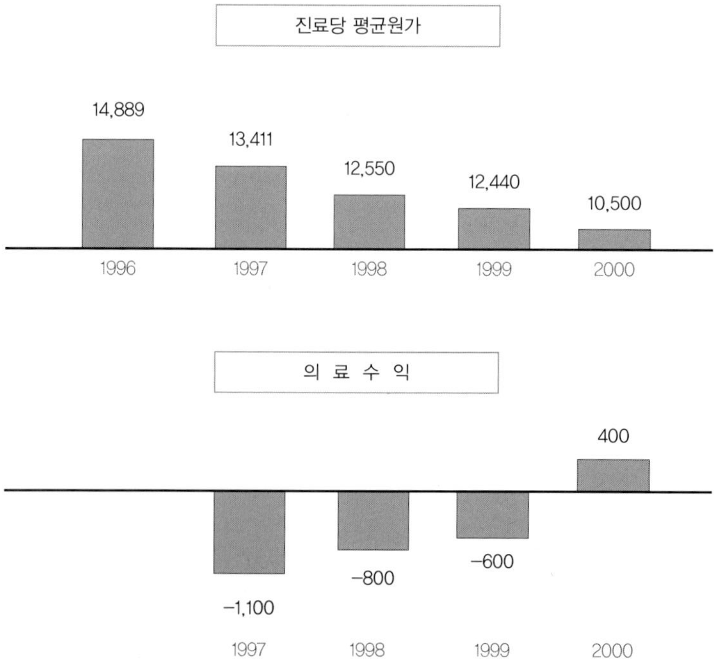

그림 4-10 년도별 진료당 평균진료비와 의료손익변화도

✚ BSC를 위한 자료의 수집 및 분석

여타 병원과 마찬가지로 듀크아동병원도 거대한 양의 자료를 수집 및 분석했다. 입원기간, 담당직원수, 환자당 평균진료비 등과 같은 자료를 상세하게 추적했지만 이들 자료로부터 유용한 정보를 얻을 수 없었고 일부 정보는 잘못된 것이었다. 예를 들면 특정인에 관한 최초의 성과기록카드를 보면 중환자실을 담당한 이래 79명의 환자를 치료했고, 이들의 평균재원일수는 29일이었으며, 환자 당 평균진료비는 7만 달러였다. 이들을 종합해볼 때 성과는 F학점에 해당되었다. 따라서 새로운 방식으로 자료에 접근하고 이를 유용한 정보로 변환시킬 필요가 있었다. 만약 그렇게 하지 않는다면 어디에서 진료비절감이 가능한 지를 알 수 없었다. 예를 들면 아기들이 야간에 2,000달러의 인공호흡기를 불필요하게 착용하고 있다고 하더라도 그러한 의사결정이 병원에 얼마의 원가를 부담시키는지를 알지 못했다. 그래서 모든 임상치료사업단에서 활용할 수 있도록 균형성과표의 네 가지 관점 하나하나에 대한 측정시스템을 만들었다. 성과를 측정하기 위해 데이터베이스와 원가회계시스템을 개발해줄 것을 전산부에 요청했다. 전국 데이터베이스에서 가져온 정보를 이용해 평균재원일수 및 합병증발병률과 같은 지표에 대한 전국 평균을 계산했다. 이 시스템에서는 각 환자의 모든 치료기록과 15달러의 피하주사바늘에서부터 5,000달러의 심폐혈관이식수술까지 모든 원가치료를 기록했다. 또한 입원과 퇴원을 위한 평균 대기시간, 혈액세균 오염율 등에 관한 자료를 추적했다. 그 결과 새로운 시스템을 이용해 네 가지 관점에서 성과를 향상시키기 위한 방법을 찾아냈다. 임상치료지침서는 아이들이 병원에 입원해있는 동안 일상적으로 일어날 수 있는 일들을 쉬운 용어로 설명해 놓아 부모를 위한 환자치료 가이드의 역할도 할 수 있게 되었다. 또한 고객조사를 통해 아이들의 담당의사나 간호사가 누구인지를 알지 못하기 때문에 부모들이 좌절감을 느낀다는 것을 알았다. 그래서 병실문에 담당의사와 간호사의 이름표를 걸어놓았다. 그 결과 고객만족도는 급격하게 상승했다.

또 다른 변화도 있었다. 예를 들면 재무적 관점에서는 입원환자, 치료환자, 퇴원환자의 수와 환자당 진료비와 같은 중요한 수치들을 검토했다. 임상치료사업단에서는 진단, 수술, 투약, 수술 후 진료비가 가장 높았던 환자의 사례를 검토해 그 원인을 파악하고자 했다. 연구결과 병원업무를 수행하는 새로운 방법을 찾을 수 있게 되었다. 예를 들면 아이들은 간호사 대 환자비율이 1대 1 또는 1대 2이고, 하루에 1,700달러나 소요되는 중환자실에서 필요기간 이상 입원하고 있었다. 그 이유는 환자들이 간호사 대 환자비율이 1대 5이고 원가가 하루 700달러인 소아과 일반병동으로 이동할 준비가 되어 있지 않았기 때문이었다. 그래서 수가가 하루 1,200달러이고 6개의 병상을 갖춘 간호사 대 환자비율이 1대 3인 중환자회복실을 만들었다. 환자들은 일반병실로 이동할 때까지 그 곳에 입원할 수 있게 되어 환자당 진료비가 하락했을 뿐 아니라 환자가족들도 회복 중에 있는 아이들과 함께 더 많은 시간을 보낼 수 있었다. 전반적으로 균형성과표를 이용함으로써 듀크아동병원에서 달성한 결과는 놀라운 것이었다. 임상치료지침의 수를 증가시키고 더 많은 환자들과 의사소통함으로써 고객만족도는 18%나 높아졌다. 원내 업무처리관점의 개선결과를 보면, 평균재원일수가 1996년 7.9에서 2000년에는 6.1일로 줄어들었고, 재입원율 또한 7%에서 3%로 떨어졌다. 그리고 환자에 대한 서비스와 관리팀 전체의 업무수행방식에 대한 직원만족도는 45% 증가했다.

재무적 측면에서도 인상적인 결과가 나타났다. 부모, 보험회사, 상급관리자 누구에게도 부담을 주지 않으면서 환자당 진료비는 약 5,000달러 감소했다. 더 많은 환자들이 입원했지만 듀크 아동병원은 1,100만 달러의 손실로부터 2000년에는 400만 달러의 이익으로 전환되었다. 직원을 감원하지 않고도 지난 4년간 2,900만 달러의 원가를 절감했다. 이 병원은 균형성과표를 사용해 이익을 크게 개선했고 병원의 사명도 달성한 셈이다.

✚ 듀크 아동병원의 교훈

이 병원은 중대한 고비를 넘겼지만 결코 쉬운 일이 아니었다. 균형성과표의 접근법을 채택하게 되면서 거의 매일 커다란 경영상 문제에 직면했다. 도입초기에는 계획한대로 토의를 진행하는 것도 어려웠다. 어떤 목표가 내부 업무처리 관점에 속하는지, 아니면 고객만족 관점에 속하는지를 논의하는데 한달이 걸리기도 했지만 그러한 논의에 한계를 정해야 했다. 이렇게 함으로써 혼란이 없고 환자나 직원에 대한 관점(focus)을 잃지 않게 되었다.

사람들은 자신의 성과가 추상적이거나 달성하기 힘든 목표와 비교되는 경우 오히려 사기가 저하될 수도 있다. 이러한 이유로 직원들이 자신의 성과를 기본적인 벤치마킹 자료로 사용하도록 권장했다. 또한 이들이 자신의 성과를 병원 전체 또는 국가평균과 비교해보고자 한다면 언제든지 검토할 수 있도록 했다. 도입초기에는 목표가 보수적으로 설정되었다. 평균재원일수의 경우 대부분 10%단축은 충분히 달성될 수 있으나 20%의 단축은 너무 과도하다고 여겼다. 성공함에 따라 좀 더 공격적인 목표를 설정했다.

균형성과표의 접근법을 시행하면서 자신의 전문분야에 대해 많은 지식을 지니고 있고, 자신의 일에 대해 열정을 가진 전문가들과 의사소통을 하는 훌륭한 기법을 배우게 됐다. 그들을 무작정 부려먹을 수만은 없으며 그들의 심중을 헤아려야 하고 그들이 경험한 것들을 이해해야 한다.

대화할 때 추상적으로 이야기해서는 상대방을 설득할 수 없다. 다른 사람에게 있어서 개인적으로 중요한 무엇인가를 이야기해야 했다. “듀크아동병원은 연간 1,100만 달러의 손실을 내고 있습니다”와 같은 것은 이야기하지 말아야 한다. “이 부서에서 당신의 환자를 돌볼 치료사가 있는 것이 얼마나 중요합니까?”와 같은 질문으로 대화를 시작했다. 그들이 중요하다고 대답하면, 이어서 “그렇다면 치료사의 일자리를 유지할 수 있도록 원가를 관리하려면 우리가 어떻게 협력해야 합니까?” 라고 질문했다. 사기가 앙양되면 작은 변화가 큰 차이를 만들 수 있다. 따라서 다양한 종류의 의사소통과 피드백 메커니즘을 만들었다. “프랙티싱 스마터”(Practicing Smarter)라는 회보를 만들었고, 이를 통해 직원들이 모범치료사례를 공유하고 자신의 성과를 다른 사람들에게 알릴 수 있도록 했다. ‘이 달의 의료인’상을 만들었고, 온라인 토의그룹을 시작했으며, 직원들의 점심도시락 모임과 공개포럼을 후원했다. 이러한 접근법은 단순하게 보일지 모르지만 진정으로 병원의 문화를 변화시킨다. 그제야 직원들은 그들의 의견이 중요하게 받아들여지고 있다고 생각했다.

조직의 극적인 전환기에는 변화의 선도자와 비전을 공유하는 것도 중요하다. 또한 심각한 대화에서조차도 유머감각을 지니는 것은 필수적이다. 예를 들면 회의에서 장난스럽게 "균형성과표를 사용하는 10가지 이유"에 대해 데이비드레터먼(David Letterman)식의 리스트를 만드는 것도 좋은 방법이다. 어떤 때는 장난스러운 필스베리 도우보이(Pillsbury Doughboy:필즈베리 제분회사의 마스코트) 차림의 옷을 입고 병원으로 걸어 들어온다든지 하여 매사를 긍정적으로 보는 것이 어려운 과정을 수월하게 헤쳐 나가는 데 도움이 되기도 한다. 또한 의미가 있는 정보는 커다란 설득력을 갖는다. 균형성과표의 시행팀이 방대한 양의 자료를 유용한 정보로 만들기 위해 직원들이 해준 이야기에 대해 전산부서 직원들과 토론하면서 많은 시간을 보낸다든지, 최종적으로 개인적인 성과를 정확하게 추적할 수 있는 측정치를 사람들에게 제시했을 때 직원들은 놀라움을 금치 못했고 개선에 대한 열망으로 가득찼다. 듀크아동병원에서 성과를 개선하기 위해 균형성과표를 도입한지 4년이 지났고, 변화는 아직도 계속되고 있다. 지속적으로 성과기록표에 대해 이야기하여 잘 진행되고 있는 것도 수정할 부분이 있으면 수정하고, 그렇지 않은 것은 폐기시켰다. 임상팀에서 더 나은 치료지침을 제안할 때마다 우리는 회보와 게시판을 통해 이를 많은 사람들에게 알렸다.

지금까지 일어난 모든 변화 중 가장 인상적인 것은 우리 병원의 환자들에게서 발견할 수 있었다. 최근 심장수술에서 회복된 생후 4개월된 라이언의 사례를 보면, 저녁 8시에 라이언은 앨릭스와 같이 인공호흡기로 호흡하고 있었고 그의 부모는 병상 옆에서 밤새 간호하고 있었다. 하지만 앨릭스 부모와 달리 라이언의 부모는 아이의 치료를 누가 책임지고 있는지, 그의 치료에 무엇이 필요한지, 그리고 그가 곧 일반입원실로 이동될 것이라는 점을 정확히 알고 있었다. 저녁 9시에 라이언은 스스로 호흡하기 시작했다. 간호사는 능숙하게 플라스틱 튜브를 제거했고 라이언을 그의 어머니 무릎에 천천히 내려놓았다. 라이언이 평화롭게 어머니 품에서 잠자고 있는 것을 보는 것은 길고도 어렵지만 결국에는 만족스러운 여정에 대한 보답이었다. 듀크 아동병원의 BSC도입사례에서 얻을 수 있는 커다란 교훈은 단순히 새로운 경영기법인 BSC를 도입한다고 반드시 성과를 볼 수는 없다는 사실이다. 적어도 1년 이상 상당한 노력을 기울여도 성공할 수 있다고 보장하기는 어렵다. 새로운 경영기법의 도입 시에는 이런 냉엄한 사실을 유념하고 도입하여야 한다. 최근에 대학병원을 위시한 많은 병원이 BSC뿐 아니라 ERP, ABC,

CRM, KMS 등 많은 경영기법을 도입하고 있다. 그러나 성공적으로 도입하여 투자비보다 훨씬 많은 성과를 기록한 병원은 소수이다. 이런 점에서 듀크아동병원의 사례는 시사하는 바가 매우 크다.

12. 6시그마(6Sigma)

12.1 6시그마의 개념과 정의 [13)]

6시그마 기법은 Motorola의 정부용 전자기기 사업부문에서 근무하던 Mikel J . Harry에 의해 1987년 창안되었다. Harry는 어떻게 하면 품질을 획기적으로 향상시킬 수 있을 것인가를 고민하던 중 통계 지식을 활용하자는 착안을 하게 되었다. 이 통계적 기법과 제품 품질에 대한 위기감에서 1970년대 말부터 사내에 공유 되어온 밥 갈빈 회장이 시작한 품질개선 운동과 결합하여 탄생한 것이 바로 6시그마 운동이다. 시그마(σ)는 표준편차라고 불리며 분포의 산포정도, 즉 에러나 미스의 발생 확률을 가리키는 통계 용어이다. 통계학에선 1백만 회의 오퍼레이션 중 3.4회 에러가 나는 수준을 6시그마로 규정하고 있다. 6 σ 수준의 에러 발생 확률이면 거의 모든 품질, 경영 관리 목표로 충분하다고 생각한 발안자가 "6 시그마"라는 기준으로 한 것이다. 따라서 6 σ 는 실제 업무상 실현될 수 있는 가장 낮은 수준의 에러로 인정되고 있는 경영기법인 것이다. (참고 : 5시그마, 1백만 2백33회, 4시그마 6천2백10회 오류수준임). Harry는 1990년 Motorola 사내에 설치된 Motorola 대학 내에 "6시그마 인스티튜트"를 열고 연구를 거듭하여 6시그마 컨셉에 의한 높은 수준의 엔지니어링 기법을 개발해 나갔고, 관련 기술을 체계화하여 수준 높게 발전시켰다. 그 결과 6시그마는 Motorola 이외의 기업에도 적용 가능한 경영기법으로 확립되었으며 제품품질 또한 획기적으로 좋아졌다 이후 Texas Instrument, GE, IBM, Nokia 등에서 성공적으로 적용되었다.

현재 6시그마의 개념은 '제품의 에러 발생률을 1백만 개당 3.4회로 한다는 아주 높은 차원에 목표를 두고 있는 전사적 경영혁신 활동이다'. 6시그마는 숫자가 중요한 것이 아니고, 영원한 High Quality를 추구하는 개념이다. 따라서 6시그마는 단순히 품질관리 부문에만 머무는 것이 아니라 마케팅, 엔지니어링, 서비스 등 경영활동 전반을 대상으로 하고 있다. 6시그마는 상품, 서비스 등 모든 Process에서 비효율성을 극한적으로 줄이는 근본적 혁신을 통해, 궁극적으로 고객을 만족시켜 성과를 극대화하는 경영혁신 활동이다.

6시그마라는 것은 일종의 품질경영운동으로 TQM, TOC, ISO 9000, 100PPM 등에서 발전한 개념이다. 6시그마는 백만 개 중 3~4개의 결함을 의미하는 것으로 종종 무결점운동과 혼동하기도 한다. 6시그마의 수단이 결함을 줄이자는 것이지 그것이 목표는 아니다. 6시그마는 결국 "적은 비용을 들여 고객에게 최대의 만족을 주고, 기업의 수익을 높이자"는 개념이다. 일반적으로 기업 혁신을 위해서는 새로운 것을 만들어서 추진해 나가는 방법이 있는 반면, 기존에 이미 있는 것에서 제품 불량품을 줄여서 기업 혁신을 하는 방법이 있다. 새로운 것을 추구하는 것은 높은 위험도(실패 가능성)를 동반한다. 하지만 이미 있는 것에서의 개선은 낮은 위험도를 가지고도 높은 성과를 낼 수 있다. 6시그마는 후자를 위한 방법으로 제품의 불량률을 줄여서 고객을 만족시키고 기업의 이윤을 높이는데 그 목적이 있다.

6시그마 활동은 고객의 핵심요구사항을 만족시킬 수 있는 핵심품질특성(CTQ : Critical to Quality)을 찾아내어 결함 수준을 3.4 DPMO (Defect per Million Opportunity) 이하로 줄이고자 하는 것을 의미한다. 6시그마에서 정의하는 결함율의 경우 4ə 수준은 백만 개 중 6210개, 5ə 수준은 233개 6ə 수준은 3.4개를 의미한다. 6시그마 활동이 성공하기 위해서는 제품 · 서비스의 초우량성을 지향하는 회사의 비전, 품질 중시의 조직문화의 철학과 품질의 불량을 제거하는 도구가 서로 유기적으로 맞물려야 한다. 그리고 결함율을 정의할 수 있는 품질관련 지표를 설정하는 것이 매우 중요하다.

1998년도 미국의 실생활에 적용해 본 시그마수준과 관련한 재미있는 자료가 있어 소개하고자 한다. 3.8시그마 수준과 6시그마를 비교한 자료인데,

- 3.8시그마 수준의 미국에서는
  ① 시간당 2만개의 우편물이 분실되며
  ② 주당 5천 건의 잘못된 수술이 일어나며
  ③ 매일 15분간 부적합한 음료수를 마실 수 있는 확률이 실생활에서 발생하며
  ④ 매일 두건의 항공기가 불시착되고
  ⑤ 매년 20만 건의 오진이 병원에서 생긴다고 한다.

- 완벽에 가까운 6시그마 수준에서는
  ① 시간당 7개의 우편물이 분실되며
  ② 주당 1.7건의 잘못된 수술이 일어나며
  ③ 7개월에 1분간 부적합한 음료수를 마실 수 있는 확률이 실생활에서 발생하며
  ④ 5년에 한건의 항공기가 불시착되고
  ⑤ 매년 68건의 오진이 병원에서 생길 수 있다고 한다.

실제 우리의 생활은 3시그마 수준도 못되고 있는 통계이다. 실생활에서 3.8시그마 수준도 이렇게 엄청난 위험이 따르고 있는데, 기업에서 3.8시그마 수준이라면 기업의 경영활동에 얼마나 많은 위험요소가 도사리고 있는지 짐작 할 수 있을 것이다.

✚ 6시그마의 목표

6시그마는 업무를 표준화하고 시스템화하는 것을 목표로 한다. 이러한 표준화와 시스템화는 불량을 줄이고 비용을 감소시킨다. 6시그마는 철저하게 데이터에 근거하여 의사결정을 하도록 도와주기 때문에 경쟁력을 더욱 강화시켜주며 시장에서의 장기적인 우위를 확보할 수 있게 한다.

통계 용어에 불과한 6시그마를 기업경영이 도달해야 할 '목표치', '기법', '활동'으로 설정하는 것이 6시그마 운동의 출발점이다. 6시그마의 목표 달성을 위해 필요한 도구를 '6시그마 기법' 그 기법을 사용해서 회사 전체가 하나가 되어 추진하는 활동을 '6시그마 활동' 이것들을 포괄하는 일련의 개념을 '6시그마 컨셉'이라고 부른다.

✚ 6시그마의 정의

첫째, 통계적 측정치(Statistical Measurement)를 이용한 객관적이고 과학적이며 논리적인 문제해결 프로그램이다. 정확한 Data의 수집과 통계분석을 활용하여 오류의 원칙을 정확히 파악하고, 그것들을 제거하는 체계적인 문제해결이 필수적이다. 객관적인 통계수치로 나타나기 때문에 제품이나 업종, 업무 및 생산

process가 다르더라도 비교할 수 있다. 따라서 고객만족(CS)의 달성 정도와 방향 등을 정확히 알 수 있게 해주는 척도다. 즉 "제품과 서비스, 공정의 적합성을 재는 탁월한 척도"라는 게 그의 정의다.

둘째, 철저히 고객가치에 Focusing하는 경영혁신의 기업전략이다. 경쟁 우위를 갖게 해주기 때문이다. 시그마 수준을 높이는 만큼 제품품질이 높아지고 원가는 떨어진다. 그 결과 고객만족 경영을 달성할 수 있다. 고객의 요구수준을 CTQ 및 측정 지표화 하여 Defect가 발생되지 않도록 하는 고객만족 및 수익성의 획기적인 향상 전략이다.

셋째, 철학(philosophy)이며 목표이다. 6시그마는 기업 내의 업무에 대한 사고방식을 바꿔버린다. 무조건 열심히 일하는 것 보다는 "스마트하게" 일하도록 하는 철학이 바로 6시그마다. 이 활동은 제품을 생산하는 제조방식에서부터 구매오더를 작성하는 방식까지 모든 작업에서 발생할 수 있는 에러를 줄이는 일이다. 만일 어떤 것을 수치로 설명할 수 없다면, 우리는 그것에 대해 잘 알지 못하는 것이다. 그것을 잘 알지 못한다면, 우리는 그것을 관리할 수 없다. 우리가 그것을 관리할 수 없다면, 기회를 잃는다는 것이다.

넷째, 품질경영을 위한 기업전략이다. 모든 프로세스는 6시그마라는 품질수준의 목표를 가지고 있으며, 혁신적인 품질개선이 요구된다. 따라서 품질이 향상되고 비용이 절감되어 고객만족과 회사 발전이 실현된다. 또한 효율적인 품질문화 정착을 위한 기업의 경영철학으로서 종업원들의 일하는 자세, 생각하는 습관, 품질 등을 중요시하는 올바른 기업문화의 조성을 의미한다. 여기서 효율적이란 주어진 여건에서 통계자료에 근거하여 최대의 효과를 올릴 수 있도록 지혜롭게 일하는 것을 뜻한다. 올바른 품질문화란 끊임없는 품질개선 노력을 통해 고객 요구에 맞는 품질의 제품을 경제적으로 설계, 생산, 서비스하기 위한 기업문화이다.

12.2 6시그마 방법론

✚ 6시그마의 실행단계

6시그마 운동을 효과적으로 추진하기 위해 고객만족의 관점에서 출발하여 프로세스의 문제를 찾아 통계적 사고로 문제를 해결하는 품질개선 작업과정을 정의(Define), 측정(Measure), 분석(Analyze), 개선(Improve), 관리(Control)의 5단계로 나누어 실시하고 있는데, 이들의 첫 글자를 따서 'DMAIC'라고 부른다.

첫째, 정의(Define) 단계란 고객이 요구하는 것이 무엇이고 내부 프로세스는 어떻게 구성되어 있는가 등을 살펴보고 문제점을 알아내는 출발 단계이다.

둘째, 측정(Measure) 단계는 실제 문제를 추출하는 단계로서 문제해결을 위한 공정분석 및 문제점을 추출하여 특성화하는 단계이다.

셋째, 분석(Analyze) 단계는 통계적 해석 단계로서 데이터 분석을 통한 영향요인 및 핵심인자를 결정하는 데이터 단계이다.

넷째, 개선(Improve) 단계는 통계적인 규정단계로서 치명적 소수인자를 추출하여 목표치를 향한 중심치의 이동과 산포를 개선하는 단계이다.

다섯째 관리(Control) 단계는 통계적 관리단계로서 데이터를 측정, 분석, 개선한 후에 안정적으로 관리하는 단계이다.

✚ 6시그마 성공조건

6시그마의 성공적인 추진을 위해서는 6시그마를 단순한 혁신기법이 아닌 '사고의 틀'로 보는 관점이 필요하다.

- CEO의 강력한 리더십 : 6시그마의 성공요건 중 가장 중요한 것이 경영진의 관심이다. 아무리 뛰어난 인원들로 6시그마 팀을 구성했다고 하더라도 6시그마에 관한 CEO의 강력한 위임을 얻어내지 못하면 곧바로 한계에 부딪치게 된다. CEO를 포함한 최고경영진의 관심을 한꺼번에 이끌어내면 이미 절반은 성공한 것이나 다름없다. 그래서 CEO를 설득하는 것은 6시그마의 성공을 결정짓는 매우 중요한 요소이다. 새로운 혁신기법의 핵심 내용과 자신들

의 상황을 적절히 결합하여 고유한 가치로 만들고 이를 기업문화로 승화하여 일관성과 연속성을 가질 때, 새로운 것이 자신들의 것이 되는 것이다. 이는 리더의 강력한 리더십이 있어야만 가능하다.

- 전략과의 관계 : 6시그마를 추진하는 방향이 조직의 궁극적인 추구 방향과 일치해야 한다. 즉 6시그마가 조직의 단기, 중기 및 장기를 포함하는 모든 전략을 수립하는 과정뿐만 아니라, 실행하는 단계에서도 6시그마를 적극 활용해야 비로소 그 엄청난 개선의 열매를 맛볼 수 있다. 조직의 일부에서 시행하는 운동으로서도 의미가 없는 것은 아니지만, 과거와는 달리 획기적이며 훨씬 더 건강한 모습의 조직을 기대한다면 분명히 회사의 전략과 연계하는 일이 필요하다.

- 최고의 인재 확보 : 최고의 전문가 집단을 구성해야 한다. 6시그마가 전 부문에 걸친 혁신을 통해 조직을 변화시키고 가치를 창출하여 장기적인 승리를 보장하는 것이라면 마땅히 최고의 멤버들로 구성되어야 한다. 외부에서 우수한 인력을 스카우트해 오는 것도 중요하지만, 이미 조직 안에 있는 잠재력 있는 인재를 발굴하는 것도 그에 못지않게 중요한 일이다. 또 어렵게 발굴한 좋은 인재를 적절하게 훈련하여 장래에 조직을 이끌어나갈 리더로 양성하는 과정도 필요한데, 이는 6시그마를 통해 해결할 수 있다. 또한 최고의 멤버들을 확보하려면 그에 상응하는 동기를 부여해야 한다.

- 회사 전체 참여 분위기 조성 : 6시그마를 도입하려면 전 회사 차원에서 실시해야 한다. 6시그마의 시행 범위를 조직의 전 부문에 걸쳐서 실시하면서 동시에 그 전파 속도는 매우 빠르게 진행해야 한다. 시간이 흐르면서 직원들의 열정도 식어가게 되고 6시그마 그 자체도 상황에 따라 계속 변화하기 때문이다. 6시그마가 바로 일하는 방식이 되어야 하고, 모든 자료를 전 직원이 공유할 수 있어야 한다.

✚ 6시그마 인력 구성

6시그마의 인력은 현업부서에서 자신의 업무를 하면서 동시에 과학적인 기법을 활용해 프로젝트를 수행하는 그린벨트와 6시그마 전문가로서 개선 프로젝트 해결의 전담자이며 교육 및 문제해결을 위한 상담자로도 활약하는 블랙벨트가 있다. 블랙벨트가 태권도 사범의 역할이라면 태권도체육관 관장의 역할이라 할 수 있는 마스터 블랙벨트는 6시그마 경영 전문가로서 개선 프로젝트실행의 지도전담자로서 블랙벨트가 수행하는 프로젝트에 대한 자문과 지도를 하며, 실행과정에서 생기는 각종 애로사항을 해결하고 지원한다. 또한 6시그마 경영의 수립과 실행에 대한 책임자로서 6시그마 경영에 대한 진단과 점검을 통하여 지원하고 관리하는 역할을 담당하는 챔피언과 6시그마 활동 요원인 화이트벨트로 구성된다.

✚ 6시그마의 발전

1980년대에 마이클 해리 박사를 포함한 모토로라 연구진이 품질개선의 일환으로 추진했던 1세대 6시그마는 품질개선과 불량률 감소에 주력했다.

1990년대에 들어서면서 6시그마는 기업의 수익성을 높이고 비용을 절감하는데 중점을 둔 2세대 활동을 펼치게 되었다. 2세대 6시그마는 비용을 감소시키고 수익을 증대시키는 것에 초점이 맞추어졌다. 6시그마를 추진하여 성공적인 성과를 거둔 많은 기업에서는 프로세스 개선에 주로 적용되어온 6시그마가 성숙단계에 이르러 과거의 개선속도 만큼 효과를 내기 어렵게 되는 상황이 자주 목격되었다. 그러므로 새로운 전략이 절실히 요구되었고 새로운 가치를 창출해내는 것을 목표

표 4-10 개발된 S병원 성과평가지표

구 분	1세대	2세대	3세대
시 기	1980년대	1990년대	2000년대
목 표	결함(불량률)감소	비용절감	가치창조
주 수혜자	고객	기업	고객 · 기업
개선대상	상품	프로세스	비즈니스 사이클
핵심전략	로직(Logic)	DMAIC	ICRA
비 용	중	고	저
교육체계	기업내부	기업외부	온라인, e-러닝
최소수행단위	기업	단위(unit)	개인

출처 : 6시그마 메가 컨퍼런스, 한국경제 2004. 6. 12. A10

로 하는 3세대 6시그마로 전환하게 되었다. 6시그마 창시자인 마이클 해리박사(미국 6시그마 경영연구소 회장)는 2004년 6월11일 한국표준협회와 미국애리조나주립대학, 한국경제신문사가 공동주최한 '6시그마 메가 컨퍼런스' 행사에서 '제3세대 6시그마'를 주제로 한 강연에서 다음과 같이 강조했다.

1세대 6시그마에서는 상품(output), 2세대에서는 프로세스에 초점을 맞췄다면 3세대 6시그마는 투입 혁신 산출로 이어지는 회사 조직 전체의 비즈니스 사이클 개선이 중요한 이슈가 될 것이라고 강조했다. 이런 이유로 6시그마를 주도하는 사람들도 과거의 '블랙벨트'나 '그린벨트'와 같은 소수 전문가들이 아니라 조직원 전체가 새로운 주도세력인 '화이트벨트'가 되어야 한다고 덧붙였다. 해리박사는 "인터넷의 발달로 화이트벨트를 양산하는데도 과거처럼 비싼 비용을 투입할 필요가 없어졌다" 면서 "기업들은 2세대 시그마를 도입한 비용의 10%정도면 직원들을 화이트 벨트화할 수 있을 것"이라고 전망했다. 해리박사는 20여 년간 1, 2세대 시그마를 연구하면서 정리한 3세대 시그마의 리더십 20개 항목을 제시했다. 그가 강조한 리더십 원칙항목은 직감이 아닌 사실에 근거한 경영, 성과에 대한 보상, 사람이 아닌 시스템교체 등이다.

해리박사는 "모든 문제에는 항상 원인이 존재하는데 아직까지 많은 기업의 리더들은 증상만 보고 원인을 찾아내는데 주목하지 못한다"면서 "혁신을 위해서는 리더들부터 다른 질문을 던져 다른 결과를 유도하는 습관을 가져야 한다면서 변화의 속도는 절대적인 것이 아니라 조직원들에 의해 결정되는 것이기 때문에 전 조직원이 뛰어난 아이디어로 신사고의 거대한 해일을 일으킬 때 3세대 6시그마도 성공할 수 있다"고 강조했다.

✚ 의료서비스의 6시그마 적용분야

- 병원경영의 효율성을 제고하여 재무성과를 창출하고자 하는 경영관리 분야
  - 접수 대기시간 단축
  - 예약 취소율 감소
  - 병원 신축 프로세스 등
  - 의료기기 구매 프로세스 개선

- 신속, 정확한 의료서비스를 제공하여 고객만족도를 향상시키고자 하는 의료서비스 프로세스 개선 분야
  - MRI 검사시간 단축
  - 검사실 회전율 제고
  - 응급처리 프로세스 개선
  - 검사실 오류율 저감
  - 약품 조제 오류 감소

- 의료 행위의 결함을 감축하고 의료품질을 제고하기 위한 진단 및 수술 분야
  - 마취제 투약 오류 절감
  - 수술실 감염 최소화
  - 응급실 등록 오류 감소 등
  - 현재는 경영관리 및 의료 서비스 프로세스 개선 과제가 대부분이나 점차 진단 및 수술 분야로 확대되는 추세이다.

12.3 미국병원의 6시그마 적용 사례

6시그마 창시자인 마이클 해리박사(미국 6시그마 경영연구소 회장)가 2004년 6월11일 서울 역삼동 리츠칼튼 호텔에서 '6시그마 메가 컨퍼런스'에서 3세대 6시그마를 주제로 강연을 하면서 4시그마와 5시그마 수준에 있는 우량기업들이 6시그마 수준에 도달하려면 변화의 속도를 혁신적으로 끌어올려야 한다고 말하면서 "미국병원들의 시그마 수준은 평균 3.4인데 연간 5%씩 개선율을 높인다 해도 2천200년이 걸려야만 6시그마 수준에 이를 수 있다는 결론에 도달했다"면서 3세대 6시그마에서는 어떤 기업이 얼마나 변화의 속도에서 앞서가느냐가 화두가 될 것이라고 말했다(한국경제, 2004. 6. 12).

의료행정 효율화 및 진료서비스 향상을 위해 1997년 Common Health Corporation이 최초로 6시그마와 전략적 제휴를 맺고 있던 GE의 노하우를 전수받아 도입하였다. 미국의 주요 병원 상당수가 6시그마를 추진하고 있는 것으로 조사되었다.

초기에 비해 6시그마 추진 주체 및 프로젝트가 내실화되는 추세이다. 도입 초기에는 외부 컨설팅기관의 도움을 받아 행정적인 업무중심으로 추진되었으나, GE 메디컬이 자사 상품 판매의 서비스 형태로 6시그마를 지원하고 병원 내 품질 관련 부서에 6시그마 혁신 인력을 양성하고 있다. 최근에는 의료진의 참여도가 높아지고 있는 상황이다. New York Presbyterian 병원의 경우 전체 직원 13,000명중 의사를 포함한 2,000명을 교육시켰다.

매년 'Successfully Implementing Six Sigma in Healthcare 및 Six Sigma in Healthcare conference' 등의 개최를 통해 별도의 의료부문 6시그마 컨퍼런스가 개최될 정도로 의료서비스 분야의 6시그마 전개가 활발하다. 생명을 다루는 의료서비스분야에서 결함은 치명적인데 이 점에서 6시그마가 추구하는 무결함 원칙과 일맥상통한다고 볼 수 있다.

표 4-11 미국 병원의 6시그마 적용 사례

병 원	프 로 젝 트	성 과
Common Wealth Health	• 방사선 진료비용 절감	검사비용 21.5% 절감
	• 고객 진료 대기 시간 단축	대기시간 1시간 이내
	• 진료프로세스 및 침상 이용 효율 향상	침상 가용시간 평균 12%, 산포 50% 향상
Virtua Health	• 응급실/치료실 환자 만족도 향상 • 수술실 효율 향상 • 종업원 채용 기간 단축 • 종업원 장기근무 유도 • 약품 조제 오류 감소 • 노인 대기시간 감소 등	9개의 프로젝트 완료 400만 달러의 재무성과
North-ShoreHealth System	정산 정확도 향상	2.76 → 4.25 시그마
	정산 시간 단축	2.8 → 6시그마
	오버 타임 단축	3.07 → 6시그마
Charleston Medical Center	종업원 부서 전환 시간 단축	14.4일 → 10.9일

(주) '서비스 이노베이션 엔진 6시그마' 노재범 외 삼성경제 연구소 2005

✚ Southside 병원

▼ 프로젝트 선정

미국 뉴욕 소재 Southside 병원의 방사선과는 방사선을 이용해 인체 내 각 기관의 질병을 발견하는 역할을 하고 있다. 더불어 심장마비가 발생한 환자의 심장 근육을 조사해 질병 유무를 판단하는 스트레스 테스트도 담당하고 있다. 2002년에 이 방사선과는 스트레스 테스트의 소요시간이 과다하여 내과의사, Staff 등으로부터 불만을 받아 오고 있었다.

▼ 정의(Define) 단계

6시그마 블랙벨트와 세 명의 그린벨트가 포함된 프로젝트팀이 구성되어 6개월에 걸쳐 스트레스 테스트의 소요시간을 단축하기 위해 6시그마 기법을 적용하기로 하였다. VOC수집, CTQ와 프로세스 맵핑 기법을 활용하였다. 그리고 스트레스 테스트를 의뢰하는 내과의사, 방사선 기사와 Staff를 대상으로 면담과 설문 조사를 통해 스트레스 테스트 소요 시간의 상한을 36시간으로 설정하기로 하였다.

▼ 측정(Measure) 단계

프로젝트팀은 스트레스 테스트의 통계 데이터를 수집하였다. 수집된 데이터를 통해 평균 테스트 소요시간이 68시간, 변동이 32시간이나 소요되고 있어 문제가 허용할 수 없는 상황임을 파악 하였다. 프로젝트팀은 프로세스 맵핑을 작성하여 테스트 소요시간을 4개의 단계로 구분하고, Baseline 데이터로 각 소요시간을 측정하였다.

표 4-12 Southside 병원의 개선목표

단 계	목 표	실 제	개 선 기 회
1. 테스트 요청에서 테스트 시작까지	18시간	28시간	10시간
2. 테스트 시간	2시간	28시간	10시간
3. 테스트 종료에서 필름판독까지	8시간	11시간	3시간
4. 필름판독에서 전자서명까지	8시간	27시간	16시간
Total	36시간	68시간	29시간

[표 4-12]의 단계 1,4번의 소요시간은 각각 0.7시그마, 1.1시그마로 낮은 수준을 보이고 있으며, 팀은 두 단계의 시간을 줄여 2.7시그마로 향상 시키는 것을 프로젝트의 목표로 설정하였다.

▼ 분석(Analyze) 단계

분석 단계의 목적은 어떤 단계가 결과의 변동을 유발하는지를 검증하는 것이 목적이다. 분석 단계에서 방사선과에서는 흥미로운 사실을 알게 되었다. 처음에는 이동 시간과 검사 시간이 프로세스 지연에 가장 큰 부담으로 작용한다고 생각했었다. 그러나 오히려 프로세스의 가장 처음 단계와 마지막 단계가 실질적인 소요시간 지연에 더 큰 영향을 미치는 것으로 나타났다. 팀은 6시그마의 강점이 프로세스 문제 해결 시에 우리의 경험이나 직관적 판단이 아닌 데이터에 의한 분석을 시행함으로써 눈에 보이지 않는 결론을 도출할 수 있게 해준다는 것을 알 수 있다.

▼ 개선(Improve) 단계

프로젝트팀은 테스트 소요 시간을 줄이는데 도움을 줄 수 있는 향후 개선 사항으로 전 병원차원의 요청 입력, 테스트 결과에 대한 컴퓨터 원격 접근, 디지털 방사선 사진 및 음성 인식 소프트웨어 도입을 도출하였다. 그리고 의사 및 이해 관계자들이 제안된 개선사항을 적극 받아들이도록 프로젝트 활동 중에 수집한 데이터를 그들과 공유하였다. 파일럿 테스트를 통해 얻은 데이터는 전체 소요시간에서 큰 개선 효과를 준다.

▼ 관리(Control) 단계

개선된 프로세스가 기존 상태로 되돌아가는 예상되는 리스크를 줄이기 위한 예방적 차원의 리스크 감소 계획이 수립되었다. 프로세스 개선 성과를 유지하기 위해 체크리스트, 통계적 프로세스 관리도, 그래프 분석 및 정기적인 현황 보고서 등의 모니터링 전략을 구축하였다.

▼ 결론(Results)

스트레스 테스트의 전체 소요시간은 과거 68시간, 표준편차 32시간에서 평균 32시간, 표준편차 9시간으로 단축되었다. 스트레스 테스트 소요시간의 시그마 레벨은 0.1이하에서 2로 상승하였다. 단축을 통해 인건비가 34,000 달러 감소하였다. 비용의 증가 없이 검사 이행 능력을 향상 시킬 수 있었다. 방사선 스트레스 테스트와 심장 검진 결과의 상관관계를 살펴본 결과 검사의 품질에 영향이 없음을 확인하였다. 이부서의 모든 고객, 즉 환자, 담당 직원, 심장 전문의, 원무과 직원은 모두 이 프로젝트를 성공적이라고 평가했다.

12.4 국내 병원의 6시그마 적용 사례

사례 09

분당서울대학교병원

분당서울대학교병원은 의료의 질 향상과 고객만족을 위해서 2006년 6시그마 시범프로젝트를 시행했다. 분당서울대학교병원은 6시그마 프로젝트 출범식에서 병원의 궁극적인 목표는 고객만족을 위한 의료의 질 향상으로서 6시그마 프로젝트의 성공적인 수행을 위해 모든 지원을 제공할 방침을 정했다. 2006년 분당서울대학교병원에서는 전략적으로 추진하는 6시그마 프로젝트 추진리더를 임명하였다. 6시그마 시범프로젝트는 △효율적인 간호업무 인계시스템 구축을 통한 향상된 진료서비스 제공 △고객이 만족할 수 있는 적정 진료대기시간의 달성 △응급실 체류시간 감소를 통한 최적화 응급 진료서비스 제공 등 모두 9가지로서 6개월 동안 이들 9개 프로젝트는 데이터에 근거해 고객중심에서 철저한 분석을 통해 고객이 만족하는 최고수준을 향해 도전하게 된다. 선정한 6시그마 시범프로젝트의 9개 과제는 다음과 같다.

- 효율적인 간호업무 인계시스템 구축을 통한 향상된 진료서비스 제공
- 고객이 만족할 수 있는 적정진료 대기시간의 달성(전략프로젝트 1)
- 응급실 체류시간 감소를 통한 최적화 응급진료 서비스 제공(전략프로젝트 2)
- 구매 프로세스 개선을 통한 구매기간 단축 및 물품 적시 공급
- 효율적 보험청구 시스템 개발
- 효율적인 폐기물 관리를 통한 친환경 병원조성
- 효율적인 에너지 이용을 통한 자원 및 환경보존

특히 주목할 만한 일은 분당서울대학교병원에서 6시그마가 성공적으로 정착할 수 있도록 KT에서 보유한 경영혁신 역량을 제공한다는 협력조인식을 체결했는데 KT의 MBB(Master Black Belt)를 분당서울대학교병원 시범 프로젝트 MBB(Master Black Belt)로 위촉하여 다양한 교육지원을 하게 했다.

또한 6시그마 프로젝트 추진을 위해 2005년 하반기부터 삼성, LG, 포스코, KT 등 주요 혁신기업의 CEO등을 초빙하여 세미나를 개최하고 전 교직원의 97.3%가 6시그마 사이버과정을 이수함으로써 6시그마 추진기반을 조성하였다(이용균, 병원품질경영과 6시그마 4.병원의 도입사례분석, 병원서비스 품질경영 p.71~p.72)

분당서울대학교병원이 '의료의 질 향상과 고객만족'을 모토로 2006년 처음 6시그마를 도입해 지속적인 혁신활동을 펼쳐 온 결과를 공유하기 위해 병원대강당에서 '3차 웨이브 최종 발표회 및 1차 웨이브 사후 관리 발표회'를 가졌다. 이날 발표회에는 병원장을 비롯한 병원 집행부와 6시그마 전략파트너인 KT 고위관계자와 교육과 자문을 담당한 MBB(Master Black Belt), 그리고 분당서울대병원의 6시그마를 벤치마킹하기 위해 참석한 의료계 관계자 등이 참석하였다. 이날 발표회에서 병원장은 "우리의 모든 활동은 고객의 부가가치를 높이기 위한 노력이 될 수 있도록 해야 한다"며 "6시그마는 모든 프로세스를 고객의 관점에서 다시 한번 재점검할 수 있는 훌륭한 도구"라고 밝혔다. 2006년 2월부터 추진한 6시그마 3차 활동은 △재고자산 프로세스 개선을 통한 비용절감(물류자산팀) △프로세스 개선을 통한 예약대기일 단축(영상의학과) △진료프로세스 최적화를 통한 적정 재원일 관리(관절센터) △업무프로세스 최적화를 통한 고객감동 실현(특수센터) △효율적인 주차관리시스템 구축(총무팀) △간호사 근무 관리방법 개선을 통한 인력운용 효율성 향상(간호부) △유비쿼터스 시대를 선도하는 고객중심 홈페이지 구축(홍보팀)등 7가지이다. 이들 7가지 과제는 이미 6시그마를 도입해 성공적인 성과를 거두고 있는 분당서울대병원의 6시그마 전략파트너인 KT의 교육과 지도를 받아 진행됐으며, 7개월 동안 집중적인 개선활동을 펼친 결과 진료프로세스 최적화를 통한 적정 재원일 관리를 목표로 활동한 관절센터가 대상, 간호부의 간호사 근무방법 개선을 통한 인력운용효율성 향상활동이 최우수상, 홍보팀의 유비쿼터스 시대를 선도하는 고객중심 홈페이지 구축활동이 우수상의 영예를 안았다. 3차 웨이브 최종 발표 후에는 2006년 2월부터 7월까지 활동했던 1차 웨이브 사후관리 최종발표회도 진행됐는데 총 9개 과제 중에 1년 동안 사후관리를 지속적으로 펼쳐 병원의 체질개선과 재무성과에 기여한 △효율적인 에너지이용을 통한 자원 및 환경보존(시설팀) △체류시간 단축을 통한 고객만족도 향상(영상의학과) △간호업무 인계시스템 구축을 통한 향상된 진료서비스 제공(간호부) 등 3개 과제가 우수작으로 선정됐다.

분당서울대병원, '6시그마' 병원계 모범, 병원신문, 2007. 8. 13. 8면

13. 환자중심 병원경영[14)]

13.1 환자중심 병원경영의 개념

병원경영의 가장 기본적인 사명은 첫째, 고객인 환자에 대해 양질의 의료서비스를 가능한 신속하고 최소 비용으로 제공함으로써 사회적 공헌을 다하고, 둘째는 이익을 창출하여 병원조직의 유지와 생존, 성장능력을 확보하는 일이다. 그런데, 병원이 이러한 기본적인 사명을 다하기 위해서는 환자가 병원을 이용해 주어야 하며, 만약 병원에서 제공되는 제반 서비스에 만족하지 못하여 그 병원을 외면하게 되면, 병원은 기본적인 사명을 다하지 못하고 도태하게 되는 것이다. 환자만족경영을 하려면 환자중심의 병원을 경영하지 않으면 안 된다. 환자만족이란 의료서비스를 포함하여 병원이 제공하는 제반 상품 및 서비스, 즉 병원서비스 질에 대한 환자의 사전기대보다 사용 실감이 크거나 높은 것을 의미한다. 환자중심의 병원이 되려면 환자를 중심에 놓고 모든 진료 및 서비스가 환자위주로 제공되어야 한다. 과거의 진료서비스 제공방식 및 경영 관습에서 탈피하여 의료인 위주에서 환자 위주로, 직원편의 위주에서 고객만족 위주로, 권위주의에서 친절서비스 위주로, 비합리적 경영에서 합리적 경영으로 바뀌어야 한다. 병원의 모든 시설 및 장비는 환자의 동선을 최소화 할 수 있도록 배치되어야 하며, 병원의 조직구조를 환자중심으로 변경하고 모든 업무절차를 재설계하여 정보화 하여야 하며, 신속하고 간편한 서비스를 제공해야 한다. 또한, 진료를 초 전문화하고 서비스의 질 관리를 통해 만족할 수 있는 친절한 서비스를 제공해야 한다(임배만, 1999).

환자중심 진료(Patient-focused care)의 등장배경을 보면 환자만족경영과 관련된 의료서비스조직 재설계의 일환과 함께 환자 개인의 필요와 선호도 충족을 위한 맞춤 진료제공 및 소비자중심주의(Consumerism)의 확산과 함께 의료계에 대두된 개념이다. 즉, 환자중심적으로 고객의 관점에서 진료 및 서비스 체계를 재구축하고 의료제공자중심에서 환자중심으로 병원경영의 패러다임을 전환함으로써 진료의 연속성과 치료효과 및 질 향상을 시킴으로써 환자만족도 향상에 기여한다는 것이다.

보건의료분야에서 전통적인 공급자 위주에서 환자중심 진료로 전환되는 경향이 일고 있는 것은 보건의료의 환경변화와 깊숙이 관련되어 있다. 환자 중심 진료체계의 등장 배경을 보면 첫째, 고객으로서의 환자의 등장을 들 수 있다. Zemke(1987)에 의하면 의료소비자들은 그들 자신이 필요로 하는 진료를 결정하는데 있어서 활발히, 적극적으로 풍부한 정보를 갖고 임하게 되었으며, 오늘날 70%정도의 환자가 치료를 받기 위해 어디로 갈 것인가를 스스로 결정하고 있다. 그들이 원하는 의료를 제공해주는 의료기관을 찾아 의사를 바꾸는 "새로운 고객"으로서의 환자가 존재하게 되었다. 환자들은 그들이 어떻게 치료받았는지, 얼마나 기다렸는지, 치료에 관한 정보를 얼마나 제공받았는지, 병원종사자들이 얼마나 성의를 보였는지 등으로 그들이 제공받은 의료서비스를 평가하고 있다. 입원실의 청결상태, 음식의 영양가 및 정성, 접수과정, 질문을 수용하는 태도, 답변의 성실성, 주차의 편리성 등이 그들의 판단기준이 된다. 환자들은 그들 치료에 대한 정보를 얻고, 적극적으로 참여하며, 인격체로서 대우받고, 안락하고 편안한 환경에서 의사소통이 잘 되는 병원직원들에게 치료받기를 원하는 것이다. 둘째, 생산소비자(Prosumer)의 사회를 들 수 있다. 엘빈 토플러(1981)는 그의 저서『제3의 물결』을 통해 "생산자와 소비자를 구분했던 분리선이 급격하게 흐려지는" 생산소비자 시대의 도래를 주장하였다. 토플러는 환자중심 진료라는 식단을 준비하고자 하는 사람이라면 환자를 보건의료의 소비자가 아닌 생산소비자로서의 능력을 강화시킬 요리를 준비해야 한다고 주장하고 있다. 세 번째는 정보화 사회로서 모든 사람들은 쉽게 접근할 수 있는 정보를 통해 의학적 지식이 더 이상 소수의 엘리트들의 전유물이 아님을 보여주고 있다. 잡지, 책, 방송, TV, 신문, 인터넷 등의 의학 관련 정보는 모든 사람이 이용가능하다. 이제 의학전문가들은 그들 환자들의 궁금증을 풀어주기 위해 가장 최근의 의학프로그램에서 다루었던 최신 정보와 경쟁해야 하는 처지에 이르렀다. 정보화시대에는 환자의 교육과 환자참여가 무엇보다 강조된다. 이 두 요소야말로 정보화 시대에서 의료가 해야 하는 사명의 중심에 놓이게 되었으므로 환자중심 진료모델은 이 필요에 대응하기 위한 수단이 되는 것이다.

네 번째는 스스로 돕기 운동(self-help movement)의 확산을 들 수 있다. 환자중심 진료체계로의 전환 필요성을 절실하게 하는 또 다른 물결은 스스로 돕기 운동이다.

Naisbitt(1984)는 제도적인 돕기(institutional help)에서 스스로 돕기(self-help)로의 변화 뒤에는 3가지 경향이 있음을 강조하였다. 첫째는 환자 스스로 운동하고, 지방섭취를 줄이고, 음주량을 줄이고, 흡연을 줄이는 등 건강에 대한 책임론에서부터 유래하는 새로운 습관의 확산이고, 둘째는 가정에서의 자가 검진도구의 개발 등으로 전문가의 도움을 필요로 하지 않는 분야에서의 자가 치료가 확산되고 있으며, 셋째는 건강에 대한 새로운 접근법인 전인적 모델(holistic model)이나 예방의학이 각광받고 있다는 점이다. 오늘날 의사나 병원들은 사람들에게 무엇인가를 해주는 역할에서 그들이 스스로를 위해 무언가할 수 있도록 도와주는 역할로 전환되어야만 하는 처지에 도달하였다. 그 결과는 소비자 중심, 환자중심적인 접근의 도래를 맞이하게 되었다. 환자중심적 접근은 환자에의 참여와 교육을 강조하면서 흐름을 같이하고 있는 것이다.

다섯 번째는 전인적 접근(holistic approach)으로서 보건의료분야에서 증상을 단순히 치료하는 데에서 육체, 정신, 그리고 영혼을 상호 작용하는 통합체로서 인식하게 되는 변화를 말한다. Ferguson(1987)은 많은 비전통적 치료체계조차도 서구의 의료체계를 보완하는 것으로 보는 새로운 경향이 증가되고 있음을 강조하였다. 건강운동의 증가와 함께 침술, 바이오피드백(bio feedback), 그리고 카이로프락틱(chiropractic)과 같은 기술들을 받아들이는 것 자체가 새로운 보건의료의 지표가 된다는 것이다. 서구의 병인론적 대중의학과 예방보다는 질병을 우선시하고, 파괴적, 수술지향적, 육체와 정신을 완전 분리하는 치료일변도의 의학체계에 한계를 느끼기 시작하였기 때문이다. 육체와 정신 그리고 영혼을 포함하는 전인적 모형의 수용과 함께 환자중심의료는 이미 이러한 새로운 영역을 받아들이기 시작하였다.

여섯 번째는 의료의 질 향상 운동의 확산으로 의료의 질 향상은 가장 최상의 질적 서비스의 결과를 추적하고 그것들을 최고의 기준에 비교해 측정해보는 과정을 필요로 한다. 모든 기존의 과정과 활동을 검토해야할 필요는 특히 많은 과정이나 절차가 고객에게 가장 최선의 결과를 가져다 줄 것이라는 증거 하에 실행된다기보다는 수년간 지속되었다는 전통에 바탕을 둔 보건의료분야에서는 특히 필수적이다. 보건의료는 고객위주의 서비스철학을 실행하고자 하는 혁신적 방법을 찾기 위해 이러한 경향을 흡수하였다. 환자중심의료는 업무의 재배치, 업무에의 비효율 제거와 함께 질 향상에 헌신하고자 하는 보건의료의 필요에의 대응이라고 할 수 있다.

일곱 번째는 기술과 정신의 조화운동 확산이다. Naisbitt(1984)는 뛰어난 물질적 발전은 인간의 정신적 요구와 균형을 이뤄야한다고 주장하였다. 그는 기술이 발전할수록 인간적인 접촉이 더욱 필요하다고 주장하였다. 그의 이 같은 주장은 보건의료분야에 굉장한 영향을 주었다. 생명을 연장할 수 있는 고도의 의료기술과 장비가 도입되었을 때, 이와 발맞추어 호스피스운동이 일어나고 있는 것이나 죽음에 이르는 과정이나 사망에 대한 관심이 증가되고 있는 것이 좋은 예이다. 심장이식이나 뇌 촬영, 레이저 수술 등 고도의 기술 및 장비의 사용이 증가될수록 이와 균형을 맞추어서 병원 내 직원들이 가정과 같은 분위기를 연출해내기 위해 고객과의 접촉을 늘리는 것도 한 예가 될 것이다. 진료의 지속성과 친숙한 치료환경의 창출 등을 통해 환자중심의 진료는 이러한 물결과 움직임을 같이 하고 있다. 환자중심 진료구축수단과 방법을 보면 진료과정에 환자의 참여기회를 증대시키며, 진료내용 및 방법의 결정에 환자의 의사결정권 및 선택권을 확대한다. 아울러 진료에 있어서 환자의 역할과 기능을 증대하고 환자 개개인에 대한 관심제고와 세심하고 환자의 표현에 앞선 needs를 파악한다. 또한 환자의 개별needs와 욕구에 맞춘 서비스를 제공하고 대기시간을 단축, 편안하고 안락한 환경조성 등 구체적으로 대응한다.

환자중심 진료구축의 문제를 보면 환자 당 할애하는 시간의 제한과 부족, 제공자중심의 진료조직인 진료과, 전문과목 및 복잡하고 많은 절차, 많은 접촉점과 대기과정이 있다. 또한 제공자편의중심의 시설배치와 구조인 환자의 동선과 needs에 대한 고려부족을 들 수 있으며 환자needs파악 기전 및 고객의 소리청취기전 부족과 환자의 needs통합, 조정, 응대시스템 미비를 들 수 있다. 병원구성원들의 문제로는 특히 의료인들의 인식부족과 동기부여 미비 및 인간관계기법의 부족으로 특히 의사의 경우는 상담기법이 절대적으로 부족하다. 많은 병원들이 겪고 있는 운영상의 문제점을 분석하여 종합한 결과를 보면 다음과 같다(Chicago Health Executives Forum, 1991).

첫째, 업무가 분절되어 있고 업무과정(process)이 과도하게 집약적이며 동시에 구획화 되어 있다.

둘째, 업무시간이 의료제공자를 기다리고, 그들의 업무를 조정하고 스케줄을 잡는데 낭비되고 있다.

셋째, 행정적 장애가 효율성을 떨어뜨리고 있다.

넷째, 한 환자의 진료에 너무 많은 의료 인력이 관여함으로써 의료의 지속성과 질을 떨어뜨리고 있다.

다섯째, 부서 간에 같은 일이 반복되고 있다.

여섯째, 병원의 운영과 정책이 환자의 필요보다는 부서의 필요에 의해 움직이고 있다.

그렇다면 이의 해결책은 무엇인가? 연구결과를 종합해보면 환자중심 의료조직을 위한 합리적 개선방안은 직원들로 하여금 더 열심히, 더 빨리 일하도록 강요할 것이 아니라 병원의 운영구조를 바꾸어야 한다는 결론에 이르고 있다. 과거의 해결방법은 직원들로 하여금 더 빨리, 더 열심히 일하게 하는 것에 초점이 맞추어져 있다. 그러나 이런 방법으로 그동안 해결된 것이 무엇인가? 이 문제의 답은 병원의 운영구조를 바꾸는 것인데 구조의 변경이야말로 실제적인 생산성과 의료의 질을 향상시키는 데 기여하기 때문이다.

환자중심 진료체계로의 재구축에 들어가게 되면 보조적 서비스를 분리시키고 교차훈련을 통해 한사람이 여러 업무를 담당하도록 함으로써 노동의 비용을 감소시키고 비용을 절감할 수 있게 된다. 사람 간 업무조정이나 스케줄 잡는 것이나 일하지 않는 시간 등이 감소됨으로써 이러한 일이 가능하게 되는 것이다. 인건비가 전형적인 병원의 비용 중 1/2정도를 차지하게 되는데 이러한 비용의 감소로 말미암아 병원은 새로운 장비를 구입하는 등의 시설투자가 가능하게 되는 것이다. 환자중심 구조 재구축의 목표는 의료제공자 들이 직접적인 의료제공이나 진료의 질 향상에 더 많은 시간을 보내고 동시에 인건비를 절감할 수 있다. 비록 낭비나 같은 일의 중복제거 등이 첫 번째 목표이긴 하나 또 다른 중요한 이득은 높은 질의 고객서비스 창출, 업무의 효율성이 증진되어 비용이 절감되며, 환자를 위한 인간적인 치료환경이 구축된다. 환자중심 구조의 재구축은 스케줄 관리와 서류 작성 등에 소비되는 많은 시간을 줄여준다. 그 결과 의료제공자들이 환자들과 보내는 시간이 늘어나게 되며 직원들은 서류업무보다 직접적 환자의료제공에 더 많은 시간을 보냄으로서 만족도가 커질 수 있다. 직원들이 동기 부여된 그리고 기꺼운 마음으로 업무에 종사하여 타 경쟁 의료기관을 압도할 수 있다. 구조 재구축은 또한 직원들의 시간을 환자에 대한 지지(support)와 교육 등에 투자할 수 있게 하는데 이것은 환자의 합병증을 감소시키고, 호흡기능 향상, 심리적 스트레스의 제거 등에 의해 입원기간을 단축시키는데 작용함이 증명되었다. 외과환자의 심리적 지지 교육의 결과 평균 입원기간이 1.5일 감소되었다는 연구결과가 있다(Sobel, 1992).

13.2 환자 중심 진료체계의 주요 요소

전통적인 보건의료모형과 환자중심 모형 간에는 여러 가지 면에서 주요한 차이가 존재한다. 이들 요소를 정리하면 [표 4-13]과 같으며, 다음에서 환자중심 모형의 중요 요소에 대해 살펴보도록 한다(Moore&Komras, 1993).

표 4-13 전통적 보건의료모형과 환자중심모형

전통적인 보건의료	환자중심 모형
제공자중심	환자중심
전문가에 의지	환자와 가족의 적극적인 참여
비인격적 장소	치료적 환경
많은 의료제공자	진료의 지속성
중앙집권식 의료서비스	중앙분권식
전문화	다기능 의료인력 배출을 위한 교차훈련
증상의 치료	전인적 접근(holistic approach)
아주 긴 문서	능률적, 간결한 문서

✚ 환자참여와 교육

자신의 치료에 대한 의사결정에 참여한 환자나 지식이 풍부한 환자는 실제 참여하지 않거나 전혀 치료과정에 대해 모르는 환자에 비해 치료 속도가 빠르다. 제한된 정보만을 가진 전통적인 치료는 긍정적 효과보다는 부정적 효과를 더 많이 준다. 치료과정에 참여하지 않고 정보를 제공받지 못한 환자는 불필요한 많은 과정을 겪게 된다. Patient(환자)라는 말은 라틴어의 Patire = suffer(고생한다)라는 말에서 기원하고 있다. 고생한다는 말의 참뜻을 헤아려서 환자들을 편안하게 해주어야 한다. 환자들을 고생시키지 않는 좋은 방법은 환자들에게 책임과 참여를 고취시킴으로써 어떻게 느끼고 치료에 어떻게 대응하고를 의료제공자에게 알려줄 수 있다. 환자들이 스스로의 치료에 책임을 갖고 있다는 것을 인식하는 것은 특히 퇴원할 때 중요하다.

미래의 성공적인 치료는 입원기간 후에 follow-up을 가능하게 하는 환자나 그의 가족, 전문가의 능력에 의존하게 될 것이다. 환자의 참여와 책임의 공유야말로 환자중심의료의 핵심이 된다. 환자참여는 환자가 병원에 들어섰을 때 시작 되고 입원기간동안 지속된다. 방법은 다음과 같다.

- 치료방법 토론, 치료전략을 환자가 선택. 이를 위해 환자와 그의 가족이 도서관을 이용 정보를 얻게 한다.
- 직원들로 하여금 환자의 질문을 기꺼이 받아들이게 하는 것. 그리고 질문을 유도할 것
- 가족 중 한명을 의료제공자와 파트너로서 협동케 하는 것
- 환자의 자가 투약 프로그램을 개발하는 것
- 환자에게 진료기록부를 공개하는 것

✚ 치료적 환경의 조성

치료과정을 강화시켜 줄 공간과 치료적 환경의 조성이다. 병원의 환경은 환자의 태도나 건강에 막대한 영향을 주게 되고 환자의 회복속도나 진통제 필요량을 감소시켜주는 역할까지 한다. 즉 사소한 환경적 요소라도 환자의 회복속도에 영

향을 미치게 된다. 그리고 음식의 질이나 영양의 고려, 음식의 선택 또한 치료적 환경강화의 한 측면을 구성하고 있다.

✚ 진료의 지속성

환자중심의료는 환자개인을 일련의 증상 복합체나 질병의 분류만으로 바라보는 것이 아니라 통일된 인격체로서 치료하고자 하는 전인적 접근을 강조한다. 전인적 접근을 위해서는 환자에게 지속적인 의료를 제공하여 환자가 같은 의료제공자와 지속적으로 상호 작용하도록 하는 것이 중요하다.

환자만족은 환자와 직원이 밀접한 관계를 형성했을 때 증가한다. 주치의 제도와 마찬가지로 주치간호(Primary nursing)도 좋은 방안이며, 그 결과 환자와의 강한 유대를 형성하게 되고 이것이 환자로의 포괄적 접근을 가능하게 할 수 있다.

✚ 분권화구조로의 재구축

환자중심으로의 재구축은 비용의 위기와 목적의 위기 모두를 해결할 수 있는 대응이다. 재구축은 업무를 의료전문가나 각 부서의 필요대신에 환자의 필요에 맞추어 재설계하는 것을 의미하기 때문이다. 병원의 업무구조를 재구축한다는 것은 의료제공자의 직무특성을 변화시키는 것과 아울러 시술이 시행되는 환경을 개선하는 것을 의미한다. 재구축에 포함되는 요소로는 유연한 공급체계, 관리체계, 업무장소의 재설계, 불필요한 문서나 서류업무의 제거, 보조적 서비스분야의 재배치, 그리고 환자진료의 팀적 접근 등을 포함한다.

✚ 교차훈련과 다기능 의료인력

환자중심의료는 세밀한 분야에의 전문지식만을 갖춘 직원보다는 교차훈련(cross-training)을 통해 다양한 기술을 습득한 직원(multi-skilled practitioner)이 되도록 직원을 교육하는 것에 강조점을 둔다. 교차훈련은 업무구조의 재구축과 함께 진행된다. 의료인력은 전문 분야가 다양하더라도 환자들이 필요한 진료를 하는 데에는 동일한 기능을 할 것이 요구된다. 교차훈련 후 다양한 의료인력은 전통적으로는 그들의 직무규정에 맞지 않는 다양한 활동을 수행하게 된다.

✚ 전인적 접근

전인적 접근은 육체, 정신, 영혼까지를 치료과정에서 통합하는 것을 의미한다. 전인적 접근은 다양한 기술과 치료방법을 포함하지만 근본적인 가정은 어느 부분에서의 질병도 온몸 전체의 정신 · 육체시스템의 균형파괴에서 비롯된다는 것이다. 기존의 의학인 생의학적 모형(biomedical model)은 몸과 마음이 분리된 체계로 보는 것이 일반적이다. 그러나 많은 소비자들이 전통적인 서구의학만으로는 질병을 완치하는데 한계가 있다는 것을 인식하고 서양의학만으로 해결되지 않을 때에는 다른 접근법인 한의학이나 대체의학을 치료 방법으로 기꺼이 받아들이고 있다. 의료계에서 대체의학의 수용이나 한의학과의 공조를 받아들이지 않는다면 소비자들은 다른 부분에서 이를 구하려고 할 것이다.

✚ 문서의 간소화

병원조직에서 유연해야할 필요성이 있는 것 중의 하나가 서류나 보고서 문건 등의 양이다. 평균적인 병원의 경우 서류나 기록유지 등이 필요이상의 시간을 소모하고 있다. 한 통계에 의하면 간호사의 경우 그 업무의 30%를 기록유지와 챠팅 등 서류작업에 쓰고 있는 것으로 나타났다. 의사나 간호사가 환자진료와 간호업무에 더 많은 시간을 유지할 수 있어야 환자 만족도가 높아진다.

13.3 환자가 생각하는 좋은 병원

연세대학교 보건대학원과 대한병원협회가 공동주최한 병원경영교육 30주년 기념 심포지움(2007년3월23일) '좋은 병원 2010'에서 환자가 생각하는 좋은 병원이란 어떤 병원인가에 대하여 주제별로 발표한 내용을 보면 환자가 생각하는 좋은 병원이란 환자가 필요 시 쉽게 접근이 가능하며, 정확한 진료를 통해 믿음과 신뢰로 질병에서 해방되고 환자의 눈높이에 맞는 충분한 설명과 시스템을 갖춘 좋은 환경을 가진 병원이라고 하였다(현석균, 2007). 이어서 좋은 병원을 선택할 때 국내에서는 실력 · 친절 · 좋은 시설 · 용이성(2004.9월 소비자조사)과 시설이 좋은 병원보다는 친절한 병원이 좋다(2004. 메디컬 잡 조사)고 하였으며, 2004년 일본

닛케이비즈니스가 조사한 결과를 보면 80.9%가 상세하고 친절한 설명을 들었다. 의료인에게는 단순히 병을 치료하고 병원업무를 보는 것 이상의 더 특별하고 고귀한 역할이 있다. 친절과 사랑을 통해서 모든 환자들의 마음을 다독이고 기쁨을 주는 역할이 바로 그것이다. 미국의 경우 좋은 병원을 선택하는 기준에서 진료성과(실력이외에)를 제외하고는 존엄성(Dignity & Respect), 신속한 응대(Speed & Efficiency), 내 집 같은 편안함(Comfort), 이해하기 쉬운 설명(Information & communication), 심리적 안정도모(Emotional Support)를 들었다. 즉, 인간다운 대우와 관심을 원하고 있다(J . D Power Consumer Center, 2006).

좋은 직원은 어떤 직원을 말하는 가에서 환자의 마음을 읽고 먼저 다가가야 한다면서 인사부문에서는 첫 만남 시 소개하기, 응대 시 눈 맞추기, 일어나서 응대하기, 마주칠 때 인사하기, 퇴실 시 인사하기를 해야 하며, 정서적 지지로는 상냥하고 밝은 미소, 편안하고 자상함, 가족처럼 이해하는 배려와 말투, 따뜻한 마음, 관심 있는 간호, 환자를 진심으로 걱정하는 마음이 있어야한다고 하였다. 이어서 태도부문에서는 밝은 표정, 바른 자세, 예의바른 태도, 접점에서 음료수 마시지 않기, 간호사 스테이션에서 사담이나 환자에 대한 비판하지 않기를 제안하였으며, 대화부문에서는 경청하기, 적절한 대화법(부드럽고 쉽게 설명)이 필요함을 역설하였다.

또한 잘 들어주고 설명 잘 하기 부문에서는 환자의 궁금한 사항에 대해 충분하게 들어주기, 검사종류, 예상시간, 검사과정에 대한 설명하기, 치료 진행과정 설명 등이 충분하게 이루어져야하며, 아울러 진료비에 대한 설명과 약물에 대한 설명 시 쉽게 설명해야 하고, 조영제 사용의 경우에는 부작용에 대하여 쉽고 충분하게 설명해주어야 한다. 세심한 배려와 가족 같은 보살핌부문에서는 환자입장에서 생각하기와 편안하고 아늑한 환경을 조성해 주기를 들었다. 전문적이고 신속한 대응부문에서는 신속한 처치, 통증 조절, 적절한 처치, 전 처치 실행 여부 확인, 처치 및 치료시의 능숙한 기술(skill), 검사 예약시간 준수, 검사 결과 확인, 수가 산정은 정확하게를 제안하였다(김종일, 2007).

좋은 시스템 · 좋은 병원부문에서 좋은 병원이 될 수 있는 좋은 시스템의 종류를 다음과 같이 열거하였다(김영훈, 2007).

- 환자의 눈으로 볼 수 있게 해주는 시스템
- 공정성을 지켜주는 시스템
- 환자안전을 보장해주는 시스템
- 환자의 개인정보를 철저히 보호해주는 시스템
- 노인을 공경하는 사회이념을 존중하는 시스템
- 알기 쉽게 병원시설을 안내해주는 시스템
- 주차장을 이용하기에 편리한 시스템
- 환자의 소리에 예의 있는 반응능력을 갖춘 시스템
- 환자를 위해 피라미드의 속성을 붕괴한 시스템
- 지루함과 만성적 기다림을 달래주는 교육과 문화시스템

좋은 시스템 · 좋은 병원을 위해서는

- 한두 가지의 좋은 시스템만으로는 좋은 병원이 될 수 없다.
- 각 부분 하나하나의 시스템은 좋은데, 전체를 합하면 나쁜 병원이 되는 경우가 있다. 시스템의 조화가 필요하다.
- 경영자의 철학과 의지가 있어야 하고, 시스템 실행 주체에 적극적인 지원과 투자를 하여야 한다.
- 좋은 시스템, 좋은 병원은 부서불문, 지위불문의 전사적 참여를 기본 전제로 할 때 가능한 일이다.

환자 · 고객 입장에서 보는 좋은 병원의 좋은 시설은 다음과 같이 보았다. 좋은 시설이란 소비자의 입장에서는 접근하기 좋고 편리하게 이용할 수 있으며, 편안함을 가질 수 있는 공간을 말하며, 체감적으로는 청결, 온도, 습도, 공기, 조명 등이 잘 갖춰져야 하며, 심리적으로는 긴장, 불안, 두려움, 복잡함을 편안함, 포근함, 편리함, 안전함으로 변화시켜야 한다. 또한 공간성은 좁고 답답한 것을 넓고 개방감을 확보해주어야 하며, 동선은 길고 찾기가 어려운 것을 접근성이 편리한 동선체계로 바꿔 주어야 한다.

좋은 시설의 중요성을 보면 시설은 병원고객만족의 구성요소이며, 입원 · 외래

환자를 대상으로 하는 외부 고객 만족도 조사 결과에서 병원선택의 요인분석 결과 의료의 질 뿐 아니라 시설이나 환경에 대한 요구도 높아지고 있음을 확인할 수 있으며, 치유환경(Healing Environment)이란 환자주위에 있는 환자가 감정적으로 심리적으로 반응하는 모든 요소로 조명, 색조, 소리, 프라이버시, 자연물의 접촉, 시간이나 공간의 감각으로서 보다 안전하고 쾌적하게 지내기 위한 모든 환경 요소이다(김창호, 2007).

신뢰할 수 있는 의료진, 잘 낫는 병원 부문에서 좋은 병원이란 환자중심의 병원을 말한다. 즉 좋은 의사는 다른 사람보다 더 세심하되 지혜롭게 생각해야 하며, 다른 사람보다 더 모험을 하되 안전을 생각해야 한다. 또한 다른 사람보다 더 많은 꿈을 꾸되 현실적으로 생각해야 하며, 다른 사람보다 더 기대하되 가능성을 생각해야 한다(하워드 슐츠). 즉 성의 있는 응대는 진심으로 통하는 것이며, 모든 환자를 개별적으로 특별대우를 해주어야 한다. 의료의 질은 항상 최고를 향해야 하며, 치유환경을 개선하여 이제는 더 이상 병 주고 약주는 병원이 있어서는 안 된다. 아울러 이런 의사가 되지 말아야 한다. 나는 환자에게 인기가 좋으므로 환자를 보는 태도를 고칠 필요가 없다든지, 권위적인 말투를 못 고친다든지, 기다리는 환자의 마음을 헤아리지 못한다든지, 환자와의 농담은 가급적 삼가야 한다든지, 환자에게 설명 시에는 의학용어를 심하게 사용하여야 한다든지, 사망할 수 있다든지 하는 과격한 단어의 사용을 한다든지, 전혀 웃지 않는다든지, 환자의 자존심을 무시한다든지, 청결하지 않다든지 하는 것은 고쳐야 한다.

신뢰할 수 있는 의료진 상이 되기 위해서는

- Speed : 빠르게 대처하는 모습을 보여준다.
- Quality : 불쾌하지 않는 진료를 제공한다.
- Reliability : 가장 중요한 것은 환자가 의료진을 믿고 신뢰할 수 있어야 한다는 것이다.

따라서 우리병원도 이제는 변해야 하고 실제 많은 부분에서 변하고 있다. 미국의 병원도 혁신, 도전, 상상력으로 진료를 개선하고 의료진의 실수와 비용을 줄이고 있다. 좋은 병원이 되기 위해서는

- 과실이 있으면 개선해 나간다(의사소통이 중요).
- 기본적인 규칙을 지킨다.
- 환자의 취향을 반영하여 진료의 질을 높인다.
- 통증관리를 최우선으로 한다.
- 간호사의 일을 줄여준다.
- EMR을 구축한다.
- 쾌적한 입원실, 환자가 안정감을 가질 수 있게 한다.
- 죽음을 앞둔 환자를 특별관리 한다.
- 의료사고가 없는 병원(김영주, 2007)

13.4 외국병원의 환자중심경영 10원칙

1. 고객이 원하는 것을 확실히 알아야 한다.

Bringham hospital은 전에는 수술당일 아침 일찍 환자를 오게 해서 불평을 샀다. 하지만 지금은 '3days package'라는 상품을 내걸고 호텔과 같은 쾌적한 시설에서 하루 전날 입원하고 같은 종류의 환자들끼리 모아서 좋은 식사를 제공했다. 환자들은 크게 만족했고 이 병원은 이와 유사한 서비스를 계속 확대하고 있다. Johns Hopkins hospital은 환자중심의 진료체계구축으로 21년째 US News & World Report 지가 뽑은 미국 최고의 병원으로 선정되었다.

2. 고객의 참여를 유도하라

탈장전문병원인 Shouldice hospital은 환자의 건강상태에 중점을 두었다. 식사는 오직 식당에서만 하고 환자의 각방에서는 일부러 전화나 TV를 두지 않고 수술 후에 환자의 운동을 장려했다. 수술을 위한 피부면도조차 자신이 직접 하게 하고 수술실에 갈 때도 직접 걸어가게 했다. 수술 후 회복기에 있는 환자도 침대에 멍청히 앉아있을 수만은 없다. 청소부까지도 포함시킨 전 직원들이 쉴 틈 없이 환자에게 운동을 재촉한다. 병실에는 편리한 시설이 아무것도 없기 때문에 걷지 않을 수 없다. 수술이 끝난 지 얼마 지나지 않은 환자는 앞으로 수술을 받게 될 새로운 환자에게 수술에 임하는 마음가짐을 이야기해 준다. 저녁시간의 즐거움은 스코틀랜드계 간호사의 지도로 이루어지는 에어로빅이다. 걷는 것은 수술 후의 회복을 촉진시킬 뿐만 아니라, 걷는 것을 통해 자기 몸을 직접 컨트롤할 수 있다는 것을 환자 스스로 확인할 수 있게 한다는 점에서 보다 중요한 의미를 갖는다. 수술준비를 직접 한다거나 새로운 환자에게 수술에 관한 설명을 해줌으로써 자조능력에 대한 자신감도 강화된다. 쇼율다이스 병원의 환자는 다루어지는 존재가 아니다. 그는 스스로 수술을 준비하고, 스스로 치유를 촉진하고, 스스로 주변의 일을 하는 동시에 다른 환자를 도와준다. 환자이기보다 오히려 능동적인 치료사이자 교사인 것이다(Reginae Herzlinger, 1997). 이러한 체계는 환자의 적극적인 참여를 유도했고 환자들의 높은 만족을 얻게 되었다. 이것으로 타 병원보다 낮은 비용으로 더 높은 질적 서비스를 제공하게 되었다.

✚ 3. 고객중심의 문화를 발전시켜라

모두가 고객이 중요하다는 것을 믿어야 하고 이것에 의해 행동에 옮겨져야 한다. 조직문화라는 것은 타 기관과 구별되는 것으로서 일반적으로는 신념, 가치 그리고 행동하는 방식이라고 정의된다. 예를 들어 간호사가 노인환자가 땅콩버터빵을 먹고 싶다는 것을 알고 직접 만들어 줌으로써 환자를 만족시켰고 이것을 전해들은 병원장이 이 직원에게 고객만족상을 수여했다.

이는 이 병원에서 환자만족을 위해 애쓰는 것이 중요하다는 문화를 만드는데 큰 역할을 하게 되었다. 병원장이 이런 문화를 시작하고 강조하는 것은 무엇보다도 중요하며, 병원장이 솔선하는 행동은 어떤 표어나 의사소통보다 효과가 뛰어나다.

✚ 4. 고객중심의 직원을 채용하고 훈련시켜라

의료산업에서는 전통적으로 직원을 채용할 때 고객을 만족시키기 위한 기술이나 인성을 고려하지 않은 채 임상적인 기준만을 보고 채용한다. 하지만 이제는 고객중심의 치료를 위한 기술을 확실히 해야 한다.

Virginia Inova hospital은 응급실 직원(의사, 간호사, 보조원 등)에게 8시간의 고객서비스프로그램을 받게 했다. 이 프로그램 실시 후에 환자만족도는 100% 올라갔고 환자불만은 70%감소했다. 즉 고객서비스의 훈련은 경쟁력 있는 시장성을 부여한다.

✚ 5. 고객중심이 되기 위해 직원들에게 동기를 부여하라

행복한 직원과 행복한 고객을 연구한 바에 의하면 직원이 즐거우면 고객도 즐거워한다는 것이다. 즉 직원이 고객에게 서비스를 제공하는 방식이 유쾌하다면 당연히 고객도 이를 느낀다는 것이다. 전통적으로 병원경영자는 의료제공자의 탁월한 진료능력만을 강조해 왔다. 예를 들어 심장이식수술에 대한 평균이하의 사망률을 가져왔다면 병원은 이를 포상한다. 이는 의료제공자의 관점에서 포상하는 것이다. 새로운 패러다임은 임상적 기술과 고객만족 둘 다 충족되는 경우 포상이 이루어져야 한다.

✚ 6. 연속적인 고객서비스체계를 만들어라

고객은 연속적인 서비스를 기대한다. Ritz Carlton Hotel의 룸서비스 지연문제해결사례는 병원에도 많은 시사점을 준다. 투숙객이 아침식사가 늦게 도착했고 식었음을 불평했다. 원인은 침대시트의 여유분이 부족하고 층별 배분이 잘못되어 항상 아침 시간에 E/V를 점유하고 있었기 때문이다. 이 호텔은 이를 즉시 해결했고, 고객만족을 위해 지식경영을 도입, 노력한 결과 미국 대통령이 수여하는 말콤볼드리지상을 수상했다.

✚ 7. 대기시간을 관리하라

고객이 서비스를 받기 위해 기다리지 않게 하라. 어떻게 효율적으로 대기시간을 관리하느냐는 심리적 및 양적인 접근이 필요하다. 양적인 접근은 대기시간을 줄이는데 도움을 준다. 기다리는 것에 대한 심리상태는 설명할 수 없이 복잡하고, 불쾌하고 불편하다. 따라서 대기시간에 대한 이유를 고객에게 설명함으로서 고객은 가능한 한 즐겁게 기다릴 것이다. 병원은 환자가 기다리는 것을 무시하고 오직

병원직원들의 편의성만을 생각하기로 악명이 높다. 불가피하게 환자가 기다려야 한다면 그 시간동안 환자만족과 임상결과를 최상으로 만들어야 한다.

✚ 8. 매력적인 서비스 환경을 만들어라

환자가 기대하는 환경을 창출하라. 성공적인 서비스를 제공하는 기관은 인테리어장식, 고객서비스 등의 다양한 전략을 통해 고객을 만족시킨다.

디즈니랜드는 테마별 놀이동산에서는 각 테마에 맞는 인테리어와 복장을 갖추고 있다. 그래서 고객은 어디에 있는지를 알고 불안감을 느끼지 않는다. Alabama의 BrookWood Hospital은 산부인과 병동에 가족들과 친구를 위한 소파 및 조명을 배치해놓고 자기 집과 같은 편안한 환경을 조성해준다.

✚ 9. 서비스에 해당되는 모든 면을 평가하라

평가되는 것은 관리가 된다. 서비스가 뛰어난 기관들은 다양한 조사기법을 통해 고객의 서비스만족도를 측정하기위해 엄청난 돈과 노력을 투자한다. 고도화된 조사 자료는 고객이 느끼는 서비스의 질과 가치를 평가하고 이해하는데 아주 중요하다. 서비스산업의 평가가 중요한 이유 세 가지를 보면 첫째, 서비스는 생산 즉시 소비되고 눈에 보이지 않는다. 둘째, 각각의 고객에 의해서 평가되어진다. 셋째, 고객에게 무엇이 중요한지를 알고 이를 관리하는 것이 서비스산업의 존립에 중요한 영향을 미친다.

✚ 10. 계속적으로 향상시켜 나가라

성공했다고 결코 끝이 아니다. 고객의 기대를 충족하거나 더 초월해가는 것이 결코 정지되어 있는 목표가 아니다. 고객으로 하여금 이 기관이 항상 좋은 서비스를 제공하는 기관이라는 점을 인식시키기 위해 서비스의 질과 가치를 계속 향상시켜나가야 한다. 오늘날 서비스산업의 서비스제공방법은 거의 비슷하다. 모든 병원들은 고객이 기대하는 특징, 서비스 그리고 가치를 계속적으로 밝혀내고 이를 제공해야 한다.

13.5 환자중심진료와 전문진료센터

✚ 전문진료센터의 의의와 장점

기존의 여러 진료영역을 대상으로 하며, 진료과 단위의 수직적, 분절화된 조직체계를 벗어나 특정질환이나 장기, 진료대상을 중심으로 전문성 높은 진료를 제공하는 체계이다. 장점으로는 환자중심의 진료제공이 용이하며 전문기술 및 지식의 집적이 용이하다. 또한 단위조직의 책임성이 제고되고 효율적 진료가 가능한 병렬형 조직구조이므로 협진이나, 팀 접근 등으로 의사결정과정과 절차를 단축할 수 있다.

- 관련부서와 조직을 센터로 묶는 기준
  - 환자의 needs 기준 : 환자의 needs를 기준으로 센터단위 구분(검사, 치료방법, 기타 서비스), 동질의 Needs를 가진 환자군단위로 구분
  - 전문영역기준 : 의사 또는 의사 집단의 집중도(전문영역 간의 연계와 관련성이 높은 영역끼리 묶음)

✚ 전문진료센터 운영의 장애요인

고착화된 기능별 단위, 진료과 조직문화와 조직체계, 진료과 간 영역갈등, 공동진료와 협진에 대한 거부감, 과별 전문인력 육성과 교육시스템, 센터단위 성과평가체계의 미비, 인사와 예산분야에서 센터장의 권한과 책임부여 미비, 통합정보시스템 등 조정과 통합을 지원하는 시스템 미비

사례 10 전문진료센터의 외국사례

MDACC(MD Anderson Cancer Center)

One of the world's most respected center devoted Exclusively to cancer patient care, research, education and prevention : Comprehensive Cancer Center

- 1941년 University of Texas System 의 부속시설로 건립되었으며 암 진료의 전문성, 오로지 암 진료에만 집중 : 다빈도 암, 희귀 암, 연간 6만 명의 암 환자 진료(초진이 약 22,000명), multidisciplinary approach to treating cancer의 선구자 : 수술, 화학, 방사선, 면역, 복합요법

- 진료부조직 : 진료법 및 기능에 따라 9개division 으로 구성
  - Cancer medicine(medical oncology) : 치료법 및 암 종류별로 15개의 department
  - Surgery : Surgical oncology 등 7개 department
  - Internal medicine : Cardiology, Pulmonary등 7개 department
  - Pediatrics
  - Radiation oncology
  - Diagnostic imaging
  - Pathology and laboratory medicine
  - Anesthesiology and critical care
  - Cancer prevention

Multidisciplinary approach의 실현으로 관련 의사들이 모여 team approach를 시행한다. conference에서 사례발표 후에 논의를 거쳐 최선의 치료법을 결정하는 horizontal approach를 진료시작과 과정의 단계마다 시행하며 환자와 보호자도 참여가 가능하다. 환자들은 대개 2가지 이상의 치료법을 적용 받는다. 센터별 conference room, 외래진료실과 인접한 MD workroom을 설치하여, 의사간 정보공유, 토의문화를 유도한다. 외래에는 별도의 간호station을 설치하지 않으며 팀 workroom을 설치하여 의사와 간호사들이 공동으로 활용하도록 하였다. 환자편의를 위한 시설로는 외래진료구역(외래진료실 바로 인접)에서 초음파, 기타 기본 영상검사가 이루어진다. CT, MRI를 제외한 거의 모든 영상의학 진단이 가능하도록 하여 치료의 효율을 높였다. 의학적 치료 외에도 종교, 음악 등을 이용한 정서적 지지 등의 치유환경을 조성하였다. 병원구내에 Marriott Hotel이 운영을 맡은 Rotary House를 건립하여 환자와 직계가족들이 하루에 100$수준에서 숙박을 하면서 편리하게 진료를 받을 수 있도록 하였으며, 병원의 주요시설과 sky bridge로 연결하였다.
가족들을 위한 휴식 공간으로는 환자들이 외래 주사실에서 항암주사를 맞는 동안 가족들이 다양한 서비스를 받으며 쉴 수 있는 공간 (수면도 가능)을 주사실 바로 옆에 마련하여 환자와 가족들을 배려하고 있다.

사례 11 전문진료센터의 국내사례

종합전문 선진국형 '통합진료시스템' 선호

〈협진, '다학과협력팀제' 암환자 만족도 높아〉

최근 국내 유수 대형병원들이 환자들의 편의를 최대한 지원하는 환자 중심의 진료체계를 표방하며 각종 시스템을 진화시키고 있다.

현재까지의 국내 병원의 진료체계는, 특히 암의 경우 내과에서 진단을 하고 치료방법이 결정되면 다시 지정 진료과에서 수술이나 약물 치료를 받는 과정을 거치는 것이 일반화 되어 있다. 하지만 이 같은 방법들은 진단과 치료를 하기까지 많은 비용과 시간이 들며 또한 다양한 치료방법이 등장하면서 한 가지 치료방법을 선택하기까지는 많은 고민을 할 수 밖에 없다. 이러한 상황 속에서 등장한 것이 협진, 다학과협력팀 진료, 통합진료 등의 이름을 한 새로운 형태의 환자 중심 진료시스템이다.

■ 협진, 전문성 제고 장점 불구 환자불편 상존

우선 협진은 의사가 환자의 치료계획에 대해 다른 진료과 전문의의 의견을 구하고 그것을 참고로 해 좋은 치료법을 찾는 행위이다. 과거 일반적인 진료에 비해 각 질환에 대한 전문성을 높이고 환자의 특성에 맞는 치료가 가능해졌다.

나아가 지역 병의원과 협진이 이루어지면 경증, 중증 환자 구분 없이 대형 종합병원으로 몰려 환자와 지역 병의원, 대형병원 모두의 효율을 떨어뜨리는 모순 해결이 가능해짐과 동시에 대형병원과 지역병원간의 긴밀한 교류 협력 관계를 구축할 수 있다. 경증환자의 경우 가까운 병원을 이용해 비용 절감과 환자의 편의를 높이고 중증환자의 경우 대학병원에서 전문성을 살려 치료성과를 높일 수 있는 것이다.

한성우 건국대병원 교수(심장혈관내과센터)는 "건국대병원의 경우 비교적 협진이 잘 이루어지고 있다"며 "한 번의 클릭으로 병원 내 구축돼 있는 EMR 전산망에 협진의뢰서를 작성해 다른 과 전문의에 발송하면 이를 확인한 상대방은 환자의 경중을 고려해 순차를 둬 검사를 실시한다"고 설명했다.

하지만 이러한 장점에도 불구하고 협진에는 여전히 해결되지 못한 몇 가지 문제를 내포하고 있다. 다른 과의 전문의의 의견을 참고할 시간을 별도로 마련해야 하며 여전히 환자는 각 분야의 의사를 찾아 진료실을 전전하며 돌아다녀야 한다. 진료하는 시간과 공간이 다르기 때문에 의사들의 의견과 판단이 다르며 특정한 분야의 전문의의 의견이 강하게 지배될 수도 있다.

한성우 교수는 "너무 많은 환자 의뢰가 접수되면 받는 쪽에서는 체증이 걸려 서로간 오해를 낳을 수 있으며 부탁을 하고 받는 입장이기 때문에 직접적인 대화를 필요로 하는 등 인간적인 상호작용을 요하기도 한다"고 부언했다.

진정한 협진이 이뤄지기 위해서는 협진에 맞는 특수화된 수가체계 도입과 충분한 인력 지원 등이 필요하다는 주류의 의견을 뒷받침하고 있는 대목이다.

■ 암환자 차세대 진료체계 '다학과협력팀제' 선호

협진에서 좀 더 발전된 시스템이 한 질환에 대해 여러 전문의들이 같이 모여 치료방법을 결정하는 환자 중심의 다학과협력팀 진료, 소위 통합진료이다.

다학과협력진료팀의 구성은 각 병원마다 차이는 있겠지만 가톨릭 암병원을 비롯한 유수대학병원의 경우 크게 △진단(1차/비전문의료인, 진단방사선과, 중재 방사선과, 진단을 위한 종양조직 채집, 임상병리학과) △치료(종양외과-흉부외과, 비뇨기과, 이비인후과, 부인종양학과, 신경외과 등, 방사선 종양학과, 종양내과, 종양간호학, 종양약리학 등) △지지치료(영양지지, 통증치료, 감정조절, 종교적지지, 사회사업, 호스피스간호 등) 등으로 이루어져 있다.

암의 통합진료의 경우 환자가 진료실에 들어섰을 때 내과(진단), 외과(수술), 종양내과(항암약물치료), 방사선종양학과(방사선치료), 영상의학과 전문의를 한 자리에서 만나는 것이 가능해 진다. 암의 정확한 진단과 치료 방법을 각 분야의 전문의들이 직접 협의한 후 환자에게 가장 적합한 치료계획을 설계한다. 한 명의 환자를 위해 최고의 전문가들이 한자리에서 의견을 내 수술이나 약물치료 등 그 환자에게 가장 적합한 치료 방법을 결정하고 제시하는 것이다.

뉴욕의 Memorial sloan – kettering Cancer Center와 미국 국립암연구소 항암 치료분야 수석연구원을 거쳐 미국 뉴욕의대 교수로 20여년간 재직한바 있는 전후근 가톨릭 암병원장은 "최근 들어 암연구의 활발한 발전과 더불어 암의 진단과 치료에 관여한 임상종양학의 여러 분야가 빠른 속도로 발전하고 있으며 치료도 점차 다양해지고 복잡해지고 있다"며 "다학과 협력팀 진료는 단지 좋은 치료방법이라는 수사적 표현을 넘어 반드시 이루어야 하는 필수적인 형태"라며 강조했다.

특히 그는 암환자진료에서는 다학과협력팀의 진료가 반드시 필요하다고 피력했다. 암환자에 대한 절대적인 효과가 있는 치료가 없다면 진단과 치료법에 지속적인 발전과 함께 종양전문의사들 사이에서 다양한 의견을 개진할 수 있는 공간이 필요하다는 것. 또한 다학과협력 종양학은 각각의 암전문과가 경쟁적이 아닌 보완적인 기능을 수행하는 것이며 마치 심포니의 아날로그를 제공하는 것과 같기 때문이라는 것이다.

전후근 원장은 "임상에서 최초의 치료에 대한 결정이 흔히 환자를 처음 접하는 의사에 의해 이루어지지만 개개의 의사가 특정전문분야에서 전문지식과 진료능력을 가질 수는 있어도 동시에 진료의 모든 영역에서 전문가가 되는 것은 불가능 하다"며 "보다 나은 방법을 환자에게 적용하기 위해서는 되돌릴 수 없는 최초의 치료과정이 실시되기 전에 신뢰할 수 있고 전문지식과 진료능력을 가진 동료 전문의사들이 같이 논의하고 협력하면서 환자에게 가장 적적한 치료방법을 도모하도록 노력해야 한다"고 했다.

이와 같은 맥락에서 다학과협력팀 진료에서는 무엇보다 '집담회' 역할이 중요하다. 집담회는 전문의사 개인의 오류에 의한 영향을 줄이기 위해 여러 전문의들 사이에 존경과 이해가 있는 열린 토론과 우호적인 협력을 위한 기회를 제공하기 위한 것이다.

최초의 진료를 담당했던 전문의의 치료계획에 대해 서로 의견을 나누고 논리적이며 현실성 있는 대안을 마련함으로써 특정 환자에 대한 치료적 접근을 시도하게 되며 또한 기존 치료계획을 변화시킬 수 있는 친숙하지 않은 새로운 임상연구 데이터를 배울 수 있는 기회가 돼 유사한 임상문제들에 대해 미래의 치료결정에 영향을 줄 수 있는 대화채널이 마련되는 장점이 있다.

■ 통합진료 암환자 환자만족도 가장 높아

이는 결과적으로 암 치료의 성공률과 성적을 일반 진료나 협진에 비해 월등히 높여 환자에게 절대적으로 유리하게 만들며 환자의 만족도도 높인다. 실제 지난해 3월 서울아산병원 암센터에서 통합진료에 대한 만족도 설문조사를 실시한 결과를 살펴보면 통합진료를 받은 환자 및 보호자 86명 중 97.6%가 일반외래진료를 받은 환자 786명 중 91.8%가 각각 진료수준에 만족한다고 응답해 통합진료를 받은 환자의 만족도가 더 큰 것으로 조사됐다.

통합진료의 가장 큰 장점인 의료진간 협동성에 대해 환자의 98.8%가 '그렇다'고 응답했으며 서비스 신속성 또한 98.8%가 '그렇다'고 응답했다. 또한 진단 및 치료방향에 대한 신뢰도를 묻는 질문에서 97.7%가 신뢰한다고 답해 통합진료시스템을 선호하는 것으로 나타났다.

국내 의료체계가 나아갈 방향인 다학과협력팀 진료가 국내 의료계에 올곧게 뿌리 내리기 위해서는 전후근 원장은 무엇보다 구성원 모두가 자신의 전문분야 외에 다른 모든 임상과목에서 전문가가 될 수 없다는 인식이 바탕돼야 한다고 강조했다. 또한 팀 구성원은 각자 독자적으로 서로 신뢰할 수 있고 우호적인 동료들과 일하는 것이 중요하다고 설명한다. 다학과협력팀의 실패는 지식의 불일치보다는 각 구성원 간 개성의 알력이 주된 원인이 되기 때문이다.

일반진료

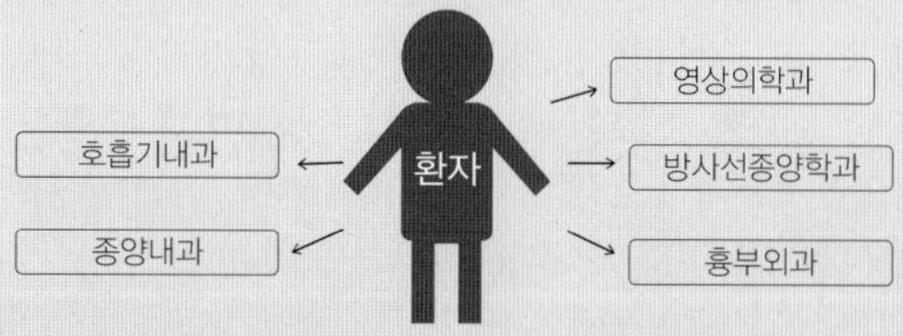

환자가 각 진료과를 방문해 진료

통합진료

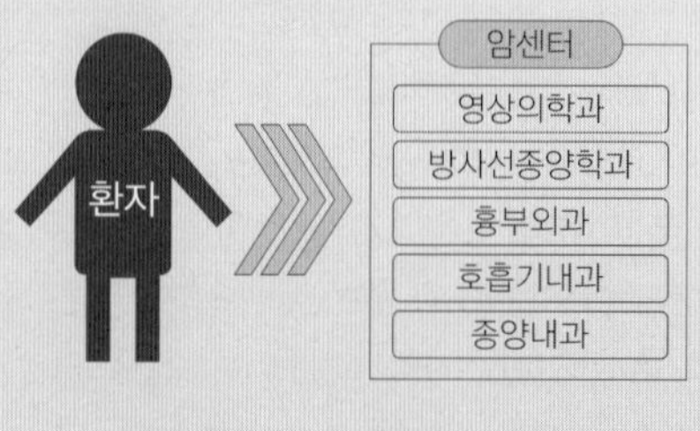

암 전문의가 한자리에 모여 진료

■ 한 환자 암 진단에 의사 7,8명 참여

서울아산병원은 2006년 7월 국내 최초로 1명의 암 환자 진료를 위해 여러 명의 전문의가 한 자리에 모이는 통합진료를 시작했다. 이 병원은 전공의 벽을 깨고, 집단 의사결정 방식의 통합진료 시스템을 도입했다.

통합진료 시스템에서는 환자가 아니라 의사가 움직이기 때문에 환자의 치료 대기 시간이 2주 이내로 단축됐다. 한자리에서 각 분야 전문의의 종합 소견을 들을 수 있기 때문에 환자와 보호자의 만족도도 높아졌다. 이 병원이 2008년 3~6월 암 통합진료와 일반 외래 진료를 받은 환자와 보호자를 대상으로 만족도를 조사한 결과, 통합진료 환자의 만족도는 97.6%로 일반 외래 진료보다 5.8%포인트 높았다.

도입 초기에는 시행착오도 적지 않았다. 선진국에서는 통합진료가 보편화됐지만, 한국 의학계는 여전히 전공 간의 벽이 높았다. 단독 의사결정에 익숙한 의사들이 집단 의사결정 방식에 거부감을 갖기도 했다. 하지만 이 병원은 3년간의 운영 경험을 바탕으로 진료 프로세스를 바꾸고, 2009년 4월 한국형 통합진료 시스템을 도입한 암센터를 정식 개원했다.

통합진료 시스템 도입의 산파 역할을 한 최은경 서울아산병원 폐암센터 소장(방사선종양학과)은 8월 말 동아비즈니스리뷰(DBR)와의 인터뷰에서 "집단 의사결정 방식의 통합진료 시스템은 질병 중심(disease oriented)의 치료에서 환자 중심(patient oriented) 치료로 전환하기 위한 과정"이라고 말했다. 다음은 일문일답.

■ 집단 의사결정 방식의 통합진료 시스템 도입 배경

"이전까지는 암 환자들이 어떤 치료를 어떤 순서로 받을지에 대해 스스로 결정해야 했다. 환자들의 치료 대기 시간도 길었다. 의사끼리의 의사소통도 환자가 치료를 받는 순서에 따라 순차적으로 전해지는 식이었다. 전문의끼리 '케이스 콘퍼런스'를 통해 의견을 교환할 수 있었지만, 환자를 직접 보지 못한 상태에서 의견을 나눠야 한다는 단점이 있었다. 이에 대한 대안이 의사들이 한자리에 모이는 통합진료다. 같은 병을 같은 방법으로 치료해도 환자마다 효과가 다르다. 그만큼 의학에서 100%라는 건 없다. 여러 전문의가 한자리에 모여 환자를 관찰하면서 의견을 나누는 통합진료가 중요한 이유다."

■ 통합진료 시스템의 장점

"암 통합진료 시스템은 미국의 MD 앤더슨 암센터 등 선진국에서 실시하고 있는 시스템을 국내 실정에 맞게 특화한 것이다. 여러 의사들이 환자가 보는 앞에서 서로의 의견을 나누고 환자에게 맞는 최적의 치료 방법을 결정한다. 예전 방식으로는 외과 전문의가 수술실에 들어가고 나서야 처음으로 환자 상태를 확인할 때도 있었다. 심지어 수술실에서 '이 환자를 왜 수술해야 하지' 의문을 품는 경우도 있었다. 통합진료 시스템에서는 환자를 직접 만나 다른 의사들과 함께 결정을 내리기 때문에 이런 일이 없다. 내가 속한 폐암 팀의 경우 호흡기내과, 방사선종양학과, 종양내과, 영상의학과, 외과 의사들이 통합진료에 참여한다. 케이스에 따라 병리과 의사가 참여하거나, 치료 후 회복에 관련된 사항을 위해 재활의학과 의사가 참여하기도 한다. 적게는 5명, 많게는 7,8명의 의사가 참여한다. 환자도 참여한 상태에서 진료 차트와 영상을 함께 보며 환자 상태를 진단하고 치료 방법을 토론한다. 치료 과정도 그 자리에서 결정한다. 환자가 의사를 일일이 찾아가야 할 때보다 치료 대기 시간이 상당히 단축됐다. 예전에는 모든 의사를 만나는 데 한 달 이상이 걸렸지만, 통합진료로 바꾼 뒤에는 1,2주밖에 안 걸린다. 치료에 대한 신뢰감을 높여줘 환자에게 안정감을 주는 효과도 있다."

■ 협진(協診)과의 차이

"협진이 다른 의사에게 조언(consultation)을 구하는 식인 데 반해, 통합진료에서는 의사들이 함께 의사결정을 한다. 기존 협진의 가장 큰 문제점은 같은 치료 방법에 대해 환자가 여러 의사로부터 다른 이야기를 듣게 된다는 점이다. A의사는 방사선 치료가 가장 좋다고 하는데, B의사가 갑자기 수술을 해야 한다고 얘기할 수도 있다. 환자는 불안할 수밖에 없다. 하지만 통합진료에서는 여러 의사들이 한목소리로 한 가지 방법을 추천하기 때문에 환자들이 안심하고 따른다. 처음에는 그 방법을 좋아하지 않았더라도, 여러 의사가 계속 한 방법을 권유하다 보니 환자가 더 안심하고 치료를 결정하게 된다. 우리나라에서 가장 많은 암이 유방암이다. 과거에는 유방을 모두 들어냈다. 여성 입장에서는 후유증이 컸다. 외국에서는 종양만 제거하고 방사선 치료를 하기도 한다. 우리도 통합진료를 통해 이런 치료법을 빠르게 도입할 수 있었다."

■ 제도를 처음 도입할 때 반발

"의사들은 고집이 세다. 의사 1명의 생각을 바꾸는 것보다 일반인 10명의 생각을 바꾸는 게 더 쉬울 것이다. 그런 의사들을 대상으로 변화를 추진하다보니 여기저기에서 불만이 터져나왔다. 통합진료를 도입한다고 하니까 나를 '급진 좌경'이라고 비난하는 말까지 나왔다. 부작용도 우려됐다. 의사들은 보통 자신만의 진료 공간, 즉 닫힌 공간에서 혼자 의사결정을 한다. 앞뒤가 꽉 막혔다는 말을 많이 듣는다. 통합진료를 도입한다고 했을 때, 고집 센 의사들이 환자가 보는 앞에서 고집을 부리다가 합의하지 못할 수도 있다는 걱정이 많았다. 막상 시작하고 나니 의외의 변화가 시작됐다. 의사들이 통합진료의 장점을 스스로 느끼기 시작하면서 의식이 변했다. 동료 의사들이 통합진료를 통해 심리적인 부담감을 많이 덜게 됐다고 얘기한다. 예전에는 혼자 진료실에서 끙끙대던 일을 다른 의사들과 의견을 교환하며 해결한다는 말이다. 오진(誤診)에 대한 부담감과 두려움을 덜 수 있다. 환자 진료 사진을 보고 이야기를 나누다가 깜빡 놓친 부분을 깨닫기도 한다. 젊은 의사들의 자기계발에도 많은 도움을 준다. 젊은 의사들이 경험이 풍부한 의사들과 함께 토론하면서 선배들의 노하우와 지식을 생생하게 배울 수 있다. 실제로 젊은 의사들의 연구 성과가 크게 좋아졌다."

■ 제도 도입 초기 시행착오

"처음에 식도암, 위암, 대장암, 유방암, 폐암, 비뇨기암 등 6개의 암 통합진료팀이 구성됐다. 우여곡절이 많았다. 30분 넘게 합의를 보지 못해 환자와 보호자를 잠시 내보내고 토론을 하다가 결국 좀 더 검사를 해보기로 하고 헤어진 적도 있었다. 팀원들이 결론을 내리지 못해 고위 간부가 개입한 적도 있었다. 요즘에는 통합진료 프로세스가 자리를 잡으면서 환자당 통합진료 시간이 5~10분으로 단축됐다. 그간의 경험을 통해 의견을 어떻게 조율해야하는지 훈련이 됐기 때문이다. 환자 앞에서 합의가 공개적으로 진행된다는 점도 의사들이 한발

씩 물러서 환자의 관점에서 의사결정을 내리게 만드는 요인이다. 자주 만나다 보니 서로에 대해 더 알게 되고 믿음도 생겼다. 정기적으로 모임을 갖고 팀이 내린 의사결정에 대해 리뷰를 하면서 집단 의사결정 프로세스가 자리를 잡았다."

■ 집단 의사결정을 이끌어가는 리더

"리더를 정하지는 않는다. 케이스마다 의견을 이끌어가는 사람은 모두 다르다. 우리 폐암 팀에서는 영상의학과 선생님이 논의를 이끌어간다. 사진을 함께 보면서 다른 의사들이 놓치는 부분도 많이 잡아준다. 치료법에 대해 아무래도 중립적이기 때문에 더 자유롭게 의견을 조율할 수 있는 것 같다. 호흡기내과 선생님도 그런 역할을 많이 맡는다. 이분은 수술 후 환자의 생활까지 생각한다. 요즘은 암을 고치고 나서도 오래 산다. 만성질환이 된 셈이다. 이 때문에 암을 고치는 치료법도 중요하지만, 치료 이후 환자의 삶까지 고려해 의사결정을 내린다."

■ 각 팀을 운영하는 방침

"폐암센터는 현재 두 팀으로 운영되고 있다. 우리 팀은 통합진료를 시작한 이후 3년간 같은 멤버로 운영된다. 한 팀으로 움직이다 보니 신뢰도 생기고 서로를 더 잘 파악하게 된 것 같다. 다른 팀은 비교적 젊다. 연령대가 달라서 의사결정을 내리는 과정도 차이가 있다. 젊은 팀은 수술에 대해 더 공격적이다. 각 팀마다 장 · 단점이 있다. 예를 들어 환자를 빨리 낫게 하기 위해 이것저것 약을 쓰게 되면 간 기능이 떨어져 열이 나는 '드러그피버(drug fever)'현상이 나타날 수 있다. 이럴 때는 환자를 그대로 두는 게 최선의 방법일 때도 있다. 앞으로는 연령대가 다른 두 팀의 구성원을 섞는 방안도 실험할 필요가 있다."

■ 팀 간의 경쟁

"물론이다. 병원도 경쟁의 무대다. 환자를 죄인처럼 다루던 시대는 끝났다. 환자 수, 환자의 만족도, 신뢰도, 성과 등에 대한 평가 결과가 나오기 때문에 팀끼리 경쟁할 수밖에 없다. 병원은 잘하는 팀이 더 잘하도록 지원하고, 못하는 팀은 성과를 개선하도록 돕는다. 경쟁을 통해 발전하기도 한다. 1년에 두 번 정도 워크숍을 열고 전체 암센터 의사들이 통합진료 사례를 발표한다. 이런 기회를 통해 다른 팀의 장단점을 보고 배운다."

■ 전문가들의 집단 의사결정 체제인 통합진료 과정의 가장 큰 어려움

"의사 상호간의 신뢰가 무너지면 팀을 이끌어가기가 매우 어렵다. 문제가 되는 구성원이 팀에 있을 때도 매우 힘들다. 아무리 노력해도 함께할 수 없는 사람들이 분명히 있다. 실제로 팀원끼리 서로를 존중하지 않아 고위 간부가 직접 나서 팀원을 교체하고 팀을 바꾼 일도 있다. 중요한 점은 얼마나 빨리 그런 문제를 겉으로 드러내고 해결하기 위해 노력하느냐다. 현재 11개 팀이 있는데 모두 성공적인 것은 아니다. 이런 시스템에서는 자신의 능력이 다른 의사들에게 낱낱이 공개되기 마련이다. 남들 앞에서 틀린 말을 할까 우려하는 분위기도 있다. 이는 통합진료 확장에 걸림돌이 된다. 집단 의사결정 방식의 통합진료 시스템으로 얻을 수 있는 효과에 대한 공감대가 없을 때도 팀이 잘 돌아가지 않는다. 빨리 결론을 내리기 위해 고집 센 의사들을 강압적으로 대하면 역효과가 날 때도 있다. 시간이 걸리더라도 대화와 토론을 통해 의사들이 생각을 바꾸려고 노력해야 한다."

■ 통합진료 시스템이 다른 병원과 차별화된 경쟁력

"우리 병원의 역사는 20년 정도로 경쟁 병원보다 짧다. 상대적으로 젊은 병원이기 때문에 이런 시스템의 도입과 혁신이 가능하다고 생각한다. 오래된 조직일수록 조직 문화가 정체돼 변화를 이끌어내기 어렵다. 통합진료를 위한 경영진의 투자 의지도 중요하다. 기존 진료 방식에서 환자가 진단을 위해 4명의 의사에게 찾아갔다면 각각의 의사에게 진료비를 지불해야 했다. 통합진료 시스템으론 4명의 의사를 한꺼번에 만나더라도 한 번의 진료 비용만 지불하면 된다. 환자 입장에서는 진료비 부담이 줄어든다. 거꾸로 생각해보면 병원 수입의 감소를 의미할 수도 있다. 하지만 병원은 통합진료를 차별화된 경쟁 우위로 판단하고 투자하고 있다."

■ 조직 전체의 성과를 위해 협업을 강요하다 보면, 개인의 목표와 충돌이 생겨 불필요한 갈등이 생기고 협업 비용이 오히려 늘어날 수 있다는 연구 결과도 있다.

"통합진료의 협업 비용을 최소화하기 위해 의사들이 통합진료에 참여하면 각 의사마다 각각 환자를 직접 진료한 것처럼 인센티브를 부여한다. 통합진료의 성과 목표와 개인의 성과 목표가 충돌하지 않도록 조정한 것이다. 단기적으로는 병원에 손해일 수도 있지만, 장기적으로는 통합진료를 통해 환자의 진료 만족도를 높이고 병원의 차별화된 브랜드 가치를 높일 수 있다."

■ 집단 의사결정 시스템이 성공적으로 자리 잡기 위한 요건

"집단 의사결정의 가장 기본적인 조건은 상대방을 존중하는 것이다. 이는 환자나 의사 모두에게 중요하다. 서로에 대한 존중이 없다면 팀이 운영될 수 없다. 집단 의사결정의 주체인 의사와 환자 외의 이를 지원해주는 코디네이터의 역할도 중요하다. 코디네이터는 의사가 환자를 만나기 전에 통합진료가 환자에게 적절한지, 어떤 팀의 치료가 환자에게 더욱 효과적인지를 결정할 수 있어야 한다. 통합진료 전날 코디네이터가 의사에게 환자의 상태를 알 수 있는 차트, 사진 등을 보내주고 효율적인 의사결정을 돕기 때문이다. 코디네이터 간호사에 따라 의사의 진료 활동이 크게 달라지는 셈이다. 따라서 통합진료 시스템을 성공적으로 운영하기 위해서는 먼저 전문성을 갖춘 코디네이터를 양성해야만 한다. 우리 병원에서도 통합진료를 시작하면서 코디네이터를 미국에 연수 보냈다. 바람직한 토론 문화에 대한 교육도 필요하다. 미국 의사들은 격렬한 토론이 끝나고 나면 훌훌 털어버린다. 우리는 토론에도 소극적인 데다 토론이 끝나고 나면 뒤끝이 남는다."

14. 조직문화 혁신

기업을 발전시키려면 그 기업의 핵심 역량을 북돋우어 이를 그 기업의 고유한 기업문화로 승화시켜야 한다. 월트 디즈니 직원들은 친절하고 깔끔하기로 유명하고, 또한 테마파크(Theme park) 운영에 적절한 특유한 기업문화가 있다. 할인점으로 세계적 기업이 된 월마트(Wal-Mart)도 뼈를 깎는 가격파괴 문화가 있으며, 또한 HP는 기술혁신의 독특한 문화가 있다.

14.1 월트디즈니의 친절문화

고객들이 디즈니랜드를 방문하여 사진 촬영을 하는 것을 보면 디즈니랜드 직원들은 고객의 요청이 없어도 스스로 촬영을 해주어 사진에 전 가족이 나오도록 도와준다. 손님이 많아 팝콘을 정신없이 파는 도중에도 가까운 음식점이 어디냐, 화장실이 어디냐고 물으면 팝콘 파는 것을 일시 중단하고 어느 건물 모퉁이를 돌아서 곧장 가다가 오른쪽으로 돌아가라고 친절히 알려준다. 백설 공주에 나오는 일곱 난쟁이 중 둘째 이름이 무엇이냐고 물으면 모든 직원이 친절히 대답해 준다. 나는 담당이 아니라는 말은 디즈니랜드에서는 들을 수가 없다. 잠시 디즈니랜드 울타리를 떠나 다시 입장하려고 하면 손바닥에는 재입장 스탬프를 찍어준다. 어린아이들은 자기 손바닥에는 물론 팔뚝에까지 10개의 스탬프를 찍어 달라고 졸라댄다. 손님이 죽 늘어선 바쁜 중에서도 어린이의 요구를 모두 받아주며 싫은 표정을 짓지 않는다. 남자 사원은 콧수염, 턱수염을 기르면 안 되며 긴 머리는 금물이다. 여자 사원은 길고 색깔이 짙은 손톱 매니큐어를 금지하고 눈 화장은 너무 짙지 않게 하며 귀걸이는 커서 달랑거리면 안 된다. 즉, 깨끗하고 단정하며 명랑한 인상을 주어야 한다. 디즈니랜드에서는 청원경찰은 안내 책임자(security host)로, 운전사는 운전 안내자 등으로 불려 모든 직원이 디즈니랜드의 주인(host) 역할을 한다. 모든 사원은 직원이라 부르지 않고 쇼 무대의 배우(cast member)라고 불리며, 사원이 작업을 수행하는 것은 일을 한다고(working) 하지 않고 무대에서 공연하고(on stage) 있다고 말한다. 즉, 모든 사원이 합심하여 [디즈니 월드]라는 쇼를 연출하는 것이다.

14.2 월마트사와 가격파괴 문화

월마트가 저가 정책을 써서 할인점으로 성공한 것은 모두 아는 바이다. 그러나 그 저가 정책은 누구보다도 철저하다. 월마트는 상품을 구입할 때 중간도매상을 철저히 배제하고 생산자에게 직접 사며 그것도 대량으로 구입하여 구입가격을 대폭적으로 저렴하게 구입한다. 그리고 임대료와 인건비를 절감하기 위하여 대도시 중심지보다는 도시 외곽에, 대도시보다는 소도시에 판매장을 설치한다. 또한 수 개의 할인 판매점이 있는 근처에 소규모의 창고를 두어 물류비용을 절감하여 신속히 배달이 되도록 한다. 상품의 회전율을 높이고 팔리지 않는 상품의 재고 부담을 줄이기 위하여 재고관리의 전산화를 철저히 한다. 월마트 자신만 전산화하는 것이 아니고 월마트에 판매하는 제조업체까지 전산화하여 월마트에서 어떤 제품이 얼마나 팔리고, 재고가 얼마나 있는지 즉시 알 수 있어 적시에 적량을 생산, 공급할 수 있도록 한다. 이렇게 하기 위하여 월마트 전용 인공위성을 통한 통신 수단이 있을 정도이다. 월마트는 미국 제2기업이며 월마트 회장 Sam Walton씨는 미국에서 손안에 드는 부자이다. 그러나 월마트는 Arkansas의 이름도 없는 소도시 허름한 구석 건물에 본사를 두고 있다. 아마도 이 정도 거대한 미국 기업이라면 대도시 중심지에 화려한 빌딩과 본사를 두고 그 위용을 뽐낼 것이다. Walton 자신도 구식 포드 픽업트럭을 손수 운전하고 값싼 식당에서 식사를 하며 평범한 이발소에서 이발을 한다. 즉, 저가로 파는 할인 판매점에서는 모든 것을 절약하여야 살아남을 수 있다는 것을 손수 보여주는 것이다. 자기는 미국의 갑부라고 하여 최고급 자동차에 최고급 식당에서 식사를 하며 자기 직원들에게 회사 돈을 아끼라고 훈시한다면 그 말이 과연 사원들에게 먹혀 들어갈 것인가? 1999년 월마트는 실적으로 본 결과 GM 다음으로 미국의 제2기업이 되었다. 매출액 성장률로 보아 수년 내 GM을 제치고 미국 제1의 기업이 될 것이라고 한다.

14.3 휴렛드 패커드(HP)의 MBWA(Management By Wandering Around), Open-Door문화

컴퓨터 업계의 독보적인 존재 IBM과 어깨를 견주며 성장하는 기업이 있다. Hewlett Packard(HP)이다. 컴퓨터 가격을 내리면서 제 살 깎아먹기식 경쟁으로 얼룩진 컴퓨터 업계에서 이러한 성장세를 구현한 이유는 과연 무엇일까. HP사는 개인 창의력을 중시하여 사원들의 창의력 발휘에 필요한 직무 조건과 환경을 만들어준다. 각 사원들을 중요하게 여기고 이들을 존경한다. 출퇴근 기록은 없고, 출근 시간도 정하지 않으며 업무계획도 사원 자신들이 스스로 짜게 한다. 이에 더하여 각 부서 사원들이 모여 자유스럽게 토론하는 분위기이다. R&D, 생산, Engineering, 마케팅, 판매부서 사원들이 한데 모여 토론한다. 제품 디자이너는 자기가 디자인한 제품을 사원 누구든 언제라도 볼 수 있도록 자기 PC를 개방해 놓는다. 사원 어느 누구나 자기 사무실을 떠나 디자이너 방에 들려 그 제품의 장. 단점을 보고는 언제나 토론을 할 수 있게 하는 분위기이다. 이렇게 자유스럽게 돌아다니면서 토론하는 중(Management By Wandering Around, MBWA)에 좋은 신제품이 탄생한다는 것이다. 즉, 모든 사원이 Team이며, 이 Team들이 바로 HP 회사라는 생각이다. 또 다른 하나는 사장의 집무실 방문까지도 활짝 열려 있어 언제든, 누구든 사장과 대화할 수 있는 분위기를 만드는 것이다. 이러한 분위기를 더 뒷받침하기 위하여 모든 사원이 한자리에 모여 서로의 얼굴을 익히고 비공식적인 사교모임을 갖도록 정기적으로 맥주파티를 연다. 사장을 부를 때도 사장님이라 하지 않고 자기 친구를 부르듯 first name으로 부른다. 이렇게 자유스러운 대화에 의한 경영(Management By Wandering Around)과 사장 집무실 개방(open-door policy) 두 가지를 HP Way라고 부르고 있다.

14.4 경영혁신과 문화의 충돌

이렇게 핵심 역량을 기업문화로 승화시켜 기업을 발전시킬 수 있지만, 문화 때문에 그 반대의 길을 가는 경우도 허다하다. 때로 문화는 경영혁신의 방해자가 되기도 한다. 오래도록 전해 내려오는 관행과 문화는 고치기가 어려워 경영혁신에 큰 걸림돌이 되기도 한다. 과거 수년 동안 우리나라의 기업들은 팀제, 연봉제, 리엔지니어링, 리스트럭처링, e-비즈니스의 도입 등으로 많은 경영혁신을 시도하였고, 지금도 진행 중이다. 그러나 그것으로 크게 효과를 보았다는 기업은 많지 않은 것 같다. 그 이유 중 가장 큰 것은 기업 내부에서 직원들이 이를 반대하거나 따라오지 않기 때문이라고 한다. 이 경영혁신은 이제까지 기업에서 해 오던 업무처리 방식과 다른 것이어서 그 기업의 기업문화가 그 혁신을 받아들이지 않기 때문이다. 전산화를 해놓고 업무는 수작업으로 이중 처리하고, 인터넷을 통해 주문하도록 시스템을 만들어 놓고도 이를 활용하지 못하고 전화나 Fax로 주문을 한다고 한다. 임원 결재용으로 여전히 종이서류를 만들어야 하고 E-mail을 열어보지 않아 회의에 불참한 상사가 회의 시간을 알려주지 않았다고 화내는 일도 있다고 한다. 1978년 미국 크라이슬러 자동차 회사가 부도가 나기 수 주일 전에 아이아코카가 크라이슬러 사장이 되었다. 아이아코카 사장은 크라이슬러사를 살리기 위하여 급여비용을 절반인 12억 달러를 줄이고, 40억 달러 고정비를 감축하고 부속품을 3분의 1로 줄였다. 그리고 품질 향상을 하는 등 보수적이고 내부 지향적, 기술지향적 기업문화를, 행동지향적. 시장지향적 문화로 만들어 크라이슬러사를 살려낸 것은 유명한 이야기가 되었다. 그러나 이렇게 크라이슬러의 기업문화를 변경시키는 데는 5년이 걸렸다고 한다. 이렇게 문화를 고치기가 어렵다고 하여 우리 문화만을 핑계 대고 경영혁신을 지체해서는 안 된다고 생각한다. 곤충이 자기껍질을 벗지 못하면 더 이상 성장하지 못하듯이 세상이 모두 변하고 있는데 기업이 변하지 않으면 생존이 불가능하다. 우리 기업도 디즈니랜드, 월마트, HP, 크라이슬러같이 각 기업의 핵심 역량을 새로운 기업문화로 변화시키고 이를 승화시켜야 한다. 기업문화 차이는 아래와 같이 요약할 수 있다.

첫째, 무엇을 실행할 것인가를 중시하며 실험정신이 왕성하다.

둘째, 고객이 선호하는 것을 파악하여 고객으로부터 아이디어를 얻고 고객에게 최고의 품질, 서비스, 신뢰를 제공한다. 이와 같이 우수기업에서는 모든 분야에서 고객 존중이 강조되고 있고, 고객지향의 가치 창조가 최상의 지향가치로 존중되어 실천되고 있다.

셋째, 창의성을 살리기 위해 기업을 여러 개의 작은 회사로 나누어 독립심과 경쟁심을 고취시킨다.

넷째, 개인을 존중하며 사원들의 노력에 대해 공정한 보상을 하여 모든 사원들의 의욕을 북돋아 준다.

다섯째, 현장을 중시하는 가치관이 확립되어 있어 경영진이나 관리자들은 회사의 영업이나 생산과 같은 비즈니스에 밀착해 있다.

여섯째, 가장 자신 있는 주력 업종에서 떠나지 않는다. 즉 본업에 충실하고 자신 없는 업종에는 참여하지 않는다.

일곱째, 기구와 체제가 지극히 단순하며 관리직은 소수이다. 우수기업들은 비록 규모는 크나 실제 운영에 있어서 간단한 조직구조와 간소한 관리 체제를 갖추고 있다. 이에 따라 대규모 기업에서는 흔히 나타날 수 있는 형식주의, 선례 답습주의, 적당주의, 무사안일주의 등과 같은 대기업 병이나 관료제의 병리 현상이 도출되지 않고 있다.

여덟째, 기업의 핵심적인 가치관에 대해서는 엄격하나 조직구조는 방임에 가까운 유연함을 유지하고 있다. 이처럼 우수기업들에서는 공유가치의 확립을 통해 분화와 통합의 딜레마를 잘 극복하고 있다. (전략기업 컨설팅, '기업 경영혁신과 경쟁력 강화 실천 기법' 2006)

제 5 장 의료경영혁신 성공사례 [15)]

1. 선병원

"고급호텔과 레스토랑은 우리의 스승"
지방병원서 최고의 롤 모델로 도약

〈Article at a Glance〉

국내외 병원의 벤치마킹 대상이 된 지방 종합병원 '선병원'의 성공요인

① '킹핀 전략(kingpin strategy)'으로 조직 내 '친절 DNA' 확산

'병원도 서비스업'이라는 경영 철학에 대한 공감대 형성 위해 변화를 주도할 수 있는 핵심인력(이른바 '킹핀')들을 집중적으로 공략. 해외 유수 병원은 물론 유명 호텔, 식당 등을 돌아보는 벤치마킹 투어 실시. 해외에서 견문을 넓히고 온 '킹핀'들은 원래 부서로 복귀한 후 경영진을 대신한 변화 주도자(change-agent)로서 역할

② 시각화(visualization)를 통한 효과적 커뮤니케이션

서비스 교육에 대해 반발이 심한 의사들을 설득하기 위해 역할극(role-playing)형식을 빌려 의사들이 환자들을 대하는 모습을 비디오로 찍어 담당 의사들에게 직접 보여줌. "의사가 진료만 잘하면 되는 것 아니냐"며 반발하던 의사들도 환자에게 건성으로 대하는 자신들의 모습을 보고 스스로 반성하는 계기 마련

③ 간호사에 대한 임파워먼트(empowerment) 통해 고객 만족도 제고

고객인 환자를 가장 먼저, 가장 많이 접하는 간호사에 대한 자율권 강화. 즉, 환자 관리를 위해 필요한 물품은 복잡한 결재를 거치지 않고 수간호사 재량으로 구입 가능토록함. 또 응급환자 발생 시 말단 간호사라도 레지던트 등 의사를 거치지 않고 담당 전문의에게 직접 전화할 수 있도록 조치. 의사들만 하는 회진 외에 수간호사 회진을 마련. 고객들의 사소한 불만까지 취합

"선병원이 지금까지 이룩한 업적은 정말 놀랍습니다. 방문 기간 동안 많은 것을 배우고 돌아갑니다. 국제적으로 계속 승승장구해 나가는 모습을 기원합니다."

–입 킷 링 싱가포르 쿠덴팟병원 매니저

"체계적인 의료 시스템, 수준 높은 의료진, 친절한 간호사, 최첨단 의료시설, 게다가 훌륭한 통역서비스까지! 정말 큰 감동을 받았습니다. 수술 후 회복 기간 동안 가족처럼 따뜻하게 보살펴 주신 선병원에 대단히 만족합니다."

–아바나센거 블라디미르 러시아 중앙은행 사할린 지점장

서울의 대형 종합병원, 혹은 유수의 대학병원에 대한 칭찬이 아니다. 수도권도 아닌 지방에 있는 종합병원인 선병원을 향해 쏟아진 찬사다. 의료법인 영훈의료재단 선병원의 모태는 1966년 대전의 한 시골 동네에서 개원한 '선정형외과 의원'이다. 가정집이 즐비해 있던 동네의 2층짜리 건물에서 20개 병상을 놓고 시작한 선병원은 현재 대전선병원(중구 목동), 유성선병원(유성구 지족동), 선치과병원(중구 중촌동), 선병원국제검진센터(유성구 지족동)등 총 4개 병원으로 커졌다. 총 병상 수 900개에 일일 외래 환자 수만 2500여 명에 달할 정도다.

선병원을 찾는 건 비단 환자들만이 아니다. 서울대병원, 중앙대병원, 세브란스병원, 삼성의료원 등 벤치마킹을 목적으로 선병원을 찾은 국내 종합병원만 지금까지 100곳이 넘는다. 국내 병원 뿐 아니라 일본, 중국, 러시아, 베트남, 태국, 인도, 몽골 등 해외 의료기관들도 병원 경영에 대해 한 수 배우러 선병원을 찾고 있다. 아바나센거 블라디미르 지점장처럼 해외에서 원정을 와 건강검진에 수술까지 받는 외국인 환자들도 상당수다. 실제 지난해 선병원을 찾은 외국인 환자 수만 2500여 명이 넘는다. 대학병원도 아니고 게다가 수도권 지역에 있지도 않은 일개 지방병원이 내로라하는 국내외 병원들의 롤모델로 성장하게 된 비결에 대해 DBR이 집중 분석했다.

형제가 운영하는 선병원

선병원은 47년 전 선정형외과 의원을 세운 고 선호영 영훈의료재단 초대 이사장의 아들 3형제가 운영하는 종합병원이다. 가톨릭의대 정형외과 교수 출신인 둘째 아들(선두훈)이 선친의 뒤를 이어 현재 의료재단 2대 이사장을 맡고 있으며, 시티은행 자금부장 출신의 전직 금융인인 셋째(선승훈)가 의료원장을, 미국 펜실베이니아대에서 공부한 치과 전문의인 넷째(선경훈)가 치과병원장을 각각 맡고 있다. 이름 없는 지방의 작은 병원에 불과했던 선병원이 오늘날과 같은 명성을 얻을 수 있었던 계기는 1990년대 초반 이후 선승훈 의료원장(1992년), 선경훈 치과병원장(1997년), 선두훈 이사장(2001년) 등 3형제가 선병원에 합류하게 되면서부터다.

3형제 중 가장 먼저 선병원으로 내려온 건 경영학을 공부한 선승훈 의료원장이다. 미국 버클리대에서 경제학을 공부하고 조지타운대에서 경영학 석사 학위를 받은 선승훈 원장은 7년간 일하던 시티은행을 그만두고 1992년 대전으로 내려왔다. "병원이 갈수록 커져 힘드니 도와달라"는 선친의 간곡한 부탁 때문이었다. 선병원은 1980년대 들어 본격적으로 규모를 키워나갔다. 우선, 선병원으로 이름을 바꾸며 정형외과에서 종합병원으로 확대했고 중부권 최초의 종합검진센터를 설치했으며 의료법인 영훈의료재단까지 설립해 유성에도 선병원을 개원했다. 급기야 1990년엔 대전 선병원을 현재 위치인 목동으로 신축 이전하면서 진료 과목수 19개, 병상 규모는 250개로 크게 늘렸다.

병원규모는 이렇게 커졌지만 그에 걸맞은 운영 시스템은 따라주지 않았다. 체계적 내부 시스템 개선 없이 덩치만 커져서는 장차 심각한 문제가 생길 수 있다는 게 선호영 박사의 생각이었다. 병원에도 제대로 된 경영 마인드를 불어넣는 게 필요하다고 봤다. 그가 여러 아들 가운데 맨 처음 도움을 요청한 대상이 의학과는 담을 쌓고 지내 온 선승훈 원장이었다는 건 바로 이 때문이었다. 선호영 박사의 부름을 받고 처음엔 "의학엔 문외한인 내가 과연 병원에서 무슨 일을 할 수 있을까 고민이 됐다"는 선승훈 의료원장은 "내가 의사가 아니기 때문에 더더욱 와야 한다는 선친의 말씀에 설득 돼 미련없이 예전 직장에 사표를 던졌다"고 말했다.

고객인 환자 관점에서 병원 리모델링 추진

대전에 내려와 의사가 아닌 고객, 즉 환자의 입장에서 병원을 살펴보니 개선해야 할 곳이 한두 군데가 아니었다. 경영학을 전공한데다 대표적인 서비스업인 금융업에 몸담으면서 선승훈 의료원장(당시 경영총괄이사)에겐 무슨 일을 하든 고객을 첫 번째로 생각하고, 고객의 관점에서 바라보며, 고객의 말에 귀를 기울여야 한다는 건 너무나 당연한 일이었다. 하지만 병원에 내려와 보니 모든 게 공급자인 의사를 위주로 돼 있었다. 병원은 단순히 의료인들이 진료를 하기 위한 기능적 공간일 뿐 고객인 환자들을 위한 관점에서의 공간 설계는 너무나 미흡하다고 판단했다.

일단 병원 로비부터가 문제였다. 기본적인 안내 표지판만 있을 뿐 여러 진료과 가운데 자신이 원하는 진료과로 찾아갈 수 있도록 도와주는 안내 시스템이 없었다. 이 때문에 처음 병원을 찾은 이들은 아파서 경황이 없는 가운데에서도 표지판만 보고 '알아서 잘 찾아가야 했다. 진찰실 앞에 와서도 의사의 진료를 받으려면 조그마한 유리창을 사이에 두고 벽 너머에 있는 간호사의 지시에 따라 하염없이 대기해야 했다. 선병원의 모태인 정형외과 환자들의 경우 신경 치료를 함께 받아야 하는 경우가 많은데, 각 진료과가 서로 다른 층에 있다 보니 불편한 몸을 이끌고 여기저기 층간 이동을 해야 하는 것도 문제였다. 외래 환자들만 불편함을 겪는 게 아니었다. 입원 환자들의 경우 세면대 높이가 너무 낮고 샤워실 입구도 좁아서 세수 한번 하거나 간단히 머리 감기도 만만치 않은 상황이었다.

선승훈 원장이 부임 후 병원 리모델링 작업에서부터 손을 댄 건 바로 이 때문이었다. 진료 공간을 의사가 아닌 환자의 관점에서 재설계해야 한다고 봤다. 이에 따라 그는 우선 병원 로비에 종합 안내데스크를 만들어 처음 선병원을 찾은 이들이 쉽게 원하는 진료과를 찾아갈 수 있도록 했다. 병원 바깥 입구에는 발레 파킹을 해주는 직원을 상시 배치, 직접 승용차를 운전해 병원을 방문하는 환자나 보호자들의 편의를 도왔다. 진찰실의 경우 환자와 간호사를 격리시켰던 벽을 허물어 간호사가 개방된 상태에서 외래 환자들을 응대하도록 했다. 특히 각기 다른 층에 있던 정형외과, 척추센터, 신경외과를 동일한 층으로 모아 한데 배치한 후 수납등록부터 약 처방까지 한군데에서 '원스톱'으로 해결 할 수 있도록 했다. 뼈와 신경을 함께 보는 협진 시스템이 원활하게 돌아가도록 하기 위한 조치였다. 또한 입원 환자들을 위해 화장실 세면대를 1*m* 15*cm*로 높여 휠체어가 한 번에 들어갈 수 있도록 했고 샤워실 입구도 침대 카트 너비에 맞춰 넓히는 공사를 했다. 병실마다 이음턱도 모조리 없애 환자들이 이동할 때 자칫 턱에 걸려 넘어지지 않도록 신경 썼다. 이 밖에 물리치료실의 경우 자연채광 효과를 극대화하기 위해 창문과 창문을 분리시키는 벽들을 다 허물어 한 개의 창이 벽 전면으로 이어지게 만드는 대형 공사도 실시했다.

응급실 구조도 개선했다. 앰뷸런스가 드나드는 통로를 일반 출입구와 따로 만들어 환자들을 신속하게 옮길 수 있도록 했고 응급실 침대에 누워 있는 환자들이 눈이 부시지 않도록 조명도 간접 조명으로 바꾸었다. 응급환자 전용 CT 및 X-Ray 촬영실을 별도로 마련한 것은 물론 다른 층에 있던 MRI와 심혈관 촬영장비 역시 응급실과 같은 층(1층)으로 옮겨 응급환자들의 동선을 최소화 할 수 있도록 했다. 특히 응급실 한편에는 119 구조대원들의 쉼터 공간을 마련해 놓고 구조대원들이 언제든지 꺼내 먹을 수 있도록 커피, 컵라면, 음료수 등도 비치해 놓았다.

물론 이 같은 리모델링을 한꺼번에 시작할 수는 없었다. 부임 후 지금까지 지속적으로 크고 작은 리모델링을 통해 현재의 모습을 갖춰나갔다. 그도 그럴 것이 1992년 선병원 부임 당시 선승훈 원장의 나이는 불과 서른셋에 불과했다. 의료진 입장에선 어느 날 갑자기 새파랗게 젊은 애송이 경영총괄이사가 나타나서는 난데없이 호텔에서나 어울릴 '발레 파킹'을 한다고 하질 않나, 창문이 없는 것도 아닌데 햇볕 조금 더 들어오게 한다고 벽을 허물지 않나, 심지어 각 층에서 멀쩡히 잘 진료하고 있는데 어느 날 다른 과들과 같이 모여 한 개 층을 나눠 쓰라며 이사까지 종용하니 황당할 수밖에 없었다. 서로의 관점 차이로 선승훈 원장과 의료진 간에는 때때로 불협화음이 일어날 수밖에 없었다.

의료진과 갈등에 부딪힐 때마다 선승훈 의료원장은 무조건 밀어붙이기보다는 이규은 행정원장(당시 기획실장)과 함께 의료진 한 사람 한 사람을 1대1로 만나서 왜 이런 리모델링이 필요한지에 대해 장시간 설득했다. 특히 서울이나 수도권 소재의 유명 병원은 물론이고 미국 메이요클리닉 등 해외 병원에까지 벤치마킹 출장을 다녀 온 결과물을 제시하며 반신반의하는 의료진의 공감대를 얻기 위해 꾸준히 힘썼다. 객관적인 사실에 기반한 선승훈 의료원장의 설득 작업, 리모델링을 할 때마다 높아지는 고객 만족도 등에 힘입어 의료진도 점점 선승훈 의료원장의 개혁 드라이브에 공감해 나갔다.

의사들에게까지 예절 교육 실시

선승훈 의료원장은 또한 조직원 대상의 인사 예절 및 각종 서비스 교육에도 집중했다. 따뜻한 인사는 서비스의 기본 중의 기본이라고 생각했기 때문이다. 선병원 같은 지방의 소형 병원이 유수의 수도권 병원들과도 비교해 경쟁력을 갖추려면 수술 잘하는 건 기본이고 친절하기까지 해야 한다고 생각했다.

이에 따라 선승훈 의료원장은 간호팀, 원무팀, 시설팀 등 각 부서에서 가장 모범적인 최정예 직원 20여 명을 선발해 집중 교육에 들어갔다. 아시아나항공 객실연수원에서 2박3일간 합숙 훈련을 받거나 신라호텔 객실담당 교육관을 대전으로 초빙해 집중 교육을 받는 식이었다. 의료행위도 일종의 서비스업이라는 생소한 개념을 조직원 전체로 확산시키기 위해선 각 부서에서 핵심적인 영향력을 행사하는 이들(Key influencers)을 집중적으로 공략하는게 효과적이라고 봤기 때문이다. 즉, 수간호사, 시설팀장 등 각 부서장들이 새로운 변화 움직임에 동조하기 시작하면 그 분위기가 자연스럽게 아래로 흘러갈 수 있다고 봤다.

반면 의사들에겐 접근을 달리했다. 진료과마다 머리에 해당하는 과장급 의사들이 있긴 하지만 다른 부서와 달리 의사들은 모두가 전문가로서 자존심과 자부심이 강하다. 따라서 의사들의 행동을 변화시키려면 과장 한 사람만 변화시키는 건 소용이 없고 의사들 개개인 스스로가 변화의 필요성을 느끼게 하는 게 중요하다고 봤다. 특히나 예절 교육에 대한 의사들의 반발은 다른 부서보다 훨씬 큰 상황이었다. 당시 대부분 의사들은 "의사가 진료만 잘하면 됐지 왜 다른 것까지 신경 써야 하나?" "인사 예절 교육할 시간에 환자를 한 명이라도 더 보는 게 낫다"며 목소리를 높였었다.

예절을 포함한 각종 서비스 교육에 대한 의사들의 불만을 잠재우기 위해 선승훈 원장은 의사들을 2명씩 짝지어 놓고 환자와 의사 역할을 번갈아 해보게 한 후 이를 동영상으로 찍어 자신들의 응대 태도를 스스로 확인할 수 있게 하는 역할극(role-playing)프로그램을 도입했다. 처음엔 교육에 불만을 갖고 있던 의사들도 자신들의 영상을 보고는 태도를 180도 바꿨다. 비디오로 촬영한다는 것을 인지하고 있는 만큼 평소 실제 환자들을 대할 때보다 훨씬 신경을 써서 상대방을 대했는데도 진료를 하면서 눈은 다른 곳을 바라보고 있다거나 환자의 질문에 성의없이 건성으로 대답하는 자신들의 모습을 보자 "정말 저게 내 모습이 맞냐"며 여기저기서 반성하는 모습이 역력했다. 의사들에게도 서비스 교육이 필요하다는 인식이 자연스레 형성된 건 물론이다. 이규은 행정원장은 "이젠 선병원 의사들은 누구나 예절과 서비스 교육을 당연히 해야 하는 것으로 여기고 있다"며 "전문의가 보기엔 아무리 사소한 증상일지라도 의학 지식이 많지 않은 환자들은 당장 죽을 병처럼 느낄 수 있기 때문에 가능한 친절하게 차근차근 증상과 치료법에 대해 설명해 주는 게 필요하다는 공감대도 형성됐다"고 말했다.

선병원의 서비스 교육 프로그램은 계속해서 진화하고 있다. '스탭과장 커뮤니케이션 스킬 교육'의 경우 환자들의 마음을 차분하게 만들어주는 발성법은 물론 신뢰감을 더해주는 눈빛 교육까지 시킬 정도다. 2003년부터는 해마다 선승훈 의료원장 인솔하에 전공의와 수간호사는 물론 위생팀, 영양팀 등 각 부서의 핵심 인력들을 데리고 해외 유명 의료기관을 비롯해 호텔, 유명식당 등 좋은 서비스에 대한 아이디어를 얻을 수 있는 곳으로 벤치마킹 여행도 다닌다. 좋은 것, 맛있는 것, 재미있는 것을 직접 다 경험해보면서 배울 점을 찾아 병원 경영에 도입하자는 취지다. 선승훈 원장은 직원들과 똑같이 이코노미석 비행기를 타고 가 함께 밥을 먹고 유관 기관을 방문하며 일정을 소화한다. 그는 "고급 호텔과 유명 레스토랑 이 모든 것이 우리의 스승이자 배움터"라며 "매번 가는 여행이지만 동행하는 이들이 다르기 때문에 같은 장소를 가더라도 서로 느끼는 바가 달라서 늘 새로운 아이디어를 많이 얻어오곤 한다"고 말했다.

간호사들의 자율권 및 책임 강화

고객 최접점에서 일하는 간호사들의 권한을 대폭 늘린 것도 선병원만의 독특한 점이다. 대표적인 예가 환자가 위급하다고 생각되면 말단 간호사일지라도 담당전문의에게 한밤중에라도 직접 전화할 수 있도록 했다는 점이다. 그전까지는 응급상황이 발생하더라도 전문의에게 전화할 수 있는 건 의사들밖에 없었다. 그것도 1년차 레지던트가 문제를 해결하지 못할 때 2년차 레지던트에게 연락하고, 2년 차도 해결하지 못하면 3년 차를 호출하고, 이것도 안 되면 전문의에게 연락하는 식이었다. 이러한 위계적 시스템이 나름의 장점도 있겠지만 환자 입장에서 볼 땐 매우 경직적인 구조라는 게 경영진의 판단이었다. 생명이 위태로운 상황에서는 단 1초라도 빨리 해결방법을 찾아 목숨을 구하는 게 중요하다고 봤다. 불필요하게 층층시하로 짜인 연락망을 따르다가는 정작 의사가 도착할 때까지 불필요한 시간이 소요될 것이라고 봤다. 이규은 행정원장은 "상징적이긴 했지만 환자를 최접점에서 돌보는 간호사들의 판단 능력을 인정해 준 조치였기 때문에 간호사들의 사기가 많이 올라갔다"며 "각자의 전문 분야가 다를 뿐 환자를 대하는 일에 관해서는 의사나 간호사 모두가 동등한 '파트너'라는 인식을 확산시키는 데도 도움이 됐다"고 귀띔했다.

필요한 물건이 있으면 여러 단계 복잡한 결재 과정을 거칠 필요 없이 수간호사의 판단하에 곧바로 구입할 수 있도록 한 점도 눈에 띈다. 고객들이 피부로 느낄 정도로 서비스의 개선이 이뤄지려면 이들과 가장 많이 접하는 간호사들의 재량권부터 높여야 한다고 본 경영진의 결정이었다. 예를 들어 병실이 건조하다는 이야기를 환자로부터 들었다면 실제 습도를 체크하고 가습기 상태를 점검해 본 후 가습기를 즉시 교체할 수 있도록 하는 식이다. 환자들의 불편함을 해결하기 위해 꼭 필요하고 그렇게 큰 돈이 들어가지 않는 지출들을 결재 대기 때문에 오랫동안 끌 필요가 없다고 봤다.

이렇게 간호사들에게 자율권을 부여함과 동시에 책임 또한 늘렸다. 수간호사 회진이 대표적인 예다. 보통 의사들만 회진하는 여느 병원과 달리 선병원에서는 수간호사들도 병실을 일일이 돌아다니며 회진을 한다. 진료를 보는 건 아니지만 환자들이 입원해 생활하면서 겪는 애로점, 담당의 회진 때 미처 전하지 못한 질병의 징후 등을 환자 및 보호자들로부터 받아 종합한다. 수간호사들은 수첩을 가지고 다니면서 아무리 사소한 것이라도 환자들의 불만사항을 꼼꼼하게 메모한다. 예를 들어 '○○○환자는 높은 베개를 싫어함' 'XXX환자는 음식을 짜지 않게 해 달라는 요구가 있음'등 시시콜콜한 사항부터 '인공관절 수술 때문에 입원한 △△△환자는 혈당이 높으므로 당뇨를 체크할 필요가 있음'처럼 환자가 갖고 있는 잠재질환에 대한 내용까지 하나도 놓치지 않고 적는다. 그 후 이 내용들을 컴퓨터에 입력해 다른 간호사는 물론 의사들도 함께 공유할 수 있도록 했다. 간호사 개개인이 모은 서비스를 조직 차원에서 체계적으로 관리하기 위한 조치다. 이규은 행정원장은 "이렇게 환자에 대한 정보를 DB를 구축해 놓으면 환자가 다시 선병원을 찾았을 때 마치 오래 전부터 알고 있는 고객처럼 환자에게 최상의 '맞춤'서비스를 제공할 수 있다"고 설명했다. 이 같은 노력의 결과 선병원은 충남 · 대전권 병원 가운데 유일하게 환자 만족도 '최우수 A등급'을 받는 성과(2008년 보건복지부 조사)를 거둘 수 있었다. 당시 환자만족도 조사에서 최우수 평가를 받은 병원은 전국 500병상 이상인 86개 의료기관 중 삼성서울병원, 서울아산병원, 고려대병원 등 9개 병원뿐이었다.

최첨단 국제검진센터 개원

2012년 7월 선병원은 유성에 연면적 1만2561㎡(지상 5층, 지하 1층) 규모의 국제검진센터를 개원했다. 국제검진센터 1층 로비 중앙에는 그랜드피아노가 놓여 있고 그 위에는 화려한 샹들리에가 빛을 발하고 있다. 호텔을 방불케 할 정도로 인테리어도 고급스럽다. 실내 정원은 물론 고급 숙박시설과 피부관리실까지 마련돼 있다. 인테리어만 화려한 게 아니다. 국제검진센터 바로 옆에 암센터가 붙어 있어 검진과 암센터 간 협진은 물론 질환 발견부터 치료까지 '원스톱' 서비스로 제공한다. 특히 암센터에는 대당 수십억 원에 달하는 최첨단 암 수술 장비인 '래피드 아크'까지 구비해 놓아 서울의 여느 대형 병원 못지 않은 시설을 갖췄다. 실제로 선병원 국제검진센터는 지난 4월 건강검진센터로는 세계 처음으로 국제의료기관 평가위원회 인증(JCI)을 받았다. 무려 1200개에 달하는 평가 항목을 모두 통과해야만 받을 수 있는 인증이다.

선병원이 이토록 호화로운 최첨단 검진센터를 세운 이유는 지방 병원이라는 핸디캡을 '의료관광' 콘셉트와 접목해 장점으로 승화시키기 위한 전략적 판단이었다. 굳이 홍보하지 않아도 알아서 사람들이 몰려드는 서울과 달리 대전에서 건강검진을 받으려는 환자들의 숫자는 제한적인 게 엄연한 현실이다. 이에 따라 선병원은 비록 소수의 고객들을 대상으로 하더라도 단순한 검진 서비스 이상의 가치를 제공한다는 걸 목표로 삼았다. 즉, 온천으로 유명한 유성에 휴양 개념으로 방문해 하루 이틀 푹 쉬면서 기본 검사는 물론 암 검진, 나아가 심장과 뇌 분야까지 정밀검사를 받을 수 있도록 만들었다.

특히 선병원은 국제검진센터라는 이름에 걸맞게 중국, 몽골, 러시아와 사우디아라비아 등 중동의 부유층 고객들을 핵심 타깃으로 삼아 해외 고객 유치에 힘쓰고 있다. 이를 위해 중국과 러시아, 몽골 현지 의사 출신 고급 인력들을 직원으로 고용해 국제진료팀을 꾸렸다. 러시아와 몽골인 직원의 경우 한국으로 시집온 고급 여성 인력을 채용했고, 중국인의 경우 한국 의사면허도 갖고 있어 중국에서 환자가 올 경우 코디네이터 역할과 함께 실제 진료까지 할 수 있다.

국제진료팀원들은 해외 환자가 입국해 병원을 떠날 때까지 해당 고객을 위한 1대1 전담 서비스를 제공한다. 즉, 환자가 인천공항에 도착할 때부터 마중 나가 대전까지 모셔오는 것은 물론 체류 기간 내내 환자를 지근거리에서 살피며 통역을 제공하고 건강상태를 세심하게 체크해준다. 먼 타국에서 동포의 도움을 받는 것만 해도 기분 좋은 일일 텐데 고국에서 의사 면허를 가지고 있는 이들이 살뜰하게 살펴주니 당연히 외국인들의 만족도가 높을 수밖에 없다. 중국 모 기업의 경우 자사 임원들을 선병원 국제검진센터에 부부동반 형태로 단체 검진을 보낼 정도다. 박희숙 선병원 국제검진센터 부장은 "부부동반 중국인 단체 검진객들의 경우 대부분 오후에 도착해 병원 특실에 짐을 풀고 푹 쉬었다가 아침 일찍 공복에 검진을 받고 퇴원한다"며 "일류 호텔 못지 않은 시설에 검진센터 안에 고급 피부관리실까지 있어 남편을 따라 온 부인들의 만족도가 매우 높다"고 귀띔했다.

선병원, 의료 한류의 메카로 키운다

47년 역사의 선병원은 현재 중부권 최대 규모의 메디컬그룹으로 자리매김했다. 약 25만 명에 달하는 연간 입원 환자 중 약 30%는 충청권 이외 지역에서 온다. 특히 대전 선병원 내 위치한 척추관절센터 수술환자의 경우 10명 중 1.5명이 수도권 거주 환자들이다. 국제검진센터의 경우 일 평균 방문 고객 250여 명 중 5%가 수도권 지역 거주자다. 국제검진센터와 암센터를 연계한 협진 시스템 덕택에 암 등록환자(암 확진을 받은 환자) 수는 올해 들어 지난 9월까지 1189명으로 지난해 같은 기간(489명)에 비해 2.4배나 늘었다. 암 확진을 받은 후 선병원 암센터에서 치료까지 받은 환자 수도 174명에 달한다.

지난해 선병원을 찾은 외국인 환자 수는 20여 개 국 총 2514명으로 전년도(854명)에 비해 무려 세 배 가까이 늘어난 수치다. 특히 2500여 명의 해외 방문 고객 중 건강검진 차 선병원을 다녀간 환자 수만 813명(2012년)에 달한다. 국제검진센터 개원 시기가 작년 7월이었다는 점을 감안하면 불과 반년 만에 전년도 전체 외국인 방문객 수에 버금가는 성과를 올린 셈이다. 이 같은 성과는 선승훈 의료원장과 이규은 행정원장 등 경영진이 중국, 몽골, 베트남, 러시아, 카자흐스탄 등 세계 각지를 돌아다니며 해외 환자 유치에 적극 나서고 있는 덕택이다. 올 상반기까지 선병원을 찾은 외국인 환자들은 2600여 명으로 이미 지난해 연간 외국인 환자 수를 넘어섰다. 이런 추세라면 연말까지 4000명 이상의 외국인 환자들이 내원할 것이라는 게 병원 측 추산이다.

또한 선병원은 2010년 10월엔 몽골 울란바토르 제3국립병원 내에 몽골 최초의 해외 병원 사무소를 개소하고 2012년부터는 향후 5년간 몽골 의사와 직원들을 선병원으로 파견받아 6개월씩 연수를 시켜주는 등 민간 차원의 국제 교류도 활성화하고 있다. 이 같은 공로를 인정받아 지난 4월엔 정부의 '글로벌 헬스케어 유공 포상'에서 서울대병원, 연세세브란스병원에 이어 동상격인 보건복지부 장관 표창을 삼성서울병원과 함께 공동 수상했다. 선승훈 의료원장은 "국제검진센터와 암센터를 발판으로 삼아 선병원을 '의료 한류의 메카'로 키운다는 목표"라고 밝혔다.

선병원 성공 요인

① '킹핀 전략(kingpin strategy)'으로 조직 내 '친절 DNA'확산

경영학에 '킹핀 전략(kingpin strategy)'이라는게 있다. 볼링에서 스트라이크를 얻으려면 10개의 핀 중에 가장 핵심이 되는 5번 핀(이른바 '킹핀')을 노려야 한다. 마찬가지로 어떤 목적을 달성하기 위해선 변화에 가장 큰 영향력을 주는 영역이나 사람에 집중해야 조직 전체로 변화의 흐름을 확산시켜 소기의 목적을 달성할 수 있다는 게 킹핀 전략의 핵심 논리다. 선승훈 의료원장이 부임 후 조직원들을 대상으로 예절 및 서비스 교육을 강행할 때 실시한 것도 바로 이 전략이라고 할 수 있다.

30대 젊은 나이에 의사도 아닌 선승훈 의료원장이 의료진을 대상으로 '병원도 서비스업'이라는 인식을 확산시키는 일은 절대 만만한 일이 아니었다. 본인 힘으로 모든 조직원들을 일일이 설득하기는 역부족이라고 판단한 그는 간호팀, 시설팀, 원무팀, 환경팀 등 각 부서에서 자신의 경영 철학에 공감할 만한 모범 직원들만 추려 집중적으로 의식 개조에 들어갔다. 아시아나항공 객실 연수원에서 직원들과 함께 합숙 훈련도 마다하지 않으며 친절한 서비스가 병원 경영에서 얼마나 중요한지 강조했다. 해마다 해외 유수의 병원은 물론 유명 호텔이나 식당 등을 돌아보는 벤치마킹 투어 역시 조직 내 킹핀들을 대상으로 했다.

이렇게 강도 높은 교육을 받고 해외에 나가 선진 서비스 문화를 직접 경험하고 온 직원들은 각 부서로 돌아가 경영진을 대신한 변화 주도자(change-agent)로서 핵심적인 역할을 했다. 이는 선병원 조직 전체에 '친절 DNA'가 자리 잡을 수 있게 하는 훌륭한 토양이 됐다.

② 시각화(visualization)를 통한 효과적 커뮤니케이션

선승훈 의료원장은 지금까지 여러 혁신 노력들을 추진하는 데 있어서 가장 어려웠던 점으로 "기존 병원 구성원들에게 고객 중심으로의 변화가 왜 필요한지에 대해 설득하는 작업이었다"고 털어놨다. 지난 20여 년간 여러 변화를 추구하는 데 있어서 그만큼 조직원들의 반발이 컸음을 우회적으로 표현한 말이다. 무엇보다 가장 큰 반발은 의사들에게 친절 교육을 강행할 때였다. 눈코 뜰 새 없이 바쁜 의사들에게 본연의 업무인 진료 외에 다른 무언가를 요구한다는 것도 만만치 않은 노릇인데, 난데없이 서비스 정신으로 무장해야 한다고 하니 반발이 클 수밖에 없었다.

이와 관련, 선승훈 의료원장은 의사들의 행동을 비디오로 찍어 보여주는 교육 프로그램을 통해 스스로 변화의 필요성을 깨달을 수 있도록 했다. 말로 설득하는 것도 중요하지만 문제가 얼마나 많은지 직접 보여주는 게 훨씬 효과적인 커뮤니케이션 기법이라고 판단했기 때문이다. 실제 백 마디 설득에도 아랑곳하지 않던 의사들이 자신들이 고객을 응대하는 모습을 보고서는 태도를 바꿨다. 자기가 어떤 태도, 어떤 말투로 상대방을 대하는지를 냉정하게 바라보는 시각화 과정을 거치면서 의사들은 스스로의 문제점을 깨닫게 됐다. 결국 이는 선승훈 의료원장의 경영 철학에 가장 반발이 높았던 조직 구성원들의 공감대를 얻는 계기가 됐다.

③ 간호사에 대한 임파워먼트(empowerment) 통해 고객 만족도 제고

의사와 간호사를 일반 기업 조직 구성원으로 빗대 보면 의사는 R&D나 제품 개발을 담당하는 엔지니어로, 간호사는 고객 최접점에서 일하는 영업사원으로 각각 비유해 볼 수 있다. 공급자 위주의 시장에선 엔지니어가 시장이나 수요자에 대한 이해 없이 자신들이 원하는 대로 제품을 만들고 서비스를 제공해도 별 문제가 없다. 하지만 경쟁이 치열해질수록 수요자인 고객에 대한 이해는 필수다. 그만큼 영업사원의 역할이 중요해진다.

병원 경영도 이와 비슷하다고 할 수 있다. 의료 기술과 의료 장비가 발달할수록 진료, 수술 등 병원 본연의 기능 측면에서 차별화를 꾀하기는 점점 더 어려워지기 마련이다. 진료와 수술은 기본이고 친절한 서비스까지 더해져야 고객에게 새로운 가치를 제공할 수 있고 경쟁력을 높일 수 있다.

이를 간파한 선병원은 고객 최접점에 있는 간호사들에게 상당한 자율권을 부여했다. 결재 단계를 간소화해 환자들이 필요로 하는 물건들은 재량껏 즉시 구입할 수 있도록 했고, 위급한 상황에는 담당 과장에게도 직접 전화할 수 있도록 하는 등 여러 측면에서 변화를 줬다. 특히 수간호사 회진 등을 통해 고객의 불만과 각종 애로점을 취합한 후 이를 조직 전체와 공유함으로써 개별 환자마다 최적화된 서비스를 받을 수 있도록 했다. 즉각적인 서비스 개선과 함께 친절한 마인드로 무장한 선병원 영업사원(간호사)들의 수고 덕택에 고객(환자)들의 만족도는 자연히 높아졌고, 그 결과 선병원은 충남 · 대전권 병원 가운데 유일하게 환자 만족도 '최우수 A등급'을 받는 성과를 이룩할 수 있었다.

〈선병원의 CCO(Chief Client Officer) 제도〉

선병원에는 고객을 그림자같이 따라다니며 환자들의 불만사항은 물론 잠재적 불편 요인까지 파악하는 일을 전담하는 직원들이 있다. 바로 CCO(Chief Client Officer · 주요고객담당자)다. 의사와 간호사가 아무리 환자의 관점에서 생각해 본다고 해도 실제 환자가 겪는 일을 직접 경험해보지 않고서는 개개인이 느끼는 시시콜콜한 불편함까지 알기란 어렵다. CCO들은 환자 동의하에 하루 종일 고객을 따라다니며 그들이 겪는 일을 그대로 체험해보고 환자들의 불편함을 찾아내는 일을 맡아 한다. 진료실이나 입원실, 각종 검사실은 물론 수술실까지도 따라 들어간다. 불편함이 있을 때 그 즉시 호소하는 환자들도 있지만 말 없이 그냥 있는 환자들도 상당수 있기 때문에 환자들이 직접 표현하지 않는 애로점들을 찾아내는 게 이들의 핵심 임무다. CCO들은 100% 환자의 입장에서서 그들의 목소리를 대변해 문제점을 발견하고, 관련 부서에서는 이를 신속하게 해결한다. 예를 들어 MRI를 찍을 때 환자를 편안하게 해 준다고 헤드폰을 씌우고 음악을 틀어줬는데 CCO들이 장비에 누워 직접 MRI 촬영을 체험한 결과 음량이 지나치게 커서 오히려 귀가 아플 정도라는 것을 발견했다. 환자들 가운데 누구도 불평을 하지 않았던 부분이었지만 그 즉시 볼륨을 조정했다. 밤에 입원실 침대에 함께 누웠다가 시계 초침 소리가 유난히 크게 들린다는 점도 알게 돼 병실의 모든 시계를 소리 안 나는 시계로 바꾸기도 했다.

2. 김안과병원

전문화 · 대형화로 승부

25평 출발, 1300만 건 진료 기록 쓰다

〈Article at a Glance〉

김안과병원은 대형 종합병원이 아니다. 하지만 안과 분야에서는 의사와 환자, 수술, 진료비 등 모든 객관적인 평가에서 부동의 국내 1위를 기록하고 있다. 서울아산병원과 서울대병원, 삼성서울병원등 대형 종합병원 안과에 비해 의사가 2배 정도 많다. 동네 의원이 대표적인 안과병원으로 성장한 비결은 무엇일까.

1) 저소득층 시장화 전략을 추진했다.
2) 전문화로 특정 분야의 강자가 됐다.
3) 전문경영인들의 다양한 시도로 도약했다.

부산 제3육군병원에서 안과과장으로 군복무를 마친 청년의사 김희수는 1962년 8월 서울 영등포 로터리 인근에 25평짜리 사무실을 빌려 김안과의원을 열었다. 당시 군사정부는 병 · 의원의 특정지역 편중을 억제하기 위해 인구비례에 따른 개업 허가제를 실시하고 있었다. 중구와 종로구 등 유동인구가 많은 시내 중심가에는 이미 공안과 등 유명 안과들이 자리잡고 있었다. 그는 영등포 일대에는 공장이 많아 눈을 다치는 근로자도 많다는 사실에 주목했다. 반면 안과의원은 거의 없었다. 개원 첫날 환자는 15명에 불과했다. 하지만 김안과의원은 안과 전문화와 의료보험 실시, 전문 경영인 도입 등에 힘입어 이후 반세기 동안 국내 정상의 안과 전문병원으로 성장했다. 외래환자 진료가 연간 42만 건으로 개원 이후 누적 외래환자 진료는 1300만 건에 달한다. 연간 2만 3000여 건의 안과 수술을 진행하고 있다. 녹내장 수술의 경우 '빅5'로 불리는 국내 대형 대학병원들이 연간 50~70건 정도를 실시하고 있지만 김안과병원은 이들 병원보다 서너 배 많은 200건 이상을 진행하고 있다. 2011년 11월에는 세계안과병원협회에 가입했다. 세계안과병원협회에 가입하려면 안과 전문과목을 5개 이상 보유하는 등 전문성을 갖춰야 하고 연간 수술 건수가 8000건을 초과해야 할 정도로 병원 규모도 일정 수준에 도달해야 한다.

1단계 : 설립기 – 의료보험을 적극적으로 받아들이다

김희수 김안과병원 이사장은 미국에서 배운 선진 의술과 최신 의료장비, 적극적인 병원 홍보, 환자중심의 서비스 등으로 변두리 동네의원에 불과한 김안과의원을 개원 10년이 채 되지 않은 1971년 연건평 400여 평 규모의 대형 안과의원으로 키웠다. 김 이사장은 세브란스의대를 졸업한 뒤 미국 일리노이대 의과대학원과 뉴욕 세인트프랜시스병원 등에서 3년3개월 동안 의학이론과 임상실습을 배웠다. 미국에서 배운 의술은 초창기 김안과의원의 명성을 쌓는 데 도움이 됐다. 그는 당시 익상편(결막 질환) 수술 뒤 재발을 방지하는 동위원소 치료법을 미국에서 배워 국내에서 유일하게 치료할 수 있는 의사이기도 했다. 귀국할 때는 최신 의료장비를 가져왔다. 당시 안과 의사들은 큰 돋보기로 환자의 눈을 보며 진료했는데 김 이사장은 미국에서 중고로 구입한 세극등 현미경(Slit Lamp)을 이용해서 환자를 진찰했다. 환자들이 선진 의술과 최신식 기자재에 매료되기에 충분했다. 김 이사장은 미국 유학시절 어떤 사업이든 홍보와 광고의 힘이 중요하다는 사실을 깨달았다. 미국에서는 기업과 병원, 단체 등 대부분의 기관들이 광고에 적극적이었다. 특히 미국에서는 1950년대 TV가 가정에 보급되면서 TV광고가 크게 늘었다. TV광고를 통해서 제품과 서비스를 알리고 성공한 사례도 많았다. 그는 한국에 돌아가서 개업하면 가장 먼저 병원홍보에 집중하겠다고 생각했다. 개원 초창기 환자가 많지 않자 영등포 일대뿐만 아니라 경기 안양과 수원까지 다니며 주택가 전신주는 물론 골목골목 벽마다 '영등포 김안과'라는 글자를 페인트로 새겼다. 정규 진료가 없는 공휴일 오후마다 2~3년 동안 이런 방식으로 홍보를 이어갔다. 1971년에는 건물 옥상에 당시 국내에서 가장 큰 대형 간판을 세웠다. 사람들이 영등포역에서 내리면 가장 먼저 김안과 의원의 간판을 보게 한 조치였다.

이뿐만이 아니었다. 당시 국내 병 · 의원에는 환자에 대한 서비스 개념이 전무했다. 의사들은 고압적이었고 간호사와 직원들도 불친절하기 일쑤였다. 김 이사장은 '병원에서는 환자가 왕'이라는 환자제일주의가 절실하다고 느꼈다. 매일 아침 진료를 시작하기 전 40분 동안 간호사와 행정직원을 대상으로 서비스 교육을 실시했다. 간호사들에게 환자들이 질환과 관련해서 질문하면 거리낌 없이 답변할 수 있도록 숙지시켰다. 의료보험 등 행정업무와 관련된 사항도 주지시켰다. 인사하는 법과 전화 받는 방법 등도 가르쳤다. 1960년대 후반에는 환자 대기실에 국내 최초로 대형 에어컨을 달았다. 또 이례적으로 24시간, 365일 진료를 실시했다. 환자들에게 '김안과에 가면 언제든 치료를 받을 수 있다'는 인식을 심어주기 위해서다. 정규 진료시간 이후에도 당직의사 등이 응급환자를 받았다. 안과 질환의 경우 다른 질환과 비교할 때 응급환자가 많지 않다. 그래서 대형 병원의 응급실에서는 안과 응급환자를 소홀하게 취급했다. 안과 응급환자들은 불만이 생길 수밖에 없다. 김 이사장은 이런 상황을 감안해서 24시간 진료체제를 구축하면 환자들에게 '신뢰'를 심어줄 수 있다고 보고 초창기부터 연중무휴 진료를 고수하고 있다. 사실 24시간 진료체계는 당직의사 배치 등 추가 비용이 들어가지만 환자가 많지 않기 때문에 재무적으로만 보면 병원에는 손해다.

김안과의원이 본격적으로 성장한 계기는 정부의 의료보험 확대정책 때문이다. 정부는 1977년 500인 이상 사업장 근로자를 대상으로 의료보험을 실시했다. 당시 한국 정부와 의료보험조합은 재정형편이 넉넉하지 않기 때문에 의료보험 비용을 보조해주기 힘들었다. 병 · 의원들은 정부의 보조 없이 기업주와 피고용인만의 부담으로 의료보험을 추진하면 진료비가 매우 낮게 책정될 것이라고 내다보고 의료보험 정책에 반대했다. 게다가 제도시행 초창기에는 의료보험 취급을 희망하는 병 · 의원들이 개별적으로 기업 및 공공기관과 의료보험 취급 계약을 맺는 방식으로 운영됐다. 대부분의 병 · 의원은 계약에 소극적으로 나왔다. 하지만 김희수 이사장은 미국 유학 시절 의료보험제도를 미리 경험한 터라 이 제도의 장단점을 알고 있었다. 의료비가 낮게 책정되더라도 환자들을 많이 받아들이면 오히려 전체 진료비는 많아진다고 판단했다. 여기에는 의사가 환자를 거부해서는 안 된다는 직업적인 소명의식도 반영돼 있었다. 역시 진료비가 낮아서 기피하던 산업재해 지정병원도 자진해서 허가를 받았다. 하지만 영등포공단 근로자들이 의료보험과 산재보험의 적용을 받아서 부담 없이 진료를 받을 수 있게 되자 김안과의원에는 환자가 폭증하기 시작했다. 1970년대만 해도 공장 근로자들은 눈이 아프더라도 웬만큼 위험한 상황이 아니면 진료비를 감당할 수가 없어서 참을 때가 많았다. 진료비 문턱을 낮추자 숨어 있던 환자들이 대거 김안과의원을 찾았다. 산업재해 환자들도 마찬가지였다. 지방 출신 근로자들은 고향에 계신 부모님까지 모시고 와서 치료를 받았다. 김안과의원은 더 이상 늘어나는 환자를 감당할 수 없어서 1986년 8월 영등포 청과물시장 인근에 연건평 3000평 규모의 병원을 새로 지었다. 1988년 전 국민 의료보험 시대가 열리면서 김안과의원을 찾는 사람은 더 많아졌다.

2단계 : 성장기 – 전문화로 브랜드 파워를 키우다.

김안과병원은 규모가 커지면서 1980년대부터 안과분야에서 서울대병원과 세브란스병원, 강남성모병원, 고려대 혜화병원 등 국내 대형 병원들과 경쟁해야 했다. 환자들이 병원을 선택할 때는 일반적으로 의료진과 병원 규모, 병원시설, 대학병원 여부 등 객관적인 지표를 고려한다. 김안과의원은 모든 조건에서 불리할 수밖에 없었다. 1980년대까지도 의원-병원-종합병원-상급종합병원으로 이어지는 의료기관 등급 체계에서 가장 아래인 의원급 의료기관이었다. 수술을 해야 하는 상황이라면 의원보다는 대학병원을 선호하는 사람들이 많았다.

1) 전문화 추진

김 이사장은 대학병원 이상으로 환자의 신뢰를 높이려면 전문성으로 특화된 병원을 만드는 것이 필요하다고 판단했다. 1986년부터 국내 최초로 안과 분야에서 분야별 전문 진료 체계를 만들기 시작했다. 서울대병원에서 망막 전임의를 마치고 부임한 김종우 교수가 망막과를 맡아 독립했다. 이후 안과라고 뭉뚱그려 진료하던 틀을 깨고 각막과와 녹내장과, 백내장과, 사시과, 소아안과, 안성형과, 검안과 등 세부 영역을 차례로 만들었다. 환자들은 보다 전문적으로 치료를 받았고 의사들도 전문적인 임상지식을 갖출 수 있었다. 1998년 6월에는 기존 망막과의 규모를 키워 망막센터로 개편했다. 김안과병원은 2001년부터 각막센터와 녹내장센터, 라식센터, 백내장센터, 사시센터, 성형안과센터 등 7개 전문센터 체제로 운영되고 있다.

2) 대형화 추진

김안과병원은 대형화로 돌파구를 찾았다. '국내 최대 안과병원'이라는 수식어가 환자 유치에 기여할 수 있다고 판단했기 때문이다. 김안과병원은 현재 안과 전문의만 40명으로 국내 안과병원 중 가장 많다. 서울아산병원 등 국내 빅5 병원의 안과 전문의보다 많다. 서울아산병원의 전문의는 22명, 서울대 병원은 15명이다. 1980년대 중반에 이미 국내 대형 대학병원들보다 많은 안과 의사를 확보했다. 하지만 당시에는 대학병원 출신 의사들을 영입하기가 쉽지 않았다. 게다가 당시에는 안과 의사들이 큰 병원에서 수련과정을 마친 뒤 병원에서 근무하기보다는 자신의 의원을 직접 운영하려고 했다. 김안과병원은 김안과 근무가 개업을 희망하는 의사들에게 매우 좋은 트레이닝

코스라고 은연중에 알렸다. 김안과병원은 동네의원에서 출발했기 때문에 새로 개원하거나 병 · 의원을 키우려는 의사들에게는 직원 교육부터 약 처방, 환자 서비스 등 병원경영에서 참고할 수 있는 부분이 많았다. 김안과병원은 크고 작은 수술이 많이 진행되고 있다는 강점을 활용해서 임상경험에 욕심이 많은 의사들을 끌어들였다. 김안과병원은 장기적으로 인력 수급 문제를 해소하기 위해 보건복지부로부터 1995년 안과 레지던트 수련병원으로 지정받아 자체적으로 수련의를 배출하고 있다.

3) 혹독한 의료진 트레이닝

김안과병원은 대학병원 수준에 맞먹는 의술을 갖추지 못하면 결국 환자들이 등을 돌릴 수밖에 없다고 판단했다. 그래서 의료진 교육에 힘썼다. 김안과병원의 의료진 트레이닝 과정은 혹독하다. 김 이사장은 매일 아침 모든 입원 환자들을 회진하면서 전날 어느 의사가 수술했는지를 확인했다. 수술 결과를 평가한 뒤 결과가 좋지 않으면 해당 의사에게 당분간 수술을 하지 못하게 했다. 일종의 품질관리를 한 것이다. 의료진 구성은 대학병원과 똑같은 체계를 갖췄다. 대학병원에서 전문의 과정을 마친 시니어 의사들을 대거 배치해서 새로 수련의를 마친 의사들을 교육시켰다. 대학병원에서 수련의 과정을 마치고 입사해도 처음에는 수술하지 못하게 했다. 최소 몇 달 이상 자체 교육 과정을 마쳐야 비로소 수술을 할 수 있게 했다. 의료계에서는 '김안과에 가면 고생한다'는 말이 공공연하게 나돌 정도였다. 개원 이후 의료장비는 언제나 국내 최고수준을 유지했다. 대학병원보다 일찍 새로운 의료장비를 들여놓았다. 대학병원은 진료과목이 안과만 있는 게 아니기 때문에 의료장비 도입이 상대적으로 느릴 수밖에 없었다. 김안과병원은 의사결정 과정이 다른 대학병원에 비해 상대적으로 짧고 안과 의료장비만 구입하기 때문에 새로운 의료장비 구입 시기가 빨랐다. 1980년대 말 김안과 병원은 눈 속에 레이저를 쏴서 지혈하는 최신 의료기기인 엔도레이저를 사용하고 있었다. 하지만 국내 대부분의 대학병원들은 엔도레이저를 보유하지 못했기 때문에 수술할 때 안압을 높여서 지혈하는 아날로그 방식으로 수술을 하고 있었다.

3단계 : 도약기 – 전문경영인, 다양한 성장 해법을 제시하다

김안과병원은 2000년 김희수 이사장이 원장직을 그만두고 2선인 의료법인 이사장으로 물러났다. 원장은 대신 병원 내 의사들에게 맡겼다. 전문경영인 시대가 열린 것이다. 2013년 10월 현재까지 5명의 의사들이 내부 승진으로 원장을 맡고 있다. 대부분 김안과병원에서 진료부장과 부원장 등 주요 보직을 거친 인사들이었다. 새로운 원장들은 의료계를 내다보는 시각도 달랐다. 이들은 전혀 다른 방법으로 병원의 발전과 성장에 기여했다.

1990년대부터는 동네 안과의원의 약진이 두드러진 시기였다. 눈병, 결막염, 가벼운 안질환 등 경증 환자들이 가까운 동네의원을 찾자 김안과병원의 외래환자는 정체 상태를 보이기 시작했다. 외래환자는 경증환자가 대부분인데 이들은 동네 안과에서 해주는 가벼운 치료에 만족했다. 2대 공상묵 원장과 3대 김종우 원장은 김안과병원이 경증환자와 중증환자(녹내장 수술 등) 모두에 집중하던 방식에서 벗어나 중증환자 위주로 성장을 꾀하는 전략으로 바꿔야 한다고 생각했다. 당시 김안과병원에서 중증환자 진료 비중이 낮았던 것은 아니었지만 대형 대학병원과 비교해보면 경증환자 비중이 상대적으로 높았다. 김안과병원이 진료비가 낮은 외래환자를 기반으로 성장했기 때문이다. 하지만 외래환자의 증가 추세에 한계에 이른 만큼 다른 전략을 세워야 했다. 김안과병원은 입원환자와 수술건수, 안과검사 등을 늘리는 방향으로 성장 전략을 세웠다. 김안과병원은 중증환자를 위한 의료시설과 의료진을 강화했다. 2001년 12월 백내장 환자들이 한자리에서 모든 검사와 진료, 상담을 받을 수 있는 100평 규모의 백내장센터를 열었다. 모든 진료과목을 센터형태로 바꾸고 독립성을 강화했다. 망막센터에는 인력보강이 이뤄졌다. 이재홍 서울대 교수와 김순현 연세대 교수를 영입하고 전문의를 11명으로 늘렸다. 그 결과 2000~2012년 김안과병원을 찾은 외래환자는 40만 명 안팎으로 매년 비슷한 수를 보였지만 입원환자는 2000년 7909명에서 2011년 1만1809명으로 늘었다. 수술건수도 2000년 1만1722건에서 2011년 2만2234건으로 증가했다. 안과검사(일반진료에서 의심사항이 발생해서 하는 추가검사)는 2000년 3만4143건에서 2011년 15만 3132건으로 5배 가까이 급증했다. 매출액도 성장세를 유지할 수 있었다.

김종우 원장은 2002년 협력관계를 맺은 동네 안과의원이 김안과병원에 환자를 의뢰하면 적극적으로 수용하는 김안과병원-병 · 의원 네트워크 시스템인 닥터스핫라인(DHL · Doctor's Hot Line)을 구축했다. DHL 시스템에 따라 의뢰를 받은 환자는 중증 환자가 많기 때문에 김안과병원은 대기 순서를 최소화해 일반 외래환자보다 빠르게 이들의 진료, 검사, 시술, 평가 등을 완료한다. 또 수술 등 위급한 상황에 대한 치료가 마무리되면 처음 의뢰했던 병 · 의원으로 환자를 보내주고 있다. 2012년 현재 406개의 전국 안과 병 · 의원이 김안과병원의 DHL 시스템을 이용하고 있다. 연간 9000~1만 명의 환자가 DHL 시스템을 이용해서 김안과병원을 찾고 있다. 지방 환자가 차지하는 비중만 30~40%에 달한다. 2000년대 초기만 해도 동네 안과 의사들은 망막질환 등 중증질환을 앓고 있는 환자를 자신이 수술할 수 없기 때문에 대학병원 등 종합병원에 보내 치료와 수술을 받게 했는데 오랜 대기시간 등으로 환자들이 불편을 겪었다. 대형 종합병원은 환자들이 넘쳐났기 때문에 동네의원이 환자를 추천해도 적극적으로 수용하지 않았다. 동네의원 입장에서는 대형병원과의 네트워크가 있다는 점을 보여줘야 환자들의 신뢰를 얻을 수 있었다. 또 대형 안과병원에서 수술을 마친 환자들이 일정 수준 이상으로 회복되면 이들을 계속 진료해야 추가 수익을 낼 수 있다. 김 원장은 지방의 한 안과의원 원장과의 식사 자리에서 환자의뢰의 어려움을 듣고 DHL 시스템을 고안해냈다. 당시 외래환자가 다소 정체상태를 보였던 김안과병원에는 환자를 더 유치할 수 있는 묘책이기도 했다. 게다가 DHL 환자들의 60%는 중증 질환인 망막질환 환자다. 진료비가 경증환자에 비해 더 많이 청구될 수밖에 없다. 이후 경쟁이 치열해지자 대부분 대형병원들이 김안과병원의 DHL 시스템을 차용한 병 · 의원 네트워크 시스템을 운영하기 시작했다.

2004년 취임한 김순현 4대 원장은 의료계에서 평가절하된 김안과병원의 위상을 높이는 작업을 했다. 김 원장은 연세대 부교수 출신으로 김안과병원에는 2001년 3월 입사했다. 그는 엄밀하게 말해서 김안과병원에서 성장한 사람이 아니었기 때문에 외부인의 눈으로 김안과병원을 평가할 수 있었다. 당시 김안과병원은 진료와 의료진, 환자, 시설 등 외형에서 오랫동안 국내 1위를 기록하고 있었지만 대학병원과 학회 등 의료계가 보는 시각은 '많이 수술해서 성장한 지역의 병원 중 하나' 정도였다. 의료계는 병원의 연구역량도 중시한다. 김안과병원은 2003년 11월 자매재단인 건양대와 함께 명곡안연구소를 개설해 운영하고 있었지만 초창기라서 결과물은 아직 많지 않은 상황이었다. 김 원장은 김안과병원이 장기적으로 성장하려면 의료계와 학계에서도 제대로 인정을 받아야 한다고 판단했다. 2004년부터 매년 '안과학 심포지엄(이후 김안과병원 심포지엄)'을 개최하기로 했고 의료진에게도 적극적으로 학회 활동에 참여할 것을 요구했다. 또 임상결과를 토대로 국내외 저널에 적극적으로 논문을 게시하라고 독려했다. 김안과병원은 반세기 가까이 쌓인 임상 데이터를 바탕으로 좋은 논문을 생산할 잠재력을 갖고 있었다. 이런 노력 덕에 명곡안연구소가 내놓은 논문이 2008년 국제 학술지인 〈네이처 셀 바이올로지〉에 실리기도 했다. 이 연구소는 매년 30여 편의 논문을 생산하고 있다.

4년간 원장을 맡은 5대 김성주 원장은 대외 활동과 홍보에 주력했다. 병원의 사회적인 영향력이 커지려면 사회봉사 등 대외적인 활동이 절실하다고 판단한 것이다. 김 원장은 2006년부터 매년 전국저시력인연합회와 함께 장애인의 날을 기념해 시각장애인 등을 대상으로 '마음으로 보는 세상' 글 공모전을 실시하고 있다. 이외에도 유엔난민 지원 프로그램, 몽골 의료봉사 및 의료장비 기증, 낙도 무료 진료봉사, 몽골 오르비타안과병원 의사 본원 연수 등을 실시했다. 김 원장은 김안과병원이 반세기 가까이 된 다소 오래된 병원임을 고려할 때 고객과의 원활한 소통이 필요하다고 봤다. 2007년 9월 사외보 〈해피아이(계간지)〉를 창간해 매 호 눈과 관련된 커버스토리와 의료전문가 기고 등을 실었다. 20~30대 젊은이들을 대상으로 쌍방향 커뮤니케이션 통로가 필요하다고 판단해 2007년 12월 블로그 '옆집아이'를 개설했다. 블로그 옆집아이에서는 김안과병원의 의사와 간호사들이 각종 질환에 대한 소개와 함께 환자들의 궁금증을 풀어주고 있다. 블로그 방문객은 5년 만에 150만 명을 넘어섰다.

4단계: 성숙기 – 미래를 내다보다

질병은 시대에 따라 유행이 바뀐다. 사람들의 식생활이 달라지고 사회구조도 바뀌기 때문이다. 안과 질환도 마찬가지다. 현재 김안과병원의 진료비 수입 중 백내장 수술이 가장 많은 비중을 차지하고 있지만 미래에는 주요 수술 분야가 달라질 수 있다. 김안과병원은 2000년대 초반부터 새로운 성장동력을 찾으려고 부단히 노력했다. 병원의 물리적인 규모와 공간은 한정돼 있기 때문에 지속적인 성장을 이어가려면 새로운 돌파구가 필요했다. 2000년대 중반 서울 강남 지역에 김안과의 브랜드로 라식센터와 성형안과 등 수익을 많이 낼 수 있는 병원을 설립하자는 의견이 제시됐다. 하지만 김안과병원이 맹목적으로 이윤을 추구하는 모습으로 비쳐지면 결과적으로 기존 브랜드 가치가 훼손될 수 있다는 우려가 많았다. 다른 방안으로는 국내에는 눈물을 제대로 흘리지 못하거나 눈물 통로가 막힌 눈물환자가 많이 발생하고 있는 추세를 고려할 때 눈물병원을 세우자는 주장이 제기되기도 했다. 김안과병원은 여러 고민을 거쳐 결과적으로 병상 증설 등 외형확장보다는 질적인 성장을 꾀해야 한다고 결론을 내렸다. 또 국내 안과 의료계에서 김안과병원이 차지하는 비중을 고려할 때 환자들에게 꼭 필요한 영역에 투자하기로 의견을 모았다.

김안과병원을 찾는 망막 분야 외래 환자는 2000년 4만 5000명에서 2011년에는 12만2970명으로 늘었다. 망막 수술도 1996년에는 761건에 불과했으나 2011년에는 2600여 건에 달했다. 망막질환은 대표적인 노인성 질환으로 평균수명이 늘면서 당뇨망막증, 황반변성 등의 망막질환들이 급증하고 있는 추세다. 하지만 망막 분야는 안과 영역에서는 3D에 속하는 기피 영역이기도 했다. 망막수술은 고가의 장비와 고난도 수술, 오랜 수련기간 등을 필요로 한다. 국내 대학병원들도 망막 전문의를 5명 이상 확보한 곳은 거의 없다. 하지만 망막질환은 실명으로 이어지기 때문에 가장 전문성이 요구되며 잠재력이 높은 분야이기도 하다. 김안과병원은 사회적 소명의식과 함께 장기적으로 질적인 성장을 추구하기 위해서 2008년 세계 최초로 별도 건물에 망막병원을 세웠다.

망막병원은 병원 내 병원(hospital in hospital) 형식으로 재무를 빼면 나머지 사안에 대해서는 독립적인 형태로 운영된다. 망막병원장은 의사와 간호사, 행정직원의 채용부터 병원 운영과 전략까지 거의 모든 사안을 철저히 자율적으로 결정한다. 진료 시간도 본 병원과는 다르다. 망막병원은 오전 8시30분부터 진료를 시작하지만 본 병원은 오전 9시부터 시작된다. 3대 병원장을 맡았던 김종우 원장이 김안과병원 내 초대 망막병원장을 맡았다. 1600평의 공간에는 12개의 진료실을 비롯해서 검사실, 레이저치료실, 외래수술실 등이 배치됐다. 또 망막병원의 환자들이 성인병 통합치료를 받을 수 있도록 병원 내에 내분비내과를 설치했다. 2013년 10월 현재 14명의 망막 전문의가 연간 12만여 명의 환자를 진료하고 2600여 건의 수술을 집도하고 있다.

김안과병원은 장기적인 성장 동력을 연구개발(R&D)로 잡았다. 손용호 김안과병원 원장은 "덩치 경쟁은 하지 않을 것이다. 병상도 130개에서 100개로 줄였다. 진료에 그치지 않고 난치성 질환 등 다양한 연구를 할 것이다. 지속가능한 성장을 하려면 난치성 안질환에 대한 심층적인 연구가 반드시 뒷받침돼야 한다"고 말했다. 김안과병원의 장기 비전은 '연구중심병원'이다. 연구중심병원은 국제화 전략과도 맥이 닿아 있다. 김안과병원은 이미 일본 다네기념안과병원, 싱가포르 국립안센터, 중국 베이징대 제3병원 안센터 등과 양해각서를 체결하고 연구 및 학술교류를 해오고 있다.

김안과병원의 성공요인

1) 저소득층 시장화 전략을 추진했다.

김안과병원이 초창기 대형 안과의원으로 성장한 계기는 의료보험과 산재보험 환자를 적극적으로 받아들였기 때문이다. 의료보험의 적용을 받아 진료비가 낮게 책정됐지만 김희수 이사장은 저소득층 환자들에게서도 충분히 성장 가능성이 있다고 판단했다. 1977년 한국의 1인당 국민소득은 3000달러에도 미치지 못했다. 김안과병원의 저소득층 공략은 이후에도 이어졌다. 김안과병원은 1986년 이미 120~130개의 병상을 운영하는 의료 기관이었으나 1992년까지도 병원 분류에서는 의원으로 남았다. 의원급 의료기관에서 진료를 받은 환자가 내야 할 본인부담금이 병원급 의료기관에서 진료를 받은 환자보다 적기 때문이다. 김 이사장은 경제적인 형편이 어려운 환자들에게 병원 문턱이 높아지는 것을 우려해 의원급 의료기관을 오랫동안 유지해왔다. 하지만 규모가 계속 커지자 설립 30주년인 1992년 의원에서 병원으로 의료기관의 등급을 높였고 이름도 김안과병원으로 바꿨다.

2) 전문화로 특정 분야의 강자가 됐다.

기업인 알 리스 등이 쓴 〈마케팅 불변의 법칙〉에서 제1의 법칙인 '선도자의 법칙(Law of leadership)'에 따르면 기업들이 특정 영역에 처음 진출하면 정상의 자리를 오랫동안 유지할 수 있다. 코카콜라(콜라)와 질레트(면도기), 제록스(복사기)의 사례가 여기에 해당된다. 하지만 기업이 어느 특정 분야에 처음 진출하지 못했을 때는 제2법칙인 '영역의 법칙(Law of category)'에 따라 특정 영역에 최초로 뛰어들어 우위를 차지할 수도 있다. 한경희생활과학은 2001년 국내 최초로 스팀청소기를 개발해 삼성과 LG등 대형 가전브랜드를 뛰어넘었고 자신들만의 영역을 구축할 수 있었다. 김안과병원은 대형 대학병원들처럼 병원의 브랜드 파워가 강했던 것은 아니었다. 하지만 국내 최초로 안과의 진료과목을 세부적으로 나눴고 세계 최초로 망막병원까지 세웠다. 안과 분야에서만큼은 항상 개척자를 자임하면서 정상의 자리를 오랫동안 유지할 수 있었다.

3) 전문경영인들의 다양한 시도로 도약했다.

오너 경영인은 단기적인 수익보다는 장기적인 성장과 이익 창출에 역량을 집중한다. 하지만 독단적으로 의사결정을 내리기 쉽다. 또 혼자 결정하다 보면 자신의 관심 분야에만 함몰될 위험도 있다. 작은 가게에서 출발한 기업도 일정 수준 성장한 뒤에는 다양한 관점에 따라 의사결정을 내려야 한다. 그래야 여러 아이디어를 반영해서 재도약의 전략을 세울 수 있다. 반면 전문경영인은 임기가 상대적으로 짧기 때문에 단기적인 이익 창출에 매달리게 된다. 장기 성과에는 상대적으로 소홀할 수밖에 없다. 대신 다양한 아이디어를 시도하려고 노력한다는 장점이 있다. 김안과병원은 병원의 성장이 일정 궤도에 오른 뒤에는 설립자가 의료법인의 이사장만 맡고 있다. 그는 큰 방향만 제시할 뿐 구체적인 사안에 대해서는 관여하지 않고 있다. 이후 등장한 5명의 원장들은 제각기 다른 색깔로 병원 성장에 기여하고 있다.

3. 차병원 그룹 – LA할리우드장로병원

한국식 밤 11시 회진 미국서도 통하다

〈Article at a Glance〉

최근 의료관광 등 첨단 의학기술과 최신 병원설비를 이용한 관광객 유치가 큰 화두가 되고 있지만 국내 의료기관의 해외진출과 관련한 논의는 접하기 쉽지 않다. 제대로 된 성공 사례가 거의 없기 때문이다. 차병원그룹은 2004년 미국 LA 할리우드장로병원을 인수해 2년 만에 만성 적자 병원을 흑자로 바꿨다. 성공요인은 다음과 같다.

1) 적합한 진출 전략을 선택했다. 직접 진출, 프랜차이즈, 인수 등 다양한 방법 중 당시 미국 상황에서 가장 적합한 전략을 선택했다.
2) 일시적 경쟁우위를 지속적으로 창출했다. 초경쟁 상황인 미국 의료시장을 이해하고 단기적으로 가장 큰 경쟁우위를 확보할 수 있는 전략을 끝없이 사용했다.
3) 서두르지 않고 단계별로 접근하며 '제3의 길'을 찾아냈다. 학계에서의 인지도 향상과 연구센터 운영부터 단계적으로 밟아가며 병원 운영의 새로운 길을 만들어냈다.

2013년 9월 중순, 국내 유수 의료기관 대표들이 모여 세미나를 열었다. 내용은 '의료기관의 해외진출 사례연구'였다. 세미나 도중 모 의료기관 대표가 말했다. "솔직히 대한민국 의료기관 중 제대로 된 해외진출 성공사례가 있나?" 중동 진출에 실패한 경험이 있는 이 의료기관 대표의 자조 섞인 한마디에 모두가 침묵을 지켰다. 그러나 유독 한 사람은 자신감 넘치는 표정으로 자신의 발표 차례를 기다리고 있었다. 양원석 차바이오앤디오스텍(이하 차바이오텍) 대표이사였다. 차병원그룹은 차광렬 그룹 회장의 지휘 아래 지난 2004년 적자에 허덕이던 미국 LA 할리우드장로병원 (Hollywood Presbyterian Medical Center, 이하 HPMC)을 인수해 불과 2년 만에 흑자로 전환시켰다.

차병원그룹이 최초로 세계 최강 의료 대국인 미국 땅을 밟은 건 1999년. 미국 뉴욕 컬럼비아대에서 차병원그룹으로 연락이 왔다. '로열티'를 지급할 테니 차병원 '불임치료 관련 노하우'를 전수해달라는 요청이었다. 마침 국내에서 줄기세포 연구에 대한 각종 규제로 고민이 많던 차병원그룹은 이를 받아들였다. 막상 미국에 진출해 보니 특정 영역에서는 한국 의학이 미국에서도 통할 수 있겠다는 확신이 들었다. 이때 컬럼비아대가 위치한 동부가 아닌 반대편 끝에 있는 서부지역이 눈에 들어왔다. 차병원그룹은 미래 성장 동력으로 삼고 있는 '줄기세포' 관련 연구에 규제가 가장 적은 서부를 거점으로 삼기 위해 2002년부터 LA지역에 '불임센터'를 건립해 운영하기 시작했다. 이 과정에서 연구활성화와 차병원 브랜드의 글로벌화를 위해 실제 병원을 운영해야겠다는 생각이 경영진 사이에서 공감대를 얻었다. 그때 마침 매물이 나왔다. LA에 있는 종합병원 HPMC(할리우드장로병원)였다.

1. 만성적자에 시달리던 병원을 2년 만에 흑자로 바꾸다

HPMC는 1924년 설립돼 LA 지역의 중추 종합병원으로 자리 잡았지만 의료시설 및 시스템 측면에서의 경쟁력이 뒤처지면서 '전통'빼고는 볼 게 없는 병원이 된 신세였다. 차병원그룹이 쉽사리 손대기가 쉽지 않은 상황이었다. 더군다나 의료보험 체계부터 병원 운영 및 관리 체계가 한국과는 완전히 다른 미국 병원을 차바이오텍이 인수해 성공하리라고 전망한 사람은 거의 없었다.

차병원그룹은 과감한 결단을 내렸다. 80년 역사와 434병상 규모의 병원은 분명 투자할 가치가 있는 것으로 보였다. 434병상이라고 하면 그다지 크지 않은 병원처럼 느껴지지만 총매출이 1조 원에 달하는 큰 조직이다. 한국에서도 1조원이 넘는 병원은 다섯 개가 되지 않는다. 특히 1인실 시스템임을 감안하면 4인 병실등 다양한 다인 병실을 보유한 한국 병원을 기준으로는 1500병상 수준이 된다. 연면적 9만9000여㎡, 대지면적 3만3000여㎡의 미국 종합병원은 그렇게 차병원 그룹 품으로 들어왔다. 미국 현지 의료진 500여 명과 1400여 명의 직원도 함께였다. 많은 국내외 의료계 관계자들의 우려와 달리 EBITDA 기준 2005년 70만 달러 적자였던 HPMC는 인수 2년 만인 2006년 50만 달러 흑자로 돌아섰고 매년 등락을 거듭하면서도 꾸준히 성장해 2012년에는 4070만 달러 이익을 냈다. 특히 경영이 안정화되고 'HPMC가 바뀌었다'는 인식이 퍼진 2010년 이후에는 급속한 성장을 했다.

1) 완전히 다른 나라, 미국에 적응하라

HPMC를 인수한 차병원그룹의 가장 큰 고민은 한국과는 완전히 다른 병원 경영환경이었다. 영리법인을 허용하는 제도적 여건은 분명 차병원그룹에 좋은 기회였지만 한국과 달라도 너무 다른 의료보험체계가 가져올 혼선이 가장 크게 우려됐다. 일단 최고의 보험 전문가, 의료기관 경영 전문가들을 고용해 사보험 회사들과 보험금 지급 방식을 협의하는 과정에서 현지 실정을 몰라 손해 보는 일이 없도록 했다. 차병원그룹 CEO인 차광렬 회장은 아예 미국에서 2년간 상주하면서 관련 전문가들로부터 매일 밤 '특별과외'를 받으며 한국제도와의 차이를 배워나갔다. 전문가로 고용된 이들도 성과가 없거나 명성에 비해 실력이 부족하면 6개월도 안 돼 해고해버렸다.

① 최종 고객에 앞서 중간 고객부터 잡아라

법적 · 제도적 차이를 극복하는 건 법률 전문가, 컨설턴트 등을 고용함으로써 해결할 수 있지만 실제 고객을 병원으로 끌어들이는 건 차병원그룹 경영진의 몫이었다. 1999년부터 미국 상황의 특성을 연구해온 차병원그룹 경영진은 지역, 개인 혹은 소규모 병원 '클리닉'의사들이 고객 확보의 열쇠를 쥐고 있다는 걸 깨달았다. 개인 병원에서 진료를 받던 환자의 상태나 증상이 종합병원에서 정밀 검진을 받고 치료해야 할 때 해당 클리닉의 의사가 환자를 종합병원으로 데리고 와야 하는 게 미국의 병원 시스템이다. 이른바 '파트너'의사들을 제대로 확보하지 못하고 그들로부터 외면 받으면 종합병원은 운영 자체가 어려워진다. 자연스레 개인병원, 소규모 클리닉의 의사들은 종합병원의 '중간고객'이 된다. 자칫 한국의 의료수준에 대한 잘못된 이해나 편견 등으로 생길 수 있는 피해를 미연에 방지할 필요가 있었다. 이때 줄기세포 연구를 위해 2002년 LA 지역에 HPMC와는 별도로 개설해 둔 '불임센터'가 큰 역할을 했다. 이미 의학계에서 전 세계적으로 차병원그룹의 불임 관련 연구와 성과는 잘 알려져 있었고 그런 세계적 수준의 'CHA'브랜드가 인수해 운영하는 종합병원은 80년 전통에 첨단을 더할 수 있다는 인식을 심어줬다. 즉 적자경영에 허덕이긴 했지만 남캘리포니아 지역에서 3대 종합병원으로 이미 확실한 인지도가 있던 HPMC 앞에 'CHA'라는 브랜드를 조심스럽게 붙여줬다는 것이다. 기존 대형병원으로서 HPMC가 지니고 있던 강점은 그대로 보존한 채 의료 전문가들 사이에서 인정받을 수 있는 차병원그룹의 강점을 살짝 얹은 셈이다. 자연스레 각 타운에서 '클리닉'을 운영하는 주치의들을 다수 확보할 수 있게 됐다.

② 다민족 사회에 맞는 마케팅 전략을 짜라

"교민사회만 노리고 들어가면 반드시 망한다." 양원석 차바이오텍 대표의 말이다. 양 대표에 따르면 한국의 작은 병원들이 미국에 들어가 실패하는 주된 요인 중 하나가 한국 교민사회만으로 충분히 시장이 될 것이라고 보고 들어가기 때문이다. 교포 사회에 이미 한국계 의사가 운영하는 병원은 충분하고 미국 특유의 '클리닉 시스템'에 대한 이해도 없기 때문에 반드시 실패한다는 얘기다. 물론 HPMC를 인수한 직후 차병원그룹 역시 빠른 안정화를 위해 교민사회를 공략했다. 인수 직후에는 1개 층 모두를 털어 한인 전용 병동을 만들어버렸다. 24시간 한국TV를 시청할 수 있도록 했고 한국인 조리사가 만드는 한식도 제공했다. 한국계 의료진도 더 확충했다. 하지만 그건 병원의 시급한 정상화를 위한 것이었고 병원 안정화 직후 곧바로 전 민족별로 차별화된 마케팅을 펼쳐나갔다.

우선 백인과 흑인 등 다수 미국인들을 공략하기 위해 버스에 광고판을 달고 전통의 HPMC가 새로운 경영과 신의료장비 도입으로 완전히 거듭났음을 알렸다. 또 아르메니아인 사회도 공략했다. 현재 LA 지역에는 한인커뮤니티보다 아르메니아계 커뮤니티가 더 커졌을 정도로 아르메니아계 인구가 많다. 이들이 특히 자국어로 나오는 TV를 즐겨본다는 점에 착안해 TV토크쇼 프로그램에 의료진과 병원이 노출되도록 했다. 필요하면 출연할 수 있도록 했고 광고도 공격적으로 만들어 유명 토크쇼 시간대를 공략했다. 한인들은 인수 직후 한인 전용 층을 만들며 이미 '입소문'이 난 상태였지만 '헬스케어 페어'같은 큰 행사에 적극 나섬으로써 입소문을 확산시키고 신뢰를 더욱 공고히 했다. 특히 TV보다 신문을 즐겨보는 한인들을 위해 신문광고 위주의 마케팅을 펼쳤다. 일본인 같은 경우 보통 병원 선택에 신중한 경우가 많기 때문에 공식적으로 활동하는 '브로커'를 활용해 그들이 홍보할 수 있도록 만들었다. 그 결과 현재 환자 비율은 백인이 50%, 일본인이 25%, 한인이 20%, 아르메니아계를 포함한 기타 민족 혹은 인종이 5%를 차지하게 됐다. 또 웹사이트에서만 6개 국어를 제공하고 각 인종·민족별 언어를 구사할 수 있는 코디네이터를 충분히 고용함으로써 실제 병원을 찾은 여러 민족들이 다시 찾을 수 있는 '만족감'을 제공했다.

③ '브랜드'가 없으면 고객도 없다

미국은 병원도 영리법인인 경우가 많고 경쟁도 매우 치열하기 때문에 철저한 브랜드 관리가 이뤄진다. 의사 자체도 '개인이 브랜드'인 나라답게 '브랜드 가치'를 올려야 한다. 병원도 단순히 크기가 크고 역사가 오래됐다는 사실보다 '실제로 어떤 분야를 잘 진료하고 어떤 강점이 있다'고 내세울 만한 게 있어야 한다. 한국의 경우 의사 개인 브랜드가 크게 영향을 끼치기도 하지만 기본적으로 '대학병원', '큰 병원'에 대한 신뢰가 의사 개인 브랜드를 넘어서는 경우가 많다.

차병원은 처음에는 가장 잘하는 분야인 '산부인과 분야'부터 인지도를 높이고 신뢰를 쌓은 뒤 다른 진료 과목에도 '제고된 브랜드 이미지'를 확산시키는 방법을 썼다. 그 결과 성공적인 현지 안착과 전 진료과목에 대한 신뢰도 상승이 이뤄졌다. 초기에는 산과와 부인과 진료 비중이 상당히 높았지만 2012년 현재 산과 비중은 14.1%고 최근 가장 많이 투자한 재활의학과가 13.9%나 된다. 그 밖에 심장과, 일반 내과 등도 점차 비율이 높아지고 있는 상황이다. 산부인과와 신생아과의 강점으로부터 시작해 '줄기세포'와 연관된 재활의학과 쪽으로 투자를 높였고 소기의 성과를 이뤘다. 유전적인 질환이 많은 심장질환 등 고부가가치 서비스 라인이 점차 강화되는 결과도 보여주고 있다.

실력 있는 의사를 모집하기 위한 노력도 계속됐다. 캘리포니아 주에서는 엄밀하게 말해 '한 병원에 소속된 의사'는 없다. 여러 병원과 파트너십을 맺고 해당 병원을 오가면서 진료와 수술을 한다. 의사에게 선택권이 주어지다 보니 병원 입장에서는 좋은 의사를 유치하기 위한 경쟁이 치열해진다. 산부인과 영역에서는 이미 차병원그룹의 명성을 아는 의사들을 확보하기가 어렵지 않았지만 다른 분야에서는 '당근'이 필요했다. 의사 직군은 다른 어떤 직군보다 이민자 출신이 많기 때문에 HPMC의 다인종 서비스 기반은 이들에게 큰 유인이 됐다. 또 다른 어느 병원보다 의사를 존중하는 간호사들이 있다는 소문도 나면서 실력 있는 의사들을 많이 확보할 수 있었다.

2) '한국식 병원'의 강점을 활용하라

HPMC의 성공에는 '한국 의료서비스 특유의 강점'을 적절히 잘 활용한 점도 크게 작용했다. 한국에서는 너무도 당연한 서비스나 운영시스템이 미국에서는 '깜짝 놀랄 만한'것들인 경우가 많았다.

① 밤 11시 회진과 미역국

차광렬 차병원그룹 회장은 인수 직후 2년간 HPMC에서 거의 숙식을 해결하다시피 했다. 그는 너무도 당연한 듯 밤 11시에 회진을 돌며 환자들을 만났다. 퇴근 시간 이후에, 그것도 한밤중에 병원의 오너가 회진을 직접 돌자 현지 의사와 직원들은 적잖게 당황했다. 불만도 제기됐다. 그러나 한국 병원 특유의, 그리고 '차병원'의 회진과 환자관리 시스템을 설명하고 근무체계를 그에 맞춰 바꾸고 설득하자 직원들도 수긍했다. 환자들의 반응은 상상을 초월했다. 각 과별로 밤 11시 회진이 공식화됐고 환자들은 한밤중에라도 불편한 부분이 있으면 말할 수 있게 됐다. 더 중요한 건 환자들이 느끼는 '안도감'이었다. 한국 병원에서는 당연한 듯 보이는 야간 회진은 미국에서는 '최고의 서비스'가 된 셈이다.

산부인과 병동에서 실시한 '미역국 제공'도 선풍적인 인기를 끌었다. 세계적으로 임신과 출산으로 가장 유명한 병원인 차병원에서 '미역국의 효능'을 설명하면서 현지 입맛에 맞게 한국산 미역과 식재료를 공수해와 정성스럽게 식사를 제공하자 미국 환자들도 '진정성'을 알아봤다. 여기에 기존 HPMC가 특히 뒤떨어져 있던 병원 정보시스템 등 전산망을 차병원식 최신 시스템으로 전부 교체하자 병원의 환자관리, 약품 및 일정관리 등 운영 시스템 전반이 효율화됐다.

② '야전 사령관' 리더십

한국 병원은 규제로 인해 병원을 이끄는 CEO가 반드시 의사여야 한다. 이 같은 규제는 '전문적인 경영'자체를 어렵게 하는 약점이 되지만 리더인 의사가 경영능력이 있을 경우에는 막강한 힘을 발휘한다. 자존심 강하고 폐쇄적인 의사들에게 그들보다 더 많은 임상경험을 갖고 있는 실력 있는 의사가 병원 경영을 하면서 세부사안을 챙기면 대부분 수긍하고 따라올 수밖에 없다는 말이다. 이는 미국에서도 크게 다르지 않았다. 아예 HPMC 내에 수면캡슐을 설치해놓고 하루 3시간씩만 수면 하면서 회진도 하고 임상에 대한 의견을 나누며 병원 개혁을 지휘하니 미국 의사들도 자연스레 따라올 수밖에 없는 상황이 됐다. 어떤 최신 의학 분야든 본인이 가장 먼저 공부하면서, 경영 현장에서 직접 지휘하며, 스스로를 '야전 사령관'이라 부르는 차광렬 회장의 카리스마적 리더십은 미국에서도 통했다. 양원석 대표는 "우리 병원이 미국에서 성공을 하기 위해 많은 전략을 짜고 수없이 많은 토론을 거쳐 이를 실행했지만 솔직히 차 회장 특유의 리더십이 없었으면 과연 성공했을지 의문"이라고 말했다. 실제 차 회장은 미국에서 2년간 머물면서 늦게 퇴근하는 직원들을 직접 차로 집까지 데려다주며 미국 사회에서는 보기 힘든 유형의 리더십을 보여줬고 이는 미국 의사와 직원들의 마음을 움직이는 효과를 가져왔다.

3) 향후 계획 및 전망

앞으로도 차병원은 대형 병원 몇 개를 더 인수할 계획을 갖고 있다. 확정된 곳은 아직 없지만 몇 개 병원을 놓고 협상이 진행 중이다. 그중 일부는 HPMC와 같은 대형 종합병원이고 일부는 '특정질환 특성화' 병원인 것으로 알려졌다.

이와 관련해 양원석 대표는 "아직 확정된 건 아무것도 없다"면서도 "차병원그룹의 궁극적인 계획은 '미국의 CHA'로 브랜드 가치를 높여 아태지역을 비롯한 기타 지역으로 진출하겠다는 것"이라고 말했다.

'한국의 CHA'는 국내 고객과 의학계에서는 인정받고 있지만 그것만 믿고 중동, 동남아시아 등에 진출하기엔 한계가 있다는 것이다. 한계를 극복하는 최고의 전략을 '미국에서 유명한 CHA' 브랜드가 되는 것이라는 게 차병원그룹의 생각이다.

처음으로 인수한 병원 경영을 성공적으로 이끌면서 차병원그룹은 미국에서의 병원 경영에 대한 노하우를 쌓았고 브랜드 인지도도 높아졌기 때문에 향후 큰 문제가 없는 한 자신들의 성공 공식을 반복 · 진화시키며 원활한 글로벌화를 진행할 수 있을 것으로 보인다.

그러나 지금의 성공을 만들어낸 차광렬 회장의 '야전사령관 리더십'은 장기적으로는 불안요소일 수 있다. 차광렬 회장의 리더십은 분명 차병원그룹 성공의 핵심적인 요소 중 하나다. 이미 한국에서도 차병원의 지역적 확장, 대학 설립, 연구소 건립, 최초의 VIP 건강관리센터 '차움' 운영 등 성공적인 관련 다각화를 이뤄냈다. 의사이자 경영자인 그의 능력이 아니었다면 쉽지 않았을 일들이다. 그러나 강력한 리더십이 빠진 '포스트 차광렬'의 차병원그룹이 어떻게 될지는 미지수다. 공격적이면서도 시장을 선점하는 전략이 지속될 수 있는 시스템을 완벽히 구축하거나 비슷한 유형의 리더로 성공적인 승계를 해야 하는 과제가 주어져 있다. 이는 특히 미국에서의 브랜드 제고 성공 후 기타 지역으로 진출하겠다는 장기 플랜을 갖고 있는 차병원 입장에서는 결코 간과할 수 없는 부분이다.

2. 성공요인 및 시사점

1) 적합한 진출 전략을 선택했다

의료산업은 기본적으로 규제산업이고 각 나라별 문화와 제도의 특성에 의해 경영 방법이 크게 달라진다. 또 '인력 집약적'이며 첨단의 기술과 학문이 적용되는 동시에 높은 신뢰를 필요로 하는 일종의 '신뢰산업'이다. 그렇기 때문에 타 산업과 달리 해외 진출 또는 수출 비중이 낮을 수밖에 없다. 그동안 한국의 우수한 의료기술과 '한류열풍'만을 믿고 병원 신설, 프랜차이즈, 공동운영 등의 방식을 썼던 많은 의료기관들이 크게 성공을 거두지 못했다. 차병원은 그러나 다른 길을 택했다. 여타의 병원들과 달리 대형 병원을 인수하는 방식을 택했고 인수대상인 HPMC는 남캘리포니아 지역 3대 종합병원으로서의 역사와 신뢰를 가진 기관이었다. 미국에서 일반 고객들이 한국 병원의 수준을 신뢰하기 어려운 상황에서 HPMC는 환자의 신뢰를 확보하는 데 큰 역할을 한 것이다. 진출 대상국의 의료 수준과 위상, 문화적 특성, 각종 규제정책 등을 종합적으로 고려해 가장 경쟁력 있는 진출 전략과 대상을 선정하는 것이 성공의 시작이라 할 수 있다.

2) 일시적 경쟁우위를 지속적으로 창출했다.

80년 넘는 역사를 가진 병원으로서 HPMC가 신뢰성 있는 브랜드를 지니고 있었다고는 하지만 경쟁력이 약해져가는 상황에서 기존 브랜드는 이미 한계에 도달해 있었다. 환자를 유인하기 위해서는 고루해진 이미지를 첨단을 달리고 활력이 넘치는 이미지로 바꿔줄 필요가 있었다. 차병원은 줄기세포, 불임치료 등의 첨단기술 분야에서 미국에서도 인정받는 전문성을 확보하고 있었고 이를 기반으로 산부인과, 소아과, 재활의학과 등에서 높은 경쟁력을 기대할 수 있었다. 특히 산부인과는 젊은 세대의 여론주도층에게 HPMC의 이미지를 각인시키면서 구전효과를 만들어내는 중요한 역할을 수행했다.

이 같은 HPMC의 성공요인은 '일시적 경쟁우위의 지속적 창출'로 설명할 수 있다. 미국에서 의료기관은 로버트 다베니 교수가 말하는 '초경쟁' 상태에 있다. 이런 경우 지속가능한 장기전략을 만들어 실행하는 건 사실상 불가능하다. 일시적 우위를 지속적으로 창출하는 전략을 사용해야 성공할 수 있다. 차병원그룹은 이 같은 초경쟁 상황의 일시적 경쟁우위 지속 창출에 성공했다. 먼저 '산부인과 분야'를 중심으로 한인 사회를 먼저 공략하면서 우위를 점했고(doing) 곧바로 산부인과 연관 분야인 '신생아 분야'로 확장하는 동시에 민족별 세분화 마케팅으로 새로운 경쟁우위를 만들어냈다. 실행(doing)하면서 동시에 다음 단계 경쟁우위를 준비했고(setting-up)이후 다시 관련성이 적은 재활의학 등 다른 진료 분야로도 강점을 확장시키면서 '확 바뀐 HPMC'라는 인식을 LA지역 전체를 퍼뜨려 새로운 경쟁우위 창출 계획(planning)을 수립했다. 그리고 현재는 특성화 병원과 다른 종합병원 인수를 검토하면서 'CHA'라는 브랜드를 의학계만이 아닌 미국 일반 고객들에게 확산시킬 전략을 짜며 먼 미래를 위한 큰 그림을 그리고 있다(envisioning).

3) 서두르지 않고 단계별로 접근하며 '제3의 길'을 찾았다.

해외진출에 성공하기 위해서는 '단계별 접근'도 중요한데 차병원그룹은 이를 놓치지 않았다. 꾸준한 논문발표를 통해 인지도를 높였고 1999년 컬럼비아대로부터 로열티를 받고 진출하면서 첫 단추를 잘 끼웠다. 2002년 LA불임센터 등을 통해 핵심역량을 미국에 안착시킬 수 있었던 것도 성공의 기반이 됐다. 당장 한국에서의 인지도와 실력만 믿고 해외진출을 노리는 의료기관들에, 그리고 헬스케어 산업 전반에도 교훈을 줄 수 있는 부분이다.

'산부인과'라는 핵심역량 외에도 한국적인 '친절 서비스'와 '효율적인 정보시스템'도 명백한 강점이 됐다. 미국 병원은 크게 두 가지 성공 방식 중 하나를 택하게 되는데 하나는 존스홉킨스식 '실력제일주의'고 다른 하나는 메이요병원식 '친절제일주의'다. '존스홉킨스웨이'를 택한 병원은 '죽을 사람도 살리는 것'에 집중하게 되며 '메이요웨이'에서는 '죽음마저도 즐겁게 받아들일 수 있는 것'에 초점을 맞춘다. 그러나 한국식 의료서비스와 친절이 차병원그룹의 '의술 기본기'에 더해지면서 성공적인 현지화와 더불어 '제3의 길'을 만들어냈다. 선진 시장에 진출할 때 무조건적으로 '그들의 방법'에 따라가는 것이 아니라 '활용할 수 있는 한국 기업 특유의 강점'을 적절하게 조합해야 경쟁우위를 창출할 수 있다는 교훈을 준다.

4. 분당서울대병원

CDC보다 빠른 구글의 독감정보

속도와 힘, 의료정보에 접목하다.

〈Article at a Glance〉

분당서울대병원은 의료정보화 분야에서 국내는 물론 세계 최고그룹에 속한다고 인정받았다. 개원할 때부터 CDW(Clinical Data Warehouse)시스템을 갖고 있었고 종이와 차트 등이 없는 4 less 병원으로 유명했다. 하지만 '현재' 최고라는 평가에 안주하지 않고 곧바로 차세대 CDW 구축에 돌입했다. 비용 대비 효과가 불분명하고 당장 눈으로 확인할 수 있는 성과가 담보되지 않았지만 빅데이터라는 새로운 패러다임을 하루 빨리 받아들여 내재화해야 한다고 판단했다. 무엇보다 IT 비전문가라도 직관적으로 사용할 수 있도록 구축 과정 내내 사용자가 직접 개입할 수 있는 기회를 부여했다.

발단은 단순했다. 2010년 어느 날, 인터넷으로 뉴스를 보고 있던 황희 분당서울대병원 의료정보센터장의 눈이 커졌다. 10년 가까이 의료정보센터에서 일하면서 분당서울대병원의 의료정보 관리와 분석을 맡아 온 그였다. 평소에도 데이터 분류와 관리, 관련 기술의 발달 및 추세와 관련된 기사를 관심 있게 보던 터, 시선을 사로잡은 기사는 구글에 대한 것으로 어느 지역에서 감기 관련 검색이 늘면 오래지 않아 해당 지역에 독감주의보가 발표되더라는 내용이었다. 잘 알려져 있다시피 구글은 검색창에 관련 검색어가 입력되는 빈도를 토대로 독감 확산 여부를 포착하며 이는 이 분야에서 공적 권한을 가진 미국 질병통제예방센터(CDC)보다 2주나 빠른 것으로 보고된다. 이제는 아예 전 세계 독감 확산 현황을 파악할 수 있는 전용 페이지(www.google.org/flutrends)가 있을 정도다. 당시 황 센터장이 받은 충격은 컸다. 그는 "잘 짜인 데이터가 이렇게 활용될 수도 있구나 싶어 정신이 번쩍 들었다"고 회상한다.

충격은 머릿속에만 머물지 않았다. 황 센터장은 새롭게 부각된 빅데이터를 실제 의료 현장 속으로 깊숙이 끌어들여야겠다고 생각했다. 분당서울대병원이 갖고 있는 정체성과 경쟁력을 강화하고 의료정보화시스템 분야의 선두 자리를 공고히 하기 위해

한 단계 더 도약해야 할 시점이라고 판단했다. 그동안 누적된 데이터를 새로 분류하고 다시 가공해서 좀 더 많은 정보와 통찰을 이끌어낼 수 있도록 최첨단 데이터웨어하우스를 갖추기로 한 것은 이런 배경에서다. 황희 센터장과의 인터뷰를 통해 분당서울대병원의 빅데이터 활용 과정과 그 결과를 분석했다.

시작

의료정보시스템에 대한 투자는 사실 직접 진료와 무관하다. 예컨대 MRI나 CT 기계를 구입하겠다는 결정은 직접적으로 환자에게 필요한 투자를 하는 것이므로 비용과 효과가 즉각 나타난다. 하지만 의료정보시스템에는 얼마의 투자가 적정한지 분명하지 않고 비용을 들인 만큼 효과가 있을 것이라는 보장이 없기 때문에 투자 결정을 내리기가 쉽지 않다.

분당서울대병원이 빅데이터 개념을 받아들이고 차세대 CDW(Clinical Data Warehouse)를 구축하는 일에 신속하게 착수할 수 있었던 데는 설립 초기부터 갖고 있던 '의료정보 분야의 선두주자'라는 정체성 영향이 컸다. 분당서울대병원은 서울대 의과대학병원에 속한 병원 중 한 곳으로 2003년 개원해 올해로 꼭 10년차가 됐다. 이 병원은 개원할 때부터 최첨단 의료정보시스템 구축을 목표로 했다. 개원 당시 종이, 차트, 필름, 슬립이 없는 4리스(less) 병원으로 출발하며 관심을 모았다. 종이에 펜으로 적어 기록하는 대신 전자패드나 노트 등을 활용해 기록을 남기는 방식을 도입했다. 2000년 들어 병원 업계에서는 종이차트 없는 페이퍼리스(paperless) 병원이 가능한지에 대한 논의가 많았다. 파일럿 형태로 여러 시도가 있었으나 1000병상 이상 대형 병원에서 이를 실제로 구현한 곳은 분당서울대병원이 처음이다.

2000년 이후 탄생한 덕을 톡톡히 봤다. 기존 대형 병원에서는 차트를 없애고 전자의료기록(EMR · Electronic Medical Records) 시스템을 구축하고 싶어도 기존 데이터들을 변환해 이관 및 정리하기가 쉽지 않았다. 새로 출발하는 분당서울대병원은 기존 데이터 이관에 대한 부담이 없었다. 그럼에도 대형 병원에서 모든 차트와 필름을 전자화한다는 것은 기존 관행에 도전하는 만만치 않은 실험이었다. 황 센터장은 "시스템을 구축할 때 실패할 수밖에 없을 것이라는 예상이 압도적이었지만 실패하면 다시 종이차트를 쓰면 된다고 생각했다"며 "현재 우리나라의 웬만한 대형 병원은 모두 전자기록시스템을 도입했는데 아마 가장 큰 공을 세운 곳이 분당서울대병원일 것"이라고 말했다. 분당서울대병원이 큰 문제없이 페이퍼리스시스템을 실현하자 대형 병원에서도 불가능한 일이 아니라는 점이 검증됐고 다른 곳에서도 경쟁적으로 도입에 나섰다는 얘기다.

태생부터 의료정보화에 뿌리를 두고 있던 분당서울대병원은 설립 때부터 자체적인 데이터웨어하우스를 갖추고 환자들의 방문과 진료, 처방에 대한 기록을 빠짐없이 쌓아왔다. 젊은 병원답게 대부분의 의료진이 디지털 기기 사용에 거부감이 없는 3040세대라는 점도 전자기록의 디지털화에 도움을 줬다. 디지털 자료를 검색하고 연구와 진료에 활용하는 일도 큰 무리 없이 진행되고 있었다. 다시 말해 기존 시스템을 그대로 활용해도 전혀 문제가 없는 상태였다. 기존 시스템은 이미 국내는 물론 세계에서도 인정받는 최신 시스템이었다.

황 센터장의 생각은 달랐다. 구글 기사를 접한 후 그는 빅데이터 관련 정보들을 닥치는 대로 수집하고 읽었다. IT전문가들도 찾아다니며 만났다. 결론은 명확했다. 빅데이터는 거스를 수 없는 흐름이었다. 누가 먼저 오르고 나중에 합류하느냐의 차이만 있을 뿐 무시하고 갈 수 없는 대세였다. 황 센터장은 빅데이터 기술을 신속하게 도입해야 한다고 결론을 내렸다.

얼마 후, 황 센터장은 자료를 정리해 의료정보운영위원회 안건으로 올렸다. 병원장과 부원장은 물론 병원운영의 큰 틀을 짜고 관리하는 기획조정실장 등이 전부 참여하는 회의였다. 차세대 CDW를 구축해야 한다는 내용을 골자로 했다. 최신 트렌트를 설명하는 내용과 병원의 경쟁력 향상을 위해 반드시 추진해야 할 일이라는 의견이 포함됐다. 예상 비용이 만만치 않았다. 수백억 원에 달했다. 웬만한 병원을 새로 짓는 것과 같았다. 당시 다른 프로젝트로 200억 원 이상을 쓰던 중이라 부담이 만만치 않았다. 기존 시스템이 낡거나 제대로 가동하지 않던 상황이었다면 설득이 쉬웠을 것이다. 하지만 기존 시스템은 바로 그해 미국보건의료정보관리 및 시스템학회 애널리틱스에 부여하는 의료정보화 단계에서 최고 수준인 7단계 레벨을 획득했다. 미국을 제외한 나라에서 최초일뿐더러 미국을 포함해도 9번째였다. 의료정보화 분야에서 이미 최고 그룹에 속해 있다는 증거였다. 하지만 위원회에 안건을 올린 결과는 만장일치 통과였다. 지금도 충분히 잘하고 있지만 의료 IT에서 선도적 지위(leading position)를 유지하려면 선제적 투자가 필요하다는 주장이 통한 것이다. 황 센터장은 "좋은 건 알겠는데 지금 이 시점에 꼭 그렇게 많이 투자해야 할까 하는 비판을 받을 수 있기 때문에 통과되지 않을 수 있다고 생각했다"며 "정보화 수준이 의료서비스 수준을 좌우한다는 기본적인 공감대가 있었던데다 대규모 투자를 아끼지 않을 만큼 가치 있는 일이라는 점에 동의하고 모두가 신뢰를 보내준 결과"라고 말했다.

전개

CDW TFT가 꾸려졌다. 어떤 곳과 손을 잡고 시스템 구축에 나설지를 선정하는 단계가 먼저였다. 총 7개 사업자로부터 제안서를 받았고 작은 프로젝트를 던져 기술검증(PoC)을 실시했다. 유수 글로벌 벤더들을 제치고 SAP가 최종 낙점됐다. 가장 중요한 선정 기준은 필요한 서비스를 즉각 받을 수 있는가였다. 병원은 업종 특성상 작업의 현지화(customization)가 필요할 때가 많다. SAP는 원천기술을 갖고 있고 한국에 연구소를 두고 있어 프로그램 수행에 유연할 수 있다는 점에서 높은 점수를 받았다.

기존 시스템이 갖고 있던 한계와 문제점을 진단하는 일에서부터 시작했다. 주 사용자인 의사와 간호사를 대상으로 전수 조사를 진행했다. 어느 부서, 어느 팀을 대상으로 한 것이 아니라 서울대병원 4곳의 모든 의사와 간호사를 대상으로 설문해 병원별, 부서별로 요구 사항을 정리했다. 황 센터장은 "분당서울대병원이 선두에서 첨단 시스템을 받아들여 적용하면 다른 서울대병원에도 순차적으로 확산된다"며 "이를 감안해 아예 처음부터 4곳의 의료진을 모두 설문 대상으로 했다"고 설명했다. 현 시스템을 쓰면서 불편한 점은 무엇인지, 개선해야 할 방향은 무엇인지, 새로 구현됐으면 하는 기능은 어떤 것인지 꼼꼼히 묻고 분석했다. 이 작업의 주체였던 의료정보팀은 워크숍을 갖고 정리된 내용을 공유했다

사용자들이 제시한 최우선 과제는 '속도'였다. 기존 시스템에서는 뭔가 하나 찾으려면 최소 10분은 기다려야 했다. 검색 대상을 찾기 위해 오랜 시간을 거슬러 가야 하거나 검색 양이 늘어나면 일단 걸어놓고 밥을 먹고 돌아와도 결과가 나오지 않을 정도로 속도가 나지 않았다. 또 다른 과제는 비정형 데이터였다. 시간이나 날짜, 약의 종류나 투여량처럼 정형화된 데이터는 개원 초부터 잘 정리돼 검색이 간편했지만 의사가 환자를 면담하며 기록한 내용과 같은 비정형 데이터는 정리가 어렵고 제각각이라 검색에서 누락되기 쉬웠다.

속도를 올리는 것에 대해서는 크게 고민할 필요가 없었다. 빠르게 발달한 기술이 훨씬 많은 데이터를 단숨에 처리할 수 있도록 도왔다. 문제는 비정형 데이터의 분류 및 검색의 용이성이었다. 정형 데이터보다 더 큰 가치를 지닐 수 있는 대상인 만큼 정교한 툴을 적용해야 할 필요가 있었다. 이를 해결하기 위해 개원 이후 지금까지 누적된 데이터부터 살피기로 했다. 의료정보팀에 접수되는 정보 요청은 연간 1만 건 이상. 1년에 1만 건으로 잡으면 개원 후 누적된 양은 10만 건에 달한다. 의료정보팀은 이를 카테고리별로 묶었다. 의사나 간호사들이 주로 어떤 데이터를 찾고 싶어 하는지 파악하기 위해서다. 의료정보팀원 4명이 6개월간 온종일 이 일에만 매달렸다. 크게 9가지 시나리오가 나왔다. 여기에 속하는 정보 요청 건이 전체의 95% 이상을 차지했다. 기본 시나리오, 처방 중심 시나리오, 진단명 중심 시나리오 등 각 시나리오에 이름을 붙여 검색과 동시에 해당 시나리오 서버가 작동하도록 알고리즘을 짰다. 자동 검색 시스템도 도입했다. 사고의 흐름에 따라 검색어를 하나씩 입력할 때마다 그에 맞는 데이터가 실시간으로 자동 나열되는 방식이다. 예컨대 2003년부터 2005년까지 어느 과 누구에게 진료를 받은, 무슨 진단명을 가진 환자들 중에 어떤 검사를 했거나, 어떤 약을 먹은 환자를 알고 싶을 경우 이제까지는 제대로 검색이 안 될뿐더러 속도가 느리기 때문에 개인이 직접 검색하지 못하고 의료정보팀에 자료를 요청해야 했다. 빠르면 하루, 길면 3~4일 후에야 답변을 들을 수 있었다. 하지만 새로운 시스템을 도입한 후에는 검색어를 입력하는 동시에 유형에 따라 시나리오별로 검색이 진행되고 검색어를 입력하는 즉시 그에 맞는 내용이 실시간으로 나열되기 때문에 그 안에서 원하는 정보를 찾아 클릭하면 대개 5초 안에 원하는 데이터를 찾을 수 있었다. 이 과정에서 Free text 패턴을 분석해서 나타내는 text mining 기능과 자동 검색에도 연산 조건을 주는 복합기능 등이 활용됐다.

기술적 난제보다 어려운 것은 사용자와 기술자 사이에 어쩔 수 없이 존재하는 관점 차이였다. 분당서울대병원은 차세대 시스템을 구축하는 모든 과정에서 '사용자 편의(user friendly)'를 최우선으로 삼았다. 아무리 좋은 시스템도 사용자가 불편하게 느끼고 잘 사용하지 않는 다면 소용없을 것으로 판단했다. 황 센터장은 "기술적 지식이 많지 않은 사람이라도 직관적으로 사용할 수 있게끔 하자는 뜻에서 '바보도 쓸 수 있는 CDW를 만들자'를 캐치프레이즈로 삼았다"고 설명했다. 이 같은 목적을 관철하기 위해 작업에 앞서 모든 병원의 사용자를 대상으로 설문 조사한 데 이어 실제 시스템을 구축하는 과정 내내 사용자들을 계속 참여시켰다. 사용자 본인이 요구한 사항이 잘 구현되고 있는지 확인하고 평가할 수 있는 기회를 지속적으로 부여했다. 시나리오를 분류하고 시스템을 구축하는 일만으로도 하루 24시간이 모자랐지만 그런 중에도 1주일에 4시간 이상 요구사항을 구현한 시스템을 사용자가 실제로 써보도록 하는 과정을 멈추지 않았다. 본인이 제안한 기능이 생각대로 작동하는지 직접 써보고 피드백을 주도록 했다. 받은 피드백을 정리해 작업에 반영했다. 이 과정에서 의료진과 기술팀과의 시각차가 컸다. 사용자들은 아무렇지 않게 '이럴 땐 이렇게 하면 되지 않나'하며 던지는 과제들이 기술로 구현하기에는 쉽지 않을 때가 많았다. 사용자는 사용자대로 기술팀은 기술팀대로 각각 알고 생각하는 바가 달라 타협점을 찾기 어려울 때도 있었다. 기술적 한계에 도전하고 비용과 시간을 투입해서라도 구현해야 하는 기능인지, 아니면 이를 제기한 사용자들을 설득해 단념하도록 하는 것이 합리적인지, 혹은 비슷한 가치를 제공할 수 있는 대안은 없는지를 판단해야 했다. 황 센터장은 "매순간이 선택의 연속이었다"고 말했다.

의료진과 기술팀과의 원만한 커뮤니케이션을 위해 모든 논의 과정에 의료정보 간호사를 코디네이터로 참여시켰다. 양측의 의견이 극단으로 엇갈리지 않도록 중재자를 둬서 논의과정을 지원하도록 한 것이다. 요구사항을 제안한 사용자와 이를 기술적으로 구현해야 할 엔지니어들이 충분한 논의를 통해 합의점을 찾도록 하되 합의점을 찾지 못하면 제3자가 포함된 회의체를 별도로 구성해 최종 의사결정을 내리는 과정을 거쳤다. 하나의 과제 때문에 지나치게 시간을 지체하지 않도록 여러 장치를 만든 셈이다. 환자를 진료한 후 최종 진료일을 진료과별, 특정 진료과만, 진료과 전체로 각각 볼 수 있도록 구현해 달라는 사용자의 요청에 필터 기능을 활용해서 불필요한 데이터를 걸러낼 수 있도록 하는 조건으로 진료과 선택 기능을 제외하고 전체 진료과만 볼 수 있도록 구현한다든지, 진료일, 검사일, 수술일 등 다양한 기준으로 기간을 분류할 수 있게 해달라는 요청에 최초 입력의 기준을 진료일로 하되 다른 날짜는 출력 항목으로 볼 수 있도록 해서 필터링이 가능하도록 협의를 이끌어 낸 일 등이 이 과정의 대표적인 사례다.

결과 및 시사점

데이터를 체계적으로 정리해서 쌓고 쉽고 빠르게 검색할 수 있도록 하는 것은 크게 두 가지 목적을 갖는다.

첫째, 의사들의 연구 지원이다. 개원 이후 10년 동안 이런 환자가 몇 명이나 있었으며 어떤 처방이 내려졌고 결과가 어땠는지 신속하게 파악하고 분석할 수 있어야 연구 주제로서의 적합성을 판단하고 이후 연구를 원활하게 수행할 수 있다. 필요한 자료가 있을 때마다 의료정보센터에 문의해 사흘씩 기다려 받아야 한다면 연구 속도와 의욕이 떨어질 수밖에 없다. 둘째, 환자들에 대한 서비스 향상이다. 궁극적인 목적이기도 하다. 환자들에게 최적의 의료서비스를 제공할 수 있으려면 데이터가 체계적으로 구비돼 병원 및 진료의 관리와 분석을 뒷받침해야 한다. 예컨대 이런 식이다. 10년 전까지만 해도 수술 후 항생제를 5일에서 7일은 써야 한다는 것이 의료계의 관행이었다. 하지만 최근에는 수술 후 하루나 이틀 이내에 항생제를 끊는 것이 좋다는 쪽으로 의견이 모이고 있다. 실제로 미국 감염의학협회에서는 항생제를 덜 써도 환자 회복에 크게 영향을 주지 않는다며 항생제 사용을 줄이도록 가이드라인을 제시하고 있다. 국내 의료계에서도 가급적 항생제를 덜 사용하는 쪽으로 옮겨가는 추세다. 하지만 경력이 오래된 의사들은 새로운 지침을 잘 따르지 않고 기존 경험이나 오랜 습관대로 행동할 때가 많다. 이때 데이터 분석툴을 사용하면 어떤 의사가 항생제를 얼마나 쓰고 있으며 이 횟수가 얼마나 누적됐는지를 확인할 수 있다. 이 결과에 맞춰 의사 개개인에게 적절한 가이드라인과 피드백을 지속적으로 제시해 행동을 고쳐가도록 유도할 수 있다. 환자 입장에서는 항생제를 과다하게 투여 받을 위험이 줄어드는 셈이다. 황 센터장은 "항생제 사용을 줄이라고 전체 공지 메일을 보내는 것보다 의사 개개인에게 '○○○선생님, 이번 달 항생제 사용에서 ○○○과 1등입니다. 다음 달에는 덜 사용해 주시면 좋겠습니다'식으로 보내는 편이 훨씬 효과가 좋다"고 설명했다. 데이터 분석이 뒷받침돼야 가능한 일이다.

협진을 촉진하는 데도 데이터 분석이 도움을 준다. 복잡한 질환으로 병원을 방문한 환자들은 여러 과를 돌며 진료를 받아야 할 때가 많다. 재활의학과도 가야하고 정형외과도 가야하고 내과도 가야 하는 식이다. 이럴 때 환자는 대기시간이 길고 언제 어느 과 의사를 만날 수 있는지 알 수 없어 불편을 겪는다. 분당서울대병원의 경우 원칙적으로는 24시간 이내 환자를 본다는 내규를 갖고 있지만 이런저런 일정들로 바쁜 의사들은 협진 요청을 받아도 즉각 대답하지 못할 때가 많다. 분당서울대병원은 데이터를 활용해 어느 의사가 얼마나 시간이 흐른 후 답변하는지를 지표화 했다. 이를 지표로 삼기 전 24시간 내 답변율은 60%에 불과했지만 지표를 만들고 6개월이 지난 후 이 비율은 90%로 상승했다. 이전에는 10명중 4명은 협진 요청을 받은 후 하루가 지나서야 환자를 봤지만 지금은 10명 중 1명 정도만 하루를 넘긴다는 의미다.

이처럼 항생제 사용량이나 협진 비율 등 이른바 질관리지표(Clinical Indicator)들은 업계 전체에 큰 영향을 미쳤다. 질관리지표란 의료의 질적 수준을 체크하기 위해 병원에서 만들어 준수하는 지표를 말한다. 외국의 경우 분야별로 상세하게 제작해 고시하며 병원 간 경쟁력을 측정하는 기준으로 활용되지만 국내에서는 아직 미비한 편이다. 분당서울대병원은 2006년부터 질관리지표를 공통 지표, 진료과별 지표, 간호부 · 약제부 지표 등으로 나눠 경쟁력 향상의 기준이자 목표로 삼아왔다. 특히 데이터를 통해 과학적으로 측정 할 수 있는 질관리 지표 제작에 힘을 기울여왔다. 데이터 분석 및 관리 능력이 향상되면서 2006년 100개에도 미치지 못했던 질관리지표는 현재 250여 개까지 늘어난 상태다. 분당서울대병원이 앞장서 제작한 신규 질관리지표들은 지난 2007년부터 본격화된 의료기관 평가 기준의 모태가 됐다. 의료기관 평가를 주관한 건강보험심사평가원이 평가 기준을 정할 때 분당서울대병원에서 만든 질관리지표들을 참고했을 정도다.

차세대 시스템을 갖추는 데 소요된 시간은 약 2년 반이다. 시스템 가동 전, 30명 정도의 의료진이 미리 사용해보도록 하는 파일럿 과정을 거쳤다. 또 새로운 시스템에 신속하게 적응하고 적극 활용할 수 있도록 CDW의 기본 콘셉트와 사용방법을 부서와 진료과별로 교육하는 과정을 거쳤다. 교육 후 사용자가 직접 사용하다가 막힐 경우 개별 요청을 받아 일대일로 과외하는 식의 개인 교육도 진행했다. 분당서울대병원이 추진한 의료정보화시스템 구축 과정에서 얻을 수 있는 시사점은 다음과 같다.

1. 기존 경쟁 우위에 안주하지 않고 지속적 혁신 추구

2등에서 1등으로 올라가기보다 1등을 유지하는 일이 더 어려운 법이다. 일단 선두 지위를 차지하면 안주하기 쉽다. 과감한 시도나 모험보다는 기존 것을 지키고 유지하는 일에만 자원을 쓴다. 마이크로소프트의 COO였던 로버트 J.허볼드는 성공을 경험한 기업이나 조직이 빠지기 쉬운 함정(trap)으로 태만과 자만, 권태, 복잡성, 비대증, 평범함, 무기력증, 소심함, 혼란 등 9가지를 꼽은 바 있다. 일단 성공을 맛보면 새로운 흐름을 좇아 민첩하게 움직이기보다는 기존 비즈니스 모델을 고수하며 매너리즘에 빠지기 쉽다는 의미다. 그런데 바로 이것이 성공을 무너뜨리는 함정이 된다. 성공에 취한 조직은 환경과 패러다임의 변화를 읽어내지 못하고 도태되고 만다. 한때 세계 최고 기업으로 꼽혔지만 이제는 그 존재를 찾아볼 수 없게 된 코닥과 노키아 등이 대표적인 사례다. 지속가능한 경쟁 우위는 지속적인 혁신을 통해서만 가능하다는 점을 인지하지 못한 결과다.

분당서울대병원은 개원 초부터 의료정보화시스템 분야에서 우리나라 최고라는 평가를 받아왔다. 2010년에는 우리나라뿐 아니라 전 세계적으로도 그 수준을 인정받으며 명실상부 이 분야 최고 병원으로 자리매김했다. 그런데 2010년은 차세대 CDW를 도입하기로 결정하고 본격적으로 착수한 시점이기도 했다. 세계 최고라는 인증을 받은 바로 그해, 곧바로 새로운 시스템 구축에 돌입한 셈이다. 기존 시스템이 세계 최고 인증을 받았고 적어도 국내에서는 대적할 곳이 없을 만큼 의료정보화에 앞서 있었지만 현재의 명성에 안주하지 않고 지속적인 혁신으로 경쟁 우위를 유지하겠다는 의지를 나타낸 결과로 볼 수 있다.

2. 운영의 질 높이고 진료와 운영 통합

우리나라 의료계의 학문적 수준은 세계적이다. 아시아권 다른 나라에서 우리나라로 의료관광을 올 정도로 높은 수준을 자랑한다. 하지만 병원의 운영적 측면에서는 상대적으로 성과가 미미한 편이다. 병원을 찾은 환자들은 여전히 많이 기다려야 하고 얼마를 내야 할지 몰라 전전긍긍한다. 이런 점에서 병원 운영과 새로운 IT와의 결합은 보다 합리적이고 효율적인 운영을 가능하게 한다는 점에서 시사하는 바가 크다. 분당서울대병원에서 개발한 질관리지표 중에는 각종 진단서 발급 시간도 포함된다. 데이터를 통해 그동안 진단서를 발급받는 데 걸린 시간을 분석하고 이를 줄일 수 있는 방법을 연구한 결과다. 현재 분당서울대병원에서 진단서를 발급받는 데 걸리는 시간은 평균 15분을 넘기지 않는다.

이제까지는 병원을 운영 및 관리하는 사람과 진료를 보는 사람이 완전히 분리돼 있었으나, 분당서울대병원의 경우 시스템을 활용해 운영과 진료를 하나로 통합했다는 점도 주목할 만하다. 의사가 진료에만 집중하는 것이 아니라 질관리지표 등을 통해 병원 운영에도 관심을 갖고 개입할 수 있는 가능성을 연 것이다. 이는 의료지식이 단순히 진료에만 활용되지 않고 병원운영의 효율성을 높이는 데 기여할 수 있다는 점에서 의미를 지닌다.

3. 제작자와 사용자의 꾸준한 커뮤니케이션과 쌍방향 제작 방식

시스템 구축의 처음부터 끝까지 사용자들을 적극 참여시킨 점에도 주목할 만하다. 빅데이터 시스템을 만들어가는 과정은 일반인이 쉽게 이해하기 어려운, 전문가적 작업이다. 그럼에도 불구하고 결국 사용하는 주체는 일반인이라는 점에서 제작과 실제 사용 사이에 간극이 존재할 수밖에 없다. 자칫하면 전문가적 시각에서 구현한 실체와 사용자가 직접 사용하며 겪는 경험 사이에 거리가 지나치게 벌어져 기대한 만큼의 효과가 발생하지 않을 수도 있다. 특히 제작자가 병원이라는 공간과 진료라는 업무의 특수성을 이해하지 못하고 기술적으로만 접근할 때 문제가 더욱 커질 수 있다.

분당서울대병원은 이 같은 문제가 발생할 가능성을 줄이기 위해 시작부터 사용자들의 의견을 적극 받아들였다. 우선 기존 시스템을 사용하며 느낀 불편을 조사해 이들이 좀 더 빠르게 검색하고 필요 데이터를 쉽게 찾아낼 수 있도록 자주 찾는 데이터 위주로 시나리오를 짰다. 특히 시스템을 만드는 내내 사용자가 개입해 직접 써보도록 하고 요청했던 제안 사항이 제대로 구현되고 있는지를 확인하게 했다. 사용해본 후 수정이나 개선에 대한 피드백도 적극 반영했다. 이는 제작자(producer)와 사용자(user)가 제품이나 서비스를 함께 완성시켜가는 쌍방향(two-way) 제작방식으로 제작과 사용 단계에서의 시각차를 줄여 사후 발생할 수 있는 위험을 줄이고 성공 가능성을 높이는 요인으로 작용했다.

5. 화순전남대병원[16]

암 특화로 6대암 수술 전국 '톱10'

〈의료 질 · 치료비 면에서 경쟁력 우수〉
〈대형병원 쏠림현상 · 지역한계 타파〉
〈진료 · 연구 · 교육 조화로 연구중심병원 도약 목표〉

보건복지부는 전국 49개 종합병원을 대상으로 지난해 7월부터 서류심사와 현지조사를 실시, 44곳을 상급종합병원으로 지정했다. 이 중 3곳을 신규 지정했는데 화순전남대학교병원(병원장 국훈)이 상급 종합병원에 지정되는 쾌거를 이뤘다.

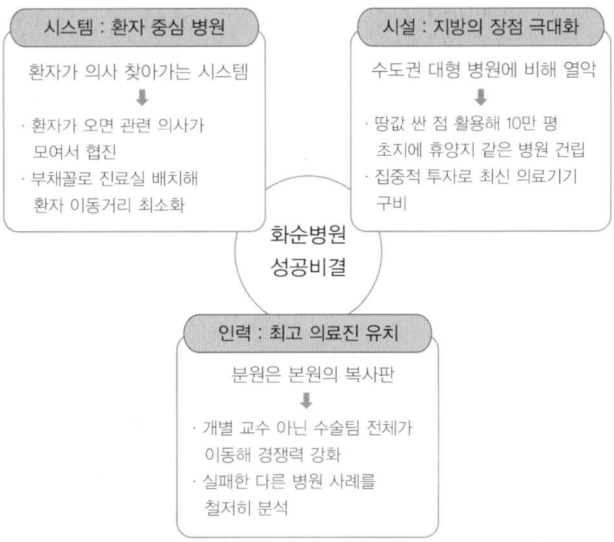

화순전남대학교병원은 상급종합병원으로 재지정 받은 전남대학교병원과 함께 지역 대표병원의 위상을 굳힘과 동시에 전국 최고 수준의 병원임을 입증했다. 암등 중증 및 희귀난치성질환자가 주로 찾는 화순전남대학교병원은 상급종합병원 지정기준인 전문의, 특수영상장비, 간호등급 면에서 기존 병원들에 비해 전혀 뒤지지 않았다.

2010년 국제의료기관평가(JCI) 인증, 2011년 보건복지부인증 의료기관 선정 등 국내외 의료기관 평가 인증을 획득한 화순전남대병원은 상급종합병원으로 지정됨으로써 난이도 높은 치료를 전문적으로 할 수 있는 능력은 물론 암 등 중증 및 희귀난치성 질환자 진료의 실질적인 경쟁력을 갖춘 병원으로 공식적으로 인정받게 됐다.

국훈 병원장은 "이번 상급종합병원 지정을 통해 화순전남대병원이 지역민들의 신뢰를 더욱 쌓고 전국 최고의 의료기관으로 자리매김하는 계기가 됐다"면서 "앞으로도 고급 의료서비스를 통한 철저한 환자중심의 병원으로서 더욱 최선을 다할 것"이라고 밝혔다.

의료시장의 변화, 수도권 병원의 초대형화에도 불구하고 전라남도의 군 단위에 세워진 화순전남대병원은 6대 암 수술건수에서 꾸준히 좋은 성적을 보이면서 서울 초대형병원들과 어깨를 나란히 하고 있다.

2010년 6대 암 수술을 많이 한 병원을 조사한 자료에 의하면 화순전남대병원은 위암, 갑상샘암 5위, 간암, 대장암, 폐암 7위, 유방암 8위를 차지했다. 이 같이 6대 암 실적이 10위권 내에 모두 포함된 병원은 수도권의 초대형 병원을 제외하고 지방 병원에서는 유일하다. 위암과 갑상샘암, 유방암은 2009년에 비해 한 단계씩이나 오르는 성적을 내기도 했다.

화순전남대병원은 2009년에 이어 위암, 간암, 유방암, 폐암, 갑상샘암, 대장암 6대 암 전 분야에서 전국 TOP 10에 포진함과 동시에 암 수술건수에서 지방 1위의 성과를 내 암 전문병원으로서의 입지를 재확인했다.

화순전남대병원이 개원 후 꾸준히 암 분야 수술에서 전국적으로 인정을 받고 있는 것은 2004년 개원 당시부터 '선택과 집중'이라는 전략 아래 암을 특성화했으며 2007년 국가지정 전남지역암센터를 개원해 암 환자에게 최상의 진료제공은 물론 암조기발견사업, 암예방과 홍보 및 교육훈련 등 암과 관련된 전반적인 업무를 다뤄 지역민들의 암 조기발견 및 치료와 경제적 부담을 줄여주는 효과를 가져왔기 때문이다. 또 우수한 의료진과 타 병원의 모범사례가 되고 있는 협진시스템, 환자편의를 위한 진단병상 운영, 고객만족도 증진을 위한 NPS 지표 활용, 첨단장비와 환자중심의 병원 인프라도 큰 몫을 차지하고 있다.

국훈 병원장은 "서울로 가는 불편함을 해소해 경제적, 시간적 손해를 덜어주고 최상의 의료서비스를 제공해 광주 · 전남 지역의 암 환자의 80%뿐만 아니라 외국인 환자도 치료할 수 있도록 앞으로 더욱 노력하겠다"고 전했다.

화순전남대병원은 최첨단의 의학연구, 신의료기술 개발 및 국제적인 학술활동 등을 통해 국내뿐 아니라 세계적으로도 경쟁력이 높은 연구중심병원으로 발돋움하기 위해 본격적인 준비를 시작했다. 암세포를 찾아가 제거하는 박테리아 균주를 세계 최초로 개발함은 물론 난치성 암을 치료할 수 있는 강력한 암면역치료법을 개발하고 있는 등 질 높은 연구 성과를 창출하고 있다.

한편 화순전남대병원과 전라남도는 교육과학기술부(한국연구재단)가 2011년 7월 4일 발표한 '2011년 해외우수연구기관 유치사업'에 '화순전남대병원 - 프라운호퍼IZI 공동 연구소'(연구소장 김형준 교수)가 선정되기도 했다.

화순전남대병원은 이번 사업으로 기초 연구단계에 있는 암 면역세포치료제 및 종양 줄기세포를 이용한 세포치료제 제품을 개발하고 이를 향후 병원 선진화모델의 기폭제로 삼을 예정이다. 공동연구소 유치 확정으로 화순전남대학교병원과 프라운호퍼 IZI연구소가 화순백신산업특구 내에 생물의약연구센터, 녹십자 백신공장, 프라운호퍼IME연구소 등의 기반시설위에 아태 최대 백신연구, 세포면역치료제 등의 연구개발 및 생산거점으로 전남지역 경제의 활성화는 물론 해외시장 진출을 위한 교두보가 될 것으로 기대된다.

글로벌 기준에 부합하는 의료서비스를 제공해 '세계최고수준의 전문의료기관이 되자'는 병원의 비전을 실현하기 위해 화순전남대병원은 2010년 3월 국립대병원 최초로 JCI(Joint Commission International · 국제의료기관평가위원회) 인증을 획득했다. 이로써 암에 대한 집중화와 전문화를 바탕으로 국내를 넘어 국외에서도 특화된 병원이미지를 구축해 나가고 있다. 화순전남대병원은 우수한 진료실적, 아름다운 환경과 시설을 바탕으로 2011년 10월 'JCI 재인증 준비 발대식'을 가진 후 지난 2012년 2월 모의평가(Mock Survey)를 마치고 내부적으로는 결과보고회 등을 개최해 지적사항에 대한 개선에 바로 돌입하는 등 2013년 JCI 재인증 준비가 '척척' 진행 중이다.

화순전남대병원은 JCI 인증 획득으로 우수한 의료인력과 첨단의료장비를 활용한 수준 높은 의료서비스를 내국인뿐만 아니라 전 세계인들에게 제공할 예정이다.

지금까지 미국, 독일, 엘살바도르, 캐나다, 인도, 러시아, 우즈베키스탄, 베트남 등지에서 환자가 화순전남대병원에 내원해 건강검진과 수술을 받았고 현재 관절센터(고관절, 슬관절), 암센터 건강증진센터(맞춤형건강검진)부분에서 해외환자유치사업을 추진하고 있다.

〈화순전남대병원 '암수술 빅5병원'으로 떠오른 비결〉

광주공항에서 자동차를 타고 동남쪽으로 30분 정도 달리면 전남 화순군의 한적한 마을에 있는 화순전남대병원이 눈에 들어온다. 무등산과 만연산 자락, 꽃과 나무2만여 그루에 둘러싸인 고즈넉한 풍경과 달리, 병원 안 1층 방사선치료 대기실은 암환자 10여명으로 북적였다. 방사선 치료기 5대가 밤까지 쉴 새 없이 돌아간다. 뇌종양 치료에 쓰이는 감마나이프 최신 버전 퍼펙션(perfexion)은 한 대에 50억원 하는 첨단 장비로, 국내에 두 대만 있는데 이곳에서 매일 가동된다.

경기도 수원에 사는 환자 전모(50 · 여)씨는 지난 11일 이곳 화순에서 갑상선암 수술을 받았다. 전씨는 "암 진단을 받고 어느 병원에 가서 수술받을까 고민하다 주변 암환자의 권유로 이곳에 내려왔다"고 했다. 갑상선암 수술 실적이 서울의 대형병원과 맞먹을 정도로 명성이 높기 때문이라고 했다.

전국에서 유일하게 군 지역에 있는 대학 병원, 화순전남대병원이 전국 암 수술 실적 5위권에 드는 돌풍을 일으키고 있다. 위암 · 대장암 · 유방암 · 간암 · 폐암 · 갑상선암 등 한국인 6대 암 수술 실적이 한 해 2474건(2010년 건강보험심사평가원). 이른바 서울의 4대 병원(서울대, 연세대, 서울아산, 삼성서울병원) 다음으로 많은 수치다. 4대 병원은 2000병상 안팎의 대형 병원인데, 화순병원은 700병상인 것을 감안하면 대단한 실적이 아닐 수 없다. 병상당 암 수술 건수는 3.6건으로, 전국 1위다.

■ 혁신과 원스톱 치료법으로 성공

2000년대 중반까지만 해도 전남 · 광주 지역 암 환자 10명 중 7명이 서울로 빠져나갔다. 하지만 지금은 70%가 화순병원을 이용한다. 심지어 수도권, 경북, 충북, 강원도 등 전국 각지에서 환자들이 모여든다. 지난해 전남 · 광주 지역 밖에서 온 입원환자가 1만 명이다. 전체 환자의 10%가 타지 출신이다.

광주 시내에 있는 전남대병원의 분원으로 2004년 개원한 화순병원이 9년 만에 지역 거점 암센터로 자리 잡기 까지는 과감한 혁신과 남다른 노력이 있었다. 우선 고령사회를 맞아 암센터에 주력하는 '선택과 집중' 전략을 세우고, 첨단 암 치료 장비를 선도적으로 들여왔다. 그럼에도 암 환자가 서울로 빠져나가는 위기가 이어지자 병원 측은 가장 왕성하게 수술하는 40~50대 의사들을 집중적으로 투입, 밤늦게까지 암 수술에 매진토록 했다. 병원장은 주로 50대 초반 교수가 맡아왔다.

암 환자 한 명을 내과 · 외과 · 영상의학과 · 방사선종양학과 의료진이 한꺼번에 보는 협동진료시스템은 서울의 암센터에서도 배우러 온다. 정신(신경외과 교수) 병원장은 "마음이 조급한 암 환자를 위해 진단과 치료를 신속하게 하는 원스톱 시스템이 지역 암환자들을 붙잡는 원동력이 됐다"고 말했다. 2010년에는 국립대 부속병원으로는 최초로 국제의료기관평가(JCI) 인증을 받아 의료 과오를 줄이는 환자 안전 시스템도 구축했다.

'자연 속의 첨단 의료'를 모토로, 한적한 전원에 암센터를 지은 역발상도 환자들의 마음을 움직였다. 병원 뒤편에 숲 속을 걷는 치유의 길을 만들자, 심리적 안정을 갈구하는 암 환자들의 발길이 이어졌다. 2004년 8만 여명 이던 입원 환자는 지난해 약 22만명으로, 3배 가까이로 늘었다. 최근에는 해외에도 눈길을 돌려 지난해 러시아, 중국, 미국 등에서 외국인 환자 366명을 유치했다. 해외환자 증가 속도가 전국 병원 1위다.

이왕준 대한병원협회 정책이사는 "단기간에 무(無)에서 유(有)를 창조한 한국 공공병원의 대표 혁신 사례"라며 "중동이나 동남아시아 국가에서 화순전남대병원을 벤치마킹하려는 관심이 뜨겁다"고 밝혔다.

화순전남대병원의 6대암 수술건수 순위 [2010년]

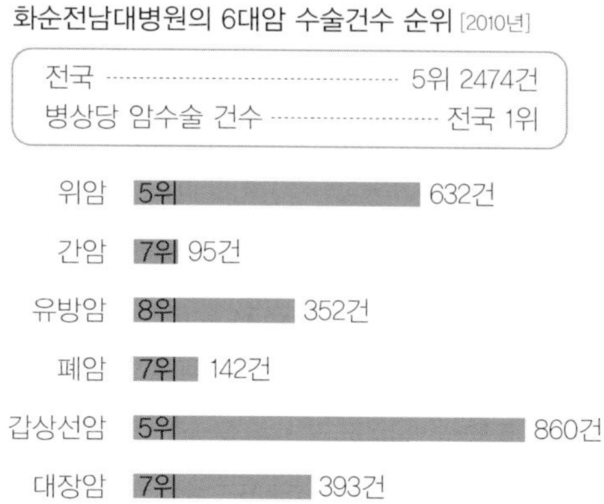

자료 : 건강보험심사평가원

입원 환자 증가 [단위 : 명]

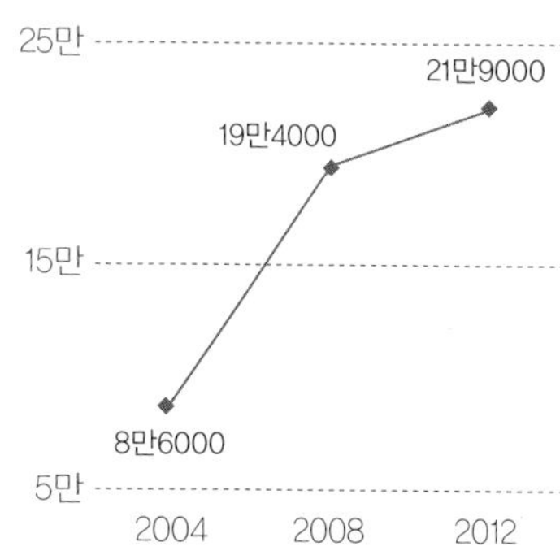

자료 : 화순전남대병원

6. 강북삼성병원 경영개선 사례

의료소비자들은 통신의 발달로 의료에 대한 정보의 비대칭성이 해소되었고 의료에 대한 지식수준도 높아졌다. 이제는 진료의 질적 수준 향상과 더불어 편리하고 다양한 서비스를 요구하고 있다. 공급자들도 새롭고 창조적인 서비스를 창출할 다양한 기회를 요구하고 있다. 이러한 요구들은 비용이 적게 들면서 의료의 질을 향상시킬 수 있는 한편으로 수요 저변을 확대할 수 있는 기회를 창출할 수 있다. 이들의 요구들을 잘 담아내기만 하면 된다. 그러면 국민이나 정부, 의료기관들의 요구와 어려움을 모두 해결할 수 있을 텐데도 이를 막는 여러 가지 규제의 벽들이 아직도 해소되지 못하고 있어서 안타깝다. 지금 병원계의 경영 상황은 넛트크랙커에 갇힌 꼴이다. 사방팔방이다 막혀 있어 뛰고 싶어도 뛸 수 없는, 그래서 숨만 쉬고 있는 상황이다. 그렇다 하더라도 이 상태를 벗어나야 한다. 작지만 강한 병원 중 하나인 강북삼성병원에서는 어떻게 위기를 돌파하고 있는지 어려운 시간을 극복하는 지혜를 소개하고자 한다.

강북삼성병원은 1968년에 개원하였다. 당시 최첨단 장비 도입 및 우수 의료진 영입으로 1970년대 대한민국 최고의 병원으로 도약하였다. 1981년에는 국민 생활 수준의 향상 및 건강에 대한 욕구 증진에 따라 우리나라 최초로 종합검진센터를 개설하였다. 1994년 삼성의료원으로 통합되었으며 병원 명칭도 강북삼성병원으로 변경하였다. 2007년에는 국내 최대 규모의 당뇨 혈관센터를 개설하였으며, 2011년에는 유방 · 갑상선 암센터, 2013년에는 소화기 암센터를 개설하여 원스톱 서비스 등의 차별화된 서비스를 제공하고 있다. 또한 강북삼성병원은 2km 이내 Big4병원이라 불리는 초대형 병원인 신촌세브란스와 서울대학병원이 위치해 있고, 인근 지역인 은평구에는 가톨릭대학교 은평 성모병원이 개원(2019년)을 준비하고 있는 등 초대형병원과 신설 병원 사이에서 샌드위치 상황이다. 그래서 작지만 강한 '강소병원'으로 전략 방향을 잡고 있다. 〈그림 5-1〉

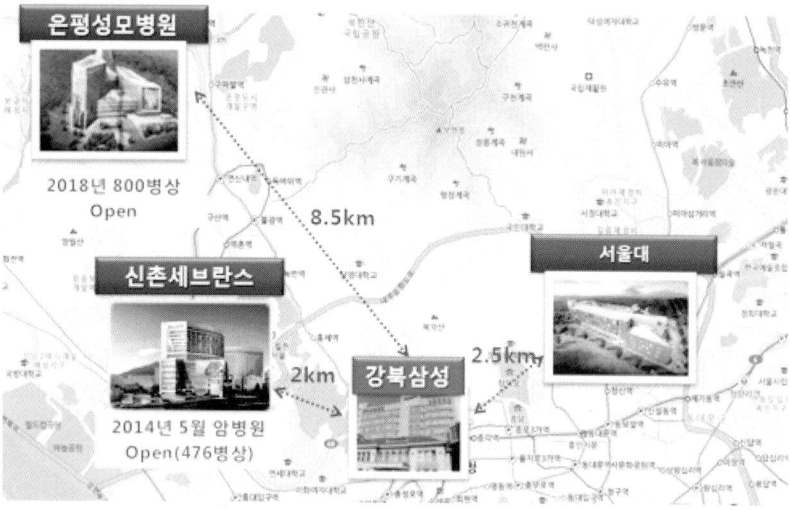

그림 5-1 강북삼성병원 입지

경영혁신 사례소개

1) 예방을 넘어 질병관리에 이르는 토탈 헬스케어시스템 구축

일반적으로 병원의 성장 집중 분야는 진료를 통한 성장 전략을 전개하고 있다. 그러나 강북삼성병원은 "예방"분야의 시장 성장성과 중요성을 간파하고 1981년도 국내 최초로 종합검진센터를 개설하여 운영하고 있다. 현재는 종합검진센터 2개소(서울, 경기)와 예방검진센터 1개소 등을 운영하고 있다. 이러한 노력의 결과, 현재 강북삼성병원을 이용하는 검진 이용 고객은 상급종합병원 중 최다 규모에 이르고 있다. 검진을 통해 유소견자를 발견할 경우 즉시 병원으로 연계하여 진료를 볼 수 있도록 하고 있어 검진과 진료 두 번의 접점을 통해 고객이 확보된다. 그리고 이들은 대부분 초진이다. 강북삼성병원은 예방부터 질병 치료와 관리에 이르기까지 통합적으로 의료 서비스를 제공하는 토탈 헬스케어시스템을 구축하였다.

2) 진료과 책임경영제를 통한 경영혁신 노력

강북삼성병원은 일부 진료과에 대한 적자운영 개선을 위해 책임경영제를 도입하여 실시하고 있다. 책임경영제는 흑자경영을 원칙으로 하여, 해당 진료과에서 인력 및 장비 투자 등에 대한 권한을 가지고 운영하도록 하는 제도이다. 병원 내 책임경영제를 처음 도입한 A 진료과는 책임경영제 도입 첫해에 적자에서 흑자로 개선되었으며 책임경영제 도입으로 해당 진료과 교수들이 경영에 대한 마인드를 제고하는 계기가 되었다고 한다. 현재는 일부 진료과를 대상으로 운영하고 있지만 향후 책임경영제를 확대할 계획을 검토하고 있다고 한다.

3) 세계가 인정한 연구능력

강북삼성병원은 2009년도에 미국의 존스홉킨스대학병원에서는 강북삼성병원에서 보유한 표준화된 건진시스템의 가치를 알고 연구협력을 먼저 제안하였다. 강북삼성병원은 협약 체결 후 20만 명에 달하는 코호트 연구와 100만 명에 달하는 후향적 연구데이터 정비를 마쳤다. 이러한 표준화된 결과로 많은 연구결과물들이 나오고 있다. 코호트 연구결과 중 대표적인 사례로 마른 비만과 혈관질환의 연관성, 커피와 관상동맥 연관성이다. 미국 심장병학회에 게재된 마른 비만과 혈관질환의 연관성에 대한 연구결과 보도는 CNN, CBS, US & World Report, Fox news 등 150개 이상의 언론에 보도되었다.

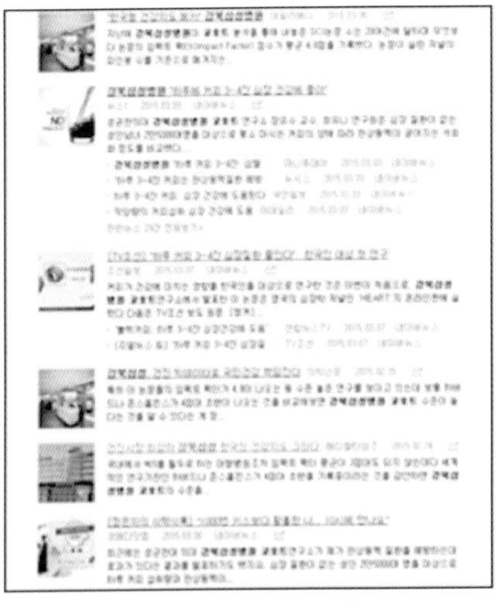

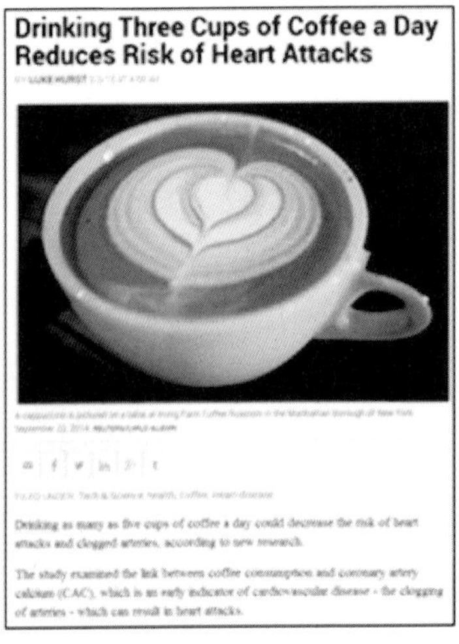

Drinking Three Cups of Coffee a Day Reduces Risk of Heart Attacks

Drinking as many as five cups of coffee a day could decrease the risk of heart attacks and clogged arteries, according to new research.

The study examined the link between coffee consumption and coronary artery calcium (CAC), which is an early indicator of cardiovascular disease - the clogging of arteries - which can result in heart attacks.

그림 5-2 코호트 연구 결과 언론 발표

4) 서비스 디자인을 통한 고객이 만족하는 병원 만들기

병원 경영 환경이 어려워질수록 병원은 혁신을 요구받고 있다. 대표적인 것이 의료 서비스 혁신이다. 최근 고객만족을 위한 병원계의 노력은 서비스 업계의 최강자라고 할 수 있는 호텔과 비슷한 수준의 점수로 나타나고 있다. 〈표 5-1〉

표 5-1 2018년 고객만족도(NCIS) 기업기관별 순위와 점수

순위	기업	업종	점수
1	롯데호텔	호텔	86
2	호텔신라	호텔	85
3	삼성물산	아파트	84
4	그랜드하얏트서울	호텔	84
5	웨스틴조선호텔	호텔	84
6	르메르디앙서울	호텔	84
7	더플라자	호텔	84
8	인터컨티넨탈호텔	호텔	83
9	워커힐호텔	호텔	83
10	롯데면세점	면세점	82
11	밀레니엄서울힐튼	호텔	81
12	신라면세점	면세점	81
13	대구도시철도공사	도시철도	81
14	세브란스병원	병원	81
15	서울성모병원	병원	81
16	성균관대학교	사립대학교	79
17	서울대학교병원	병원	79
18	영남이공대학교	전문대학	79
19	고대안암병원	병원	79
20	현대자동차	대형승용차	79

출처 : 조선일보, 2019

강북삼성병원도 서비스 경쟁력 제고를 위해 서비스 디자인을 도입하였다. 강북삼성병원에서 서비스 디자인을 도입한 목적 중 하나는 고객 접점 최소화이다. 그래서 병원에 내원한 고객이 직원과 불필요하게 만나야 하는 요소를 제거하고 직원들은 자신의 업무에 더욱 집중할 수 있게 하도록 하는 것이다. 이를 위해 고객이 내원 시 만나는 모든 접점을 확인하고, 불필요한 접점이 왜 발생하는지"5Why"라는 질문을 통해 하나씩 제거하는 과정을 거쳤다.

강북삼성병원도 서비스 경쟁력 제고를 위해 서비스 디자인을 도입하였다. 강북삼성병원에서 서비스 디자인을 도입한 목적 중 하나는 고객 접점 최소화이다. 그래서 병원에 내원한 고객이 직원과 불필요하게 만나야 하는 요소를 제거하고 직원들은 자신의 업무에 더욱 집중할 수 있게 하도록 하는 것이다. 이를 위해 고객이 내원 시 만나는 모든 접점을 확인하고, 불필요한 접점이 왜 발생하는지"5Why"라는 질문을 통해 하나씩 제거하는 과정을 거쳤다.

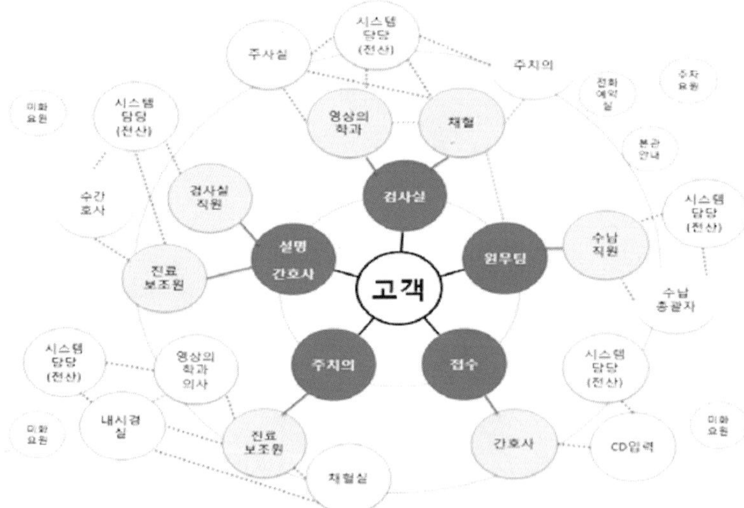

그림 5-3 고객관리를 위한 접점 현황

첫 번째 무인수납 기능 확대 운영이다. 진료비 수납을 위한 결제카드를 미리 등록하여 수납 없이 검사 및 귀가할 수 있도록 하였다. 하루에 1천 명 이상이 무인수납 기능을 활용하고 있다. 무인수납 기능은 진료비 예약 시 예약금도 받을 필요가 없다. 예약금을 받았다가 미방문 시 환불해야 하는 번거로움도 없어진 것이다.

두 번째 주차장 개선이다. 병원에서 진료를 본 고객은 별도의 주차 확인 절차 없이 출차 할 수 있도록 하는 진료 고객 차량등록시스템을 운영하고 있다. 등록된 차량이 병원에 들어오면 주차장 알림판에 VIP로 표시된다. 강북삼성병원을 찾는 환자는 모두 VIP이다. 병원 내 총 주차면수는 220면이다. 하루 외래 고객만 3천 명이 넘는다. 주차장이 절대 부족하다. 오전에 강북삼성병원에 진료를 받으려고 진입차량이 광화문까지

밀린다. 주차 대기 지연 등의 문제를 개선하기 위해서 교수들이 전부 외부에 주차하였다. 교수 주차장을 모두 고객 주차장으로 전환하였다. 그래 봐야 300대이다. 그래서 가용면적의 효율성을 높이는 노력을 병행하고 있으며 대표적인 노력이 주차회전율 증대이다. 다른 병원들은 하루 주차장 회전수가 3~4회인데 반해 강북삼성병원 주차장은 하루 6~7회전으로 국내에서 최고 회전율을 보이고 있다.

세 번째 지속적으로 작은 변화를 추구하는 노력이다. 보통 환자들은 2~3개월에 한 번 정도 병원을 찾는다. 이들은 병원을 방문할 때마다 병원이 바뀐다고 한다. 피아노 계단이 생겼고, 입구 계단에 장미아치가 생겼다. 로비에 카펫이 깔리고, 우산을 무상으로 제공한다. 로비에서 책을 볼 수 있게 되었고, 커피집이 생겼다. 대기 의자가 카페 의자로 바뀌고, 화장실 입구가 이쁘게 가려졌다. 계단걷기 어플이 생겼고, 주차라인이 편하게 변했다. 작은 정원이 생겼고 발레파킹도 해 준다. 여성전용 주차장이 생겼고, 그네가 있다. 정원에 클래식 음악이 흐르고, 포토존이 있다. 봄이면 영산홍 축제를 한다. 로비에서 KBS 음악회가 열리고, 나PD가 책에 사인도 해 준다.

강북삼성병원을 방문하는 고객들을 행복하게 하기 위한 팀 명칭이 '돈가만'이다. 돈이 아깝지 않은 가치 있는 병원을 만들기'팀이다. 해피 청진기는 나영석 PD 등 외부 인사들이 외부의 목소리를 들려준다. (강상권, 병원경영학회지, 2015)

7. 캐나다 숄다이스 병원

군에서 얻은 아이디어 병원에 접목…

치료받던 환자들 동창회 만들기도

〈Article at a Glance〉

토론토에 있는 숄다이스병원은 병상이 100개도 안 되는 작은 병원이지만 탈장 치료에서는 세계에서 가장 유명하다 해도 과언이 아니다. '숄다이스 방식(Shouldice Method)'이라는 고유의 치료법으로 1945년 창립 이후 지금까지 계속 세계 최고의 완치율과 환자 만족도를 자랑해 왔다. 특히 민간 병원에 대한 규제가 심한 캐나다에서 이룬 성과라 더 의미가 있다. 이 병원의 성공 비결은 다음과 같다.

1) 창립자가 고안한 가장 간단하고 표준화된 탈장 수술법만을 이용해 최대한 빨리, 많은 환자들을 치료. 제조업 공장을 연상케 하는 운영 효율성 달성
2) 환자들 간의 의사소통을 독려하고 멘토십을 조성해서 정신적 안정감을 주는 한편 간호사 인건비는 절약
3) 동창회 개최, 우편물 발송 등 10만여 명의 옛 환자들에 대한 적극적 사후관리를 통해 입소문 확산. 현재 87%의 신규 환자가 예전 환자의 추천으로 입원

2012년 2월, 미국 〈월스트리트저널(WSJ)〉은 탈장 수술의 위험성에 대한 장문의 기사를 냈다. 탈장수술은 가장 흔하게 또 간편하게 이뤄지는 외과수술로 여겨지지만 의외로 부작용이 많아서 30%가 수술 후에도 장기적인 통증, 감염, 이물감 등을 겪는다는 내용이었다. 그런데 특이하게도 이 기사에 달린 인터넷 댓글 중 상당수는 기사에는 나오지도 않은 '숄다이스병원 (Shouldice Hospital)'을 언급했다. 그중엔 "나는 1977년 숄다이스 '졸업생'이다. 왜 이 기사는 숄다이스를 소개하지 않았는가? 숄다이스는 신이 내게 주신 선물이다"라는 글도 있었다.

1945년 캐나다 토론토에서 문을 연 숄다이스병원은 병상이 89개밖에 되지 않는 작은 탈장전문 병원이다. 의사들 사이에서만 유명하던 이 병원은 1983년 하버드비즈니스스쿨의 제임스 헤스킷 교수가 쓴 케이스 스터디로 일반에도 널리 알려지게 됐다.

2003년 개정된 이 케이스 스터디는 하버드비즈니스스쿨 역사상 가장 많이 팔린 케이스 스터디 중 하나로 꼽힌다.

헤스킷 교수가 주목했던 것은 운영의 효율성이었다. 이 병원은 철저히 탈장만 다룬다. 다른 병과 복합증상을 보이는 환자는 더 큰 종합병원으로 보내고, 비만해서 재발이 우려되는 경우는 먼저 살을 빼고 오라고 돌려보낸다. 그런 다음에도 매년 7500여 건의 탈장 수술을 한다. 10명의 의사들이 인당 연간 무려 750건, 근무일 평균 세 건을 집도하는 꼴이다. 연간 25건에서 50건 정도의 탈장 수술을 하는 일반적인 종합병원 외과의들에 비해 숄다이스의 탈장 전문의들이 전문성과 효율성 측면에서 월등할 수밖에 없다.

하지만 헤스킷 교수가 보여준 것처럼 집중과 속도만이 숄다이스 성공 비결의 전부일까? 그렇다면 왜 병원을 확장하거나 지점을 내지 않을까? 왜 다른 병원에선 숄다이스를 따라 하지 않을까? 숄다이스를 거쳐간 환자들의 열광적인 반응도 이해하기 힘들다. 숄다이스의 숨겨진 경쟁력 원천은 무엇인지, 또 화려한 명성 뒤에 숨겨진 문제점은 없는지 확인하기 위해 DBR이 직접 찾아갔다.

군대 훈련소에서 시작된 병원 운영 철학

토론토대에서 의학을 공부한 에드워드 얼 숄다이스(Edward Earle Shouldice,1890년생)는 제2차 세계대전 당시 캐나다의 신병훈련소에서 신체검사를 하는 군의관으로 복무했다. 당시 군대에 오는 캐나다 청년들이 가장 흔하게 앓고 있는 질병 중 하나가 탈장이었다.

탈장을 앓는다고 당장 죽거나 쓰러지지는 않는다. 당시 징집된 청년들 중에는 탈장 증세가 있지만 치료하지 않은 사람들이 많았다. 전쟁터에서는 한 명의 군인이라도 절실하게 필요하기 때문에 탈장 증세가 있다고 군복무를 면제해주지는 않았다. 군의관 숄다이스의 임무는 훈련소 입소자 중 탈장 환자들을 치료해 3~4주 안에 다시 부대로 보내는 일이었다. 당시는 전쟁 중이었기 때문에 훈련소 안에 의사와 간호사가 부족했다. 마취과 의사가 필요한 전신마취나 간호사의 친절한 간호는 기대하기 힘들었기에 병사들은 부분마취와 진통제 처방만을 받고 수술이 끝나면 자기 발로 걸어 나가야 했다. 식사도 누가 가져다주지 않고 직접 가져다 먹었다.

비인간적이라 볼 수도 있었다. 하지만 환자들이 수술 후에 적당한 운동을 해야 회복이 빨라진다는 게 숄다이스의 소신이었다. 인체의 자연치유 능력을 극대화하기 위해서는 신진대사를 원활히 할 필요가 있다고 믿었다. 게다가 어차피 혈기왕성한 나이에 입대한 청년들은 입원실에 하루 종일 누워 있고 싶어 하지도 않았다. 수술을 마치면 그들은 끼리끼리 어울려 돌아다니고 또 서로의 수술자국을 비교하며 농담을 하거나 가벼운 운동을 했다. 그러면서 그들 사이에는 탈장수술이라는 공통의 의식을 함께 치른 동지애 같은 것이 생겨났다. 이렇게 '숄다이스 방식'에 의해 치료받은 환자들은 신체적, 정신적 회복이 빨랐고 재발률도 낮았다.

전쟁이 끝난 후 얼 숄다이스 박사는 자신의 노하우를 이용해 토론토 시내에 탈장수술 전문 병원을 열었다. 높은 수술 성공률과 낮은 재발률이 알려지면서 환자들이 몰려들었다. 숄다이스는 병원 확장을 위해 1953년에 토론토 교외에 있는 현재의 부지와 건물을 구입했다. 원래 이 건물은 토론토 최대 일간지인 〈글로브앤 메일〉 창업자의 별장이었다. 신문 재벌이 급사하자 이웃집에 살던 숄다이스가 미망인으로부터 별장을 구입해 병원으로 개조했다.

병원은 대지가 23에이커(약 9만m^2,3만 평)에 달하고 작은 골프코스와 과수원, 넓은 정원을 갖추고 있다. 개원 당시는 주변이 한적한 밭과 농장이었지만 지금은 이 일대까지 도시화가 진행돼 고층 빌딩들이 서서히 들어서고 있다.

환자 몸의 자연치유 능력을 살려라

이 병원의 특징적인 수술법을 이해하기 위해선 리들리 스콧 감독의 공상과학 영화 '프로메테우스(2012)'를 보는 것이 도움이 된다. 영화에서 주인공은 뱃속에 들어간 외계 이물질을 꺼내기 위해 스스로 개복수술을 한다. 무인 수술장비는 주인공의 복부를 부분마취만 하고 피부를 절개해 이물질을 꺼낸다. 스테이플러 심처럼 생긴 의료용 클립으로 상처가 봉합되자마자 주인공은 바로 몸을 일으켜 밖으로 걸어 나간다.

영화를 본 관객들은 끔찍하다고 눈을 가리지만 숄다이스 박사가 만든 '숄다이스 방식(Shouldice Method)'은 실제로 이와 비슷하다. 유튜브에서 찾아 볼 수 있는 수술 영상을 보면 부분마취만 받은 환자는 개복수술 중에도 의식이 남아 있으며 심지어 자신의 뱃속을 들여다보고 있는 의사와 농담까지 한다. 절개부위는 바늘과 실이 아니라 철제 클립으로 순식간에 봉합된다는 것도 영화와 같다. 수술은 낭비되는 시간 없이 매뉴얼대로 눈 깜짝할 사이에 진행된다.

기자가 본 수술구역의 광경도 다르지 않았다. 복도를 따라서 양쪽으로 2개씩 총 4개의 수술실이 있는데 조금 지켜보고 있으니 방금 수술이 끝난 남성 환자가 간호사의 부축을 받으며 걸어 나왔다. 진통제에 취해 몽롱한 표정이었지만 걷는 데는 큰 무리가 없어 보였고 심지어 기자에게 인사까지 건넸다. 그는 열 걸음쯤 걸어서 수술실 입구에 있는 휠체어에 앉았다. 간호사가 휠체어를 밀고 나가자 곧이어 바로 다음 환자가 수술실로 들어갔다.

피부를 봉합하자마자 환자를 두 발로 걷게 하는 이유는 마취로 인해 느려졌던 신진대사를 조금이라도 빠르게 회복시키기 위해서다. 또 동시에 환자 마음속으로도 '수술도 별 것 아니구나. 몸을 움직여도 괜찮구나' 라고 깨닫게 해준다. 이때 걷는 몇 걸음이 입원기간 내내 큰 자신감을 준다. 수술을 마친 환자라고 해서 침대에만 누워 있지 말고 몸에 큰 무리가 가지 않는 한에서는 자꾸 움직여줘야만 상처도 빨리 아물고 장도 빨리 제자리를 찾는다는 게 창업자 숄다이스 박사의 철학이었다.

환자들은 수술 당일만은 자기 침대에서 저녁 식사를 먹도록 허락된다. 다음날부터는 이런 배려가 없다. 직접 식당에 내려가서 밥도 먹고 휴게실에 모여 회복 운동을 한다. 몸도 물론 스스로 씻어야 한다. 정원에는 게이트볼장이 있고 휴게실에는 당구대와 가벼운 운동기구들이 있다. 하루에 두 번 집단 체조는 필수적으로 참여해야 한다. 엘리베이터는 수술을 마치고 병실로 돌아올 때 단 한 번만 사용할 수 있으며 그 외에는 계단으로 이동해야 한다.

매일 몇 건씩 탈장 수술만 하다 보니 의사들의 전문성은 세계 최고 수준이다. 이 병원에서 수술을 주도하기 위해서는 다른 의사가 하는 1백 회의 수술에 보조의(assistant surgeon)로 참여해야 하고, 다시 1백 회의 수술을 1명의 보조의(이 경우엔 베테랑 의사)가 보는 앞에서 치러야 한다. 물론 워낙 많은 수술을 하다 보니 몇 달이면 이 요건을 채울 수 있다. 이 정도 경험이 쌓이면 어지간한 탈장에 대해서는 능숙하게 대처 할 수 있고 재발 가능성이 있는 부위도 족집게처럼 잡아낼 수 있는 수준이 된다.

포괄적 의료보험제에서 살아남은 민영병원

숄다이스병원에는 언제나 많은 환자들이 대기 리스트에 이름을 올려놓고 있다. 기자가 지난 여름 신분을 밝히지 않고 병원에 전화하자 접수담당자는 "앞으로 2달간은 예약이 가득 차 있다. 휴가철은 특히 손이 모자라니 급하지 않으면 가을에 다시 접수하라"고 말했다.

하지만 환자들이 줄을 선다고 해서 진료비 · 수술비를 맘대로 올리거나 병원을 확장할 수도 없다. 캐나다의 엄격한 의료보험제도 때문이다.

캐나다는 한국의 포괄수과제보다도 더 포괄적인 의료보험제도를 쓰고 있다. 대부분의 병원이 국공립 시설이라 굳이 수익을 남기려 들지도 않는다. 그런 가운데 숄다이스병원은 흔치 않은(for-profit) 병원이라서 정부와 언론의 특별한 주목을 받는다. 우르크하트 부원장은 "캐나다 사람들은 의료서비스가 공적으로 이뤄져야 한다고 믿으며 또 그런 의료보험제도에 매우 큰 자부심을 갖고 있다. 정치인들도 그것을 알고 있기에 우리 같은 민영 병원이 수익을 많이 내도록 놓아두지 않는다"라고 말한다. 허가가 나지 않기 때문에 아무리 기다리는 환자가 많고 건물을 지을 땅이 남아 돌아도 시설을 확장하거나 병상 수를 늘릴 수 없다.

돈을 벌 수 있는 방법이 아주 없지는 않다. 수술이나 진료에 들어가는 경비에 대해서는 쓴 만큼만 의료보험 프로그램으로부터 보전받지만 인건비 등 일반 운영 경비에 대해서는 주 정부에서 배당해주는 예산 안에서 자유롭게 쓸 수 있다. 따라서 다른 병원들에 비해 운영비를 절약할 수 있다면 그 만큼을 수익으로 남길 수 있다.

운영비의 대부분은 인건비다. 숄다이스에서는 예산의 70%가 의사, 간호사, 기타 스태프들의 인건비로 들어간다. 우선 전문의들의 인건비는 처리하는 수술 건수 대비 매우 낮은 수준으로 맞췄다. 열 명의 의사가 매년 7500건의 거의 동일한 수술을 반복하기 때문에 효율성이 높을 수밖에 없다. 또 병원은 의사들에게 일반 직장인과 같은 주 5일 근무와 충분한 휴가, 일정한 출퇴근 시간을 보장해주는 대신 급여 면에서는 약간의 희생을 요구한다. 모든 수술은 오후 4시30분 이전에, 검사와 회진 같은 다른 업무는 5시 전에 끝난다. 언제 응급환자가 들어올지 몰라 24시간 삐삐를 들고 대기해야 하는 일반 종합병원의 외과의사는 꿈도 꿀 수 없는 근무환경이다.

"큰돈을 벌고 싶은 의사는 숄다이스에 맞지 않는다. 우리 의사들은 안정된 생활과 자신과 가족을 위해 쓸 수 있는 시간을 원하는 사람들이다. 벌 수 있는 돈에는 한계가 있지만 근무시간당 보수로 따지면 매우 높은 수준이다." 우르크하트 부원장의 말이다.

환자 간 멘토십 조성해 간호사 고용 줄이다

의사보다 더 큰 인건비가 들어가는 부분이 간호사와 스태프다. 환자 전원이 입원 치료를 받고 병상 89개가 거의 항상 만원이므로 이들의 뒷바라지를 일일이 하기 위해서는 많은 직원을 고용해야 한다. 직원들은 온타리오주 단위의 의료노동자 조합에 소속돼 있으므로 일개 병원이 연봉이나 근무시간을 조정할 수도 없다. 그래서 인건비를 줄이기 위해서는 애초부터 직원을 적게 고용하는 수밖에 없다.

숄다이스는 여러 가지 방법으로 환자들 간 '버디/멘토 시스템'이 생기도록 유도한다. 환자들끼리 친해지면 심리적 안정감을 주는 것은 물론 서로를 돌봐주게 되기 때문에 간호사와 직원들이 할 일이 줄어들어 인건비를 최소화할 수 있다. 방법은 다음과 같다.

1) 입원하는 환자들은 칸막이 없이 탁 트인 2인용 병실을 사용한다. 미성년자가 아니면 가족들도 병실 안에 머물 수 없다.
2) 방에 들어가면 옆자리에는 보통 하루나 이틀 먼저 입원한 다른 환자가 있다. 병원 측에서는 나이, 직업, 종교, 취향 등을 고려해 서로 잘 어울리고 공통되는 대화의 소재가 많을 수 있는 룸메이트를 배정해준다. 룸메이트들은 하루라는 시간차만 있을 뿐 똑같은 스케줄과 절차에 따라 동일한 부위에 동일한 수술을 받기 때문에 동지애와 동병상련의 정을 느낀다. 자동적으로 "나도 어제는 무척 아팠는데 오늘은 괜찮아졌네. 자네도 내일 이맘때면 통증이 줄어들 거야"는 식의 격려가 오간다.
3) 휴대폰이나 노트북 등 전자기기의 사용은 금지돼있다. TV도 각층 중앙에 있는 휴게실에 나가야만 볼 수 있다. 딱히 다른 할 일도 없기에 서로 대화를 나누며 친해질 수밖에 없다. 수술 부위가 조금 민망한 위치라는 것도 남자들끼리는 재미난 농담거리가 된다.
4) 입원실 밖으로 나가면 휴게실에서 당구를 치거나 TV를 볼 수도 있고, 동기들과 함께 산책을 하거나 게이트볼을 즐길 수도 있다. 식사는 정해진 시각에 6인용 테이블에서 모두 함께 시작한다. 마치 대기업 연수원에 들어온 신입사원들 같은 기분이 된다.

아픈 사람의 마음은 같은 병을 앓는 사람이 가장 잘 안다. 먼저 들어온 환자는 나중에 들어온 환자의 멘토 혹은 버디(친구)가 돼 간호사나 가족도 해줄 수 없는 정신적 지지대 역할을 해준다. 막 입소한 환자는 옆 침대의 선배 환자를 지켜보는 데서, 또 그의 조언을 들으면서 다가오는 수술에 대한 불안감을 줄일 수 있다. 필요한 경우 도움도 쉽게 받을 수 있다. 그리고 선배 환자가 퇴원하고 새로운 환자가 그 자리에 들어오면 이번엔 자기가 그의 멘토가 된다.

간호사는 의료적 전문성이 꼭 필요한 최소한의 일만 하고 나머지는 환자 스스로들에게 맡겨 놓는다. 하루에 두 번 휴게실에서 하는 단체 체조 역시 단 한 명의 간호사가 맡아서 진행한다. 환자들끼리 서로를 돌보는 버디 시스템 덕분에 인건비를 줄일 수 있는 것이다. 어떻게 이런 제도를 유지하는지에 대해 묻자 간호사 마시 앨리슨은 "헬스케어에서 가장 중요한 건 환자들 간의 소통이다. 다른 병원들은 왜 이런 제도를 도입하지 않는 것일까"라고 반문했다.

환자들의 동창회

환자들 간의 끈끈한 동지애는 병원 문을 나선 후에도 사라지지 않고 숄다이스의 평판을 올리는 데 도움이 된다. 병원 문을 연 지 얼마 지나지 않은 1948년, 치료를 받았던 환자들이 얼 숄다이스 박사를 찾아와 자기들끼리 일종의 동창회(reunion)를 하겠다고 알렸다. 이후 매년 1월 이 병원을 거쳐 간 환자들은 토론토 시내의 로얄요크호텔에서 숄다이스 동창회를 열었다. 최대 1500명까지 참석하는 동창회는 1998년까지 계속됐다.

병원 측은 이 행사를 환자들의 탈장 재발 여부를 체크할 수 있는 기회로 여기고 적극 도왔다. 간단한 신체검사를 행사 참석의 필수조건으로 만들었기 때문에 멋진 양복을 갖춰 입은 참석자들이 식사에 앞서 가림막 뒤에서 바지춤을 풀고 사타구니 진단을 받는 진풍경이 연출됐다. 이렇게 얻은 통계는 더 나은 수술을 위한 자료로 쓰였다.

"동창회는 의료적인 측면 외에도 비즈니스 측면에서도 효용가치가 컸다. 숄다이스에 오는 환자 중 87%가 기존 숄다이스 동창생의 권유를 받는 것으로 조사됐다. 이런 행사가 숄다이스라는 이름을 잊지 않게 해줬다." 우르크하트 부원장의 말이다.

하지만 동창회는 1998년을 끝으로 더 이상 열리지 않는다. 창업자의 아들이며 현재 원장직을 맡고 있는 번스 숄다이스(Byrnes Shouldice)가 행사에 반대했기 때문이다. 어차피 환자들이 줄을 서 있는 판에 마케팅 비용을 쓰는 것이 의미가 없고 임상 통계 역시 수 십년간 충분히 축적됐다는 게 이유다. 이 소식이 알려지자 수 많은 숄다이스 동창들이 항의 편지를 보내기도 했다.

동창회는 중단됐지만 대신 우편을 통한 마케팅은 계속하고 있다. 병원 측은 매년 무려 10만여 명의 옛 환자들에게 일일이 우편으로 설문지를 보낸다. 혹시 그동안 불편한 곳은 없었는지, 탈장이 재발하지는 않았는지를 묻는다. 동창회와 마찬가지로 임상자료 수집의 의미도 있지만 숄다이스라는 이름을 되새겨주는 역할도 한다. 이를 위해 병원 내에 별도의 우편실이 따로 있을 정도다.

가족 기업의 방향성 찾기와 성장의 한계

창립자 얼 숄다이스 박사는 딸과 아들을 뒀고 사망하면서 딱 50%씩의 지분을 물려줬다. 남매는 보유한 지분이 같다보니 병원 운영과 관련해 어떤 안건이든지간에 상대편이 반대하면 포기해야 했다. 따라서 병원을 확장할 기회도 여러 번 놓쳤다. 그래도 2대 때에는 상황이 괜찮았다. 남매 간에 협의로 풀 수 있는 여지가 많고 수입도 좋았다. 하지만 3대에 가서는 아홉 명, 4대에 가서는 무려 20명으로 늘어나면서 더 이상 병원경영에서 효율적인 결정을 내리기가 불가능해졌다. 각자 자기 나름대로의 입장과 이해관계가 얽혀 있기 때문이다.

가족들 사이에 이견이 커지고 경영상 사소한 결정조차 내리는 일도 힘들어지면서 점차 병원을 소유하는 것 자체에 대한 회의감까지 커졌다. 이대로 가다간 죽도 밥도 되지 않겠다는 생각들을 하게 됐다. 캐나다의 의료보험체제와 민영병원에 대한 시민들의 반감 때문에 병원에서 낼 수 있는 수익에는 분명 한계가 있다. 이것을 30명이 넘게 늘어난 가족들에게 분배하려니 한 명 한 명에게는 상대적으로 예전보다 훨씬 적은 수익이 돌아갔다.

현재 캐나다 의료보험제도 아래에서 민영 병원이 수익을 늘릴 수 있는 방법은 두 가지다. 첫째는 위에서 말한 인건비 절감이지만 인건비를 너무 많이 줄일 경우 아예 주 정부가 다음 해 병원 예산을 깎을 수도 있기 때문에 조심해야 한다. 다른 방법은 캐나다 의료보험의 적용을 받지 않는 외국 환자들을 받는 것이다. 캐나다 환자의 경우

검진비와 치료비, 입원비, 식비, 물리치료비 등 총 약 3000달러(약 330만원)의 비용을 의료보험으로 처리하지만 외국 환자들에게는 이보다 50%정도 많은 4500달러(500만원)정도를 청구한다. 지금까지 총 110개 국에서 환자들이 찾았으며 그중엔 한국인들도 있었다. 그러나 탈장이 비교적 간단한 수술이고 치료비도 상대적으로 저렴한 편이기 때문에 굳이 탈장 수술을 위해 캐나다까지 오는 외국인은 그리 많지 않다.

이런 상황에서 자연스럽게 숄다이스병원이 서 있는 부지를 다른 용도로 개발하거나 통째로 팔면 어떻겠냐는 의견이 나오기 시작했다. 토론토 외곽 약 10만 에이커에 달하는 땅은 예전엔 시골이었지만 지금은 서울로 치면 개포동이나 수서동처럼 잘나가는 주거지역이 됐다. 3층짜리 병원 건물은 이 땅의 일부분만 차지하고 있고 대부분은 정원과 과수원, 주차장으로 쓰고 있다. 부동산을 개발해서 얻을 수 있는 이익이 89개 병상을 가진 탈장 클리닉을 운영해서 버는 돈보다 훨씬 많을 것임은 분명했다.

대다수의 가족원들은 병원 문을 닫고 재개발하기보다는 병원이 새로운 주인을 찾아주는 쪽을 원했다. 오랜 협상 끝에 2012년 9월 보도자료를 통해 발표한 인수대상자는 센트릭(Centric)이라는 헬스케어 기업으로 주로 의료보험에 포함되지 않는 가정방문 헬스케어, 제약, 양로원 사업, 의료기기 사업 등에 투자하고 있었다. 이 회사의 창업자 역시 의사 출신이라는 점이 숄다이스 가문의 신뢰를 샀다. 매각 예정가는 1400만달러(약 150억원)였다.

하지만 이 매각조차도 가문의 뜻대로 이뤄지지 않았다. 센트릭은 토론토에 기반을 둔 캐나다 기업이었지만 대주주 지분을 캘리포니아의 벤처캐피털 펀드가 갖고 있다는 사실이 언론보도를 통해 시민들에게 알려졌다. 자국의 의료보험제도에 대한 자부심이 강한 캐나다인들은 이 소식을 '미국의 금융 자본이 캐나다의 자존심인 의료서비스마저 넘보고 있다'는 식으로 해석했다. "센트릭 같은 회사는 결국 주주들의 이익을 위해 온타리오 주민들의 이익을 희생하게 될 것이다."는 보도들이 끊임없이 나왔다. 결국 발표 두 달 만인 2012년 11월, 센트릭과 숄다이스 가문은 인수 계획을 백지화했다.

해외 진출도 하나의 옵션이지만 이것도 쉽지 않다. 종종 숄다이스에서 일하던 의사들이 독립해 개업을 하거나 다른 병원으로 이직하면서 숄다이스 방식을 가져가 적용하기도 했다. 하지만 간호사와 행정직원들까지 전체 스태프가 만들어내는 이 병원만의 문화와 시스템을 복제하기는 힘들었기에 숄다이스병원에서 만큼의 성과를 내지는 못했다. 이런 전례 때문에 숄다이스 가문과 경영자들은 해외 진출을 심각하게 고려하고 있지 않다.

결국 현재 숄다이스는 강한 경쟁력을 가지고도 의료 민영화를 경계하는 국가적 분위기 때문에 병원을 확장하지도, 팔지도 못하는 상황에 봉착해 있다. 가장 쉬운 해결책은 정부에 병원을 넘기는 방법이다. 가족들은 내켜하지 않는 방향이지만 80세가 넘은 고령의 번스 숄다이스 현 원장이 물러나면 국영화도 고려하지 않을 수 없다. 누가 새로운 주인이 되든 지금의 서비스 경쟁력을 유지하고 창립자의 명예를 지키는 것이 가장 중요하다는 데 가족 구성원들은 동의하고 있다. "우리의 유산(legacy)을 지켜줄 누군가를 찾아야 합니다. 병원은 누가 주인인가보다 더 중요합니다(The hospital is more important than the owner)." 우르트하트 부원장의 말이다.

〈탈장(Hernia)〉

탈장은 신체의 장기, 특히 대장이나 소장이 제자리에서 이탈하는 증상이다. 사람의 창자는 뱃속에서 이리저리 움직이지 않도록 복벽으로 지탱되고 있다. 복강 내 압력이 지나치게 올라가거나 외부 충격 등으로 복벽이 약해지면 장기가 복벽을 뚫고 빠져나올 수 있다. 이렇게 되면 마치 혹이 난 것처럼 창자가 튀어나와 보이고 움직일 때마다 불편함과 통증을 느낀다. 심한 경우 튀어나온 창자 부위에 염증이 생기거나 썩어 들어가기도 하지만 대부분 단기적으로는 일상생활에 큰 불편이 없다.

탈장은 주로 남자들에게 발생하며 약 80%는 서혜부(사타구니)에 생긴다. 무거운 물체를 들거나 오래 서 있는 사람, 비만자, 전립선이 비대한 사람도 쉽게 탈장을 앓는다.

탈장은 외과수술 중에서 쉬운 축에 속한다. 대부분의 탈장이 비슷한 형태로 진행되기 때문에 치료법들도 표준화돼 있다. 방법의 차이는 있지만 어떤 방법이든 삐져나온 장을 원래 위치로 집어넣은 다음 구멍 난 복벽을 꿰매는 것이 기본이다. 가장 많이 발생하는 서혜부 탈장의 경우 허벅지와 배가 만나는 사타구니 쪽의 체모를 제거한 후 피부를 절개하거나 구멍을 뚫어 복강경으로 치료한다.

8. 일본 미쓰기 공립종합병원

공립과 노인의료의 강점을 활용해 전략 수립

일본 히로시마(廣島)시 중심가에서 자동차로 30분 거리에 미쓰기초(御調町)라는 작은 마을이 있다. 주민 9000여 명이 거주하는 미쓰기초에는 미쓰기초 공립종합병원 · 건강증진센터 · 미쓰기초 보건복지종합시설 등 보건 · 의료 · 복지시설이 들어서 있다. 이들 시설이 제공하는 것은 바로 노인형 맞춤형 의료 · 복지 서비스인 '지역 포괄의료 · 케어(시스템)'다. 지역 포괄의료 · 케어는 노인 의료와 복지를 국가에만 맡기지 않고 지자체와 지역 공립병원이 맡아 '고령자의 집'이나 복지종합시설에서 죽을 때까지 안심하고 사람다운 생활이 가능하도록 원스톱 의료와 함께 건강증진, 재택 케어, 재활, 복지 · 노인 요양 서비스 등 모든 필요한 서비스를 제공하는 것이다.

궁극적으로 시설 위주보다 재가 서비스를 충실하게 하여 자기가 살던 곳에서 마지막까지 케어를 받는다는 'Ageing In Place'의 실현이 목적이다. 지역포괄케어의 권역은 "대개 30분 이내에 이동 가능한 권역'을 상정하는데 구체적으로는 중학교 구를 기본으로 한다.

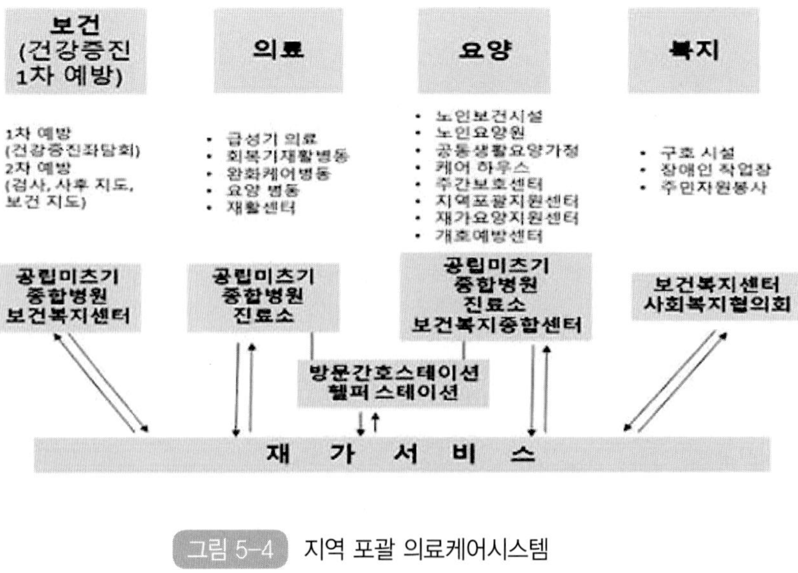

그림 5-4 지역 포괄 의료케어시스템

(민복기, 일본의 커뮤니티케어 추진과 사례, 2018)

이 용어는 1967년 미쓰기 공립 종합병원장에 취임해 50년간 경영해온 야마구치 노보루 명예원장(83)이 처음 만든 것으로 일본 전국 지자체들이 앞다퉈 도입하고 있다. 일본 노인 의료의 산증인이라고 불리는 야마구치 원장은 1967년 당시 33세의 젊은 나이에 원장으로 부임했다. 야마구치 원장은 "부임 초기에 고령 환자를 수술했는데 수술 6개월 후 와상(臥床 · 누워 지냄)으로 욕창이 잔뜩 생겨서 왔었다"라며 "나으라고 수술을 해줬지만, 상태가 더욱 악화되어 의료비는 의료비대로 들고, 환자 삶의 질이 나아지지 않아 고민했고 노인 치료에 대한 패러다임이 바뀌어야 한다고 생각한 계기가 됐다"라고 말했다.

이후 야마구치 원장은 왕진을 시작했다. 당시 자금 지원을 해주는 왕진 제도가 없었지만, 사명감으로 밀어붙였고 정부와 지자체는 야마구치 원장에게 감동을 받아 수가를 책정해 지원하게 됐다.

야마구치 원장은 "재가방문 왕진은 처음엔 의사와 간호사가, 나중에는 약사와 영양사까지 동참했다"라며 "노인 건강 · 재활을 체계적으로 관리할 수 있게 돼 의료비 절감에도 도움이 됐다"라고 강조했다. 야마구치 원장은 병원 따로, 보건부 따로 시행했던 왕진 및 재가방문 서비스를 병원 중심으로 일원화했고, 재활센터를 구축해 고령 환자 자립을 도왔다. 스웨덴, 핀란드 등에서 벤치마킹을 하러 올 정도로 잘 알려진 이 병원은 노인보건시설, 양호 노인 홈, 케어하우스, 치매 그룹 홈 등 노인 복합체로 운영된다. (매일경제, 지역병원 · 지자체가 노인의료 · 복지 원스톱 서비스, 2018)

주

주 1) 경영혁신의 이해에 대하여는 『HARVARD BUSINESS ESSENTIALS』 Managing Creativity and Innovation 현대경제연구원 옮김, 2004. pp25~pp54에서 발췌 · 수정하였음.

주 2) 창의성을 높이는 방법에 대하여는 『HARVARD BUSINESS ESSENTIALS』 Managing Creativity and Innovation 현대경제연구원 옮김, 2004. pp129~ pp149에서 발췌하였음.

주 3) 비전(VISION)경영에 대해서는 김영배의 『병원전략경영』 공주대학교출판부, 2010. pp363~443에서 발췌 · 수정하였음.

주 4) 변화경영에 대해서는 『HARVARD BUSINESS ESSENTIALS』 Managing Cha-nge and Transition 현대경제연구원 옮김, 2004. pp21~pp105에서 발췌 · 수정하였음.

주 5) 지식경영에 대해서는 노나카 이쿠지로의 『창조적 루틴』 북스넛. 2010.pp25~pp45와 오해진의 『기업문화를 바꿔야 지식경영이 산다』 21세기 북스, 1999에서 발췌 · 수정하였음.

주 6) 디자인 경영에 대해서는 한국디자인진흥원의 『Healthcare Design First Aid Kit』 의료서비스디자인 참고서 2013. PP4~pp104에서 발췌하였음.

주 7) 병원에 디자인이 필요한 이유에 대해서는 한국디자인진흥원의 전게서 중 pp22~pp27 윤성원의 내용을 발췌하였음.

주 8) 디자인을 통한 수요자 중심의 의료서비스 혁신에 대해서는 한국디자인진흥원의 전게서 중 pp4~pp7 정지훈의 내용을 발췌하였음.

주 9) 메이요클리닉의 디자인 경영사례는 조선일보 Weekly BIZ(2012년 5월5-6일)에서 발췌하였음.

주 10) 총체적 질 관리(TQM ; Total Quality Management)에 대해서는 엘렌 가우처 외 『병원경영의 혁신』 학연사, 1994, pp105~143에서 발췌 · 수정하였음.

주 11) S병원의 BSC사례에 대해서는 이희원 외 『S병원 성과평가지표 개발에 관한 연구』 병원경영학회지 제5권제1호 2000년6월호의 내용을 발췌하였음.

주 12) Duke Children's Hospital의 BSC 사례에 대해서는 Jon Meliones/이남주 역

『병원경영에도 효과적인 균형성과표』 SOGANG HARVARD BUSINESS March -April 2001에서 발췌 · 수정하였음.

주 13) 6시그마의 개념과 정의에 대해서는 박재성의 『6시그마와 병원경영혁신』 제14차 병원행정종합학술대회 연제집 2007에서 발췌 · 수정하였음.

주 14) 환자중심의 병원경영에 대해서는 박형종 외 『병원의 환자만족경영』 제5장 환자중심 진료체계, 인제대학교보건대학원 · 대한병원협회, 1997에서 발췌 · 수정하였음.

주 15) 병원경영혁신 성공병원 사례 중 6.1~6.5에 대해서는 DBR(Dong-A Business Review)Special Report 『Medical Innovation』 2013, October Issue 2, No.139의 내용을 발췌하였음.

주 16) 병원경영혁신 성공병원 사례 중 6.6에 대해서는 조선일보 2013년 4월 18일 기사 내용을 발췌하였음.

찾아보기

김 영 배 (金瑛培)

(전) 국립공주대학교 보건행정학과 교수
(전) 공주의료원 원장

〈학 력〉

연세대학교 보건과학대학 보건과학과(보건학 학사)
한양대학교 행정대학원 의료행정학과(병원행정학 석사)
인제대학교 대학원 보건학과 병원경영전공(보건학 박사)

〈경 력〉

(전) 건강보험심사평가원 심사차장
(전) 미래병원경영컨설팅 선임연구위원
(전) 아주대학교병원보험과장, 원무팀장, 인력개발팀장, 병원경영팀장
(전) 아주대학교경영대학원 병원경영MBA지도교수
(전) 원자력병원, 원광대학교의과대학산본병원 경영자문위원
(전) 논산백제병원, 경기도의료원 의정부병원 경영자문위원
(전) 전국병원연수교육협의회 회장
(전) 사단법인 대한병원행정관리자협회 교육원장, 경기도회장
(전) 병원경영학회 학술이사, 총무이사, 감사
(전) 보건복지부 의료기관평가(병원행정부문)위원
(전) 대한병원협회 병원신임평가(병원행정부문)위원
(전) 선우병원경영포럼 회장

(현) 보건의료산업학회 회장
(현) 병원행정관리자협회 산학협력 교수회장
(현) 국립공주대학교 간호보건대학 교수회장
(현) 병원경영학회 자문이사
(현) 대한병원협회 장기연수교육자문위원
(현) 보건복지인력개발원 전략자문위원
(현) 효사랑네트워크 경영자문위원

정 규 호 (鄭圭浩)

청주대학교 의료경영학과 교수

〈학　력〉

한남대학교 경영학과(경영학사)
충북대학교 행정대학원(행정학 석사)
미국 University of Northern VA(MBA과정)
충북대학교 대학원 병원행정전공(행정학 박사)

〈경　력〉

교육부 소속(행정 공무원)
충북대학교병원(사무국장)
청주대학교 보건의료대학 의료경영학과 (교수)
청주대학교 보건의료대학(학장)
청주대학교 기획처(처장)
청주의료원(이사)
한국병원 경영학회(이사)